Roland Voigtel
Der Sinn der Sucht

Therapie & Beratung

Roland Voigtel

Der Sinn der Sucht

Eine Krankheit psychodynamisch verstehen

Psychosozial-Verlag

Bibliografische Information der Deutschen Nationalbibliothek
Die Deutsche Nationalbibliothek verzeichnet diese Publikation
in der Deutschen Nationalbibliografie; detaillierte bibliografische Daten
sind im Internet über http://dnb.d-nb.de abrufbar.

Komplett überarbeitete und aktualisierte Neuausgabe von *Rausch und Unglück. Die psychischen und gesellschaftlichen Bedingungen der Sucht* (2001)
(Freiburg i. Br., Lambertus)

2. Auflage 2025

Gesetzlich vertreten durch die persönlich haftende Gesellschaft Wirth GmbH,
Geschäftsführer: Johann Wirth
Walltorstraße 10, 35390 Gießen, Deutschland
06 41 96 99 78 0
info@psychosozial-verlag.de
www.psychosozial-verlag.de

Umschlagabbildung: Carlo Behne, o. T. (2021)
Umschlaggestaltung und Innenlayout nach Entwürfen von Hanspeter Ludwig, Wetzlar
Druck und Bindung: Druckhaus Bechstein GmbH,
Willy-Bechstein-Straße 4, 35576 Wetzlar, Deutschland
Printed in Germany

ISBN 978-3-8379-3144-0 (Print)
ISBN 978-3-8379-7819-3 (E-Book-PDF)
ISSN 3053-5239 (Print)
ISSN 3053-5247 (Digital)

Inhalt

II Missglückte Bindung
Ein neues psychoanalytisches Modell der Sucht

III Privates Elend
Sozio-Psychoanalyse der Abhängigkeitsbedingungen

Einleitung

Sucht oder Abhängigkeit sind Namen für eine gesellschaftlich weit verbreitete psychische Krankheit, die großen gesundheitlichen und finanziellen Schaden anrichtet. Ein hoher Anteil der jugendlichen und erwachsenen Patienten[1], die in die psychotherapeutische Behandlung kommen – ich schätze den Anteil auf ungefähr ein Viertel – bringt eine mehr oder minder schwere Suchtsymptomatik mit. Im Kontrast zur Relevanz dieser Volkskrankheit gibt es vergleichsweise wenige psychoanalytische Arbeiten, die sich mit ihr beschäftigen. Im Kontrast zur großen Zahl der Patienten, die damit belastet sind, wird sie in den Behandlungen oft wenig beachtet. Sie wird hintergründig als ein »Schmuddelthema« empfunden. Man assoziiert verwahrloste, unzuverlässige Menschen, mit denen kaum introspektive Gespräche zu führen sind. Hinzu kommen Unsicherheiten darüber, ab wann ein gewohnheitsmäßiger oder wiederkehrender Gebrauch von Alkohol, Nikotin oder Cannabis noch zum gesellschaftlich Üblichen oder schon zum Pathologischen gehört und in der Therapie zum Thema gemacht werden sollte. Außerdem spielt im Vor- oder Unbewussten vieler Therapeuten der moralische Verdacht eine Rolle, dass – im Gegensatz zu anderen, »sauberen« Krankheiten wie Depressionen oder Borderline-Erkrankungen – bei der Sucht ein eigenes Verschulden, eine »Unvernunft« der Patienten ursächlich sein könnte.

In dieser Arbeit geht es zunächst um die Geschichte dessen, was wir heute als »Sucht« bezeichnen, und um die verschiedenen Auffassungen, die davon in der Gesellschaft kursieren. Es geht um den Nachweis, dass die Sucht, die ein

[1] Damit der Text flüssiger gelesen werden kann, benutze ich da, wo ich weder beide Geschlechter benenne, noch tatsächlich eine männliche oder weibliche Person gemeint ist, sowohl die männlichen als auch die weiblichen Wortformen generisch, das heißt, das andere Geschlecht ist jeweils mitgemeint.

Mensch entwickelt, nichts mit einer moralischen Verirrung oder einem angeborenen maßlosen Drang nach Lust zu tun hat. Sie ist weder eine zufällige psychische Fehlschaltung noch eine rein physiologische Krankheit des Gehirns. Ihr Sinn liegt vielmehr darin, den betroffenen Menschen durch ein System von unbewussten psychischen Selbstschutzoperationen (aus der klassischen Psychoanalyse als »Abwehrmechanismen« bekannt) vor unerträglichen Emotionen zu schützen. Es wird dargestellt, um welche Emotionen es sich dabei handelt, warum sie so unerträglich sind, wie sie entstanden sind und wie das süchtige Verhalten davor schützt. Im süchtigen Menschen sind psychische Kräfte am Werk (daher die Rede von der »Psychodynamik«), um mit den Folgen missglückter Bindung an die für ihn wichtige(n) Bezugsperson(en) in der frühen Kindheit und später mit den Folgen einer missglückten Verselbstständigung fertig zu werden. Das Begreifen der psychischen Dynamik soll helfen, süchtig leidende Menschen sowohl mitfühlend zu verstehen und ihnen näherzukommen, als sie auch rational beziehungsweise in einem wissenschaftlichen Sinne zu verstehen. Dieses Verständnis einmal vorausgesetzt, wird die Suche nach dem Sinn der Sucht ausgeweitet: Wieso musste die Psyche des abhängigen Kindes und später der süchtigen Person unbewusste Schutzmaßnahmen ergreifen? Das Missglücken der Passung zwischen Kind und erwachsenen Bezugspersonen – so soll gezeigt werden – hat etwas mit den historisch sich herausbildenden Erziehungshaltungen zu tun, die Erwachsene gegenüber ihren Kindern einnehmen, und es hat etwas mit den Lebenslagen zu tun, in denen sich die für die Erziehung zuständigen Erwachsenen befinden.

- Der erste Teil beginnt mit *Kapitel 1*, das erörtert, was wir heute im Alltagsbewusstsein unter »Sucht« verstehen.
- *Kapitel 2* geht auf die Frage ein, wie die Krankheit »Sucht« geschichtlich überhaupt entstanden ist, nämlich aus einer moralischen Verurteilung des alkoholischen Berauschens durch den Protestantismus. Anschließend werden die wichtigsten Erklärungen der Trunksucht aus der Medizin, der Psychiatrie sowie der Sozialwissenschaft bis zum 20. Jahrhundert beschrieben.

  In den folgenden Kapiteln werden die wesentlichen, aktuell gültigen Suchttheorien dargestellt und kritisch überdacht.
- *Kapitel 3* beginnt mit den beiden vorherrschenden psychiatrischen Theorien zur Sucht nach dem Zweiten Weltkrieg: in Deutschland als »entartete Leidenschaft«, in den USA als lediglich äußerlich beschreibbares Symptombündel, das durch bestimmte Substanzen aktiviert wird.
- *Kapitel 4* befasst sich mit den in der Öffentlichkeit und in der Gesund-

heitspolitik, zum Beispiel der Suchtprävention, herrschenden Auffassungen, die zwischen einer inflationären Verallgemeinerung im Sinne eines »Jeder-kann-die-Beherrschung-Verlieren« und einer Diabolisierung chemischer Stoffe changieren.

- *Kapitel 5* stellt die gängigen ökonomischen und soziologischen Theorien zur Sucht dar, die sich dadurch auszeichnen, dass sie Sucht einfach als extreme Form des Konsums begreifen.
- *Kapitel 6* referiert die Lerntheorie und in ihrem Gefolge die Verhaltenstherapie, welche die Sucht als ein durch Verstärker konditioniertes Denk- und Verhaltensmuster auffassen.
- *Kapitel 7* fasst eine Reihe von kulturkritischen Konzepten zusammen, wonach die Sucht aus der Ambivalenzspannung zwischen den natürlichen Bedürfnissen des Einzelnen und den verführerischen oder aufgezwungenen Manipulationen der Gesellschaft entspringt.
- *Kapitel 8* zeichnet die Entwicklung der psychoanalytischen Theorie nach, der es um das Verstehen der inneren Motivation der Abhängigkeitskranken geht. Dabei zeigt sich eine grundlegende Veränderung der Suchtauffassung: von einer unreifen, perversen Lust zur Abwehr einer biografisch früh angelegten »Initialverstimmung«. Die verschiedenen Erklärungen, die Ich-Psychologen und Objektbeziehungstheoretiker für das basale Unglücksgefühl und seine Abwehr bieten, werden skizziert und hinterfragt.
- *Kapitel 9* stellt die hirnphysiologischen beziehungsweise neurochemischen Vorgänge dar, die als physisches Korrelat zum subjektiven Erleben bei akuter und gewohnheitsmäßiger Zuführung von affektverändernden Mitteln nachweisbar sind.
- *Kapitel 10* schildert die – im Anschluss an die alte Vererbungstheorie fortgesetzte – Suche nach den genetischen und neuerdings auch epigenetischen Ursachen der Anfälligkeit einer Minderheit von Menschen für die Rauschverführungen von Alkohol und Drogen.
- *Kapitel 11* schließlich zieht ein Zwischenresümee aus den gewonnenen Erkenntnissen von Teil I, um die Ausgangsbasis für die im zweiten Teil folgenden Überlegungen zu sichern.

Der erste Teil, in den einige Abschnitte aus meinem Buch *Rausch und Unglück* (2001a) eingearbeitet sind, ist eine Reaktion auf meine Erfahrung aus vielen Diskussionen mit Kolleginnen sowie Mitarbeitern in therapeutischen oder pädagogischen Einrichtungen: Jeder Professionelle hatte seine eigene Hintergrundvorstellung davon, was Sucht eigentlich sei und handelte gemäß den entsprechenden Werten und Haltungen. Die Vorstellungen waren aber oft nur unscharf formulierbar oder diskutierbar. Sie setzten sich in der Regel aus Versatzstücken der im ersten Teil angeführten Auffassungen zusammen. Diese einmal kurz und klar sowie kritisch darzustellen, war also ein eigenständiges Anliegen. Sodann sollen sowohl psychodynamisch versierte Leserinnen als auch Nicht-Fachleute in die breite, fächerübergreifende (und streckenweise verwirrende) Problematik eingeführt werden. Um das Buch für letztere lesbarer zu machen, habe ich in Kapitel 8 und im ganzen zweiten Teil psychoanalytische Fachbegriffe, an der Stelle, wo sie zum ersten Mal erscheinen, kurz erklärt. Ein weiterer, eher die psychoanalytische Wissenschaft als solche betreffender Sinn des ersten Teils besteht darin, auf die Ansätze anderer Wissenschaftsbereiche Bezug zu nehmen und die Psychoanalyse als in das gesamte Wissenschaftsfeld eingebettet und anschlussfähig zu zeigen. Dabei soll auch gezeigt werden, wie Herangehensweisen, die die psychischen Motive nicht mit ins Auge fassen, die sich mit äußerer Symptombeschreibung, äußerer soziologischer Erfassung oder naturwissenschaftlicher Untersuchung begnügen, unbefriedigend bleiben und durch Einbeziehung der Psychodynamik erklärungsmächtiger werden können.

- Der zweite Teil beginnt mit *Kapitel 12*, einer Vorklärung des Unterschieds von »normalem« Konsum von (emotions- und stimmungs-, kurz:) affektverändernden Mitteln und süchtigem Gebrauch.
- In *Kapitel 13* wird die spezielle Beziehung des Abhängigen zu seinem Suchtmittel herausgearbeitet: Als unbelebtes Objekt ist es ihm einerseits bloßes Instrument und andererseits mit Beziehungsfantasien aufgeladen.
- *Kapitel 14* legt dar, durch welche Interaktionsmuster zwischen mütterlicher Bezugsperson und Kind die missglückte Bindung entstehen kann, die beim Kind zu einer bestimmten Form der dependenten beziehungsweise abhängigen Persönlichkeit führt, welche ihrerseits zur Basis einer späteren Sucht wird. Den Hintergrund der Darstellung bilden neuere psychoanalytische Theorien des intersubjektiven Affekt- und Beziehungsgeschehens, der Bindungs- und Mentalisierungstheorie sowie der Säuglingsforschung.
- *Kapitel 15* schildert die Sucht als eine zweizeitig entstehende Persönlichkeitsstörung: Im ersten Abschnitt reagiert das kleine Kind auf eine missglückte Bindung an die mütterliche Bezugsperson mit drei

sich ergänzenden (unbewussten) Abwehroperationen: einer passiven Überlassung an die Bezugsperson, einer Verschiebung der Liebesbesetzung von ihr auf ihre sachlichen Gaben und einer Flucht zu einem sicheren Ort. Im Ergebnis entwickelt es eine dependente Persönlichkeit. Im zweiten Abschnitt erlebt der oder die abhängige Jugendliche oder Erwachsene bei der Separation von seiner oder ihrer Bezugsperson unerträgliche Verlassenheits- und Überforderungsgefühle und reagiert darauf mit einer vierten Abwehroperation, indem sie oder er ein sachliches Mittel benutzt, um seine beziehungsweise ihre Affekte zu betäuben oder zu überspielen.

- *Kapitel 16* schildert unter Bezug auf die praktische klinische Erfahrung drei Varianten des süchtigen Abwehrsystems und veranschaulicht sie an Fallbeispielen.
- *Kapitel 17* beschreibt das therapeutische Vorgehen, das sich aus der neuen psychoanalytischen Modellvorstellung ergibt.
- *Kapitel 18* skizziert zur Unterscheidung einige Abwehrsysteme, die bestimmte Ähnlichkeiten mit der Sucht aufweisen und mit ihr in die Gruppe der manischen Abwehrformen gehören – zum Beispiel die kontraphobische Selbstbehauptung.
- *Kapitel 19* befasst sich mit der im Gegensatz zur Sucht als eigenständiger Krankheit wesentlich häufigeren Sucht als Symptom im Rahmen anderer psychischer Störungen. An ausgewählten Persönlichkeitsstörungen und Neurosen wird demonstriert, welche Funktionen das Suchtsymptom in den jeweiligen Abwehrkonstellationen erfüllen kann.
- In *Kapitel 20* geht es um die reaktive Sucht als eine Unterart der symptomatischen Sucht, die beim traumatischen Zusammenbruch des normalen Abwehrsystems einschließlich des zwischenmenschlichen Vertrauens einsetzt.

Der zweite Teil der Arbeit ist insgesamt der Versuch, eine in sich stimmige, die wesentlichen Merkmale des Gegenstandes erfassende, ausreichend allgemeine, ausreichend genaue und zu den Nachbargebieten hin abgegrenzte psychoanalytische Theorie der Sucht zu erstellen. Ich habe mich bemüht, auf dem aktuellen Stand der psychoanalytischen Erkenntnisse zu sein und die Zusammenhänge möglichst klar und nachvollziehbar darzustellen. Dieser Teil ist gewissermaßen der »intensivste«, da er tief in die unbewussten Strukturen eines Individuums und in die Analyse der sehr intimen Konflikte zwischen einem Kleinkind und seinem mütterlichen Objekt führt und dabei gelegentlich eine gewisse Anstrengung des Vorstellungsvermögens erfordert.

Meine Erfahrungen, auf die sich die Überlegungen in diesem Teil beziehen, stammen aus zwei beruflichen Praxisfeldern: Von 1988 bis zum Jahr 2000 war ich wissenschaftlicher Leiter eines Modellprojektes des Berliner Senats zur Suchtprävention an Schulen. In diesem Rahmen habe ich »Feldforschung« betrieben, indem ich viele Gespräche mit suchtgefährdeten Jugendlichen über sie selbst und ihre Familien geführt, einige dieser Familien besucht und die Eltern und Geschwister kennengelernt habe. Ich habe mit Lehrerinnen und Erziehern über ihre »problematischen« Schützlinge gesprochen, habe Therapieeinrichtungen besucht und mir die Erfahrungen der Mitarbeiterinnen berichten lassen. 1996 fing ich an, als niedergelassener Psychoanalytiker ambulant süchtige Patienten zu behandeln. Ihnen bin ich dankbar, dass sie mir Einblick in ihre Gefühls- und Gedankenwelt gewährt und mit mir zusammen über sich nachgedacht haben. Im Laufe der Zeit kamen Fallsupervisionen hinzu, in denen ich Kolleginnen bei ihrer Arbeit mit süchtigen Patienten begleitet und gegebenenfalls beraten habe, sowie Supervisionen in Teams, in denen auch oft Patientinnen mit Suchtproblemen Thema waren. Gerade die Supervisionsarbeit hat mir geholfen, bestimmte wiederkehrende Muster in den Interaktionen und Psychodynamiken der Patientinnen zu erkennen. Ich fand es immer sehr anregend, mit den Kolleginnen, ob in Ausbildung oder examiniert, gemeinsam über ihre Patienten nachzudenken und zu diskutieren.

Im dritten Teil der Arbeit wird die Forschung nach den Ursachen der Entstehung der abhängigen beziehungsweise süchtigen Persönlichkeit auf dem sozialen Gebiet fortgeführt.

- In *Kapitel 21* geht es um die historischen Veränderungen der Erziehungshaltungen gegenüber Kleinkindern seit Beginn der Neuzeit und die Folgen dieser Veränderungen für die Entstehung von abhängigen und süchtigen Persönlichkeiten sowie für die Art, wie diese Personen in der Gesellschaft behandelt werden.
- *Kapitel 22* skizziert lebensweltliche und innerpsychische Zwangslagen und Konflikte, die mütterliche Bezugspersonen dazu bringen können, sich desinteressiert oder ablehnend zu ihren kleinen Kindern zu verhalten.
- *Kapitel 23* präsentiert Überlegungen zu sozialen Veränderungen, speziell zu Veränderungen des familiären Binnenraums, die zu einer ver-

stärkten Anerkennung von Kindern und Jugendlichen als Individuen mit eigenem Wert führen können.

Der dritte Teil endet also mit einem Ausblick in eine wünschenswerte und mögliche gesellschaftliche Zukunft, symmetrisch dazu, wie der erste Teil mit einem historischen Rückblick auf die gesellschaftliche Konstellation der Sucht als Krankheit begann.

Während der ganzen, sich über viele Jahre hinziehenden Arbeit am Sucht-Thema waren die Gespräche mit meiner Frau Gabriele für mich eine besondere Quelle der Erkenntnis. Sie hat 25 Jahre lang unter psychoanalytischen Gesichtspunkten eine Kindertagesstätte geleitet und dabei das Denken und Fühlen kleiner Kinder erfahren, ihre Entwicklungen verfolgen sowie in Elterngesprächen und bei Familienbesuchen die Eltern-Kind-Beziehung miterleben können. In ihrer Praxis als Kinder- und Jugendlichen-Analytikerin behandelte sie über die Kinder hinaus viele Jugendliche und bekam Einblick in ihren familiären Hintergrund und ihre Konflikte. Dabei spielten oft Alkohol und Drogen eine wichtige Rolle. In unserem Gedankenaustausch ging es unter anderem um das affektive Erleben von Kleinkindern, um die Einwirkung von elterlichen Haltungen auf sie und ihre Reaktionen darauf, um die Qualität der Bindungen und die Entstehung ihres Selbstbildes. Es ging auch um das emotionale Erleben von Jugendlichen, um ihre Schwierigkeiten, sich von den Eltern zu lösen und um die Unsicherheit ihres Selbstgefühls. Es ging um die Rolle der Bindungserfahrungen bei einem gelingenden oder einem missglückenden Aufwachsen, es ging um die Weichenstellung für eine Suchtentwicklung und einiges mehr. An vielen Stellen kann ich kaum noch sagen, welche Idee zuerst von ihr oder von mir kam. Insofern kann ich ihr Mitwirken an diesem Buch kaum hoch genug einschätzen.

I Maßlosigkeit als Krankheit

Geschichte und gängige Erklärungen der Sucht

1 Wo beginnt die Sucht?

Der Übergang vom sozial üblichen und akzeptierten Gebrauch neuronal verändernder Mittel zu einer anormalen und krankhaften Abhängigkeit von diesen Mitteln, zu einer Sucht also, ist schwer zu fassen. Wenn einer den Tag über einen Kasten Bier trinkt und abends auch noch mal zehn Bier und ein paar Schnäpse, dann scheint der Fall klar. Wenn eine Kettenraucherin von ihrer Gewohnheit nicht lassen kann und ein Kiffer ohne seinen abendlichen Rausch depressiv wird, dann liegt ebenfalls etwas Pathologisches vor, ganz zu schweigen von dem Säufer in seiner verwahrlosten Bude, den nur interessiert, dass ihm der Schnaps nicht ausgeht, oder von der Fixerin in der U-Bahn, die von der Sorge getrieben wird, wie sie das Geld für den nächsten Schuss auftreibt. Was ist aber mit dem, der tagsüber zum Essen ein oder zwei Bier trinkt und abends noch mal zwei oder drei, um die nötige Bettschwere zu erreichen? Ist dessen tägliche Gewohnheit, von der er auch nicht lassen mag, etwas Normales, das zu den Ritualen gehört, die unserem Leben Beständigkeit verleihen, oder handelt es sich schon um eine Abhängigkeit, über die er keine Kontrolle mehr hat, die ihm seinen freien Willen raubt? Was ist mit den Studenten und Auszubildenden, die in der Woche brav lernen und arbeiten und sich aufs Wochenende freuen, wo sie leidenschaftlich Party machen, abwechselnd Ecstasy einwerfen und Joints ziehen, um vom stundenlangen Tanzrausch zum stundenlangen Chillen und wieder zurück zu wechseln? Ist deren Wunsch nach Enthemmung und Ekstase krankhaft? Ist etwas abartig daran, sich selbst, seinen Geist, seinen Körper ungewöhnlich, intensiver, verlangsamter, wacher oder verträumter erkunden und erleben zu wollen? Was ist mit den Risiken, die man dabei eingeht? Liegt hier nicht ein krankhafter Mangel an Vorsicht, an Selbstverantwortung vor? Wenn ich regelmäßig rauche, riskiere ich Krebs. Wenn ich nach dem Stammtisch unter Alkoholeinfluss nach Hause fahre, riskiere ich einen Unfall. Wenn ich illegal produzierte Drogen kaufe, riskiere ich eine

Vergiftung. Wenn ich unter Drogen in eine Tanz-Trance falle, riskiere ich eine Überhitzung und einen Kreislaufkollaps. Wenn ich einen LSD-Trip nehme, riskiere ich einen Verwirrtheits- und Angstzustand und vielleicht sogar, dass bei mir eine schizophrene Psychose ausgelöst wird. Aber ist das nicht den Risiken vergleichbar, die wir täglich – bewusst oder unbewusst – auf uns nehmen? Am Straßenverkehr teilzunehmen oder eine Birne in einer Deckenlampe auszuwechseln, ist gefährlich. Auf der Autobahn zu rasen, auf Berge zu klettern oder mit einem Pferd durch die Landschaft zu galoppieren, ist noch gefährlicher. Beim Drogenkonsum eine Gefahr auf sich zu nehmen, ist kaum verrückter.

Drogengebrauch, zu dem ich auch Alkohol- und Nikotinkonsum zähle, ist fest in unserem Alltag verankert. Er dient in vielen Bereichen als eine Art Schmiermittel für soziale Abläufe. Denken wir an Nikotin und Koffein bei den sitzenden Berufen: Die anregende Wirkung dieser Drogen bekämpft die natürliche Müdigkeit, die einen nach einigen Stunden bewegungsloser Arbeit befällt, während die muskelentspannende Wirkung des Nikotins die spontanen Bewegungsimpulse gleichzeitig in Schach hält. Ohne diese Doppelwirkung würden nur wenige Menschen stundenlang stillsitzend wach und konzentriert bleiben können. Nicht zufällig wurde die erste Zigarette mit tief inhalierbarem Rauch, der ein Vielfaches des Nikotins einer lediglich gepafften Zigarette ins Blut transportiert, in den 1920er Jahren in den USA entwickelt. Die Firma Reynolds milderte durch eine Auswahl von besonders »blonden« Tabaken und ein spezielles Röstverfahren den Rauch ihrer Marke Camel zu einem Zeitpunkt drastisch ab, als für die rapide anwachsende Schicht der Angestellten die ersten Großraumbüros eingerichtet und immer mehr Wolkenkratzer in die Städte gestellt wurden (Hess, 1987, S. 49).

Ist der Gebrauch von »Bürodrogen« (hauptsächlich Nikotin und Koffein, aber unter bestimmten Bedingungen auch Cannabis, Schmerzmittel oder Kokain) zur körperlichen und geistigen Selbststeuerung, der zweifellos gesundheitsschädlich ist, als persönliche Krankheit oder pathologische Willensschwäche zu werten, oder handelt es sich nicht eher um das Ergebnis einer unschönen, aber üblichen Kosten-Nutzen-Abwägung, die den Sekretärinnen und Sachbearbeitern von ihrem Arbeitsverhältnis aufgezwungen wird, ohne dass sie sich darüber unbedingt Rechenschaft ablegen würden?

Drogengebrauch befriedigt in unserer Gesellschaft vielfältige Bedürfnisse im Arbeits- und Freizeitleben. Er enthält notwendigerweise gesundheitliche Risiken. Etwas so weit Verbreitetes und sozial Integriertes als »krank« zu bezeichnen, würde den Begriff der Krankheit unverhältnismäßig ausdehnen. Vielmehr ist es wohl die individuelle Fähigkeit, mit den Risiken umzugehen, die das Kriterium für eine Pathologie liefert. Wenn ich eine für mich (und/oder andere) gefährliche Gewohnheit erkenne, ihre Risiken abwägen kann und mich vernünftigerweise eigentlich dagegen entscheiden müsste, es aber nicht kann; wenn ich immer wieder einen berauschten oder intoxikierten Zustand suche und mir die Risiken egal sind (obwohl mein Verstand sie wahrnimmt), ich die Selbstzerstörung in Kauf nehme, dann ist das wohl als ein »krankes Verhalten« zu bezeichnen.

Der Staat akzeptiert jedenfalls den Konsum endemischer Drogen als soziale und wirtschaftliche Realität. Er zieht seinen steuerlichen Nutzen aus Alkohol und Tabak und wirkt dezent risikoregulierend, indem er die Preise erhöht, die Abgabe an Jugendliche verbietet, indem er die öffentliche Werbung einschränkt, Rauchverbotszonen schafft, Warnhinweise auf Zigarettenschachteln druckt und Promillegrenzen festgelegt. Er weiß einerseits, dass die langfristigen Kosten der Schäden des Konsums große halbstaatliche Einrichtungen wie die Krankenkassen und Rentenversicherungen erheblich belasten und will für seine Bürger ein wenig Gesundheitsvorsorge betreiben. Andererseits will er den Umsatz der einschlägigen Firmen und des medizinischen Sektors nicht zu sehr behindern und auch nicht zu sehr in die private (Kauf-)Entscheidungsfreiheit seiner Bürger eingreifen.

Was Drogen wie Cannabis, Kokain oder Opiate betrifft, so verbietet der Staat hier den freien Handel komplett und zieht damit eine Gesetzes-Grenze, die in etwa den Gepflogenheiten der Mehrheit der Bevölkerung folgt und das Fremde und Verunsichernde ausschließt. (Die politische Flexibilität dieser Grenze zeigt sich in den immer wieder aufflammenden Diskussionen um die Cannabis-Legalisierung oder die kostenlose Abgabe von Heroin an Süchtige.)

Kenn Dein Limit!

Auf der Nachfrage-Seite setzen die Kampagnen der Bundeszentrale für gesundheitliche Aufklärung (BzgA), der Anti-Raucher- und Suchtpräventions-Initiativen, der Polizei und der prophylaktischen Medizin auf Vernunft und Selbstverantwortung des Konsumenten. Die abschreckenden Aufschriften und Bilder auf den Tabakverpackungen liefern dem Käufer einen wiederholten Kommentar: »Du rauchst, aber wisse, dass Du Deiner Gesundheit damit schadest. Entscheide nun selbst!« Plakate, die sich an Anfang-20-Jährige wenden, proklamieren so etwas wie eine »saubere Party«, bei der die hübschen, strahlenden jungen Menschen schon mal über die Stränge schlagen und den einen oder anderen Alkohol- oder Drogenrausch genießen dürfen, sich aber nicht der Lächerlichkeit preisgeben sollten, irgendwo bekotzt und stinkend herumzutaumeln oder sich in schmutzige sexuelle Abenteuer hineinziehen zu lassen. »Kenn Dein Limit!« ist das Motto einer staatlichen Kampagne. (Als »Enjoy Responsibility!« wird es von einer Wodka-Werbung aufgegriffen und für sich gewendet.) Sozialarbeiterinnen schwärmen nachts in die Locations aus und versuchen, die Besucher über gefährliche und weniger gefährliche Drogen aufzuklären, zu einem *safer use* zu bewegen. Lehrer versuchen Schülerinnen »genussvollen«, kultivierten Umgang mit Wein und leichteren Drogen beizubringen in der Hoffnung, damit schwereren Exzessen, die aus Unkenntnis und Provokationslust entstehen könnten, vorzubeugen. Ärztinnen fragen ihre Patienten bei allen möglichen Untersuchungen, wie viel sie rauchen und wie viel Alkohol sie zu sich nehmen, und raten den Gefährdeten zu Mäßigung oder Abstinenz.

All diesen Bemühungen liegt die Annahme zugrunde, dass es für einen erwachsenen Menschen mit normaler Schulbildung klar sein müsse, dass er sich und seinen Körper gesund und Schadensrisiken kleinzuhalten habe, dass er tagsüber zu nüchternem Denken in der Lage sein, sich nicht von seinen Wünschen und Leidenschaften zu Dummem oder Schädlichem hinreißen lassen sollte. Er sollte falsche Gewohnheiten erkennen und lassen. Bei Konsum-Mengen und -Häufigkeiten sollte er das »rechte Maß« einhalten, beim Konsum den richtigen Ort und die richtige Zeit kennen. Er sollte sich überhaupt auf Verlockungen und Abhängigkeiten nur kontrolliert, unter der Regie seines vernünftigen Ich einlassen. Die Vernunftappelle unterstellen einen zum Allgemeingut gewordenen inneren *Imperativ der Selbstfürsorge*: »Verhalte Dich so zu Dir, dass Du Dir selbst keinen irreparablen Schaden zufügst und als verlässlich funktionierender Teil der Gemeinschaft erhalten bleibst!« Dieser Imperativ setzt voraus, dass ein Selbst existiert, also ein gesondertes Individuum mit einem Bewusstsein, das leben und sich betätigen *will*, das sich selbst genug schätzt, um Schaden von sich abhalten zu *wollen*, und das verlässlicher Teil einer berechenbar miteinander umgehenden Gemeinschaft sein *will*. Weiterhin setzt der Selbstverantwortungs-Imperativ voraus, dass die Existenzbedingungen des Individuums so sind, dass es leben und sich betätigen *kann*, dass es Schäden von sich abhalten *kann* und dass es *gelernt hat*, in einem vernünftig geregelten Verkehr mit anderen zusammen zu leben.

Diese Voraussetzungen sind den Menschen, die den Imperativ sicher verinnerlicht haben, anscheinend gleichgültig. Ein ernstzunehmendes Individuum soll ihm folgen. Wie es das tut, ist egal. Der gebieterische Anspruch fragt nicht nach sozialen Bedingungen wie Armut oder Unterdrückung, fragt auch nicht nach erlittenen Traumata, Selbsthass, dem Fehlen sozialer Fähigkeiten oder anderen Bedingungen, die den Lebens- und Kooperationswillen eines Menschen stören könnten. Er erklärt es zur *Privatsache* des Individuums, ob es die Voraussetzungen zur Erfüllung des Imperativs mitbringt oder nicht. Mit dieser Ignoranz wird das im Über-Ich verankerte Gebot der Selbstfürsorge zu einem sozialen Distinktionsmittel im Sinne des Soziologen Pierre Bourdieu: Zu wessen Habitus es gehört, der besitzt ein kulturelles Kapital, ist Mitglied einer kulturellen Klasse von vernünftigeren, besseren Menschen (Fröhlich & Rehbein, 2014, S. 76f., 110–115, 135f., 159–161).

Diese vernünftigeren Menschen sind immer wieder erstaunt, wenn sie auf andere Menschen treffen, denen die Fähigkeit, mit den Risiken des gewohnheitsmäßigen Mittelgebrauchs umzugehen, fehlt – Menschen, deren Drang, sich zu betäuben oder zu berauschen, nicht mehr im Rahmen von üblichen Gewohnheiten und beruflichen Zwängen liegt, sondern offensichtlich einem inneren Zwang, einer psychischen Notwendigkeit folgt, der sie quasi willenlos ausgeliefert sind. Diese Menschen suchen gierig und rücksichtslos den berauschten oder intoxikierten Zustand und nehmen dabei hohe gesundheitliche und soziale Risiken in Kauf, schrecken auch vor der Selbstzerstörung nicht zurück. Diese geistige Verfassung wird von den Vernünftigeren als »krank«, als »süchtig«, als in einem Ausmaß »fremd« erlebt (oder auch nur bezeichnet), als hätten sie alle Erfahrungen von innerer Not vergessen oder nie gekannt und könnten sich die menschlichen Gründe für ein betäubtes, berauschtes, abhängiges, angstvoll rücksichtsloses oder das eigene Leben ablehnendes Verhalten nicht einmal mehr vorstellen. Die Gründe sind für sie im dunklen Chaos individuell-zufälliger Lebensläufe anscheinend nicht mehr auffindbar, oder präziser: Sie sind als privat-zufällige gegenüber der öffentlich geforderten allgemeinen Vernunft irrelevant geworden. Das Gebot der vernünftigen Kontrolle und Selbstfürsorge scheint so evident, natürlich und gesund, dass ein erwachsener Mensch, der ihm nicht folgt, nur physisch krank oder neurologisch verrückt sein kann, und die mit der Krankenversorgung betrauten Berufe sich mit ihm abgeben sollen. Tatsächlich ist das uns heute so selbstverständliche Gebot aber das siegreiche Produkt eines langen diskursiv-performativen Verdammungskampfes.

2 Geschichte

Am Anfang gab es keine Sucht

Der Historiker Hasso Spode beschreibt – sich dabei auf Tacitus beziehend – die Gelage der Germanen, bei denen sie sich mit Met und Bier bis zur Bewusstlosigkeit betranken, als sakrale Riten (Spode, 1993, S. 18–23). Die Beteiligten ließen eine heilige oder göttliche Naturmacht in sich eindringen und ihre Gefühlswelt verändern beziehungsweise vereinigten sich mit dieser Macht, die Wut, Trauer oder Begeisterung in ihnen freisetzte. Sie erlebten gemeinsam heilige Gefühle, die im Gegensatz zur profanen Alltagswelt standen. Die Freisetzung dieser starken Emotionen wurde zugleich als gefährlich erfahren (wenn die Männer zum Beispiel in trunkener Wut aufeinander losgingen und in der Gefahr standen, sich gegenseitig umzubringen – was nicht selten geschah), und dagegen wurden starke Rituale errichtet, an die man sich zu halten hatte: das Trinken auf Aufforderung, mit Blickkontakt, synchron, das Einhalten bestimmter Reihenfolgen und Hierarchien im Zutrinken (welches den Trank zu einem Beziehungsritual mit der Möglichkeit schwerer Kränkung werden ließ), das Einhalten bestimmter religiöser Trinksprüche und die strenge Gemeinsamkeit, der sich keiner entziehen durfte. Reste dieser strengen Rituale findet man heute bei deutschen studentischen Burschenschaften oder im konservativen schwedischen Brauch, nur zu trinken, wenn man vom Gastgeber dazu aufgefordert wird, und dabei Blickkontakt mit ihm zu behalten. Vom individuellen Betrinken ist aus germanischer Zeit nichts bekannt, das gab es wahrscheinlich so wenig, wie die Individuen sich bewusst als von der Stammesgemeinschaft unabhängige Einzelwesen definierten. Der gemeinsame Exzess wurde nicht als krank, sondern als heiliges Ritual begriffen, sodass hier weit und breit von »Trunksucht« nichts zu entdecken ist.

Im Mittelalter (etwa in der Zeit des 9. bis 14. Jahrhunderts) wurden

Bier und (bei den Reicheren) Wein als tägliche Nahrungsmittel gebraucht. Ein Kloster-Frater hatte im 10. Jahrhundert in Deutschland ein Recht auf täglich fünf Maß (ein Maß entspricht etwa einem Liter) Bier plus eineinhalb Maß Obst- und Traubenwein. An Feiertagen gab es mehr. Alte Speisezettel der Londoner Westminster-Abtei belegen, dass die Tagesration der Benediktinermönche im Mittelalter eine Gallone (viereinhalb Liter) Bier betrug. Auch den Bediensteten von Adligen stand im England des 13. Jahrhunderts täglich eine Gallone zu. An den sechzig Feiertagen des Jahres kam noch einmal ein Liter Wein dazu. Der Durchschnittskonsum an Bier und Biersuppe bei den einfachen Leuten in Deutschland lag bei etwa drei Litern pro Tag. Man muss sich allerdings klarmachen, dass es sich dabei um obergäriges Bier mit geringerem Alkoholgehalt handelte. Noch im 16. Jahrhundert lag der Bedarf von Bürgerlichen, Adligen und Geistlichen bei vier bis sieben Litern alkoholischen Getränken täglich (ohne Schnaps, der zu der Zeit noch ein teures Heilmittel war). Es wurde kein Wasser getrunken, Wassertrinken war ein Zeichen von Armut (ebd., S. 46, 74; Mortimer, 2014, S. 246, 248). In den Städten ließ auch die hygienische Qualität des Wassers, soweit man sich ihrer bewusst war, seinen Genuss nicht angeraten erscheinen. Der hohe Alkoholkonsum erklärt sich aus verschiedenen Motiven: Nahrungsaufnahme, Gruppenerleben, Prestige, Gesundheitsvorsorge und Schmerzbetäubung (man denke an die vielen kaum kausal behandelbaren Krankheiten).

Eine besondere Wirkung des täglich getrunkenen Alkohols wurde nicht erkannt. Ein leichter Rausch war sozusagen der Normalzustand (Schivelbusch, 1980, S. 32–38) und gehörte dazu, wenn man »satt« war. Der körperliche Normalstatus war folglich zu dieser Zeit ein ganz anderer als der heutige Normalstatus der Nüchternheit, und es dürfte schon auf der physischen Ebene schwerfallen, einen mittelalterlichen »Säufer« von einem mittelalterlichen »Normalen« zu unterscheiden.

Selbstverständlich gab es im Alltag zu bestimmten Festen periodische Exzesse: Die alt-germanische Tradition des Zutrinkens (dass man auf Ansprache gezwungen war, seinen Becher leerzutrinken) oder das rituelle gemeinsame Trinken bis zur Bewusstlosigkeit hielten sich bis weit in die Neuzeit (und halten sich weiterhin in bestimmten sozialen Enklaven, ebd., S. 38–40). »Insgesamt läßt sich im Mittelalter eine Einstellung zur Trunkenheit annehmen, die ungezwungen [...] den Rausch schätzt und um seiner selbst willen sucht« (Legnaro, 1981b, S. 89). Die Kirche richtete sich gegen die Exzesse nur in der Hinsicht, als damit dem Laster der Maßlosigkeit, das heißt der Verschwendung von Gottesgaben, und der Wollust, das heißt der Unbescheidenheit gegenüber Gott, gefrönt wurde. Es wurde kein Unterschied zur Völlerei gemacht.

Eingedenk der Selbstverständlichkeit des täglichen Gebrauchs und der ritualisierten Einbindung exzessiven Rausches attestiert Spode dem Mittelalter »ein hohes Niveau der Domestizierung des Alkohols« (Spode, 1993, S. 51). »Trunksucht« existierte für die damaligen Menschen weder als Krankheit noch als Laster. (Das Mittelalter von heute aus als »süchtige Gesellschaft« zu bezeichnen, unterstellt die eigenen, historisch aktuellen Maßstäbe – in diesem Fall das Ideal der Nüchternheit – und wird der strukturellen Andersartigkeit des Mittelalters nicht gerecht.)

Protestantische Moral

Mit der beginnenden Moderne entdeckten die Humanisten die eigene Verantwortlichkeit des Menschen. Die Protestanten erklärten den Menschen selbstverantwortlich für sein Verhältnis zu Gott. Die christlichen Gebote verloren für sie den Charakter von gemeinschaftlichen Konventionen, die der Einzelne übertreten und in die er sich durch Buße und Reue wieder einordnen konnte. Der Einzelne musste gut sein wollen, musste sozusagen das Auge Gottes in seinem Gewissen immer mit sich herumtragen – Gott wanderte nach innen. Der Kampf gegen Sünde und Laster verlegte sich entsprechend in die Seele des Einzelnen, auch der Teufel in Gestalt von sündigen Wünschen wurde nun innen geortet. In seiner Schrift *Widder den Sauffteuffel* argumentierte Matthäus Friderich, ein Freund Philipp Melanchthons, 1551 so, dass Wein und Bier, exzessiv genossen, die Vernunft, den klaren, auf richtiges Handeln gerichteten Verstand des Menschen schwächen und er sich dann gegen die (inneren) Teufel nicht wehren könne (siehe Abbildung 1; Spode, 1993, S. 62–65; Stolleis, 1981). Hier wurde zum ersten Mal der Mangel an Nüchternheit (im Gegensatz zum Beispiel zur Verschwendung von Gottes Gaben) zur Sünde erklärt und zugleich der individuelle Mensch für absolut verantwortlich erklärt (im Gegensatz zur mittelalterlichen Auffassung der Sünde als von einer eigenständigen, oft äußeren Macht, dem Teufel, verursacht). Increase Mathers, ein neuenglischer Puritaner, formulierte es 1673 so: »Drink is in itself a good creature of God ... But the abuse of drink is from Satan; the wine is from God, but the Drunkard is from the Devil« (Legnaro, 1981b, S. 92).

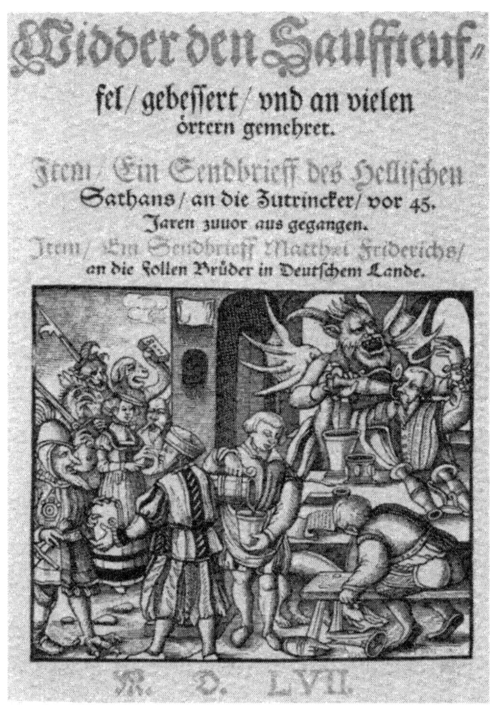

Widder den Sauffteuf-
fel / gebessert / vnd an vielen
örtern gemehret.
Item / Ein Sendbrieff des Hellischen
Sathans / an die Zutrincker / vor 45.
Jaren zuuor aus gegangen.
Item / Ein Sendbrieff Matthei Friderichs /
an die vollen Brüder in Deutschem Lande.
M. D. LVII.

Abbildung 1: Titelblatt der Kampfschrift *Widder den Sauffteuffel*; (Weiter heißt es dazu in heutigem Deutsch:) »Verbessert und an vielen Stellen erweitert. Ebenfalls: Ein Sendbrief des höllischen Satans an die Zutrinker. Vor 45 Jahren erstmals erschienen [es ist das Titelblatt der erweiterten Neuauflage von 1602]. Ebenfalls: Ein Sendbrief Mattheus Friderichs an die vollen Brüder im deutschen Land« (Schivelbusch, 1980, S. 43).

Mit der Zersetzung der auf persönlichen Bindungen und physisch präsenter Macht beruhenden Feudalgesellschaft, mit der Entfaltung und Propagierung von Selbstbeherrschung durch den absolutistischen Adel, mit dem Aufblühen des Handels und des sich vom Adel emanzipierenden Bürgertums seit der Renaissance bestimmten die abstrakten Geld- und Rechtsbeziehungen immer mehr die Gesellschaften Europas, weiteten sich die Verflechtungszusammenhänge ökonomischer und politischer Art und differenzierten sich aus (Elias, 1976a, S. 89–109, 1976b, S. 312–335). Die bürgerlichen Individuen forderten von sich Langsicht, distanzierten Überblick und rationale Berechnung. Sie bildeten immer mehr innere Kontrollmechanismen zur Beherrschung ihrer Affekte aus, zugleich entwickelten sie Peinlichkeitsgefühle und Angst gegenüber dem Unkontrollierten. Geld-Reichtum beziehungsweise Kapital und langfristige Planung erforderten rechtlich definierte Subjekte, die langfristig gesund bleiben mussten. Gesundheit wurde wertvoll. Die Angst vor physischer Beschädigung wuchs, Selbstfürsorge wurde mehr und mehr zu einem inneren Gebot.

Vertragspartner lernten, sich an Verträge zu halten, auch wenn kein äußerer Zwang darüber wachte. Lohnarbeiter lernten, gehorsam zu sein, auch ohne von außen direkt dazu gezwungen zu werden –, indem sie sich selbst zwangen. Nüchternheit, Rationalität und Selbstkontrolle wurden zu konstitutiven Bestandteilen der neuen Persönlichkeitsorganisation. Trunkenheit wurde zunehmend »dysfunktional« für die innerweltliche Tätigkeit des Berufsmenschen (Legnaro, 1981b).

Dies alles sind im 16. und 17. Jahrhundert noch Tendenzen, die im Kampf mit den überkommenen feudalen und archaischen Strukturen stehen. Ausdruck dessen sind neben den protestantischen Kraftsprüchen »Wider den Sauffteuffel« einige Ordensbünde, in denen sich weltliche Herren zusammentaten und sich gegenseitig schworen, nur mäßig Wein zu trinken (täglich höchstens drei Flaschen) und sich hauptsächlich des Zutrinkens zu enthalten, das regelmäßig zu Exzessen führte (Spode, 1993, S. 68). Modern ist hieran die Selbstverpflichtung, also das Bemühen, innerseelische Kontrolle zu errichten. Massiv setzten sich Rationalität und Selbstkontrolle als bürgerliche Verhaltensnormen in Europa erst gegen Ende des 17. Jahrhunderts durch. Die altdeutschen Saufgelage mit Bier zum Beispiel gingen dann drastisch zurück: Schlägereien und Totschläge waren 1780 nach Aufzeichnungen auf einem Osnabrücker Amt gegenüber 1600 auf etwa ein Sechzigstel (!) zurückgegangen (ebd., S. 154).

Zu dieser Zeit wurden Kaffee und Tabak in europäischen bürgerlichen Kreisen zur Mode. In London und Paris standen die Kaffeehäuser in Blüte, in welchen sich die bürgerlichen Männer zum Geschäfte-Machen und zum politischen Meinungsaustausch trafen (Schivelbusch, 1980, S. 164; Spode, 1993, S. 87f.). Der Kaffee (und in abgeschwächter Form später der Tee) erzeugte, ähnlich wie der Tabak, einen »Nüchternheitsrausch«: Aufmerksamkeit und Beweglichkeit statt Dumpfheit und Trägheit.

Parallel entwickelte sich in Europa der Branntweinkonsum zum bürgerlichen Luxus. Alkohol war erstmals in Alchemistenküchen im 11. Jahrhundert aus Wein destilliert worden. Als *aqua vitae* war der Schnaps im

13. und 14. Jahrhundert ein teures Heilmittel. Erst ab Ende des 15. Jahrhunderts gab es gewerbliche Brennereien. Das Destillat wurde hauptsächlich aus Wein oder Getreidemaische in komplizierten und kostspieligen Verfahren gewonnen. Es blieb für breite Schichten unbezahlbar. Wohlhabende Bürger konnten sich den Branntwein leisten. Später wurde er dann Seeleuten und Soldaten zur Kräftigung verabreicht. Im Dreißigjährigen Krieg etablierte er sich schließlich als beliebtestes alkoholische Getränk bei den Soldaten (Vogt, 1981). Als Likör, süßer Schnaps, wurde er, ähnlich wie der süße Kaffee, zu einem Getränk bürgerlicher Frauen. Der Gebrauch von destilliertem Alkohol wurde, ähnlich wie der von Tabak und Kaffee, von den Bürgern den Adligen abgeguckt und als Symbol ihrer neu gewonnenen sozialen Stärke benutzt. Sowohl die Auflösung der feudalen Privilegienstruktur als auch die Kommerzialisierung der Produktion, damit die allgemeine Käuflichkeit, förderten die Verbreitung (Austin, 1981).

Der Branntwein, in den bürgerlichen Kreisen einmal etabliert, ermöglichte seinem Trinker die Befreiung »sowohl von den kulturellen, als auch von den stofflichen Fesseln der Berauschung [...]: Weder ein festes Trinkreglement, noch die Flüssigkeitsmenge setzen ihm feste Grenzen« (Spode, 1993, S. 96; siehe auch Legnaro, 1981b). Es wird möglich, sich individuell selbstbestimmt und sozial unkontrolliert Alkohol zuzuführen, sich zum Beispiel schnell heftig zu betrinken oder in kleinen Mengen unbemerkt den Tag über zu trinken und eine bestimmte Höhe der Berauschung zu halten (Spiegel- oder Pegeltrinker). Der Schnaps stellte einen sprunghaften Fortschritt dar, was das umstandslose Sich-Berauschen betrifft, einen Sprung, dem später der vom Opium zum Heroin entspricht oder der vom naturbelassenen Cannabis zu den hochgezüchteten Sorten.

Vor dem Hintergrund der sozial immer stärker werdenden Zwänge zur Selbstdisziplin bekam der Rausch das Motiv einer spezifischen psychischen Entlastung: »Der Alkohol sorgte hier (bei den Leuten von Stand) für die Lockerung der Selbstdisziplin, die der Zwang zur nüchternen Lebensführung erst hervorgebracht hat« (Spode, 1993, S. 100; siehe auch Legnaro, 1981b). Ein leichter Rausch sorgt für Entspannung und Lockerheit, der schwerere durchschlägt den Panzer innerer Ängste und Zwänge und ermöglicht hemmungsloses Verhalten. Der Rausch bekommt im Bürgertum – im Vergleich zum sakralen und gemeinschaftsstiftenden Charakter bei den archaischen und mittelalterlichen Gelagen – einen neuen Inhalt: Er wird eskapistisch.

Zugleich wird vom bürgerlichen Alkoholkonsumenten verlangt, dass er seinen Konsum autonom kontrolliert und vor allem nach außen nicht unvernünftig erscheint. Zur Vermeidung von Peinlichkeiten wird das Betrunkensein zum einen hinter die öffentlichen Kulissen verlegt, verhäuslicht, privatisiert. Es entsteht die Möglichkeit sowie eine Tendenz des heimlichen, asozialen Trinkens (Legnaro, 1981a, b). »Besonders Frauen [...] entwickelten Techniken des Verleugnens ihres Lasters« (Spode, 1993, S. 98). Zum anderen wurde der Rausch (in den protestantisch dominierten Gesellschaften wie Deutschland oder den USA) zu einem zeitlich und örtlich begrenzten Freizeitphänomen gemacht und signalisierte bei bestimmten Festen und Anlässen einen wilden oder trotzigen männlichen Ausbruch aus der anstrengenden Wohlanständigkeit, ohne ihre normative Kraft infrage zu stellen beziehungsweise sogar als ihre indirekte Bestätigung.

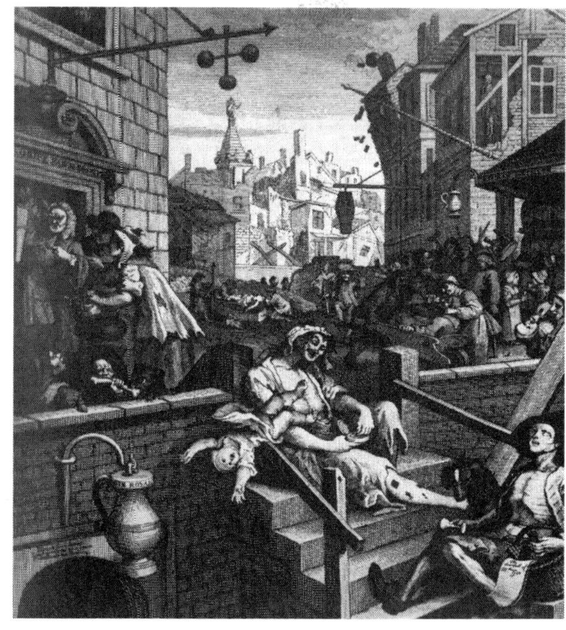

Abbildung 2: Der Kupferstich *Gin Lane* von William Hogarth aus der Mitte des 18. Jahrhunderts, der die verrohende, in Verzweiflung und Elend treibende Wirkung des Gins darstellt (Völger, 1981, S. 109).

Handelt es sich bei den Bürgern um die Flucht vor den inneren Zwängen, die der Rausch ermöglicht, so ermöglicht der Branntweinrausch bei den Armen die Flucht vor der äußeren Not. Bei der »Gin-Epidemie« in England in der Mitte des 18. Jahrhunderts waren aus ihren Dörfern vertriebene Tagelöhner und kleine Pächter betroffen, die aus ihren traditionellen Zusammenhängen und entsprechenden sozialen Kontrollen herausgefallen waren und in großen Mengen in Notunterkünften in den Londoner Vorstädten wohnten (Coffey, 1981). Sie betranken sich ungeniert öffentlich sichtbar, was den Bürgern vor dem Hintergrund ihrer mühsam erarbeiteten Nüchternheit besonders krass erschien (siehe Abbildung 2 und 3; Spode, 1993, S. 102–104; Schivelbusch, 1980, S. 165–168). Die verarmten Massen wurden von ihren gut situierten Zeitgenossen mehrheitlich als lasterhaft oder (willens-)schwach angesehen. Ihre vorangegangene Landflucht als Folge der Enteignung durch die Großgrundbesitzer musste nicht thematisiert werden. Auch später wurde der kausale Zusammenhang zwischen der sozialen Verelendung und der darauf reagierenden Trunksucht gern ideologisch umgedreht: »Die Trunksucht ist die Mutter der Armut« (Henkel, 1998).

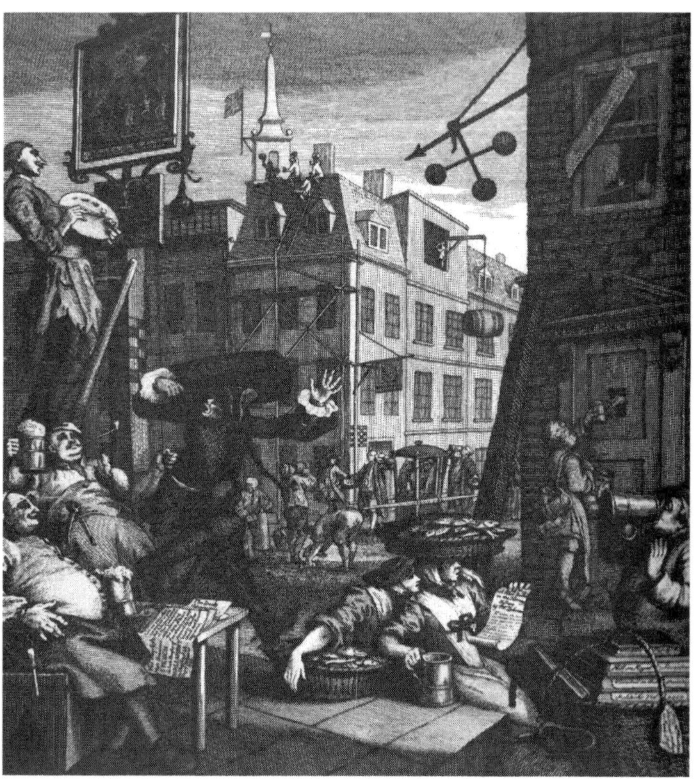

Abbildung 3: Das Gegenstück zu *Gin Lane* ist der Stich *Beer Street*, der Mäßigung, bürgerlichen Wohlstand und Zufriedenheit zeigt (Völger, 1981, S. 108).

Ähnlich wie in England verhielt es sich mit der »Branntwein-Pest« in Deutschland, speziell in Preußen in der ersten Hälfte des 19. Jahrhunderts. Gegen Ende des 18. Jahrhunderts war Branntwein (oft mit Wasser vermischt) fest im Nahrungssystem der städtischen und teilweise auch ländlichen Unterschichten Norddeutschlands integriert. Er war kein bürgerliches Luxusgetränk mehr. Zu Beginn des 19. Jahrhunderts zerfiel – auch in der Folge der Napoleonischen Kriege – die spätfeudale Gesellschaftsstruktur auf dem Land: Es wurden massenhaft Knechte, Mägde, Tagelöhner und andere freigesetzt. Für das Schnapsbrennen und Verkaufen galt nun die Gewerbefreiheit. Arbeitslose Arme konnten Wirte werden. Die Konkurrenz verbilligte das Produkt. Zugleich machten technologische Verbesserungen und ein neuer Rohstoff, nämlich die Kartoffel, eine industrielle Produktion und allgemein niedrige Preise möglich. Zwischen 1800 und 1830 dürfte sich der Konsum von Branntwein in Preußen ungefähr verfünffacht haben (Spode, 1993, S. 162). Dem großen Angebot billigen Branntweins stand eine ungebremste Rauschbereitschaft des ländlichen Proletariats gegenüber: Der Schnaps war für die ländliche Unterschicht Nahrung beziehungsweise betäubte den Hunger. Er stellte einen bescheidenen Luxus dar, mit dem man einen höheren Status signalisieren konnte. Die basale Unsicherheit der Existenz, die hohe Sterblichkeit und die fehlenden Aufstiegschancen ließen langfristige Planungen sinnlos erscheinen, forderten sofortige Bedürfnisbefriedigung. Das archaische Gelage mit seiner Berauschung war noch nicht vergessen und nicht tabuisiert. Zugleich war es von den alten Anlässen abgelöst, in seinen Formen beliebig geworden. Die Armen bevorzugten das narkotische Trinken bei sich bietender Gelegenheit.

Friedrich Engels erklärte 1845 die »Zügellosigkeit im Genuß geistiger Getränke« (sowie »die Zügellosigkeit des geschlechtlichen Verkehrs«) in der englischen Arbeiterklasse folgendermaßen:

> »Eine Klasse, die wenig und nur die sinnlichsten Genüsse sich für saure Arbeit erkaufen kann, muß sich die nicht toll und blind auf diese Genüsse werfen? Eine Klasse, um deren Bildung sich niemand kümmert, die allen möglichen Zufällen unterworfen ist, die gar keine Sicherheit der Lebenslage kennt, was für Gründe, was für ein Interesse hat die, Vorhersicht zu üben, ein ›solides‹ Leben zu führen und, statt von der Gunst des Augenblicks zu profitieren, auf einen entfernteren Genuß zu denken [...]?« (Engels, 1974 [1845], S. 355f.)

Ein wenig rätselhaft erscheint es, dass er die Sucht vorwiegend als einen primitiven Genuss konzipierte, der aus einem Mangel an kultivierteren Genüssen entspringt, als notwendige Folge materieller und kultureller Armut. Als sei es ihm nicht recht vorstellbar gewesen, dass das emotionale Erleben von Armut, Unterdrückung und Verlassenheit, nämlich Scham, Angst, hilflose Wut und hoffnungslose Resignation, kaum auszuhalten ist und nach Beendigung verlangt, und dieses Motiv ausreicht, um von einem Betäubungsmittel abhängig zu werden. Möglicherweise sah er, wie andere Zeitgenossen von ihm, sehr wohl die Funktion des Alkohols als »Betäubungs- und Beschwichtigungsmittel« (Spode, 1993, S. 236). Dies war für ihn aber in dem »Genuss«, den der Alkohol zu bieten hat, enthalten – als sei es egal, ob es um ein freies, gewolltes Genießen geht oder um die Erleichterung, dass eine Not beendet wird.

Die unterschiedlichen Motivationslagen der beiden Gesellschaftsklassen spiegelten sich in der ersten Mäßigkeitsbewegung, die in Preußen und den norddeutschen Staaten von 1835 bis 1848 wirkte (ihr Anstoß kam aus Nordamerika, von einem Prediger der American Temperance Union). In ihr propagierten Aufklärer und Christen eine rationale Lebensführung durch Mäßigung beim Branntweintrinken. 1843 wurde die Mäßigkeitsforderung durch die nach totaler Enthaltsamkeit ersetzt. Die Argumentation war protestantisch-moralisch gegen die »Wollust« und Zügellosigkeit im Gefolge des Trinkens gerichtet sowie positiv für Selbstdisziplin (gerade auch die sexuelle) und Friedfertigkeit argumentierend. Dabei war es so, dass die höheren Stände und die Kirchen die Vorstände der Vereine stellten und ein paternalistisches Interesse gegenüber den trinkenden Klassen hatten, während die Masse der Mitglieder aus den mittleren und unteren Schichten selbstdisziplinierend gegen den Branntwein ankämpfte: Sie setzte den »ehrbaren« Bierkonsum gegen den verächtlichen Branntwein, und versuchte auf diese Weise, sich vom Pöbel abzusetzen (ebd., S. 174).

Mit dem Erstarken antifeudalistischer, freien Vernunftgebrauch fordernder bürgerlicher Bewegungen in Europa und Nordamerika seit dem 17., in Deutschland seit dem 19. Jahrhundert, etablierten sich grundlegende, auch unser heutiges Verständnis prägende moralische Haltungen gegenüber Berauschung und Trunksucht: Kontrollverlust (im Rausch) wird als ein Verhaltensfehler angesehen, der durch bewusste Selbstdisziplin abgestellt werden kann. Die bürgerliche Gesellschaft formuliert hier harte, fordernde Normen. Wenn gelegentlich zugestanden wird, dass jemand aus einer »Willensschwäche« heraus sich ekstatisch betrinkt oder das immer wieder tut, so klingt Verachtung durch. Die strenge Abwertung der Rauschzustände hängt mit der gesellschaftlichen Durchsetzung der ethischen Selbstkontrolle in bürgerlich-demokratischen beziehungsweise protestantisch-puritanischen Gemeinschaften zusammen, in denen die sozialen Regeln nicht mehr autoritär (feudalistisch-katholisch) vorgegeben, sondern durch gegenseitige Identifikation und gegenseitige Kontrolle selbst erschaffen werden mussten, was eine harte und schwer aufrechtzuerhaltende Selbstdisziplin nach sich zog, welche der Rausch gefährdete. Die stärksten Temperenzbewegungen existierten in den USA und in der Schweiz. Die besondere Rigidität der amerikanischen Mäßigkeitsvereine hängt sicher auch mit dem Selbststrukturierungszwang der auf sich gestellten Siedlergemeinschaften zusammen (Ähnliches lässt sich vielleicht für die eidgenössische Verfasstheit in der Schweiz sagen) sowie damit, dass die Mäßigkeit nicht nur eine Selbstverpflichtung der puritanischen und calvinistischen Bürger nach innen darstellte, sondern im Zuge der Frühindustrialisierung die moralische Grundlage für rigide Disziplinforderungen gegenüber den Unterklassen, den Arbeitern abgeben musste, da es unbefragte (feudale) Autorität in dieser Demokratie ja nicht mehr gab (Fahrenkrug, 1987, S. 72, 94; Levine, 1981a). Die moralische Mäßigkeitsforderung, mit welcher der puritanische Mittelstand auf seine eigenen Ängste und Verunsicherungen reagierte, wirkte in den USA bis in die Prohibitionsbewegung der 1920er und 1930er Jahre hinein (Levine, 1981b; Fahrenkrug, 1987, S. 157) und darüber hinaus.

Eine Krankheit wird hergestellt

Alles, was über die privat versteckten oder öffentlich geduldeten und kontrollierten Formen des Berauschens hinausging, wurde ab dem 19. Jahrhundert nicht nur moralisch verurteilt, sondern auch als krank angesehen. Die Medizin nahm sich des Phänomens an. Der bekannte Berliner Arzt Wilhelm Hufeland diagnostizierte 1802 die Rausch-Begierde als Folge einer langfristigen, schleichenden, vom Benutzer nicht bemerkten Vergiftung durch den Branntwein: Die Organisation von Gehirn und Nerven werde gestört, damit der Wille, die Moral und die Fähigkeit zur Selbstkontrolle – gerade auch die beim Trinken und Wieder-Trinken. Thomas Trotter, ein schottischer Arzt, war schon etwas früher zu der gleichen Ansicht gelangt: Die Trink-Begierde werde durch die chemische Natur des Schnapses erzeugt (Spode, 1993, S. 125f.).

Wir haben hier das Beispiel einer sozial hergestellten Krankheit: Ein im breiten gesellschaftlichen Diskurs als unerwünscht gebrandmarkter Zustand wird im Lauf der Zeit zu einem physisch kranken Zustand naturalisiert. Damit wird unkenntlich gemacht, dass die Brandmarkung beziehungsweise Stigmatisierung ein soziales Produkt ist. Mit der breiten sozialen Akzeptanz des unerwünschten Zustandes oder Verhaltens als natürlicher Krankheit entsteht ein *historisches Unbewusstes*. An die Naturalisierung anschließend wird (zwangsläufig) nach physischen Erklärungen gesucht. Die erste Erklärung, die gefunden wurde, ist die, dass ein giftiger Stoff den Krankheitszustand bewirke. Mit dieser Erklärung wird das Unbewusst-Halten der sozialen Stigmatisierung abgesichert.

Das historische Unbewusste ist durchaus analog zum persönlichen Unbewussten strukturiert, bei dem ein unerträglicher Affekt oder eine unakzeptable Vorstellung durch Kräfte der psychischen Steuerungsinstanz, des »Ich«, aus der bewussten Wahrnehmung verdrängt (oder anders unkenntlich gemacht) wird. Bei dem vorliegenden historischen Unbewussten der Sucht hatten und haben breite, tonangebende gesellschaftliche Schichten ein Interesse daran, in der bewussten Öffentlichkeit (welche dem »Ich« entspricht) einen friedlichen Status quo zu wahren. Es soll niemandem bewusstwerden, dass es sich beim Krankheits-Diskurs eigentlich um einen herrschaftlichen Disziplinierungs-Druck von der einen Seite und eine entsprechende Unterwerfung beziehungsweise Selbstdisziplinierung von der anderen Seite handelt. (Psychoanalytisch kann man bei der Selbstdisziplinierung von einer Identifikation mit dem Aggressor sprechen.) Die Mächtigen, die den Druck aktiv ausüben, haben ein Interesse daran, dass dies den unter Druck Gesetzten nicht bewusst wird, um keinen Widerstand bei ihnen zu provozieren und um sich selbst Verunsicherung angesichts des Widerstandes zu ersparen. Die sich Disziplinierenden haben ein Interesse daran, dass ihnen ihre eigene passive Unterwerfung nicht bewusst wird, damit sie nicht unter den Druck geraten, sich zwischen Unterwerfung und Widerstand bewusst entscheiden zu müssen und sich dabei hilflos zu fühlen. Denn auf der einen Seite (bei Widerstand) droht die Angst vor Nachteilen und sozialem Ausschluss, auf der anderen (bei Unterwerfung) drohen die Scham der Demütigung und das Gefühl hilfloser Wut. Die Verdrängungsschranke wird aufrechterhalten, um nicht in inneren Aufruhr zu geraten.

Körperliche Abhängigkeit

Die der Naturalisierung der Sucht folgende Erklärung, dass ein giftiger Stoff die Krankheit bewirke, ist die Rohversion des später erarbeiteten Modells der *physischen Abhängigkeit* von Alkohol (und bestimmten anderen Stoffen, zum Beispiel Opiaten oder Barbituraten und in abgeschwächter Form auch von Kokain, siehe dazu auch Kapitel 9): Bei regelmäßiger hoher Alkoholzufuhr stellen sich Körper und Gehirn mit ihrem Stoffwechsel darauf ein, versuchen sozusagen unter toxischen Bedingungen trotzdem normal zu funktionieren und entwickeln eine sogenannte »Toleranz« gegenüber dem Alkohol. Der Betreffende hat dann subjektiv kein Rauscherlebnis mehr. Um es wieder zu bekommen, muss er die Dosis erhöhen. Besteht die Toleranz einmal und der Alkohol wird abgesetzt, entstehen unangenehme Entzugserscheinungen, mit denen Körper und Gehirn zeigen, dass sie sich nicht so schnell wieder auf nüchternen Stoffwechsel umstellen können. Erneuter Alkoholkonsum beseitigt die Entzugserscheinungen. Insofern kann die Alkoholgewöhnung auf chemisch-biologischem Weg das Verlangen nach erneuter Intoxikation bewirken, es kann – wenn das einzige Motiv das Vermeiden von körperlichem Unwohlsein ist – Abhängigkeit entstehen. Für diese Art Abhängigkeit gilt, dass sie durch die Droge verursacht wird, und zwar bei jedem, der sie über längere Zeit und in höherer Dosierung zu sich nimmt. Dieses rein physische Konzept von Sucht, das nicht nach den Motiven des gewohnheitsmäßigen Trinkens fragte, sondern sich nur um dessen schädliche Auswirkungen kümmerte, wurde von dem schwedischen Arzt Magnus Huss 1849 als »Alkoholismus chronicus« bezeichnet (Spode, 1993, S. 142). Es lag in Deutschland bis in die 1950er Jahre, in den angelsächsischen Ländern bis in die 1970er Jahre einer pragmatischen medizinischen Umgangsweise mit der Krankheit zugrunde. Die Behandlungskonzepte drehten sich ausschließlich um körperlichen Entzug (»Entgiftung«), Entwöhnung und spätere Vermeidung des Stoffes.

Eine verkürzte und dramatisierte Version dieser Suchtauffassung schaffte es in das Repertoire der Alltagsvorurteile und kursiert auch heute noch als der Glaube, dass bestimmte besonders »starke« Drogen, einmal in den Körper gelangt, die diabolische Kraft besäßen, den betreffenden Menschen über kurz oder lang abhängig zu machen. Auf jeden Fall suspendiert die Fokussierung auf den Stoff als dem Gefährlichen, an das man sich nicht gewöhnen dürfe, die Frage nach einer Schwäche des Willens und der Moral, für die man sich schämen müsste. Unterstützt wurde die Auffassung durch die Evidenz, dass Branntwein ein in seiner Potenz von den traditionellen Alkoholika wesentlich verschiedener Stoff ist, und durch die Evidenz, dass ihm Menschen in großen Mengen und anscheinend hemmungslos verfielen (wobei deren elende und haltlose Lebensbedingungen als Ursache ausgeblendet blieben). Die Diabolisierung des Stoffes wird auch heute noch (manchmal in abgeschwächter Form) von den führenden Abstinenzlerverbänden betrieben (die Anonymen Alkoholiker haben früher die Droge in einigen ihrer schriftlich niedergelegten Glaubenssätze »den Teufel« genannt) und findet sich nach wie vor in den öffentlichen Warnungen vor Alkohol, Tabak und Glücksspiel (»... kann süchtig machen«).

Bei der weiteren empirischen Erforschung des Alkoholkonsums und der Trinkbegierde musste auffallen, dass keineswegs alle Menschen, die eine Weile Schnaps in höheren Mengen zu sich nahmen, dies dann zwanghaft immer wieder tun mussten. Huss hatte schon 1849 von Fällen schweren Dauergebrauchs mit Toleranzbildung und Entzugssymptomen berichtet, ohne dass diese Menschen beim und nach dem Entzug nach weiterem Alkohol gegiert hätten (ebd., S. 132). Als Beispiel können hier körperliche Schwerarbeiter herangezogen werden, die wegen starken Schwitzens viel trinken müssen und in deren betrieblicher Subkultur es üblich war, dazu Bier zu benutzen (sogenannte »nasse Berufe«). Noch in den 1960er und 1970er Jahren galt dies in Deutschland verbreitet für Bauarbeiter oder Hüttenarbeiter. Einen Kasten Bier am Tag zu trinken, war für einen Mann nicht unüblich. Über Jahre praktiziert, führte das zu Leberschäden und anderen Alkoholfolgekrankheiten. Wenn diese Arbeiter im Urlaub oder aus anderen Gründen aufhörten, Bier zu trinken, bekamen sie Entzugserscheinungen. Eine Reihe von ihnen war vernünftigen ärztlichen Ratschlägen zugänglich und hörte mit dem Biertrinken auf, ohne nach dem Entzug einen weiteren »Saufdruck« zu empfinden. In den 1970er und 1980er Jahren folgten viele problemlos den Umstellungen auf Mineralwasser und Limonade, die von den Betriebsleitungen aber auch von den Gewerkschaften im Sinne eines gestiegenen Gesundheitsbewusstseins gefordert wurden. Ein zweites Beispiel sind Operations- oder Schmerzpatienten, die über einen längeren Zeitraum Morphium bekommen, eine körperliche Abhängigkeit entwickeln, aber nach dem Absetzen des Medikaments kein Verlangen mehr danach haben. Einen weiteren Beleg für den Primat der psychischen Abhängigkeit gegenüber der körperlichen liefern die amerikanischen Soldaten in Vietnam, von denen ein großer Anteil heroinabhängig wurde, die nach der Rückkehr in die USA, entgegen den Erwartungen von Regierungsstellen, zu über 80 Prozent, weitgehend ohne therapeutische Hilfe, den süchtigen Konsum einstellten – abhängig davon, dass sie in akzeptable soziale Verhältnisse (Beruf, Ausbildung, Partnerschaft) zurückkehrten (Robins, 1975). Die rein körperliche Gewöhnung an das Heroin hatte nicht die Macht, die Männer in der Abhängigkeit zu halten.

Es gibt auch eine Reihe von Drogen, die bei gewohnheitsmäßigem Gebrauch keine Verminderung der Empfindlichkeit, also keine Toleranzbildung zur Folge haben und deren Absetzen trotzdem ein Unbehagen hervorruft, einen Verlustschmerz oder eine Depression, wie sie entstehen, wenn man etwas Gewohntes verliert. Cannabis gehört dazu, die meisten Halluzinogene (LSD und Ähnliche) und Amphetamine (Stimulanzia, auch Chrystal Meth und Ecstasy) sowie die Benzodiazepine (Beruhigungsmittel). Auch hier gilt, dass Menschen erst dann als süchtig zu betrachten sind, wenn sie dieses Unbehagen nicht aushalten und nur mit der Droge psychisch existieren können. Auf jeden Fall gibt es genügend empirische Evidenz, um das Wesen der Sucht in der psychischen Leidensvermeidung zu orten. Ein »Hineinschlittern« in die Sucht nur über körperliche Gewöhnung gibt es nicht.

Das Modell, welches die Ursache für die dranghafte Gier ausschließlich in der durch Zufall, Gruppenzwang oder Unachtsamkeit entstehenden Gewöhnung an den Stoff sah, zeigte also nur eine eingeschränkte Gültigkeit. Es musste noch einen Faktor geben, der bestimmte Menschen nach Alkohol gieren ließ, ein inneres Motiv, sich zu betrinken, welches schon vor der körperlichen Gewöhnung an den Stoff und auch nach der körperlichen Entwöhnung weiter bestand, ein Motiv, das einige Menschen hatten, die meisten aber nicht.

Erbgut-Entartung

1819 hatte der deutsch-russische Arzt Carl von Brühl-Cramer als erster den Verdacht geäußert, dass die »Trunksucht«, worunter er das auf eine Gewöhnung folgende krankhafte Verlangen verstand, sich maßlos zu berauschen, auch erblich sein könne (Spode, 1993, S. 127f.). Damit führte er als zweite Erklärung des Krankheitszustandes gegenüber der Vergiftungs-Theorie von Hufeland und Trotter eine in der Natur des menschlichen Körpers und Gehirns liegende Disposition ein. (Wie sie ging er davon aus, dass es sich bei der fehlenden Selbstkontrolle um eine biologische Krankheit handle, nicht um einen sozial unerwünschten Zustand.)

Der Begriff »Trunksucht«, den er kreierte, bezieht sich ursprünglich auf das alte Wort »Sucht«, das etymologisch zur Gruppe um »siech« gehört, hatte aber zu seiner Zeit schon einen Bedeutungsgehalt vom Wort »suchen« übernommen, sodass die Bedeutung eines krankhaften Verlangens entstand.

Erst mit dem Aufschwung der Psychiatrie zu Beginn des 20. Jahrhunderts wurde das Motiv, sich maßlos zu berauschen, in die Pathologie einbezogen, also nicht nur die körperlichen Folgeerscheinungen chronisch übermäßigen Konsums als »Sucht« oder »Alkoholismus« bezeichnet, und die Arbeit von Brühl-Cramers wurde grundlegend. Es setzte sich vielfach die Meinung durch, dass es sich bei der Trunksucht um eine »Erbgut-Entartung« handele. Der damals führende deutsche Psychiater Emil Kraepelin sprach von Alkohol als einem »Keimgift«, das eine der Hauptursachen der rassischen Degeneration sei. Der bekannte Schweizer Psychiater Auguste Forel wurde zu einem der eifrigsten Verfechter der These. Er argumentierte lamarckistisch, dass die chronische Alkoholvergiftung in der einen Generation das Erbgut schädige (»blastophtorische Entartung«, ebd., S. 222) und zu Schwachsinn, Labilität und Alkoholismus in der folgenden Gene-

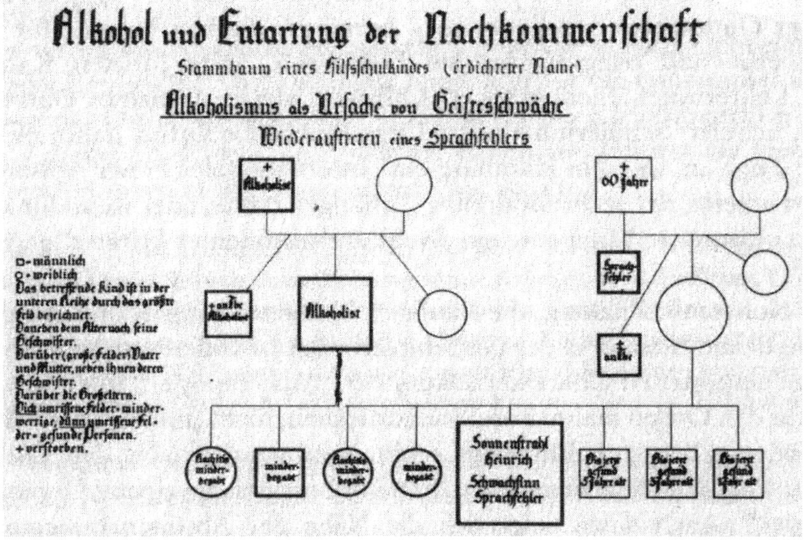

Abbildung 4: Stammbaum eines durch Alkoholismus Entarteten aus einer Lichtbildserie um 1920 (Spode, 1993, S. 223).

ration führe. Dass Trinker ihrerseits Kinder von Trinkern seien, galt als erwiesen. Es wurde angenommen, dass die Vererbung der männlichen Linie folge. Forel vertrat auch die These, dass die betrunkene Zeugung erbgutgeschädigte Kinder hervorbringe (»blastotoxische Entartung«, ebd.). Eine Heilung konnte es nicht geben, höchstens eine Verwahrung, um schädliche Folgen zu verhindern.

Die Bekämpfung des Alkoholismus wurde nun zu einem Anliegen der Rassenhygiene (wir erinnern uns, dass Hitler ein überzeugter Alkoholgegner war) beziehungsweise umgekehrt wurde die Alkoholsucht als biologischer Selbst-Ausrottungs-Mechanismus gegenüber »schlechtem« Erbgut verstanden, wie aus den Worten des deutschen Psychiaters Karl Bonhoeffer hervorgeht, der es nebenher begrüßte, dass der Alkohol der Dezimierung der »antisozialen Bevölkerungsschicht« diene (ebd., S. 138).

Die Entartungs-Hypothese enthielt viele Vorteile, die sie gängig machten: Zum einen schloss sie zwei populäre Ansichten, die des Alkohols als eines Trunksucht erzeugenden Giftes und die der ererbten Anlage zum Trinker, zu einem plausiblen Ganzen zusammen: Die Vergiftung wurde einfach eine Generation (oder mehrere Generationen) in die Vergangenheit verschoben. Zum anderen ermöglichte sie, das soziale Elend und das Elendssaufen, das in den unteren Schichten des Proletariats damals herrschte (man erinnere sich an die Zeichnungen und Fotografien Heinrich Zilles) in einen biologischen Fehler umzuinterpretieren, die politisch herrschenden Kreise von Schuld freizuhalten. Drittens ermöglichte sie als Aufforderung zur »Ausmerzung« des Kranken die Rückkehr einer strikten Aggression, die in einer Pathologisierung, die den Alkoholiker als »armen Kranken« betrachtete, halbwegs entfernt worden war. Tatsächlich wurde unter den Nationalsozialisten in Ausführung des »Gesetzes zur Verhütung erbkranken Nachwuchses« eine Reihe psychiatrisierter Alkoholiker Sterilisierungs- und Euthanasie-Programmen ausgesetzt. Der Guttempler-Verband, zusammen mit dem Blauen Kreuz der stärkste Abstinenzverein in Deutschland, betrachtete rückfällige Mitglieder als unheilbare Verräter und beteiligte sich anfangs auch an KZ-Einweisungen von Alkoholikern (ebd., S. 218–223, Fußnote 63).

Wegen ihrer vielen begrifflichen und politischen Vorteile wurde die Hypothese auch nach der Nazi-Herrschaft noch jahrzehntelang empirisch zu beweisen versucht – über die Untersuchung von »Trinkerkindern«, über genealogische Reihen und statistische Vergleiche und über Tierversuche. Nichts gelang eindeutig: Hunderte von Rattengenerationen wurden alkoholabhängig gemacht, ohne dass die jeweils folgende Generation es geworden wäre. Die Alkoholabhängigkeit von schwangeren Frauen – so musste man feststellen – führte zwar zu Missbildungen bei den Kindern (»teratogen«), ohne aber das Erbgut zu verändern. (Die betrunkene Zeugung hatte als solche überhaupt keine Krankheitsfolgen.) Äthanol, soviel weiß man heute, gehört nicht zu den mutagenen Substanzen, und bei keinem anderen Rauschgift ist die mutagene Wirkung bis jetzt klar nachgewiesen. Selbst dort, wo sie nachgewiesen wäre, müsste es sich um einen riesigen Zufall handeln, wenn von den Millionen von Genen genau das Gen betroffen wäre, das für das Maßhalten zuständig wäre (wenn es dies gäbe), und nicht eins, das für das Längenwachstum, die Hautpigmentierung oder etwas anderes zuständig ist. (Zum heutigen Stand der Vererbungslehre siehe Kapitel 10.)

Die nüchternen Arbeiter

Gegen Ende des 19. Jahrhunderts lässt die Entwicklung der Industrie und des Handels in Deutschland einen komplizierten interdependenten ökonomischen Apparat entstehen. Die Bürger wurden in steigendem Maß von den Arbeitern, ihrem freiwilligen Mitmachen, ihrer allgemeinen Disziplin und ihren jeweiligen Spezialfertigkeiten abhängig. Die Proletarier bekamen eine Machtposition in der Gesellschaft. Dies führte umgekehrt dazu, dass sie selbst ein Interesse hatten, qualitativ hochwertige Arbeitskraft zu verkaufen, um einen guten Preis (gleichbedeutend mit dem Lohn) zu erzielen. Nüchternheit lag nun in ihrem eigenen Verkaufsinteresse. Der Bildungsstand der Arbeiter wuchs, ihr Einkommen und ebenfalls die Notwendigkeit und Fähigkeit zu langfristiger Lebens- und Berufsplanung. Mit dem Bewusstsein ihres Selbstwertes fühlten sie sich den Bürgern gleichgestellt und übernahmen einige von deren zentralen Werten, zum Beispiel die Selbstverpflichtung zur Nüchternheit (Spode, 1993, S. 242–247). Die Mehrheit der deutschen Arbeiter erklärte den exzessiven Alkoholkonsum zum Kainsmal des Lumpenproletariats. Tatsächlich betraf die Trunksucht mittlerweile hauptsächlich das Subproletariat. Die Stellung des normalen Arbeiters war sicher genug, dass er auf das regelmäßige eskapistische Saufen verzichten konnte. Beim gehobenen Arbeiter gelang die Kontrolle des Rausches, vergleichbar der Situation des Bürgers, durch Einbindung in positiv bewertete Alltagsrituale (Stammtisch, Familienfeier, Bier zum Abendessen usw.) und durch den Wunsch, sich sozial vom Pöbel zu unterscheiden, eine »Ehre« zu haben, die dem Ansehen der Bürger gleichkam. Das exzessive Berauschen wurde auch hier – bis auf einige zugelassene Ausnahmen – zu einer in der Öffentlichkeit verächtlichen Angelegenheit, wenn auch nicht so stark zu einer privaten, zu versteckenden Angelegenheit des Einzelmenschen.

An dieser Einreihung der Arbeiterklasse in die bürgerliche Nüchternheitsnorm hatten außer der erwähnten ökonomischen Entwicklung und dem entsprechenden relativen Wohlstand und der Lebensperspektive der Arbeiter die technische und wirtschaftliche Entwicklung im Alkoholsektor sowie die staatliche Steuergesetzgebung mitgewirkt: Der preußische Staat erließ 1887 ein Branntweinsteuergesetz. Dieses war nicht aus präventiven Gründen, sondern um den Staatshaushalt aufzubessern, erlassen worden, sorgte aber mit seiner Erhöhung der Steuern um das Drei- bis Vierfache und eine entsprechende Preiserhöhung für einen starken und bleibenden Einbruch des Branntweinkonsums bei der arbeitenden Bevölkerung. Der Anteil von Branntwein an den alkoholischen Getränken ging stark zurück, der von Bier stieg. Der Gesamtalkoholverbrauch sank von 1880 bis 1914 im Kaiserreich von etwa zehn auf sieben Liter pro Kopf und Jahr. Der Siegeszug des Bieres hatte auch mit der Entwicklung des untergärigen Lagerbiers zu tun, welches aus dem Fass ausgeschenkt werden konnte, mit der industriellen Fertigung von Glasflaschen, der Verwendung von Kältemaschinen und der Erfindung des »Patentverschlusses« (Bügelverschlusses), was es insgesamt praktisch ermöglichte, Bier überall und in den geforderten Mengen zur Verfügung zu haben (ebd., S. 249f.).

Des Weiteren trug die zweite deutsche Mäßigkeitsbewegung (ab 1880) zur Ernüchterung der Arbeiter bei. In ihr wirkte auf der Seite der bürgerlichen Öffentlichkeit der Deutsche Verein gegen den Missbrauch geistiger Getränke (DVMG), ein Kreis sozial- und gesundheitspolitisch engagierter Männer, deren Ziel es war, die deutsche Industrie zu fördern, indem sie die Prävention des Alkoholismus bei den deutschen Arbeitern betrieben. Dies taten sie, indem sie die Forschung über die Schädlichkeit des Alkohols förderten, öffentlich Aufklärung betrieben (zum Beispiel über Wandtafeln in den Schulen), präventive Institutionen förderten (zum Beispiel Reform-Gasthäuser, ebd., S. 240) und auf Gesetzgebung und Verwaltung Einfluss nahmen, was ihnen hauptsächlich bei letzterer ganz gut gelang (ebd., S. 216f.).

Die zweite starke Kraft in der Mäßigkeitsbewegung waren die Arbeiterorganisationen selbst, die SPD und die Gewerkschaften sowie die ihnen angeschlossenen Mäßigkeitsvereine, wie zum Beispiel der Deutsche Arbeiterabstinentenbund (DAAB). Dieser rief zunächst dazu auf, sich vom Branntwein fernzuhalten (siehe Abbildung 5), übernahm nach 1900 aber rassenhygienische Argumentationen aus der Entartungs-Theorie und proklamierte die radikale Alkohol-Abstinenz. Die SPD selbst vertrat zum Beispiel in Gestalt ihres Chef-Theoretikers Karl Kautsky die Mäßigkeits-Forderung mit der Begründung, dass nur mit einem klaren Kopf die Arbeiter ihre gesellschaftliche Stellung gegenüber dem Kapital verstärken könnten. Das Wirtshaus mit seinen kollektiven Bier-Runden sollte als proletarischer Versammlungsort erhalten bleiben (Spode, 1993, S. 236–241).

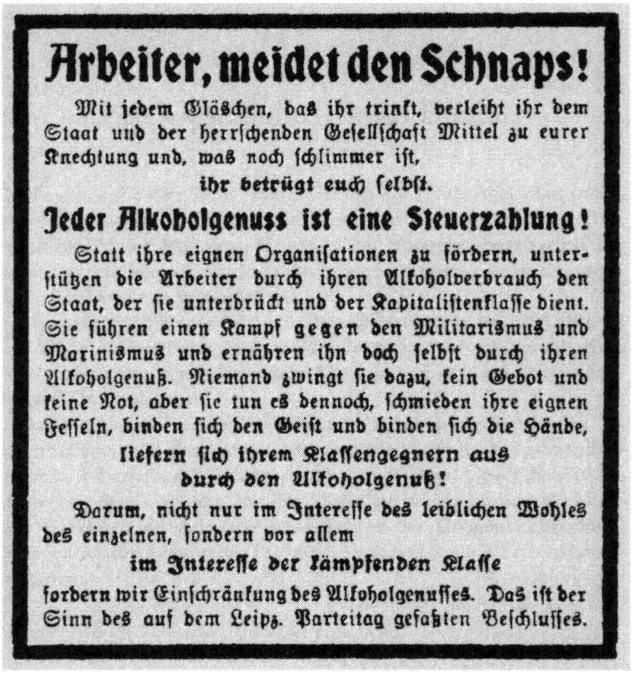

Arbeiter, meidet den Schnaps!

Mit jedem Gläschen, das ihr trinkt, verleiht ihr dem Staat und der herrschenden Gesellschaft Mittel zu eurer Knechtung und, was noch schlimmer ist,

ihr betrügt euch selbst.

Jeder Alkoholgenuss ist eine Steuerzahlung!

Statt ihre eignen Organisationen zu fördern, unterstützen die Arbeiter durch ihren Alkoholverbrauch den Staat, der sie unterdrückt und der Kapitalistenklasse dient. Sie führen einen Kampf gegen den Militarismus und Marinismus und ernähren ihn doch selbst durch ihren Alkoholgenuß. Niemand zwingt sie dazu, kein Gebot und keine Not, aber sie tun es dennoch, schmieden ihre eignen Fesseln, binden sich den Geist und binden sich die Hände,

liefern sich ihrem Klassengegnern aus durch den Alkoholgenuß!

Darum, nicht nur im Interesse des leiblichen Wohles des einzelnen, sondern vor allem

im Interesse der kämpfenden Klasse

fordern wir Einschränkung des Alkoholgenusses. Das ist der Sinn des auf dem Leipz. Parteitag gefaßten Beschlusses.

Abbildung 5: Aufruf der freien Gewerkschaften aus dem Jahr 1911 (Günter Amendt, 1990, S. 9).

Die Proletarier blieben nüchtern, wenn der Wohlstand und die Lebensperspektive, die ihnen über die sozialen Bedingungen geboten wurden, ausreichten. Sie hatten die Erfahrungen ihrer landflüchtigen Eltern oder Großeltern im Kopf, das Bild des Lumpenproletariats vor Augen: Wenn es ihnen diesen gegenüber gutging, bestand kein Grund, sich bewusstlos zu saufen. Zugleich wirkten sich die Preise des Alkohols bei dem begrenzten Budget eines Arbeiterhaushalts wesentlich stärker aus als in einem Bürgerhaushalt, sodass eine Preiserhöhung für dieses »Fluchtmittel« sich unmittelbar in Konsumsenkung verwandelte. (Insofern wirkte die Prohibition auch in der amerikanischen Arbeiterklasse, siehe Levine, 1981b; Fahrenkrug, 1987, S. 157f.)

Das pragmatisch dem Grad der Verelendung folgende Trinkverhalten der Arbeiter wurde mit dem steigenden Wohlstand und dem folgenden Wunsch, in puncto Ansehen mit den Bürgern gleichzuziehen, mehr und mehr überdeckt von der affektiv vertretenen moralischen Norm der Nüchternheit, die zu verletzen schlecht war. Es darf aber bezweifelt werden, dass diese explizite Norm zügig durch das Krankheitskonzept ersetzt wurde. Mindestens bis in die 1960er, 1970er Jahre hinein galt beim normalen deutschen Arbeiter ein Trinker nicht automatisch als »krank«.

Die Organisationen und Theoretiker der Arbeiterklasse waren in ihren Haltungen geteilt: Die einen proklamierten Abstinenz aus Gründen rassischer Gesunderhaltung, die anderen plädierten für gemäßigten Genuss und erkannten das übermäßige proletarische und subproletarische Trinken-Müssen als eine Reaktion auf Armut und Ohnmachtserfahrungen in der Klassengesellschaft. Von moralischer Schlechtigkeit war bei ihnen keine Rede, ebenso wenig von Krankheit. Ihnen ging es um allgemein bekannte und wahrnehmbare Verhaltensweisen in Abhängigkeit von äußerlich wahrnehmbaren wirtschaftlichen und politischen Lebens- und Interessenlagen. (Die einzelnen Menschen, die vielleicht aus anderen Gründen trunksüchtig waren als die große Menge, waren weder für die Rassenhygieniker, noch für die Sozialwissenschaftler interessant.)

Ergebnisse

Gemäß kulturhistorischer Analyse wurde im Lauf der Entwicklung seit dem 16. Jahrhundert das selbstkontrollierte, affektbeherrschte Verhalten in der Gesellschaft zur selbstverständlichen Norm und als »normales« Verhalten in einem naheliegenden ideologischen Vorgang schließlich zum »gesunden« Verhalten naturalisiert. Dies implizierte, das Gegenteil, nämlich das unvernünftige und zügellose Verhalten, für unnatürlich und damit »krank« zu halten. Insofern »schaffte« das Ideal der Selbstbeherrschung die Krankheiten der Unvernunft wie die Psychose, die Hysterie und eben auch die Sucht.

Im praktischen Alltag der verschiedenen Bevölkerungsteile spielt die Berauschung die Rolle eines Fluchthelfers – zunächst und allgemein nachvollziehbar für die Flucht aus äußerlich wahrnehmbaren elenden Lebensbedingungen. Sodann lässt aber die Norm der rigiden Selbstkontrolle auch bei besser situierten Bürgern eskapistische Wünsche entstehen, unter anderem auch den nach einem Rausch der Unkontrolliertheit, der seine Freiheit in der Haltlosigkeit spürt (im Gegensatz zum Beispiel zu dem als heilig empfundenen kollektiven Rausch in Stammeskulturen). Er zeigt sich bis heute in wilden, meist männlich konnotierten Ausbrüchen aus der anstrengenden Wohlanständigkeit bei bestimmten Anlässen – vom Oktoberfest über Rockfestivals, ausufernde Geburtstagsfeiern und Enthemmungsurlaube (»Ballermann«) bis zum »Explosionssaufen« skandinavischer junger Männer nach dem Überschreiten ihrer Landesgrenze. Der Rausch wird dabei meist als Abenteuer, Genuss oder Spaß erlebt, als willentlich herbeigeführtes Ausrasten, weniger als individueller impulsiver Drang. Der Wunsch, gegen die anstrengende Selbstkontrolle einen »Kontrollverlust« zu erleben, sei somit eine »erlernte Verhaltensstörung« (Fahrenkrug, 1987, S. 20–29) und keine irgendwie biologisch bedingte Krankheit.

Ergänzend versucht der Sozialwissenschaftler Aldo Legnaro (1981b), den Kontrollverlust eines Trinkers über die Trinkmenge, ein zentrales psychiatrisches Kennzeichen für das Vorliegen einer Sucht, auch direkt auf die gesellschaftliche Ächtung des Rausches zurückzuführen: Während des Rausches entstehe im moderat Betrunkenen der Wunsch, den Rausch zu verlängern – um das anstehende Schuldgefühl zu betäuben oder aus einem enthemmten Trotz gegen die negative Bewertung durch die Umwelt: Jetzt erst recht! Diese Argumentation ist durch einen interkulturellen Vergleich sogar noch auszubauen: Der Ethnologe Thomas Schweizer (1981) beschreibt regelmäßige gemeinsame Schnaps-Gelage der südamerikanischen Camba-Indianer, die vom Stamm für den Zusammenhalt für sehr wichtig gehalten werden, und bei denen alle Teilnehmer der Runde sich jeweils bis zum Einschlafen betrinken und es während dieser Gelage keine aggressiven Ausbrüche gibt und, was das Erstaunlichste ist, die Teilnehmer am nächsten Morgen keine Kater-Symptome haben. Im Sinne der Hypothese von Legnaro kann man annehmen, dass durch die eindeutig sozial positive

Wertung des gemeinsamen Rausches (der auch keine kollektive Bekämpfung eines gemeinsamen Ohnmachtsgefühls darstellt, wie zum Beispiel der Alkoholismus der nordamerikanischen Indianer) und durch die Gewaltfreiheit kein Schuldgefühl entsteht und auch kein antisozialer aggressiver Protest, für den man sich nach dem enthemmenden Rausch schuldig fühlen müsste, sodass kein Anlass für autoaggressive Gefühle besteht, die sich dann psychosomatisch in Schmerzen und Übelkeit umsetzen würden.

Die Hypothese aber, dass der Wunsch, den Rausch zu verlängern, mithin die Kontrolle über ihn zu verlieren, nur auf die situative Angst und Wut gegenüber der äußeren sozialen Sanktionierung des Trinkens zurückzuführen sei, ist zu schwach. Um sich bis zur Besinnungslosigkeit betäuben, sich auch schon *vor* dem Trinken betäuben zu wollen, bedarf es wesentlich stärkerer Motive beziehungsweise wesentlich bedrohlicherer Affekte, eines viel stärkeren Leidensdrucks im Individuum.

Dass ein allgemein verbreiteter Wunsch besteht, der rigiden Selbstkontrolle in bürgerlichen Gesellschaften gelegentlich zu entfliehen, auch durch Rauscherleben, ist unbestritten. Es ist auch gut vorstellbar, dass einige Menschen, wenn sie das Ende des Rausches herannahen spüren und befürchten, dass es ihnen danach schlecht gehen wird, sie einen Kater oder Schuld- und Schamgefühle haben werden, dann erst recht in den Rausch eintauchen (»Jetzt ist eh' alles egal!«) oder ihn zumindest verlängern wollen. Aber der allgemeine eskapistische Wunsch und die situative Scham reichen keineswegs aus, den konstanten, impulshaften Drang Einzelner zu begründen, sich in Räusche zu begeben, also das, was gemeinhin als »Suchtmittel-Abhängigkeit« bezeichnet wird. Wieso können die meisten nüchtern bleiben oder sich nur gelegentlich berauschen und dann wieder in den disziplinierten Alltag zurückkehren, und empfinden diesen imperativen Drang nicht, während eine Minderheit am liebsten konstant berauscht wäre, die Selbstdisziplin kaum aushält beziehungsweise auf jede relativ kleine Frustration mit einem Drang, sich berauschen zu wollen, reagiert?

Die gesellschaftshistorische Analyse erkennt den Flucht- und Befreiungscharakter des impulsiven rauschhaften Trinkens in Bezug auf eine innere psychische Spannung des Widerstrebens gegen eine sozial induzierte Selbstdisziplinierung. Was ihr noch fehlt und was nur durch einen psychoanalytischen Erkenntniswunsch und das entsprechende Begriffsinstrumentarium gewonnen werden kann, ist die Erkenntnis, dass das Berauschen nicht nur eine gelegentliche Ventilfunktion hat, sondern auch gegen eine permanente psychische Spannung, ein andauerndes Missbehagen hilft, das aus dem Gewahrwerden der grundsätzlichen *Unfähigkeit* zur selbstdirigierten und -disziplinierten Lebensführung entspringt, und dass es eine große Gruppe von Menschen in den westlichen Gesellschaften gibt, die unter diesem Defizit leiden. Die Psychoanalyse bezeichnet dieses Missbehagen als »destruktive Scham«, Selbstverachtung oder »Initialverstimmung« (siehe dazu Kapitel 8).

3 Psychiatrische Auffassungen

Entartete Leidenschaft

Nach dem Zusammenbruch des Nationalsozialismus verwandelten die westdeutschen Psychiater die anrüchig gewordene These von der Vererbung der pathologischen Maßlosigkeit, die nur einige »Entartete« betrifft, in etwas Allgemeines: So wurde unter Bezug auf eine unter der zivilisierten Oberfläche liegende Triebhaftigkeit behauptet, dass die Tendenz zur Maßlosigkeit zur menschlichen Natur gehöre und es nur eine Frage des Auslösers sei, wann diese Tendenz zur Oberfläche durchbreche: »Doch gilt, [...] dass jede Richtung des menschlichen Interesses süchtig zu entarten vermag« –, so der seinerzeit einflussreiche Psychiater und Psychoanalytiker Viktor-Emil von Gebsattel (1954, S. 222). Diesen »weiten« Suchtbegriff kann man so interpretieren, dass nicht nur Alkohol-Trinken, Opium-Rauchen oder Kokain-Konsumieren auf Dauer zu einer Sucht werden kann, sondern jede intensive, auf längere Zeit betriebene Leidenschaft wie Verliebtheit, Religiosität, Bergsteigen oder Feinschmeckerei auch. Gewohnheit und lustvolles Interesse schlagen, wenn man sich nicht kontrolliert, irgendwann in Sucht um. Sucht ist letztlich eine Frage der Kontrollfähigkeit gegenüber zu viel Genuss. Andererseits kann man sich mit diesem Suchtbegriff durchaus auf Freud berufen, der in seiner Schrift *Das Unbehagen in der Kultur* (1930a [1929]) die Überzeugung vertrat, dass alle Menschen als die kleinen Kinder, die sie im Grunde seien, danach strebten, entweder ihre Lüste sofort zu befriedigen oder sich per Alkohol und Drogen jede Leiderfahrung zu ersparen. Die Menschen würden lediglich durch die Verzichtsleistungen, welche die Kultur ihnen auferlege, am natürlichen Ausleben des Lustprinzips gehindert. Der Unterschied zur ersten Interpretation besteht darin, dass hier Sucht mit Leid und dem Motiv der Leidvermeidung gekoppelt wird. Dieser Unterschied scheint aber nicht besonders wichtig zu sein. Wenn man heute in einem medizinischen Online-Lexikon unter »Abhängigkeit« nachschlägt, erhält man als Definition: ein »unwiderstehlicher Drang, ein Suchtmittel einzunehmen beziehungsweise bestimmte Handlungen auszuführen, um entweder ein Gefühl des Wohlbefindens zu erzielen oder um Missempfindungen auszuschalten« (Urban & Fischer, Elsevier, 2003). In der aktuellen deutschen psychiatrischen Theorie gibt es sowohl die Sucht als Kontrollverlust, »[p]raktisch jedes menschliche Verhalten kann süchtig entgleisen« (man bemerke die Kontinuität der Formulierung), als auch die Sucht als »das Bestreben, aus einer unerträglich erscheinenden Realität in eine Betäubung zu flüchten« (Tölle & Windgassen, 2014, S. 138).

Letzterer Gesichtspunkt wurde von Paul Matussek, einem Schweizer Kollegen Gebsattels unter Bezug auf die psychoanalytische Trieblehre ausgeführt. Er vermutete als Hintergrund und Wesen der Sucht eine psychische Unfähigkeit, sich in der sozialen Wirklichkeit zu behaupten, und bezeichnete sie als »süchtige Fehlhaltung« (Matussek, 1959, S. 188). Dieser Fehlhaltung liege eine »passiv-orale Einstellung« zugrunde und ein »Nichtannehmen-Können« einer »nicht nährenden Welt«. Der süchtige Impuls trachte danach, »die mütterlich-nährende Welt zu suchen bzw. wiederzufinden« (ebd. S. 194). Die Fehlhaltung sei nicht auf bestimmte Persönlichkeitstypen oder Charaktere beschränkt, »süchtige Haltung und Sucht können sich [...] in jeder Persönlichkeit entwickeln« (ebd. S. 192). Die Fehlhaltung kommt zum Tragen beziehungsweise die Sucht bricht aus, wenn eine »kritische Situation«, das heißt ein genügend frustrierender Umstand eintritt (Tölle, 1982, S. 136). Der vor einigen Jahren verstorbene deutsche Psychiater Wilhelm Feuerlein, der durch sein Lehrbuch über Alkoholismus bekannt geworden war, ging davon aus, dass die Wirkung von Suchtmitteln bestimmten »Urbedürfnissen« und heimlichen Wünschen der Menschen entsprechen würde (Feuerlein, 1969). Der ebenfalls kürzlich verstorbene Schweizer Psychiater und Psychoanalytiker Raymond Battegay erklärte: »Jede Sucht gründet psychologisch auf dem fortwährenden und unstillbaren Verlangen nach – wenigstens scheinbarer – Überwindung der dem Individuum in der biopsychosozialen Realität gesetzten Schranken. [...] [B]ei jedem süchtigen Verhalten werden [...] die Grenzen, die dem menschlichen Leben und Erleben gesetzt sind, zu überwinden versucht« (Battegay, 1992, S. 588, 590).

Freuds Erklärung der Sucht aus einer kulturellen Überforderung, als Versagen des Individuums gegenüber der kulturell gesetzten Nüchternheits-Norm, findet zwar ein Stück der historischen Wahrheit wieder, kann aber nicht erklären, warum nur bestimmte Menschen versagen, und welche das sind. Gleiches gilt für die Thesen, dass jede menschliche Leidenschaft »süchtig entarten« könne oder dass Süchtige »das allgemein menschliche Streben nach Maßlosigkeit« aus bestimmten psychischen Mängeln heraus eben nicht so zügeln könnten wie die Mehrheit der Menschen, oder dass sie der menschengegebenen Versuchung, in einer Fantasiewelt zu leben, statt in der harten Realität, nicht so widerstehen könnten, wie andere, dass sie weniger frustrationstolerant seien. Man kann all dem mit Alexander Mitscherlich entgegenhalten: »Solche Erklärungsversuche führen nicht weiter, als es schon in der Beobachtung Senecas ausgedrückt ist: ›Alle Laster liegen in allen, aber nicht alle treten in jedem einzelnen hervor‹, ein Urteil mit unzweifelhafter logischer Richtigkeit und ebenso unzweifelhafter praktischer Bedeutungslosigkeit« (Mitscherlich, 1947, S. 269).

Außer dem philosophisch-psychoanalytischen Rekurs auf eine in jedem Menschen latente Tendenz zur Anstrengungs- und Leid-Vermeidung, zur Suche nach möglichst intensivem Genuss sowie zu Größen- und Allmachtswünschen zeichnen sich diese Erklärungen weiterhin durch die moralischen Entwertungen aus, mit denen seit dem 16. Jahrhundert das Phänomen belegt wird: Entartung, Entgleisung, Fehlhaltung, Scheinwelt, Flucht, Unersättlichkeit, Willensschwäche, Laster. Da, wo das Leiden angesprochen wird, zum Beispiel bei Matussek, wird es im gleichen Atemzug als lediglich subjektive Wahrnehmung relativiert. Es nicht auszuhalten, davor fliehen zu wollen, wird als Fehlhaltung gegenüber einem Normalitäts-Ideal des tapferen und nüchternen Aushaltens verachtet. Die Psychiater mochten (und mögen) der Meinung sein, sie würden die Krankheit neutral-objektiv beschreiben, so wie ein Melanom, dessen Zellstruktur gegenüber der gesunden Haut »entartet« oder »entgleist« ist, aber tatsächlich transportieren sie, ohne es zu wissen, mithin unbewusst, eine sozial produzierte Stigmatisierung. Das Leiden, das den Kern der Krankheit ausmacht und eigentlich das ärztliche Bemühen um Verständnis und Heilung auf den Plan rufen sollte, wird nicht ernstgenommen und auch nicht weiter erforscht.

Äußerliche Deskription

Die internationale Diskurshoheit, was Sucht betraf, verlagerte sich nach dem Zweiten Weltkrieg immer mehr zu den nordamerikanischen Psychiatern. Das von ihrem Verband herausgegebene psychiatrische Diagnosemanual DSM (Diagnostic and Statistical Manual of Mental Disorders) wurde nach und nach in der ganzen westlichen Welt als Referenz anerkannt und lieferte ab 1960 auch die Vorlage für das die psychischen Störungen betreffende Kapitel V des von der WHO herausgegebenen Internationalen Diagnosemanuals ICD (International Statistical Classifications of Diseases and Related Health Problems). Eine bestimmte Richtung der Psychoanalyse, die sogenannte »Ich-Psychologie«, hatte in den 1950er und 1960er Jahren starken Einfluss in der amerikanischen Psychiatrie. Ihr ging es weniger um das Aufdecken von Unbewusstem als vielmehr um das gute oder schlechte Funktionieren des Ichs in seiner sozialen Umwelt. Sie hatte eine Tendenz zur Pathologisierung von »Ich-Defekten« gegenüber einem Normalitäts-Ideal und passte zu dem in dieser Zeit in den USA sich intensivierenden Konformismus, in dem die Menschen von sich und den anderen erwarteten, selbst daran zu arbeiten, sich »normal« zu verhalten (Zaretsky, 2006, S. 392). In dieser Form ging die Psychoanalyse in die US-amerikanische Psychiatrie ein, was sich unter anderem so auswirkte, dass die Manuale DSM-I und DSM-II bis 1979 nach psychoanalytischen Begriffen geordnet wurden. Die Psychiater gingen, wie ihre Kollegen in Europa, selbstverständlich davon aus, dass die Sucht eine wie auch immer erworbene oder ererbte Krankheit sei.

Der Alkoholismus wurde etwas aus dem Mittelpunkt der Betrachtung herausgerückt, indem er nur noch als eine Äußerungsform der übergreifenden Krankheitskategorie »Sucht« *(addiction)* betrachtet wurde – was wahrscheinlich mit der verstärkten Konfrontation der Medizin mit Abhängigen während der Weltkriege, dazwischen und danach zu tun hatte, die Barbiturate, Opiate, Kokain und Amphetamine konsumierten. 1957 wählte der nordamerikanische Psychiaterverband die Arzneimittelsucht als repräsentative Äußerungsform aus. Sie wurde als ein Zustand periodischer oder chronischer Intoxikation, hervorgerufen durch wiederholte Zufuhr eines Arzneistoffes (natürlich oder synthetisch), beschrieben. Charakteristisch seien dabei:

1. der überwältigende Wunsch oder Zwang, den betreffenden Stoff weiter einzunehmen und ihn sich mit allen Mitteln zu verschaffen,
2. die Tendenz, die Dosis zu steigern (»Toleranzbildung«),
3. eine psychische und gewöhnlich auch physische Abhängigkeit von den Effekten des Stoffes (was zu 1. führt) und
4. Effekte, die für das Individuum und die Gesellschaft von hoher Gefahr beziehungsweise Schädlichkeit seien (Tölle, 1982, S. 137).

In leicht abgeschwächter Form (eine »Tendenz« zur Dosissteigerung, eine »gewöhnlich auch« physische Abhängigkeit) wurde also der alte, von Hufeland und Trotter für die Trunksucht bezeichnete Tatbestand einer körperlichen Abhängigkeit infolge einer schleichenden Vergiftung auf eine große Anzahl von Drogen übertragen.

1965 führte die WHO den Begriff der »Abhängigkeit« *(dependency)* ein. Der Grund dafür war die Erkenntnis, dass es Arzneimittel und andere Drogen gibt, die auch bei Dauergebrauch nicht zu einer »Toleranzbildung« (körperliche Gewöhnung mit einer Notwendigkeit der Dosissteigerung, um den gleichen Rauscheffekt zu erhalten) führen (zum Beispiel Benzodiazepine, Hanfderivate, Kokain, Nikotin) und trotzdem abhängig gebraucht werden. Außerdem wurde berücksichtigt, dass es abhängige Konsumformen von Alkohol ohne Dosissteigerung (sogenannte »Pegeltrinker«, siehe unten die Einteilung von Jellinek) gibt. Schließlich wurde die Bezeichnung »Sucht« als zu diskriminierend empfunden. (Ihre Abschaffung konnte allerdings den schlechten Ruf der Krankheit nicht verbessern.) »Abhängigkeit« war nun der umfassendere und neutralere Oberbegriff, »Sucht« blieb übrig als Unterbegriff für eine Abhängigkeit mit Toleranzbildung, Dosissteigerung und entsprechenden Entzugserscheinungen. In deutschsprachigen Lehr- und Handbüchern (zum Beispiel Tölle, 1982; Battegay et al., 1992; Lieb, 2008 oder Tölle & Windgassen, 2014) wird »Sucht« oder »Suchterkrankung« bis heute synonym mit »Abhängigkeit« als übergeordneter Begriff beibehalten.

Die Neuordnung änderte nichts daran, dass jenseits der Erklärung durch das Vermeiden-Wollen von Entzugssymptomen oder durch eine unbestimmte »Fehlhaltung« oder »Entartung« oder Ähnliches keine spezifischen Gründe für das Rausch- und Betäubungsbegehren bestimmter Menschen gefunden beziehungsweise akzeptiert wurden. Im Zuge Psychiatrie-kritischer Bewegungen seit den 1970er Jahren lehnte es eine kleine radikale Minderheit von Psychiatern (unter anderem der US-Amerikaner Thomas Szasz 1981) konsequenterweise ab, von Sucht als einer Krankheit zu sprechen, und gestand jedem erwachsenen Bürger das Recht zu, seinen Leidenschaften maßlos nachzugehen, auch wenn das sein eigener Ruin sein könnte. Diese Minderheit zog sich auf den schon von Magnus Huss in der Mitte des 19. Jahrhunderts bezogenen Standpunkt zurück, dass die Medizin sich um die körperlichen Schäden des süchtigen Verhaltens zu kümmern habe und nicht um die Motive dazu, während der Mainstream an der Auffassung der Maßlosigkeit beziehungsweise der Unfähigkeit zur

Selbstkontrolle als einer Krankheit festhielt. Im Zuge der immer stärker werdenden neurobiologischen Orientierung der Psychiatrie wurde die Aufgabe, nach den Gründen für das maßlose Verhalten zu suchen, an die Hirnforschungs- und Genforschungs-Labore delegiert. Die Psychiatrie selbst verlegte sich auf immer ausführlichere Beobachtung, Beschreibung und Unterscheidung.

Ein Pionier dieser Richtung ist der nordamerikanische Physiologe Elvin Morton Jellinek, der in den 1950er Jahren den Alkoholismus nach Typen aufteilte:

- *Alpha-Alkoholismus:* gelegentliches Konflikttrinken mit »rein psychischer fortdauernder Abhängigkeit« (Jellinek, 1960, S. 36, Übersetzung R. V.);
- *Beta-Alkoholismus:* Gewohnheitstrinken mit entsprechenden körperlichen Schäden aber ohne psychische oder physische Abhängigkeit, zum Beispiel bei sozialen Gruppen »mit eingeschränkten Ernährungsgewohnheiten« (ebd., S. 37, Übersetzung R. V.);
- *Gamma-Alkoholismus:* zwanghaftes Trinken mit zunächst psychischer, dann physischer Abhängigkeit (Toleranzbildung und Entzugssymptome); häufiges Trinken; nach Überschreiten einer Initialmenge Trinken bis zum Vollrausch, *loss of control* über die Menge des zugeführten Alkohols (ebd., S. 37f.); Zeiten der Abstinenz (oft um den Zustand vor der Toleranzbildung, das heißt mit voller Rauschwirkung wiederherzustellen);
- *Delta-Alkoholismus:* zwanghaftes Trinken mit psychischer und physischer Abhängigkeit (Toleranzbildung und Entzugssymptome), aber ohne Kontrollverlust, dafür aber mit einer Unfähigkeit zur Abstinenz, *inability to abstain* (ebd., S. 38); das heißt, der Betroffene muss immer einen bestimmten Alkoholspiegel im Blut haben, hat aber wenig Interesse am Vollrausch (Spiegel- oder Pegeltrinker);
- *Epsilon-Alkoholismus:* »periodisches« beziehungsweise »pseudoperiodisches« Trinken (ebd., S. 39, Übersetzung R. V.) mit psychischer Abhängigkeit und Kontrollverlust (»Quartalssäufer«).

Jellinek teilte die Entwicklung zum zwanghaften Trinker *(Gamma-Typ)* in vier Phasen ein:

- In der *Vorläufer-Phase* trinke der Betreffende in Gesellschaft nicht anders als andere auch, verspüre aber schon zu einer Zeit, wo von außen noch keine starke Abhängigkeit vom Alkohol bemerkbar ist, im Rausch eine belohnende Erleichterung *(rewarding relief)*. Die Erleichterung empfinde er, weil er unter inneren Spannungen leide, die entweder größer seien als bei den anderen oder mit denen umzugehen er nicht so gelernt habe wie die anderen.

- In der *Prodromal-Phase* merke der Alkoholiker, dass er anders trinke als andere, häufig an Alkohol denke und ihn brauche. Er entwickle ein schlechtes Gewissen dafür.
- In der *kritischen Phase* könne der Alkoholiker sein Trinkverlangen nicht mehr beherrschen (Kontrollverlust) und sei abhängig.
- In der *chronischen Phase* sei das Trinken permanent und die Gedanken kreisten nur noch darum, genügend Alkohol zur Verfügung zu haben. Die Persönlichkeit verändere sich, Beziehungen, Takt und Rechtsbewusstsein würden gleichgültig. Der Rausch verliere seinen Lustcharakter, es gehe hauptsächlich um das Herstellen einer dumpfen Betäubung und das Vermeiden von Entzugserscheinungen (Jellinek, 1952).

Jellineks Einteilungen verbreiteten sich schnell weltweit und finden sich in abgewandelter Form heute noch in den psychiatrischen Diagnose-Manualen und Lehrbüchern, wenn es um die Beschreibung verschiedener Typen und Phasen des Alkoholismus (zum Beispiel Tölle, 1982, S. 140; Tölle & Windgassen, 2014, S. 148), aber auch von Abhängigkeitserkrankungen generell geht.

Ab 1993/1994 (DSM-IV und ICD-10) verschwand der Begriff »Sucht« ganz aus dem internationalen psychiatrischen Diagnoseschlüssel. »Abhängigkeit« rutschte sozusagen eine Etage tiefer und nahm als »Abhängigkeitssyndrom« die Stelle von »Sucht« ein, während da, wo früher »Abhängigkeit« stand, nun »Substanzstörungen« den Oberbegriff bilden als Abkürzung für »Psychische und Verhaltensstörungen durch psychotrope Substanzen« (ICD-10, 2015, S. 107). »Störung« ersetzt den Begriff »psychische Krankheit«, da letzterer als zu diskriminierend angesehen wurde (ebd., S. 10). In dem aktuell noch in Arbeit befindlichen DSM-V ist von »Substanzkonsumstörungen« die Rede, was inhaltlich nichts ändert.

Im ICD-10, Kapitel V, werden insgesamt neun Substanzgruppen erfasst und mit einer Code-Nummer versehen:

- Alkohol (F10),
- Opioide (F11),

- Cannabinoide (F12),
- Sedativa/Schlafmittel (F13),
- Kokain (F14),
- Stimulanzien/Koffein (F15),
- Halluzinogene (F16),
- Nikotin (F17),
- flüchtige Lösungsmittel (F18) und
- (als Restgruppe) »andere Substanzen und multipler Konsum« (F19) (ebd., S. 107f.).

Auf jede Substanzgruppe wird das gleiche Erfassungsraster angewandt (hier am Beispiel von Alkohol):

- F10.0: *akute Intoxikation* (Rausch, Art der Komplikationen usw.).
- F10.1: *schädlicher Substanzgebrauch* beziehungsweise *Missbrauch*. Dazu wird zum Beispiel das Überschreiten der für die Leber risikoarmen täglichen Konsummenge gezählt, der »Konfliktgebrauch« (Typ Alpha nach Jellinek), die gezielte gelegentliche Koma-Berauschung oder die Berauschung mit anschließender Depression.
- F10.2: *Abhängigkeitssyndrom* – dieses unterscheidet sich vom »Missbrauch« hauptsächlich durch den Faktor »Dauer« beziehungsweise »Gewöhnung«, wobei neben der altbekannten Abhängigkeit infolge Toleranzbildung, Dosissteigerung und Vermeidung von Entzugserscheinungen nun auch eine Abhängigkeit aufgeführt wird, die einfach auf dem Leiden unter dem Fehlen der gewohnten Drogenzufuhr beruht.
- F10.3: *Entzugssyndrom*
- F10.4: *Entzugssyndrom mit Delir*
- F10.5: substanzinduzierte *psychotische Störung*
- F10.6: substanzinduziertes *amnestisches Syndrom*
- F10.7: *Restzustand* der substanzbedingten Veränderungen inklusive verzögert auftretender psychotischer Störung (ICD-10, S. 108–123).

Die verschiedensten körperlichen und psychischen Schäden – von der akuten Vergiftung, der chronischen Vergiftung, der Auslösung einer Psychose oder Depression über die Varianten der Entzugserscheinungen bis zu den langfristigen Folgen wie dem Korsakow-Syndrom – werden unterschiedslos zusammen mit dem Verlangen nach der psychoaktiven Substanz aufgeführt, das heißt, dieses wird umstandslos als ebenso krank angesehen wie die anderen Schäden. Dadurch, dass alle Symptome einschließlich des Verlangens *(craving)* als »psychische und Verhaltensstörungen *durch* psychotrope Substanzen« bezeichnet werden, entsteht der Eindruck, dass es die jeweilige Substanz oder Droge ist, die die Krankheit *macht*. Man lehnt sich also an die Vergiftungslehre aus dem Beginn des 19. Jahrhunderts an. Der persönliche Faktor, speziell das Leiden des Patienten, die »inneren Spannungen«, von denen Jellinek noch sprach, bleiben als entscheidendes Motiv der Abhängigkeitsentwicklung ausgespart. Diesen doch sehr gezwungenen, schon lange bestehende Erkenntnisse ignorierenden Ansatz als »atheoretisch« zu bezeichnen, wie die Autoren des ICD-10 das tun (ebd., S. 10), als reine Deskription oder empirische Abbildung also, suggeriert, dass es keine Alternative zur »Substanzstörung« gebe, diese einfach evident sei.

Die deskriptive Psychiatrie macht den entscheidenden Definitionssprung nicht, dass der Betäubungswunsch einen Konsum zur Sucht macht. Stattdessen bleibt sie beim äußeren Konstatieren des überwältigenden Wunsches nach der Substanz stehen, bei der fehlenden Kontrolle, wann es genug ist, beim Vermeiden von Entzugserscheinungen, beim Nachlassen des Interesses an anderen Beziehungen, beim In-Kauf-Nehmen von schädlichen Folgen. Das Kriterium des Leidens verschwindet. Die aufgezählten Phänomene ergeben aber erst Sinn, beziehungsweise erklären sich dann fast von selbst, wenn sie sich auf Mittel beziehen, die einem tiefen Gefühl des Unglücks abhelfen können, sei es das Leiden betäuben oder es zur Unkenntlichkeit verändern. Der »multiple Konsum« oder die Politoxikomanie weisen eigentlich direkt auf die Mittelhaftigkeit des Konsums zu einem bestimmten Zweck, nämlich die Leidensvermeidung hin. Ohne dieses Verständnis des Wesens der Krankheit können die Süchtigen nur oberflächlich, symptomatisch behandelt werden: Entgiftung, Milderung der Entzugserscheinungen, Training zur Aufrechterhaltung der Abstinenz und zum Vermeiden von Trigger-Situationen, Aufklärung über die Schädlichkeit, Resozialisierung. Die Auseinandersetzung mit den Gründen der Sucht bleibt ausgespart, als gäbe es sie nicht oder dürfte es sie nicht geben. Mit der Skotomisierung (Verdunkelung) des Abhängigkeitsmotivs erreicht die »atheoretische« Psychiatrie auf etwas elegantere Weise das Gleiche, wie die Nachkriegspsychiater mit ihren offenen Entwertungen: Die Denkmöglichkeit, dass die Abhängigkeitserkrankung eine »Not-wendige« Antwort auf ein starkes psychisches Leiden sein könnte, wird versperrt. Sie wird vielmehr als ein mehr oder minder sinnloses Symptom gesehen, das getrennt von der »eigentlichen«, ernstzunehmenden »Grunderkrankung« (etwa einer Borderline-Störung oder einer Depression) zu behandeln ist beziehungsweise als Hindernis vor der eigentlichen Therapie. Entsprechend erklärt der aktuelle *Faber/Haarstrick*, die Auslegungs-Anleitung zu den bundesdeutschen Psychotherapie-Richtlinien, »dass Abstinenz bei Suchterkrankungen grundsätzlich als *Voraussetzung* für die Erreichung und Aufrechterhaltung eines Therapieerfolgs anzusehen ist« (Diekmann, Dahm & Neher, 2018, S. 8, Hervorhebung R. V.). Das ist so, als würde ein Psychotherapeut zu einem Zwangskranken sagen: »Sie müssen erst mal Ihre Zwänge loswerden, bevor wir in eine Therapie einsteigen können, die den Namen verdient.« Das Symptom wird (abweichend von den für andere psychische Krankheiten geltenden Behandlungsstandards) nicht als Teil, als Erscheinung der Krankheit begriffen.

Was die Ätiologie betrifft, mit der die ICD-10-Psychiatrie sich explizit nicht befassen will, so führt der *Pschyrembel* (Margraf & Müller-Spahn, 2009), das im deutschsprachigen Raum bekannteste klinische Wörterbuch, unter dem Stichwort »Abhängigkeitssyndrom« als Gründe für die Störung eine »Interaktion« von Variablen auf:

- eine frühkindliche Vulnerabilität durch genetische oder familiengeschichtliche Einflüsse,
- eine psychische Disposition beziehungsweise angeborene Persönlichkeitsmerkmale (zum Beispiel Impulsivität),
- umschriebene psychische Störungen in der Kindheit wie die antisoziale Störung, Angst oder eine affektive Störung und
- negative Faktoren der sozialen Umwelt.

Wie diese Variablen interagieren, welche bestimmend ist, welche Logik zwischen ihnen herrscht, wird nicht gesagt. Für die Zeit des Ausbruchs der Erkrankung respektive der Störung werden als ursächliche Faktoren hinzugefügt:

- die praktische Verfügbarkeit der Droge,
- Gruppendruck,
- fehlender Selbstwert,
- fehlende Lebenskompetenz sowie
- fehlende kognitive Kontrollfunktionen.

Deren Relevanz, so wird hinzugefügt, sei allerdings umstritten. Auch hier gibt es keine Modellvorstellung außer der, dass einige der aufgeführten Faktoren irgendwie Einfluss ausüben (zur ausführlicheren Kritik des »Faktorenmodells« siehe das folgende Kapitel 4). Als am breitesten akzeptiert wird das »Diathese-Stress-Modell« benannt, was nichts anderes besagt, als dass eine Disposition, eine Anfälligkeit oder Verletzlichkeit für die Krankheit auf einen passenden, verletzenden Auslöser trifft (zum Beispiel eine Beschämungssituation oder eine Trennung) und die Krankheit dann ausbricht. Das gleiche Modell trifft auch auf die Grippe zu, wo eine geschwächte Konstitution auf das Virus trifft – von Spezifik kann keine Rede sein. Das etwas ältere psychiatrische Modell von der »süchtigen Fehlhaltung«, die auf eine »kritische Situation« als Auslöser trifft (s. o.) war auch eine Variante des »Diathese-Stress-Modells.«

4 Auffassungen in der Gesundheitspolitik

Ab dem Ende der 1960er Jahre wurde im Kontext der Hippie-Bewegung, linker politischer Protestbewegungen und der Pop-Kultur der Konsum von Cannabis und halluzinogenen Drogen in der westlichen Welt zu einem Thema von öffentlichem Interesse. Später kamen Heroin und Kokain dazu. Die ersten Reaktionen des erwachsenen Establishments bestanden in harscher moralischer Verurteilung, da die Drogenkultur als Teil eines Gegenentwurfs zur angepassten Lebensweise von Nüchternheit, Fleiß und Selbstkontrolle erkannt wurde. Die Adoleszenten wurden als gegenüber den Eltern und anderen Autoritätspersonen ungehorsam, undankbar oder verrückt tituliert oder als Opfer von Verführern gesehen. Den Drogen selbst wurde nicht selten dämonische Verführungskraft zugeschrieben. Nachdem der revolutionäre Impetus sich verflüchtigt, ein größerer Markt für illegale Drogen sich gebildet hatte und auch die autodestruktiven Züge des Drogenkonsums bestimmter Protagonisten deutlich geworden waren (zum Beispiel Christiane F., 1978), begannen sowohl wissenschaftliche als auch politische Institutionen sich mit Fragen der Verbreitung, der sozialen und gesundheitlichen Schäden und der Vorbeugung der Schäden zu befassen. Im Gegensatz zur irrationalen Diabolisierung oder affektiven moralischen Verurteilung versuchte man im Laufe der 1970er Jahre, einen nüchternen, rationalen Zugang zu dem Phänomen zu gewinnen. In Westberlin und Westdeutschland griff man auf den »weiten« Suchtbegriff der Nachkriegs-Psychiater zurück, der »alle süchtigen Entartungen menschlichen Interesses, Exzesse, wie sie beispielsweise bei Freizeitbeschäftigungen, beim Sport oder auch beim Kaufverhalten auftreten können«, umfasste (Bartsch & Knigge-Illner, 1987, S. 16).

Inflationierter Begriff

Die Auffassung, dass in uns allen ein süchtiges Potenzial stecke, und dass Drogenexzesse nichts wesentlich anderes seien als andere »Entartungen menschlichen Interesses«, erschien zunächst wenig diskriminierend und praktisch geeignet, den Drogenkonsum von Jugendlichen als Bestandteil ihres Erlebens anzusprechen. Allerdings fehlt in diesem weiten Suchtbegriff sowohl der Bezug auf Substanzen beziehungsweise Suchtmittel im engeren Sinne als auch der Bezug auf ein Leiden, das mit dem süchtigen Verhalten bekämpft werden soll. Übrig bleibt, ganz neutral und abstrakt, jegliches »menschliche Interesse«, das exzessiv verfolgt wird: Ob jemand gern exzessiv Sex hat, permanent Fernsehserien schaut, immer wieder die Wohnung putzt oder verliebt ist, fanatisch Motorrad fährt, auf Berge klettert, surft, Marathon läuft, shoppen geht oder halluzinogene Drogen gebraucht – alles kann Sucht sein, sofern er sich selbst damit schadet, das heißt »die freie Entfaltung seiner Persönlichkeit beeinträchtigt und/oder damit seine sozialen Chancen zerstört« (ebd., S. 17).

Es stellt sich sofort die Frage, wie der Schaden zu beurteilen ist: Wann beeinträchtigt jemand durch das Aufsuchen von Verliebtheitszuständen, das Begehren nach dem *thrill* beim Motorrad-Fahren, seinen Putzfimmel, die Begeisterung fürs Bergsteigen oder durch die Faszination an chemisch veränderten psychischen Zuständen die Entfaltung seiner Persönlichkeit oder verbaut sich soziale Chancen? Andersherum gefragt: Wie soll denn die Entfaltung der Persönlichkeit aussehen? Welche sozialen Chancen sollen gewahrt werden? Vielleicht *ist* die intensive Verliebtheit, das exzessive Bergsteigen, das Drogen-Nehmen ja gerade Teil der Entfaltung der Persönlichkeit, vielleicht eröffnen sich durch diese Erfahrungen überhaupt erst bestimmte soziale Chancen, vielleicht wollen hier Menschen ihre Persönlichkeit *anders* entfalten als üblich und wollen herkömmliche soziale Chancen gar nicht wahrnehmen? Vielleicht gehört zur Intensität einer Erfahrung auch die Konzentration auf sie, das heißt, dass andere Tätigkeiten und Personen zeitweilig uninteressant werden. Vielleicht gehört zu bestimmten Intensitäten auch eine gewisse Gefahr, Schaden zu nehmen, das Wissen um ein Risiko, der Wunsch, ein Scheitern zu erleben (und zu überleben), und der Triumph beim Meistern der Gefahr. Was ist außerdem mit dem Aspekt, dass das zwanghafte Putzen, das überbordende Geld-Ausgeben beim Shoppen, das Risiko beim Bergsteigen oder das Sich-Verlieren in chemischen Delirien auch einer psychischen Leid-Abwehr dienen kann?

Es nicht zu tun, könnte einen Menschen in eine Angst oder Depression stürzen oder suizidal werden lassen, also seine persönliche Entfaltung *noch mehr* beeinträchtigen und seine sozialen Chancen *noch mehr* einschränken.

»Sucht« ist dieser Auffassung zufolge die negative Bewertung von intensiven und exzessiven sowie im weiteren Sinne »gefährlichen« Verhaltens- und Erlebensweisen gegenüber einem Ideal des bekömmlichen Maßes und des Sicherheitsdenkens sowie gegenüber sozial üblichen, konventionellen Verhaltens- und Erlebensweisen. Erwachsene Pädagogen empfehlen Adoleszenten eine Ethik des sicheren Lebenswandels. Eine abgemilderte Version dieses Erziehungskonzeptes präsentieren eher therapeutisch orientierte Autoren, die das abwertende Wort »Sucht« durch das Wort »Abhängigkeit« ersetzt haben, und »Abhängigkeit« als eine zentrale menschliche Seins-Dimension betrachten – mit »Autonomie« beziehungsweise »individueller Unabhängigkeit« als Gegenspielerinnen. Unter »Abhängigkeit« wird nicht zuletzt diejenige von Menschen verstanden. Sie wird dann als »krankhaft« bezeichnet, wenn sie nicht mehr in einem ausgewogenen Verhältnis zur Autonomie steht (Antons-Volmerg, 1992), das heißt, man kann ruhig von dem geliebten Partner, einer leidenschaftlichen Tätigkeit oder einem Drogengebrauch »abhängig« sein, aber man sollte doch genügend innere Distanz oder Unabhängigkeit haben, um es nicht »zuviel« werden zu lassen und an der richtigen Stelle die rechte Selbstfürsorge walten zu lassen.

Durch die entspezifizierte Ausdehnung des Begriffs kann im Prinzip jede exzessive Betätigung, die ein Schadensrisiko enthält, als »Sucht« bezeichnet werden. Es handelt sich dabei insofern um einen Etikettenschwindel, als da, wo »Sucht« draufsteht, nur noch ganz wenig und noch dazu undefinierte Sucht drin ist. Zusätzlich wird dieses Wort häufig diffamierend gebraucht im Sinne von »unvernünftig«, »krank«, »haltlos« und »uncool«. Der inflationierte Suchtbegriff erlaubt beliebige Ordnungen. Da wird zum Beispiel die Sehnsucht gleichberechtigt neben der Trunksucht, die Geltungssucht neben der Pyromanie und Verschwendungssucht, die Habsucht und Sammelwut neben der Schwatzsucht aufgeführt (Harten, 1991). Es werden Kleptomanie, Perversion, Eifersucht und Sucht nach Extremsituationen als »stoffungebundene« Suchtformen bezeichnet (Gross, 2003, S. 28). Erscheinungen von Gier, Wut, Leidenschaft und zwanghaftem Tun werden inhaltlich nicht voneinander unterschieden. Es wird dahergeredet, dass halt in jedem Menschen ständig süchtige Anteile vorhanden seien und es auch positive Süchte oder positive Seiten von Süchten gebe. Ordnen soll diese Vielfalt zum Beispiel ein etymologisches Wörterbuch. Alles, was die deutsche Sprache so gemeinhin als »Sucht« bezeichnet oder bezeichnet hat, wird referiert (Harten, 1991). Das liest sich als Feuilleton ganz nett und wird etwas dümmlich, wenn so getan wird, als könne der deutsche Sprachgebrauch einen wissenschaftlichen Suchtbegriff ersetzen. Ähnlich verhält es sich, wenn Redner auf Fortbildungen und Kongressen meinen, Sucht sei eine Krankheit, weil das alte Wort »siech« damit verwandt sei, und sie habe etwas mit »suchen« zu tun, weil das so ähnlich klinge und der Süchtige ja nach einem besseren Leben suche. Wenn schon Feuilleton und Wissenschaftlichkeit gleichgesetzt werden, dann hätten die Worte »Sicht« oder »Wucht« die gleiche Berechtigung, mit »Sucht« in Verbindung gebracht zu werden, da der Süchtige ja eine andere Sicht der Wirklichkeit hat und das süchtige Verlangen sich mit solcher Wucht durchsetzt.

Faktorenmodell

Ein weiterer Versuch, eine Definition zu ersetzen, ist der, das Verhalten »Sucht« als Funktion der Faktoren »Droge« (spezifische Wirkung), »Person« (besondere Eigenart) und »Umwelt« (einwirkende Faktoren, zum Beispiel Markt) zu beschreiben – Faktoren, die wechselseitig aufeinander wirken und in einem Dreieck gezeichnet werden können. Ein solches Dreieck könnte man auch für das Verhalten »Sitzen« zeichnen, da spezifischer Stuhl, individueller Hintern und die Umwelt in Gestalt von Funktionsanforderungen, Design und Möbelindustrie ihren Einfluss ausüben. Sucht wird bei diesem Vorgehen genauso behandelt wie jedes andere menschliche Verhalten, es wird nichts Spezifisches erkannt. Es wird nichts erklärt, sondern lediglich ein äußerliches Erfassungsraster dargestellt (Feser, 1981, S. 13ff.; Gross, 2003, S. 29; Krüger, 1987, S. 16, 76, 114). Diese Art, eine Ätiologie zu behaupten, indem lediglich Einflussfaktoren benannt werden, die irgendwie interagieren, ist auch aus der »atheoretischen« Psychiatrie bekannt. Das ist so, als wenn mir jemand, der mir die Gestalt eines Gegenstandes, zum Beispiel eines Steins, den er in der Hand hält, beschreiben soll, antwortet: »Der Stein hat Höhe, Breite, Tiefe, Gewicht und Farbe.« Ich habe damit kein Bild von dem Stein, so wenig, wie ich durch das Suchtdreieck einen Begriff von Sucht bekomme. In ausgearbeiteter Form sind es dann vier Faktoren (Droge, Persönlichkeit, soziales

Umfeld, gesellschaftliche Bedingungen), die vom Konsum zur Abhängigkeit führen sollen. Diese werden in viele Teilvariablen aufgespalten, die alle in nicht-angebbarer Weise verschieden stark sind und in nicht-angebbarer Weise aufeinander wirken (Wöbcke, 1987, S. 47).

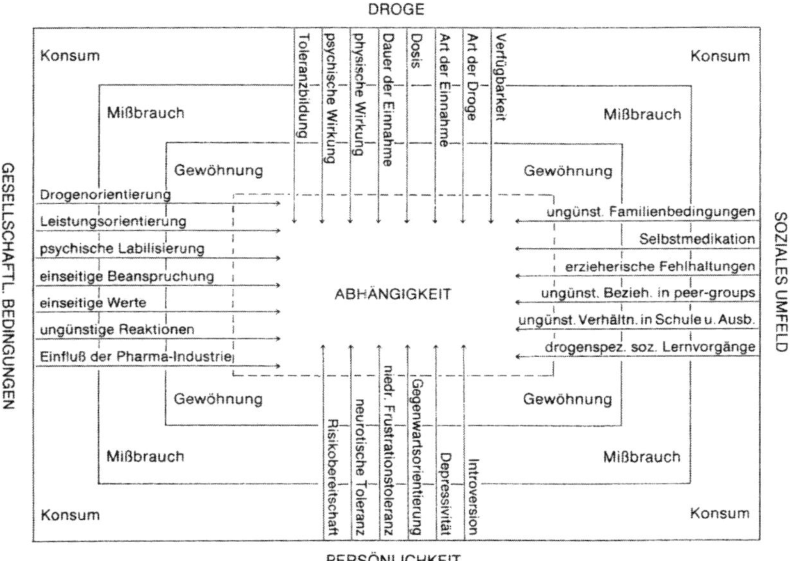

Abbildung 6: Multifaktorielles Modell (Wöbcke, 1987, S. 47).

Diese Faktoren-Gliederung ist höchstens als Vorarbeit zu einer wissenschaftlichen Analyse ernstzunehmen, als Ordnung von »Rahmenbedingungen für eine multifaktorielle Theorie des Drogenkonsums« (Huba, Wingard & Bentler, 1983).

Weder mit dem Faktorenmodell noch mit der inflationierten Suchtauffassung kann man etwas begreifen. Stattdessen lassen diese Nicht-Begriffe eine Vielzahl von Erklärungsmöglichkeiten bestehen. Wenn ich keine Theorie davon habe, wie die Sucht entsteht, dann ist auch die Verführungs-Allmacht der Droge möglich, die Erklärung, dass nur das Angebot der Droge auf dem Markt die Sucht erzeuge, oder die Vorstellung, dass es eine dem einzelnen Menschen vererbte Anlage zur Sucht gebe. Die Theorielosigkeit behindert die Ursachenforschung. Der Nicht-Begriff gibt keine Richtung an, in die man gehen und die man gegebenenfalls auch korrigieren kann.

Entsprechend kann es auch keine gezielte Gesundheitspolitik und Prävention geben. Die Sucht als Krankheit wird nicht ernst genommen, das Leiden der wirklich Süchtigen verschwindet, es bleibt ein symptomatischer Exzess, den man durch etwas mehr Vernunft oder Erziehung vermeiden könnte. Die Prophylaxe, die unter diesem Begriff betrieben werden kann, ist höchstens die von Missbrauch beziehungsweise von riskantem Gebrauch, auf keinen Fall die von Sucht, wobei ich den Sinn und Nutzen von Aufklärung über Drogen oder vom Üben eines risikoarmen Gebrauchs gar nicht infrage stelle, ich kritisiere nur das Ignorieren der Krankheit Sucht (und ihrer Ursachen) im engeren Sinne. Es stellt sich die Frage, wieso ein unspezifisches Aufklärungs- und Erziehungsprogramm unter dem Etikett »Suchtprävention« firmiert. Wird hier ein historisch überholter oder falsch gewählter Name unbedacht mitgeschleppt? Oder hat dieses Quidproquo einen unbewussten Sinn? Ich werde weiter unten (am Ende von Kapitel 21) versuchen, diese Frage zu beantworten.

Drogenpolitik

Die Gesundheitspolitik in der Bundesrepublik, aber auch in anderen Ländern und ganz besonders in den USA, ist, was Sucht und Abhängigkeit betrifft, einerseits von dem eher liberalen, inflationierten Suchtbegriff beeinflusst und andererseits von dem Modell der »psychischen und Verhaltensstörungen *durch* psychotrope Substanzen« (ICD-10, 2015, S. 107, Hervorhebung R. V.). Auf der einen Seite, wo es um Menschen geht, die therapiert werden sollen oder von gefährlichem Konsum abgehalten werden sollen, wird die weite, weiche Auffassung benutzt, dass Maßlosigkeit etwas sei, was jedem passieren könne. Auf der anderen Seite, wo es um öffentliche Verlautbarungen geht, wird der Stoff mit seinen angeblich das süchtige Verlangen erst erzeugenden Eigenschaften in den Mittelpunkt der Warnungen, der gesetzlichen Beschränkungen und der Verbote gestellt. Dies gilt sowohl für die in Deutschland wenig gebräuchlichen, einer kleinen Bevölkerungsgruppe zugeordneten Drogen wie Heroin (für »Loser«) oder Kokain (für ausgeflippte Show- und Werbeleute), als auch für die endemischen Drogen Tabak und Alkohol, mit Cannabis und sedativen beziehungsweise aktivierenden Medikamenten dazwischen. Die gesetzlichen Beschränkungen (keine Abgabe an Minderjährige, Werbeverbote, Auflage von Warnhinweisen, rauchfreie Zonen, ärztliche Verschreibungspflicht usw.) und Verbote werden mit gesundheitlichen Risiken wie Vergiftungsgefahr, Krebsgefahr, Gefahr von Durchblutungsstörungen, Gefahren für Föten und Kinder, Gefahren von Unfällen durch Wahrnehmungseinschränkungen und Kontrollverlust und Ähnlichem begründet, dazwischen aber auch immer wieder damit, dass das Rauchen selbst, der Konsum von Alkohol, das Glücksspiel oder der Gebrauch von Betäubungsmitteln als solchen abhängig oder süchtig machen könne.

Diese Konzentration auf das potenzielle Suchtmittel selbst, gegebenenfalls auch die über die nüchterne Warnung hinausgehende Diabolisierung des Stoffes oder die Ausrufung eines Krieges *(war on drugs)* hat auf der Bühne der öffentlichen Politik den Vorteil, einen sicht- und greifbaren Gegner zu bieten, gegen den man etwas Handfestes unternehmen kann, zum Beispiel Gesetze erlassen oder polizeiliche Verfolgungen initiieren, die den Staat als tatkräftig dastehen lassen. Ein weiterer Vorteil der Bekämpfung eines dinglichen Außenfeindes ist die Ablenkung von den psychischen und sozialen Motiven derer, die die Drogen süchtig gebrauchen oder auch nur »Missbrauch« betreiben. Würde man die in den Blick nehmen, würde ein weitverbreitetes psychisches Leiden oder auch ein soziales Elend auffallen, das dem Selbst-Ideal, eine prinzipiell gut eingerichtete und ihre Bürger zufriedenstellende Gesellschaft zu sein, widersprechen würde.

Ein aktuelles Beispiel dafür ist die Opioid-Epidemie in den USA, die allein 2019 über 70.000 Tote infolge von Überdosierungen gekostet hat (Mattson et al., 2021). Opioide sind – im Gegensatz zu den Opiaten, die aus den natürlichen Stoffen des Opiums gewonnen werden wie Morphium oder Heroin – synthetische oder halbsynthetische Schmerz- und Betäubungsmittel mit morphinähnlichen Wirkungen wie Oxycodon oder Fentanyl. Oxycodon wurde in den USA seit den 1990er Jahren von der Pharmaindustrie aggressiv beworben und von den Ärzten nicht nur bei starken, sondern zunehmend auch bei mäßigen Schmerzen wie Zahnschmerzen eingesetzt und verschrieben, nachdem die Pharmalobby eine entsprechende gesetzliche Erlaubnis durchgesetzt hatte (Ryan, Girion & Glover, 2016). 2010 stand Oxycodon auf Platz fünf der umsatzstärksten Medikamente in den USA (drugs.com, o.J.). Besonders die weiße Mittelschicht in den kleineren Städten ließ sich das Mittel gern verschreiben (Werner, 2014; Schaarschmidt, 2018). Ab 2012 wurden die ärztlichen Opioidverordnungen staatlicherseits wieder eingeschränkt. Bis 2017 gingen die Verschreibungen entsprechend auf ein Fünftel zurück. Die Zahlen der Konsumenten, der Todesopfer und der Beschaffungskriminalität schnellten dagegen weiterhin in die Höhe, da der illegale Handel in die Angebotslücke gesprungen war und viele inzwischen Süchtige auf Heroin und andere Ersatzstoffe (Fentanyl etwa) umgestiegen waren (McGreal, 2016; Schaarschmidt, 2018), die auf der Straße angeboten werden (oder, im Falle von Fentanyl, per Post aus China kommen). Die milliardenschweren Programme, die die US-amerikanische Regierung zur Bekämpfung auflegte (2017 waren es acht Milliarden Dollar), richteten sich alle gegen die Verbreitung der Drogen, förderten den Einsatz von Naloxon, einem lebensrettenden Medikament im Falle einer Überdosis Opioid, förderten die Forschung und Entwicklung neuer Schmerzmittel, die angeblich nicht süchtig machen sollen, finanzierten Therapieplätze für Süchtige und Aufklärungsprogramme für die Bevölkerung (Schmitt-Sausen, 2018).

Die offizielle Politik bezog und bezieht sich nicht auf die Ursachen, die Menschen zu den Drogen greifen lassen. Diese liegen bei der Opioid-Epidemie auf der Hand: War die finanzielle Lage vieler Farmer und Mittelschichtsfamilien in den USA um die Jahrtausendwende schon prekär gewesen, so hat die Immobilienkrise 2007 mit der anschließenden Weltwirtschaftskrise viele ihre Arbeit gekostet, ihr Erspartes einschließlich der Versicherungen aufgezehrt, sie ihre Häuser gekostet beziehungsweise sie in Schulden gestürzt, die sie kaum zurückzahlen können, und ihre Zukunftspläne zerstört, indem sie zum Beispiel ihren Kindern das Studium nicht mehr bezahlen können und anderes mehr (Hari, 2015, S. 275). Psychisch haben sie Existenzängste entwickelt, Schuldgefühle gegenüber ihren Kindern, Überforderungsgefühle und depressive Resignation, erleiden sie immer wieder Einbrüche ihres Selbstwertgefühls und hilflose Wut. Wenn sie in dieser Lage zum Arzt gehen und nach einer Operation oder wegen Hexenschuss und Rückenschmerzen Oxycodon verschrieben bekommen, dann erleben sie, dass nicht nur ihre körperlichen Schmerzen verschwinden und sie sich entspannen können, sondern auch ihre psychisch induzierten Spannungen und Schmerzen betäubt werden – und dies gründlicher, unauffälliger und (wegen der Verschreibungen) meist billiger, als Alkohol das bewirken könnte. Die psychischen Ängste, die Verspannungsschmerzen und die anderen schwer erträglichen Emotionen einschließlich der Hilflosigkeit dauern an, auch wenn das körperliche Schmerzproblem behoben ist. Viele halten das nicht aus und brauchen das Erleichterungsmittel weiter, werden süchtig danach (siehe Kapitel 21 zur reaktiven Sucht). Wenn ihnen nun das gewohnte Mittel nicht mehr verschrieben wird, weichen sie auf illegale Mittel aus, die ihnen eine ähnliche emotionale Schmerzfreiheit bieten, und müssen die hohen Preise zahlen, die auf dem Schwarzmarkt verlangt werden, was ihre finanzielle Lage unter Umständen verschlimmert. Der epidemisch Jahr für Jahr ansteigende Drogenkonsum mit seinen tödlichen Nebenwirkungen folgt zeitlich gesehen dem verzögerten Virulent-Werden der Wirtschaftskrise im Alltagsleben: Erst müssen die Ersparnisse verbraucht sein, erst muss das Haus der Bank gehören, müssen die Kinder das Studium abbrechen, der Partner einen auf der Flucht vor der Armut verlassen, bevor die Hoffnung einen verlässt. Der zeitliche Abstand zwischen Ursache und Wirkung ist für die Betroffenen je nach finanzieller und sozialer Ausgangslage verschieden lang. Die einen sind schon süchtig, wenn die anderen es erst werden. Dadurch summieren sich die Fallzahlen in der Statistik von Jahr zu Jahr.

Spezifische Definition

Gegen den dinglich fixierten beziehungsweise fetischisierten Suchtbegriff und die inflationierten sowie unspezifischen Auffassungen empfehle ich eine spezifische Definition: *Sucht ist eine psychische Krankheit, die besteht, wenn ein Mensch regelmäßig sein Körpergefühl manipulativ verändert, um als unerträglich empfundene emotionale Spannungen nicht wahrnehmen zu müssen. Er benutzt dazu Gegenstände mit geeigneter affektmanipulierender Wirkung. Diese Art der Selbstmanipulation ist lebensgeschichtlich erworben. Die unerträglichen Affekte sind im Zusammenhang innerer oder äußerer Notlagen entstanden und können nicht willkürlich beherrscht werden.* Wichtig ist die Definition durch das *Leiden*:

1. Sucht ist nichts, was wir alle haben und was gelegentlich zu viel wird, eine überbordende Lust oder Gier, sondern die Reaktion auf etwas, was man nicht aushält.
2. Sie ist Reaktion auf ein bestimmtes Leiden, das etwas mit unseren Affekten beziehungsweise Gefühlen in bestimmten Situationen zu tun hat, nicht einfach auf Zahnschmerzen. Hier ist der Hinweis auf eine tiefere Verursachungsstruktur enthalten. Für die Behandlung, die Prävention und die Politik heißt das, dass man sich den verursachenden Notsituationen innerseelischer, zwischenmenschlicher oder im weiteren Sinne sozialer Art zuwenden und sie verstehen sowie nach Änderungsmöglichkeiten suchen kann.
3. Die mit der Sucht verbundenen Spannungen sind unerträglich und es handelt sich um Notlagen, das heißt, dem Individuum bleibt keine

andere Wahl, als unmittelbar mit den ihm zur Verfügung stehenden Mitteln zu reagieren, es steht unter Zwang. Distanzierte Vernunft ist ihm nicht möglich, ein Appell an diese kann auch keine Hilfe oder Vorbeugung darstellen.

4. Es handelt sich um eine spezielle Art der Reaktion, die lebensgeschichtlich erworben wurde (wozu auch die sehr frühe, kleinkindliche Lebensgeschichte gehört), was bedeutet, dass es auch lebensgeschichtliche Eingriffsmöglichkeiten gibt.

5 Ökonomische und soziologische Modelle

Im Gegensatz zur medizinischen Pathologisierung und zu den moralisch abwertenden Tendenzen in einigen psychiatrischen Lehrmeinungen gehen Sozialwissenschaftler, die sich mit Sucht, Abhängigkeit und Drogen befassen, in der Regel davon aus, dass Drogen zunächst einmal »nichts Besonderes« seien, sie seien Waren wie andere auch und befriedigten ein bestimmtes Bedürfnis, eine bestimmte Nachfrage. Drogen inklusive Alkohol, Zigaretten usw. stellten einen angenehmen, subjektiv erwünschten Zustand her; mit ihnen werde seit Menschengedenken Glück, Vergessen, Betäubung, Erleuchtung, Anregung und Anderes gesucht. Auch so gefährlich anmutende Drogen wie Heroin und andere Opiate seien nicht per se gesundheitsschädigend. Opium in Tinkturen oder anders zu sich zu nehmen, war zum Beispiel im 18. Jahrhundert in den gehobenen Kreisen Europas ganz normal. Für die Ausbreitung und Steigerung des Bedürfnisses, sich sozusagen »direkt« in einen angenehmen Zustand zu versetzen, seien in unserer Gesellschaft der Markt und andere soziale Mechanismen verantwortlich. Laut dem Sozialwissenschaftler Günter Amendt (nicht zu verwechseln mit seinem weiter unten zitierten Bruder Gerhard) haben langanhaltende Werbekampagnen der Pharmaindustrie nach dem Zweiten Weltkrieg

> »in der Bevölkerung der westlichen Industrienationen die Bereitschaft geweckt, psychische Schwierigkeiten mit Pillen zu bekämpfen, und zugleich die Frage verdrängt, wo die Ursachen psychischer Leiden und Beschwerden liegen. So wurde ein Millionenheer von Pillenkonsumenten geschaffen, das bereit war, in steigendem Maße auch zu Rauschdrogen zu greifen. [...] Die Arbeitsbedingungen, unter denen die Mehrzahl der Menschen ihr Leben reproduziert, und die Verlagerung der dort erzeugten Frustrationen in den Freizeitbereich sind die Grundlage, auf der sich eine Sucht nach stimmungs- oder gar bewußtseinsverändernden Drogen entwickeln kann« (Günter Amendt, 1990, S. 50f.).

Verführerisches Angebot und schlechte Lebenslage

Am Beispiel des Heroins erklärt die Sozialforscherin Christiane Schmerl, dass dem gesteigerten Konsum ein gesteigertes Angebot der Händler vorausgehe (mehr und billiger), auf das Jugendliche im entsprechenden Umfeld infolge von Neugier und Unwissenheit eingehen: »[I]n Abhängigkeit von Menge und Häufigkeit des Konsums [sei von da an] die Entwicklung einer physischen und psychischen Abhängigkeit [...] unausweichlich« (Schmerl, 1984, S. 41). Der insgesamt in der Gesellschaft hohe Drogengebrauch (Alkohol und Pharmaka) stelle ein förderndes Klima her. Auch für Alkohol gelte, dass niedrige Preise ein treibender Faktor für den Einstieg in die Abhängigkeit seien. Bei steigenden Preisen würde die Zahl der Gewohnheitstrinker sinken, was empirisch gut belegt sei (ebd., S. 124f.). Der Sozialforscher Hermann Fahrenkrug schreibt, dass während der amerikanischen Prohibition (1920 bis 1933), die ja tatsächlich kein totales Verbot, sondern nur eine erhebliche Verteuerung des Alkohols beinhaltete, der Pro-Kopf-Verbrauch von Alkohol um die Hälfte sank und ein »generell absinkendes Niveau bei den klassischen Alkoholproblemen« zu verzeichnen war: gesunkene Arrestzahlen für alkoholbezogene Delikte, weniger Alkoholfolgekrankheiten und »ein fast völliges Verschwinden von Fällen ›alkoholischer Psychose‹ aus den Psychiatrie-Institutionen« (Fahrenkrug, 1987, S. 158). Die Mortalitätsrate bei Alkoholfolgekrankheiten sank (ebd., S. 183). Die Senkung »im statistischen Durchschnittskonsum ließ sich noch über einige Jahrzehnte nach Aufhebung der Prohibition feststellen« (ebd., S. 157f.). Ähnliche Erfolge zeitigte die von Michail Gorbatschow initiierte Anti-Alkohol-Kampagne in der Sowjetunion zwischen 1985 und 1991: Sterbefälle wegen Alkoholvergiftung gingen in dieser Zeit um ungefähr die Hälfte zurück und die Lebenserwartung der Russen stieg um ungefähr zwei Jahre. Allerdings beruhte die Kampagne nur auf Verboten und Produktionseinschränkungen und war in Russland äußerst unpopulär. Nach ihrem Ende nahmen die Sterbefälle wieder rapide zu und die allgemeine Lebenserwartung sank wieder ab. Beide Werte verschlechterten sich noch gegenüber dem Niveau vor der Kampagne (Leon, Skolnikov & McKee, 2009). In den USA dagegen wurde die Prohibition von wichtigen Bevölkerungsgruppen (unter anderem von den Mütterverbänden der weißen Mittelschicht und puritanischen Abstinenzlervereinen) massiv unterstützt und nach ihrem offiziellen Ende weitergetragen. Beide Fälle zeigen, dass Angebotseinschränkungen via Preiserhöhungen und/oder staatlichen Verboten, besonders wenn sie von größeren Bevölkerungskreisen getragen werden, wirkungsvolle Maßnahmen sein können.

Einen entscheidenden Faktor bei der Ausbreitung des Drogenkonsums stellt nach Ansicht vieler Sozialwissenschaftler die Lebenslage von Jugendlichen aus der Unterschicht und der unteren Mittelschicht dar. Diese habe sich im Lauf der Jahrzehnte relativ verschlechtert, was Einkommen, Berufsperspektiven und stabile Familienverhältnisse betreffe, zugleich sei äußerlich sichtbarer Konsum (Markenartikel, Laptop, Handy) zum Statussymbol geworden, was diese Jugendlichen verschärft deklassiere. Negative soziale Umstände, aus denen Jugendliche kommen – zerrüttete Familienverhältnisse, abwesende Väter, Alkohol und Pharmaka missbrauchende Eltern, Heimaufenthalte, mangelnde Zuwendung – lassen »die Wahrscheinlichkeit sprunghaft steigen […], dass sich hiervon Betroffene in Interaktionen verstricken, die mehr oder weniger gradlinig auch zu Drogenabhängigkeit führen können – wie aber zu anderen Außenseiterkarrieren ebenso« (Schmerl, 1984, S. 82). Jugendliche ohne angemessene Schulbildung und Ausbildungsplätze würden mit dem Drogenkonsum beginnen, sodass »Drogenerfahrungen mit Pubertätsproblemen zusammen[fallen und] die Persönlichkeitsentwicklung von Heranwachsenden in ihrer labilsten Phase fremdbestimmt« werde. Den Jugendlichen die Mittel zum Erwachsen-Werden nicht zur Verfügung zu stellen, sei eine »Zwangsinfantilisierung« (Günter Amendt, 1989), die durch die Drogenhändler verstärkt werde.

Bei diesen Argumentationen fällt auf, dass bis auf »psychische Schwierigkeiten«, Neugier, Unwissenheit, und dem Wunsch, einen höheren sozialen Status zu demonstrieren, was alles »ganz normale« Motive sind, keine spezifischen, mit dezidierten Lebenslagen und bestimmten Bezugspersonen verbundene innere Motive für Drogenkonsum genannt werden, sondern nur »Interaktionen«, in die Jugendliche sich verstricken und die sie zum Konsum (ver-)führen. Das mag für einen ausprobierenden oder »sozialen« Gebrauch zutreffen, aber sicher nicht für einen im engeren Sinne süchtigen Gebrauch. Bei Schmerl, Amendt und anderen ist der Drogenkonsum wesentlich eine von außen, vom Verkaufsinteresse des Kapitals an die labilen Jugendlichen herangetragene Verführung und »Fremdbestimmung«. Wenn die Verführung zum ausprobierenden Gebrauch einmal gelungen ist, erledigt die Chemie der jeweiligen Droge den Rest, »macht« süchtig.

Die ökonomische Herangehensweise macht deutlich, dass der Markt mit seinen Angebotsanreizen beziehungsweise das Kapital mit seinem Verkaufsinteresse dem Charakter der Waren, die verkauft werden sollen, ihrem spezifischen Gebrauchswert, gleichgültig gegenübersteht. Was Geld und Profit bringt, wird verkauft. Das gilt für Heroin genauso wie für Nikotin, für Glyphosat genauso wie für Atomkraftwerke und Panzer. Unternehmen halten es nicht für ihre Pflicht, nach der Schädlichkeit der Bedürfnisse zu fragen, die sie bedienen. Auch wenn die Entstehung des impulsiven Berauschungs-Bedürfnisses mit dem ökonomischen Ansatz nicht erklärt werden kann, so doch die gesellschaftsweite Verbreitung der entsprechenden Waren über Markt und Werbung.

Abweichende Subkulturen

Eine Reihe US-amerikanischer Theoretiker betont, dass es nicht die soziale Schichtzugehörigkeit sei oder die niedrige Schulbildung, welche zum Drogengebrauch, speziell Heroingebrauch disponierten. Heroin sei schließlich auch mal (vor 1914) eine Droge der weißen Mittelschicht gewesen (Brecher, 1972, nach Schmerl, 1984, S. 43). Irving Lukoff nennt als wichtigen Faktor die frühe Abkapselung von Jugendlichen gegenüber der Erwachsenenwelt, die sie in ihrem jeweils abweichenden Verhalten festhalte – gegebenenfalls eben auch beim Drogenkonsum. »Die Ursachen für das Auftreten abweichenden Verhaltens [sind] unspezifisch. […] Welche Form das Problemverhalten annimmt, […] ist in erster Linie eine Reaktion auf die Begegnungen mit anderen Individuen, den Peer-Kulturen« (Lukoff, 1983, S. 220). Was diese Theoretiker gar nicht mehr interessiert, ist der Umstand, wie es zu einem Anwachsen der abweichenden Subkulturen insgesamt kommt. Sie interessiert nur noch die zufällige Wahl eines Jugendlichen zwischen den verschiedenen Subkulturen (mehr gewalttätig beziehungsweise mehr drogenkonsumierend). Auf diese Weise können sie von den allgemein schlechten sozialen Ausgangsbedingungen von Jugendlichen als Ursache von Suchtentwicklung und anderem deviantem Verhalten absehen, obwohl sie in ihren Aufzählungen von Vorhersagefaktoren immer wieder auftauchen. Lukoff stellt zum Beispiel fest, dass der Heroinkonsum bei in den USA geborenen Kindern von Einwanderern überrepräsentiert ist – im Gegensatz zu Kindern, die in ihren traditionellen Bindungen aufgewachsen waren, bevor sie mit ihren Eltern in die amerikanischen Städte kamen. Wie soll man das anders nennen als eine »Entwurzelungsproblematik« als Element schlechter sozialer Bedingungen?

Zu den verschiedenen Subkulturen, die großstädtische Jugendliche diesem Theorieansatz zufolge vorfinden, gehört auch die der Drogengebraucher mit den Fixern als hartem Kern. In ihr finden sich auch andere Jugendliche als nur die aus den unteren Schichten. Für den einzelnen Jugendlichen ist es dann eine Frage der Zugehörigkeit zu *dieser* Subkultur mit ihren Merkmalen (Musik, Lebensstil, Kleidung, Drogengebrauch usw.), ob er zu einem gewohnheitsmäßigen Drogengebraucher wird oder nicht. Entscheidend sei die positive Definition von Drogenkonsum durch die Gruppe und ob sie »attraktive Modelle zur Imitation bereitstellt« (Schmerl, 1984, S. 118). Welcher Subkultur ein Jugendlicher sich anschließe, sei zufällig, hänge von dem Ausbildungsstand, der Elternbeziehung, der Wohngegend, den Freunden und bewunderten älteren Jugendlichen und Vorbildern ab. Drogenkonsument werde man also auf dem Weg der »sozialen Ansteckung« (Bejerot, 1983), den auch jede andere Mode gehe.

Innerhalb der Subkultur sind – nach Meinung der Peergroup-Theoretiker – die sozialen Vorbilder (der Gruppenführer, der beste Freund) entscheidend dafür, ob ein Jugendlicher den Drogengebrauch mit in sein Verhaltensmuster aufnimmt oder nicht (Schmerl, 1984, S. 108, 168). Denise Kandel (1983) konstatiert einen Unterschied der Vorbilder bei unterschiedlichem Drogengebrauch: Bei illegalen Drogen sind es die Gleichaltrigen, die als Vorbilder wirken, bei Alkohol und Medikamenten die Eltern. Dabei sei das beobachtbare Verhalten der Vorbilder jeweils wichtiger als ihre geäußerten Einstellungen und Meinungen.

Einmal im Konsum angekommen, wird der Jugendliche dann per Gewohnheitsbildung abhängig (siehe Kapitel 6 zur Lerntheorie). Im soziologischen Denken wird in der Folge der Annahme, dass es sich bei fortdauerndem Drogengebrauch nur um ein Phänomen »sozialer Ansteckung« und Gewöhnung handele, von »Abhängigkeit«, und nicht von mit der Persönlichkeitsstruktur zusammenhängender »Sucht« gesprochen. Es besteht bei der so definierten Abhängigkeit kein Unterschied zwischen Drogenkonsum und anderen (jugendlichen) Konsumgewohnheiten. Von irgendwelchen Leidensbedingungen ist in diesem Ansatz nicht die Rede.

Anders argumentiert der Sozialpsychologe Isidor Chein (1983) bei seiner Zusammenfassung der Forschungsergebnisse des National Institute of Mental Health zu heroingebrauchenden männlichen Jugendlichen in amerikanischen Slums seit den 1950er Jahren. Er stellt zunächst fest, dass die chronischen Konsumenten aus den schlechtesten Wohnvierteln kommen, ein zerrüttetes Familienleben erfahren haben, den niedrigsten sozioökonomischen Status haben und als Angehörige bestimmter ethnischer Gruppen viele diskriminierende Erfahrungen machen. In nahen Beziehungen hätten sie niedrige Angst- und Frustrationsschwellen, könnten längere Beziehungen nicht durchhalten, keine Verantwortung übernehmen und würden Beziehungen eigentlich nur als Manipuliert-Werden und Manipulieren erleben. Sie kämen aus Familienverhältnissen,

> »wo die Eltern, [...] durch die täglich zu bewältigenden Probleme derart überlastet sind, dass sie nur wenig Zeit, Geduld oder Möglichkeit haben, mit ihren Kindern als menschlichen Wesen umzugehen, anstatt sie als Mittel zum Zweck oder als Anlass ständiger Enttäuschung zu betrachten« (ebd., S. 91).

Die Väter hätten keine akzeptablen männlichen Rollenvorbilder geliefert. In den Familien habe es an Herzlichkeit gemangelt. Es habe eine eher feindselige Atmosphäre geherrscht und eine fatalistische Haltung. In der Schule seien sie Außenseiter gewesen, von den Lehrern als »unverbesserlich« links liegen gelassen. Zu Gleichaltrigen könnten sie keine engen Beziehungen pflegen, gegenüber Mädchen keine männliche Rolle einnehmen. In ihnen herrschten Gefühle von Sinnlosigkeit, sie hätten ein schwaches Ich und ein »inadäquates Über-Ich«. Sie hätten – hier beruft sich Chein auf den Psychoanalytiker Erik Erikson – kein »Urvertrauen« entwickeln können. Für erfolgreiche Straftaten seien sie nicht aktiv genug. Nur um sich Geld für ihre Drogen zu beschaffen, würden sie sich zu kleineren Diebstählen und Einbrüchen aufraffen. Sie würden hauptsächlich herumlungern und von einem anstrengungslosen Leben im Wohlstand träumen. Als Hauptmotive für ihren Heroin-Konsum nennt Chein (ebd., S. 95f.):

1. die Lösung von der Realität und damit die Erleichterung des Leidensdrucks durch die Drogenwirkung,
2. den Ausweg aus dem Gefühl der Leere und Sinnlosigkeit dadurch, dass nun der Drogengenuss und die Drogenbeschaffung einen Inhalt lieferten und sie den »sozialen Gewinn« hätten, als Fixer eine Identität zu haben, in der Subkultur der Abhängigen einen Platz einzunehmen und eine »Laufbahn« vor sich zu haben (Berger [1981] spricht von »Fixersein als Lebensstil«),
3. Befriedigung des gegen die Erwachsenen gerichteten Protestbedürfnisses durch ihr »antinormatives Verhalten«.

Chein hält das zweite Motiv für das wichtigste. Er stellt eine Parallele zu kriminellen Subkulturen her, in denen die Gewalt den Inhalt liefert und die Bande die Identität, den Platz und die Laufbahn. Implizit sagt er, dass es um die normalen menschlichen Bedürfnisse geht, einen Sinn im Leben zu haben, eine bestimmte Identität, einen Platz in einer Gruppe und eine Zukunftsperspektive. Das ist sicher richtig. Aber durch diesen Dreh ins Allgemeine geht die Spezifik der Abhängigkeit (Warum wird jemand passiv abhängig und nicht kriminell aktiv oder angepasst aktiv?) verloren. Chein zählt zunächst viele soziologische und psychologische Faktoren auf, die tatsächlich zur Heroinabhängigkeit führen, ohne sie am Ende – was erstaunlich ist – als kausal zu begreifen. Damit verspielt er die Chance auf einen differenzierten Zugriff und ein realistisches Arbeiten an den einzelnen Faktoren.

Einige entwicklungspsychologisch versierte deutsche Soziologen sprechen von Drogenkonsum als passagerem Phänomen der Adoleszenz, als dem Versuch, allgemeine Entwicklungsanforderungen der Jugendzeit (Status signalisieren, Freundschaften knüpfen usw.) zu bewältigen (Silbereisen & Kastner, 1985). Sie normalisieren den Drogenkonsum fast komplett. Von Leiden, Krankheit und Sucht ist nicht mehr die Rede. Sie beziehen sich eigentlich nur noch auf situative und zeitweise Drogengebraucher und -missbraucher und klammern bewusst die Süchtigen, das heißt Jugendliche mit einer psychischen Vorschädigung aus der Kindheit aus (Silbereisen, 1988, mündliche Mitteilung). Andere kombinieren den amerikanischen Ansatz des »Problemkonsums«, der durch Faktoren wie ethnische Zugehörigkeit, Wohngegend, sozialer Status und Geschlechtsrollenstress bestimmt wird, mit dem »Coping«-Ansatz und sprechen von »Drogenkonsum als problematische[r] Form der Lebensbewältigung im Jugendalter« (Hurrelmann & Hesse, 1991), also einer »normalen« jugendlichen Lebensführung unter »problematischen« Bedingungen. Auch hier liegt dann die Problematik nur noch bei den sozialen Bedingungen. Die Jugendlichen verhalten sich entsprechend ihrer Lage ganz »normal«.

Die Kombination von schlechten Lebensverhältnissen, Drogenangebot (Verfügbarkeit) und Zugehörigkeit zu einer bestimmten Subkultur wird von den Theoretikern einer »sozialen Ansteckung« auch zur Erklärung für die sogenannten »Drogenepidemien« herangezogen, zum Beispiel für die oben (siehe Kapitel 2) erwähnte »Gin-Epidemie« bei den englischen Arbeitslosen im 18. Jahrhundert oder für die Alkohol-Epidemie bei deutschen Land- und Fabrikarbeitern im 19. Jahrhundert beziehungsweise für die massenhafte Heroinabhängigkeit bei amerikanischen Vietnam-Soldaten. Letztere lebten unter entwürdigenden und lebensbedrohenden Bedingungen, hatten sehr billiges Heroin zur Verfügung und kamen im Durchschnitt aus einem bestimmten subkulturellen Milieu: Sie waren schwarz, waren im innerstädtischen Bereich aufgewachsen, hatten schon vor Vietnam Drogen konsumiert und waren schon vor der Militärzeit durch irgendein abweichendes Verhalten (Schulschwänzen, Jugendarrest, Alkoholrausch vor dem 15. Lebensjahr) auffällig geworden (Robins, 1983; Lukoff, 1983). Die genannten Soziologen stellen in ihren Überlegungen die Faktoren »Zugehörigkeit zu einer Subkultur«, »Drogenangebot« und »schlechte Lebensverhältnisse« gleichberechtigt und verbindungslos nebeneinander. Dabei ist aber der das subjektive Leiden beinhaltende Faktor »schlechte Lebensverhältnisse« gegenüber den beiden anderen eindeutig bestimmend, denn sowohl bei den aus ihren ländlichen Dienst- und Pachtverhältnissen vertriebenen Säufern als auch bei den fixenden Soldaten handelte es sich um eine Subkultur in schlechten Lebensverhältnissen, und in beiden Fällen gewann das Drogenangebot seine Virulenz aus dem Umstand, dass es die einzige Möglichkeit darstellte, die Lebensverhältnisse zu verbessern.

Wobei erwähnt werden muss, dass es keineswegs nur die psychisch vernebelnde Wirkung ist, welche die Elenden zu den Drogen greifen lässt: Schnaps lieferte zeitweise die billigsten Kalorien, hielt den Körper am Leben und machte warm, ersetzte andere Nahrungsmittel, Bekleidung und Behausung. Er ist in dieser Funktion vergleichbar mit dem übermäßigen Konsum von raffiniertem Zucker, als dieser zu Beginn des 20. Jahrhunderts in einigen Teilen des Vorderen Orients das billigste kalorienhaltige Nahrungsmittel war, ähnlich wie heute Coca-Cola als billiges zuckerhaltiges Nahrungsmittel in Ländern der Dritten Welt. Zweitens betäuben sowohl Alkohol als auch Heroin oder Coca das Hungergefühl und Schmerzen. Erst als dritte Wirkung ist die Veränderung der Wahrnehmung und der psychischen Verarbeitung der Realität zu nennen, die Betäubung und das Überspielen von Hoffnungslosigkeit, Verlassenheit, Wertlosigkeits- und Schuldgefühlen, also die eigentliche Suchtwirkung der Drogen.

Soziologische Medizin-Kritik

Schmerl gibt gegenüber einer die »pathologischen Abweichungen« von Abhängigen in Tests erfassenden klinischen Psychologie zu bedenken, dass diese Abweichungen keine die Sucht bewirkenden seien, sondern ihrerseits bereits Produkt der abweichenden Lebensführung von Drogenabhängigen (Schmerl, 1984, S. 63f., 73f.; Robins, 1983). Sie lehnt die psychiatrische Hypothese ab, dass Sucht eine Persönlichkeitsstörung sei, unter Umständen sogar erblich bedingt, und hält dies für das Ergebnis einer Individuumzentrierten medizinischen Sichtweise, die die sozialen Zusammenhänge aus ihrer Betrachtung ausblende. Die Sichtweise habe den mehr oder minder bewussten politischen Zweck, den einzelnen allein für sein Schicksal verantwortlich zu machen und gesellschaftliche Verantwortung zu leugnen (Schmerl, 1984, S. 46–51).

Den psychoanalytischen Ansätzen hält Schmerl vor, dass sie von den Lebensgeschichten erwachsener Süchtiger ausgingen und von dort auf eine frühkindliche soziale Schädigung schlössen und den erwachsenen Drogenmissbrauch ausschließlich auf diese Schädigung ursächlich zurückführten. Jede Kindheit enthalte aber traumatische Erlebnisse; diese seien nicht spezifisch für eine spätere Drogenabhängigkeit, es könnten auch andere »Abweichungen« entstehen oder trotzdem »geglückte« Lebensläufe. Überdies könnten alle persönlichkeitsorientierten Erklärungsansätze spezifische Drogenepidemien oder die höhere Zahl von Abhängigen in den unteren Bevölkerungsschichten nicht erklären und auch nicht die Beeinflussbarkeit von Drogenabhängigkeit durch eine Veränderung der äußeren sozialen Situation, zum Beispiel durch staatliche Maßnahmen (ebd., S. 54–56).

So gehört etwa die »Gin-Epidemie« im England des 18. Jahrhunderts zu den (wenigen) Beispielen einer einigermaßen gelungenen politischen Intervention: Durch die öffentliche Kampagne an einer ordentlichen Stadt interessierter Bürger (zu der auch die in hohen Auflagen verteilten berühmten Stiche von Hogarths *Beer Street* und *Gin Lane* gehörten, siehe Kapitel 2) unter Druck gesetzt, sah sich die englische Regierung genötigt, durch gesetzliche und andere Maßnahmen die schlimmsten Elendserscheinungen unter den Bewohnern der Londoner Slums zu beseitigen. Sie führte Arbeitsbeschaffungsmaßnahmen durch, erhöhte die Steuer auf den billigen aus Holland importierten Genever und erließ bestimmte Lebensmittelverordnungen etwa derart, dass ein Brot nicht mehr als zehn Prozent Sägemehl enthalten durfte, sodass der Gin nicht mehr der relativ gesehen billigste Kalorienlieferant unter den Lebensmitteln war. Die Regierung initiierte ein Bündel von Maßnahmen, »durch die es tatsächlich gelang, den Branntweinverbrauch beträchtlich zu senken« (Spode, 1993, S. 102). Die Wichtigkeit der äußeren Lebenssituation für das Ausmaß des Drogenkonsums kann auch durch die Remissionsrate des süchtigen Heroingebrauchs für aus Vietnam in stabile soziale Verhältnisse heimgekehrte Soldaten belegt werden. Sie betrug gemäß verschiedenen Untersuchungen unter der Federführung der Sozialforscherin Lee Robins nach drei bis fünf Jahren 88 bis 95 Prozent. Die meisten Veteranen entzogen den Stoff ohne therapeutische Hilfe (Robins, 1975, 1983). Allerdings blieben über die Hälfte der Veteranen (kontrollierte) Heroin-*Gebraucher* (Robins et al., 1977, zitiert nach Harding, 1981, S. 700).

Der Kritik daran, die pathologischen Symptome von bereits Süchtigen auch für die Ursachen der Sucht zu halten, kann ich nur zustimmen, ebenfalls der Kritik an der Ausblendung sozialer und politischer Zusammenhänge in einer Individuum-zentrierten Sichtweise. Aber dass den Fokus auf das Individuum und seine seelischen Strukturen zu richten, automatisch bedeute, gesellschaftliche Prozesse und gesellschaftliche Verantwortung auszublenden, ist eine soziologistische Unterstellung. Es ist doch grundsätzlich möglich, innerindividuelle und gesellschaftliche Strukturen und beide in ihrem Ineinandergreifen zu betrachten.

Offensichtlich können rein persönlichkeitsorientierte Ansätze die unterschiedliche Verbreitung von Drogen in den verschiedenen Bevölkerungsschichten nicht ausreichend erklären, und auch keine Drogenepidemien. Von hier aus aber den Schluss zu ziehen, dass nur Theorien, die sich mit gesellschaftlichen Mechanismen (marktwirtschaftlichem Angebotsdruck zum Beispiel) befassen, das Wesen von Abhängigkeit erfassen könnten, halte ich für verfehlt. Die »soziale Ansteckung« zum Beispiel, der Gruppendruck von Subkulturen, kann seinerseits die Existenz von Abhängigen auch in Milieus, die sich gegen die Sucht wenden (zum Beispiel Alkoholiker, deren Familien dagegen sind, Morphiumabhängige unter Krankenhauspersonal usw.) beziehungsweise von Abhängigen, die ihrer Sucht allein und heimlich frönen, nicht erklären. Die Theorie kann umgekehrt auch nicht erklären, warum bei epidemischen Suchterscheinungen keineswegs alle Menschen süchtig werden, die den gleichen sozialen Situationen ausgesetzt sind. Viel wichtiger ist aber, dass soziale Ansteckung kein automatischer Prozess ist, sondern von Individuen mit Motiven getragen wird, die praktischer, aber auch emotionaler Natur sind. Ohne Berücksichtigung der subjektiven, den Individuen selbst oft nicht ganz bewussten, von ihnen sogar abgelehnten Motive, ohne Berücksichtigung des psychischen Lebens als Unterbau des sichtbaren sozialen Verhaltens bleibt jede soziale Theorie von Suchtmittel-Abhängigkeit erklärungsschwach, unterkomplex und unbefriedigend.

6 Lerntheorie

Soziologische Theorien benutzen oft lerntheoretische, aus der Verhaltensforschung stammende Modelle zur Ergänzung. Sie sollen erklären, wie das Drogengebrauchsverhalten, das durch Mechanismen der »sozialen Ansteckung« verbreitet wird, sich beim Einzelnen etabliert (Wikler, 1983; Bejerot, 1983; Schmerl, 1984, S. 110–114).

Der anfängliche Drogengebrauch enthält für den Einzelnen *positive Verstärker* (Belohnungen, Gratifikationen) zur Fortsetzung des Gebrauchs: Mit ihm erlebt und demonstriert man die Zugehörigkeit zu einer Clique und bekommt dort Anerkennung; man hat das Gefühl, wichtige Erfahrungen zu sammeln, zum Beispiel enthemmter oder kreativer zu sein; die Drogen einschließlich Opiaten, Alkohol, Glücks- und Computerspielen bringen Entspannung oder eine angenehme Aufregung, das Drogengebrauchsverhalten wird also »belohnt«, und tendiert dadurch zur *Wiederholung*. Fortgesetzte Wiederholung ergibt eine *Gewöhnung* an die positiven Seiten des Gebrauchs und dieser wird habitualisiert. Das Absetzen der Drogen führt dazu, dass die positiven Erfahrungen vermisst werden, es entstehen mehr oder minder starke Entzugserscheinungen. Diese negativen Erfahrungen zu vermeiden, ist ein *negativer Verstärker*. Bei bestimmten Drogen (Heroin, Alkohol, Benzodiazepine) entsteht beim fortgesetzten Gebrauch eine Toleranz, das heißt, zerebrale Gegenregulierungen versuchen, den Normalzustand wiederherzustellen, und löschen die positiven Effekte, die dann vermisst werden (negativer Verstärker). Um sie wieder zu spüren, muss die Dosis erhöht werden. Besonders feste Verhaltensgewohnheiten werden durch das Abwechseln von negativen und positiven Verstärkungen, sogenannte *intermittierende Verstärkungen* erzeugt (Akers, nach Schmerl, 1984, S. 119) – zum Beispiel der belohnende Drogenkonsum erst nach einer frustrierenden Beschaffungsaktivität.

Die Verbindung »Droge – positive Sensation« (beziehungsweise

»Droge – Beendigung der negativen Sensation«) wird gelernt und *generalisiert,* das heißt, die Droge wird als etwas generell Positives im Gedächtnis abgespeichert. Zudem entwickeln sich *konditionierte Reize* – Personen, Situationen, Handlungen und Gedanken, die im Zusammenhang mit dem Drogenkonsum immer wieder vorgekommen sind, lösen nun auch dann, wenn sie außerhalb des Drogenzusammenhangs erscheinen, die Sehnsucht und das drängende Begehren *(craving)* nach dem erneuten Gebrauch aus. Wenn ein cleaner Fixer alte Szene-Freunde wiedertrifft oder auch nur an die Orte geht, wo er früher gefixt hat, kann das den süchtigen Wunsch auslösen. Das gilt besonders für jede negative Erfahrung, die den Wunsch nach dem Heilmittel hervorruft. Ein verbreiteter Ausdruck für diesen Sachverhalt ist »Suchtgedächtnis«. Die Erwartung des ersehnten Rauschgefühls kann – als eine Art Placebo-Effekt – Teile des Rausches aktivieren und das Bemühen verstärken, ihn auch ganz herbeizuführen – so wie die Aussicht auf ein gutes Essen einem das Wasser im Munde zusammenlaufen lässt und man dann auch schnell anfangen möchte zu essen. Umgekehrt kann die Erwartung des Rausches auch Entzugserscheinungen hervorrufen (analog dazu wird beim Essen der Hunger als drängend empfunden) und dazu treiben, diese ganz schnell durch den Rausch zu beenden (Revenstorf & Metsch, 1986).

Der schwedische Psychiater Nils Bejerot (1972) hält die »angenehme Wirkung auf das Nervensystem«, die positive Verstärkung bei Drogengebrauch (er nimmt Nikotin als Referenzdroge) für eine so starke, dass er nicht mehr von einer einfachen Gewohnheit oder Abhängigkeit spricht, sondern von einem neuentstandenen biologischen Bedürfnis, einem »künstlich induzierten Trieb«. Das »Lust-Unlust-Prinzip« werde auf physiologische Weise »kurzgeschlossen« und langwierigen Arten der Befriedigung vorgezogen. Der deutsch-iranische Publizist Arman Sahihi (1990) schreibt, dass die körpereigenen Belohnungen (die Wirkungen der sogenannten »Endorphine«) durch die Wirkungen der künstlichen Stoffe übertrumpft und außer Kraft gesetzt würden. Nichts Körperliches könne so stark sein wie zum Beispiel Heroin. So stecke hinter dieser Sucht die ewige Sehnsucht des Menschen nach starken und eindeutigen Glücksgefühlen.

Dieser »Übermacht«- oder »Kurzschluss«-Theorie ist empirisch zunächst einmal entgegenzuhalten, dass, wenn die Glückswirkung dieser Drogen wirklich so allgemein durchschlagend wäre, die Mehrheit der Bevölkerung (wie in Aldous Huxleys *Schöne Neue Welt*) auf den Geschmack gekommen sein müsste beziehungsweise *jeder,* der einmal probiert, davon fasziniert sein müsste (ein Glaube, der von Abschreckungs-Aposteln tatsächlich verbreitet wird), was nicht der Fall ist. Als Nächstes ist zu bedenken, dass jeder Drogenbenutzer und erst recht jeder Süchtige *weiß*, dass er es mit der Drogenwirkung zu tun hat und nicht mit einem subjektiven, aus der äußeren und seelischen Lage der Gesamtperson entspringenden Gefühl. Die Wirkungen der Drogen haben eine gewisse Ähnlichkeit mit Teilaspekten authentischer Gefühle (Wärme, Entspannung, Anregung usw.), aber ihre Künstlichkeit ist jedem Benutzer bewusst. Damit ist ihm auch bewusst, dass dies *keine* echten Glücksgefühle sein können, sondern nur deren Ersatz. Es bedarf eines psychischen Aufwands an Verleugnung, an Sich-selbst-etwas-Vormachen, um diesen Ersatz für das Echte zu halten. Nach Lindesmith (1983), einem weiteren Lerntheoretiker, gehört zur Sucht das *Wissen*, dass das positive Gefühl auf die Drogengabe zurückzuführen ist, was impliziert, dass es sich nicht um ein authentisches Gefühl handeln kann. (Er wies nach, dass Menschen, die zum Beispiel nach einer Operation nicht wussten, dass sie unter Opiaten standen, nach dem Absetzen auch kein Verlangen danach verspürten.)

(An dieser Stelle findet auch das *Placebo-Phänomen* eine Erklärung: Viele Schmerzmittel und psychoaktive Medikamente wirken erst dann vollständig, wenn ein Mensch um die Wirkung weiß, die sie haben *sollten* und zumindest unbewusst daran glaubt. Das geht so weit, dass Mittel, die keinerlei chemischen Wirkstoff haben, aber genauso aussehen, wie die Original-Mittel und vom Arzt so dargeboten werden, bei einer Mehrheit von Patienten, die die Original-Mittel schon erlebt haben – darauf konditioniert sind –, deren Wirkung zumindest annäherungsweise auslösen. Gleiches gilt auch für Drogen: Die kognitive Kenntnis ihrer Wirkung, der Wunsch danach und der Glaube daran lässt die Droge erst richtig »mächtig« werden.)

Auch das Argument mit dem Rattenexperiment, bei dem die Tiere per Knopfdruck zwischen Futter und Heroin wählen konnten und nach kurzer Zeit nur noch die Droge wählten (siehe dazu ausführlicher Kapitel 9), zählt hier nicht, weil wir eben Menschen mit einer Symbolfunktion, mit Wissen sind und – im Gegensatz zu den Ratten – Künstliches und Eigenes unterscheiden können. Außerdem unterstellt die Hypothese vom kurzgeschlossenen Lustprinzip, das alle anderen Triebe unwichtig werden lasse, dass passiv erlebte, nur von außen stimulierte Erregung oder Entspannung eine alles andere übertrumpfende Lust darstelle – eine Meinung, welche die der Süchtigen selbst unreflektiert wiederholt.

Die Beobachtung ist richtig, dass Süchtige starke Gefühle, sei es der Entspannung, der Fantasieanregung oder des Aufgeputscht-Seins, suchen. Sie tun es, weil sie ihre eigenen Gefühle als nicht ausreichend positiv erleben beziehungsweise um die vorhandenen negativen Gefühle mittels der künstlichen nicht wahrnehmen zu müssen.

Zurück zur Lerntheorie: Hat sich der Drogenbenutzer erst einmal an das Mittel gewöhnt, ist das Drogen-Nehmen zu einem auf alle Probleme generalisierten, gewohnheitsmäßigen Vermeidungsverhalten geworden (Habitualisierung), und verlangt das Suchtgedächtnis bei allen möglichen Anlässen nach dem Mittel, dann besteht *Abhängigkeit.* Mit der Zeit kann das Bewusstsein vom Zusammenhang zwischen Problem, negativem Affekt und Drogen-Nehmen nachlassen: Das Suchtverhalten wird *automatisiert.* Zur Abhängigkeit gehören Rückfälle, die auftreten, wenn in einer Abstinenzphase Probleme auftreten. Ist die Abhängigkeit einmal etabliert, dann enthält sie weitere positive Verstärker: Die Droge, sei es der Alkohol, sei es das Heroin, wird in vielen Fällen – verstärkt durch die Schwierigkeit der Illegalität – zum *Lebensmittelpunkt.* Sie strukturiert durch die Einnahme- und Rauschzeiten, durch die Notwendigkeit der Beschaffung, den Tag, gibt diesem eine eindeutige Zwangsstruktur, die den Abhängigen der eigenen Entscheidung enthebt, ihm die Anstrengung, etwas Eigenes zu wollen, abnimmt. Trotz dieser Zwangsstruktur können bestimmte Abhängige von illegalen Drogen den subjektiven Eindruck gewinnen, dass ihr bis dahin ödes Leben einen abenteuerlichen Inhalt bekommen habe (Wikler, 1983; Berger, 1981). Der Drogengebrauch wird, wie anderes deviantes Verhalten auch, »im sozialen Kontext bestimmter Subkulturen [...] als ›positiv‹ umgelernt« (Schmerl, 1984, S. 122). Bei Heroin- und Kokainabhängigen, die selbst Handel betreiben, kann als Verstärker auch noch ein relativ hoher Lebensstandard hinzukommen.

Was das Herauswachsen vieler Fixer aus der Abhängigkeit nach dem 30. Lebensjahr *(maturing out)* betrifft, so gehen einige Sozialforscher von einer Art Abnutzungsprozess oder – positiv gewendet – Reifungsprozess aus. Lerntheoretiker beschreiben den Ausstieg aus der Heroinabhängigkeit als das »Lernen« von etwas Neuem und Abnehmen der alten Verstärkungen, als »Überdruss« am Fixerleben und Attraktion sozialer Alternativen (Winick, 1962, Waldorf, 1973, Hawks 1976, alle nach Schmerl, 1984, S. 129–132).

Insgesamt ist zur Lerntheorie anzumerken, dass sie nichts Besonderes beschreibt. Positive und negative Verstärker sind bei jedem Verhalten, bei jeder Gewohnheit im Spiel, bei Hobbies und bei der Liebe. Auch hier lassen die Reize unter Umständen nach und das betreffende Verhalten wird uninteressant. Die »intermittierenden Verstärker« gelten zum Beispiel auch für das Berufsleben, wo die Abwechslung von Anstrengung und Lohn zu festen Gewohnheiten führt. Es kann nicht erklärt werden, warum sich gerade diese eine Sache, die Droge zum Beispiel, gegen andere Anreize durchsetzt, was das Reizvolle und Besondere an dieser Art der Lebensstrukturierung ist, beziehungsweise warum gerade diese Menschen süchtig werden und andere nicht. Warum enthält für die einen die physiologische Wirkung von Drogen offensichtlich mehr Befriedigung und ist damit *mehr* ein positiver Verstärker als für andere?

Die Lerntheorie beschreibt ubiquitäre Vorgänge wie das Aufsuchen von Angenehmem im Leben, das Vermeiden von Unangenehmem, Gewöhnung, Generalisierung, ohne eine spezifische Erklärung zu liefern. Man wird halt drogenabhängig, wie man irgendeine Gewohnheit annimmt oder etwas Angenehmes erleben will. Diese Theorie versagt, wo sie etwas Übermäßiges oder Bizarres erklären soll, zum Beispiel die starke und selbstschädigende Gier eines Süchtigen nach seinem Suchtmittel. Die Theorie versagt, weil sie sich nicht mit den spezifischen Eingangsbedingungen befassen will, die einen Menschen zu seinem Verhalten treiben, der inneren Missstimmung oder Spannung, für die er eine Erleichterung sucht. Die Theorie stützt sich nur auf das äußerlich beobachtbare Verhalten und vernachlässigt die in einem sozialen und innerindividuellen Bedeutungsgeflecht wurzelnden Affekte und Motivationen von Menschen.

Verhaltenstherapie

Entsprechend der lerntheoretischen Grundlage der Verhaltenstherapie beschreiben ihre Autoren (ich beziehe mich hier prototypisch auf den deutschen Verhaltenstherapeuten und Leiter einer Suchtklinik Johannes Lindenmeyer) den Prozess des Abhängig-Werdens als ein Lernen mit positiven und negativen Verstärkern. Ein Mensch mache zunächst einmal positive Erfahrungen mit (beispielsweise) Alkohol als einem Hilfs- und Lösungsmittel in bestimmten schwierigen Situationen, er erfahre die alkoholinduzierte Unbekümmertheit und gehobene Stimmung und er orientiere sich an Modellpersonen, an Mittrinkenden, dem besten Freund oder Ähnlichen. Sodann erfahre er den Kater als unerwünschte Folgewirkung, welche durch erneute Einnahme gestoppt werden kann (negativer Verstärker) (Lindenmeyer, 2010, S. 42). Die positive Erfahrung, Gewöhnung und Vernachlässigung von alternativen Befriedigungsmöglichkeiten, führe schließlich zum »automatischen Trinken«, welches als einzige Möglichkeit, sich gute Gefühle zu verschaffen, übrig bleibe. »Es braucht also keine speziellen Gründe zur Entstehung einer Suchtmittelabhängigkeit« (ebd., S. 71). Bestimmte Zusatzbedingungen erleichterten die Entstehung von Abhängigkeit: wenn eine geringe Frustrationstoleranz bestehe, wenn wenig Konfliktlösestrategien erworben wurden, wenn das soziale Umfeld dem Gebrauch von Suchtmitteln freundlich gegenüberstehe.

Die Therapie bestehe dann darin,

1. aufzuhören, zu trinken (Abstinenz),
2. alternative Verhaltensweisen zu suchen und zwar auf dreifache Weise:
   - »ungünstige Verhaltens- und Denkgewohnheiten abzuschwächen«,
   - »günstige Verhaltens- und Denkgewohnheiten zu verstärken« und
   - »ganz neue Verhaltens- und Denkgewohnheiten aufzubauen« (ebd., S. 92),
3. die alternativen Verhaltensweisen zu üben (ebd., S. 95) und schließlich
4. zu trainieren, Versuchungssituationen standzuhalten (zum Beispiel Ablehnen lernen, Selbstermutigungssätze auswendig lernen) (ebd., S. 144–146).

Die Verhaltenstherapie ist hilfreich und wirksam bei der Veränderung von äußerlich wahrnehmbarem Verhalten und den daraus erschließbaren Einstellungen (»Denkgewohnheiten«). Sie kann beim Löschen und Umlernen konditionierter Verhaltensweisen helfen und bewusste Vorsätze gegen die impliziten (aber bewusstseinsfähigen) Annahmen des Abhängigkeitskranken setzen. Da sie nur unzureichende Vorstellungen von den in der psychischen Tiefe des Süchtigen herrschenden Motiven hat, insbesondere von der unbewusst erworbenen Selbstverachtung und Abhängigkeit von Anderen sowie von der Sucht als Abwehr dagegen (siehe dazu Teil II im vorliegenden Buch), bleibt sie in den Fällen, in denen es um diese Motive geht, langfristig unwirksam. Sie hilft, solange der Patient in Therapie ist, das heißt, solange er unter dem unmittelbaren Einfluss der kommandierenden und strukturierenden Therapeutin steht, und oft noch eine Weile danach, wenn die Lebensumstände günstig sind und die Präsenz der Therapeutin noch nachwirkt (erfahrungsgemäß bis zu etwa einem Jahr. Nicht zufällig haben die meisten verhaltenstherapeutischen Katamnesestudien zur Sucht ihren letzten Prüftermin nach zwölf Monaten). Sie hilft, wenn es sich um eine gewohnheitsmäßige Sucht handelt, deren Auslöser weggefallen ist (der Süchtige zum Beispiel nach einem Partnerverlust eine neue Partnerin gefunden hat), und sie hilft, wenn der Süchtige sich in Auseinandersetzung mit seiner Geschichte und seinen abgewehrten Motiven befindet (zum Beispiel während oder nach einer psychodynamischen Therapie) und vom Nachdenken und Nachfühlen zum Handeln kommen will. Sie kann mit ihren Trainings und Selbststärkungs-Vorsätzen dem Süchtigen aber auch dabei helfen, eine (alternative) Verleugnungsfront gegen die Wahrnehmung seiner schwer erträglichen Gefühle und der Tiefe seines Leidens aufzubauen.

7 Kulturkritik

In der Nachfolge von Autoren wie Friedrich Engels, der die Trunksucht als ein Problem sozialer Verelendung auffasste, oder von Sigmund Freud, der sie als Flucht vor den Selbstdisziplinierungsanforderungen der Kultur verstand, versuchte ab den 1970er Jahren eine Reihe von Soziologen, Psychologen oder Biologen Sucht als Produkt bestimmter struktureller Eigenschaften der westlichen Industriegesellschaften zu erklären.

Ein Erklärungsmuster lautet so, dass die Menschen mit der durch die industriellen Fertigungstechniken ermöglichten hohen Wirkstoffkonzentration des Alkohols im Schnaps oder des Opiats im Heroin nicht umgehen können. Die schnell narkotisierende Wirkung dieser künstlichen Produkte würde menschliche körperliche Verarbeitungsmöglichkeiten überschreiten. Manfred Kappeler, ein Psychologe aus dem Umkreis der »Kritischen Psychologie«, einem Westberliner universitären Zirkel, zitiert Paracelsus' »Dosis fiat venenum«, und behauptet, dass es »ein den natürlichen Gegenständen inhärentes Maß der Verträglichkeit gebe« (Kappeler, 1991). Ähnlich argumentieren Hermann Fahrenkrug (1987, S. 250) gegenüber dem Schnaps und Arman Sahihi (1989) gegenüber Designer-Drogen. Hier lebt die Ansicht von Hufeland und Trotter (siehe Kapitel 2) wieder auf, die ein Gift am Werk sahen, das man zu meiden habe. Kappeler möchte über Aufklärung und Mechanismen sozialer Begrenzung (Gruppennorm usw.) erreichen, dass harte Drogen (wozu er Schnaps zählt) in der Gesellschaft nach und nach bedeutungslos werden. Dies sieht nach Zivilisationskritik auf der Linie des Philosophen Günther Anders (1992 [1980]) aus, der von der »Antiquiertheit« des Menschen gegenüber seinen ihn überwuchernden und überfordernden industriellen Produkten sprach. Unterstellt wird eine Art »Nicht-Wissen« um die Kraft der konzentrierten (destillierten) Droge, eine Art konstitutionelle Ungeschicklichkeit im Umgang damit. Es wird dabei übersehen, dass die, die in Mengen Schnaps trinken, sich in der

Regel schnell narkotisieren *wollen,* es sich nicht um eine unbeabsichtigte Folge handelt nach dem Motto: »Ich trinke Schnaps, als wäre es Bier, und wundere mich, dass ich so schnell betrunken bin.« Für Säufer geht es beim Trinken auch nicht um sinnlichen Genuss durch bewusstes und langsames Riechen, Schmecken, Erkennen und Gewahr-Werden der Wirkungen beispielsweise von Wein. Bei der Auffassung des Schnapses, des Heroins oder des Methamphetamins als nicht-handhabbaren Drogen wird auch übersehen, dass demjenigen, der sich berauschen oder betäuben möchte, das Mittel gegenüber diesem Zweck egal ist. Wenn kein Heroin zur Verfügung steht, dann geht es auch mit Rohypnol und Cannabis, wenn kein Schnaps zur Verfügung steht, dann geht es auch mit Bier und Wein. Sich maßlos zu betrinken, war schon vor der Erfindung des Branntweins ein Ziel von Menschen – siehe die Gelage der alten Germanen. Der Schnaps ist hier lediglich als ein Beschleuniger aufzufassen. Mit der Rede von dem »den natürlichen Gegenständen inhärenten Maß« wird unter der Hand ein statisch-biologistisches, rückwärtsgewandtes beziehungsweise die Modernität dämonisierendes Menschenbild vertreten.

Die US-amerikanische Feministin und Psychotherapeutin Anne Wilson-Schaef nimmt in ihren populären Büchern aneinander in »Beziehungssucht« klammernde Partner als Modell für das, was sie das »Suchtsystem« nennt. Letzteres setzt sie mit dem »Männlichen System« gleich und hält die ganze Gesellschaft für davon infiziert (Wilson-Schaef, 2000, S. 12, 32f., 43). Sie betont an der Sucht besonders die Zwanghaftigkeit des Handelns, ja setzt Sucht geradezu ineins damit: »Sucht ist jeder Prozess, über den wir machtlos sind« (ebd., S. 25). Sie hält es für das zentrale Übel, dass die Süchtigen Dinge tun und denken, die im Widerspruch zu ihren eigentlichen Werten und Vorstellungen stehen. Die Sucht würde über die ursprünglichen Gefühle und Wahrnehmungen einen Schleier legen, den Kontakt zum inneren Selbst abreißen lassen. Entsprechend könnten Süchtige auch nicht mehr mit anderen Menschen in einen vertrauensvollen und echten Kontakt treten. In der Folge der Trennung von den eigenen Gefühlen, damit auch der Einsicht in die eigenen Motive, beschuldigt der Süchtige in der Regel andere Personen und Umstände für sein eigenes Unglück (ebd., S. 26). Wilson-Schaef rechnet alles zu den Süchten, was dazu dient, schwierigen Problemen auszuweichen, dem Prozesshaften im Leben aus dem Weg zu gehen (ebd., S. 35), nicht nur das Trinken von Alkohol, mit dem Ziel, die Stimmungslage zu verändern, sondern auch den Gebrauch von Sexualität, Beziehungen, Arbeit, Geld, Religion und anderem (ebd.,

S. 27–31) zu diesem Zweck. Bestimmte Tendenzen in der Gesellschaft förderten die Sucht der Einzelnen: »Das Suchtsystem setzt alles daran, Süchte verschiedenster Art zu unterstützen, damit die Menschen bloß nicht mit ihren Gefühlen und ihrem Bewusstsein in Berührung kommen« (ebd., S. 149).

So richtig viele Beobachtungen von Wilson-Schaef sind, so unterstellt sie doch ein Individuum, das seine Gefühle ursprünglich klar und eindeutig wahrnimmt sowie von vornherein gesunde Werte und Vorstellungen hat und durch Angst sowie durch ein soziales System, das an abhängigen Individuen interessiert ist, davon abgehalten wird, sich zu dieser inneren Wahrheit zu bekennen. Sucht wird als eine (vom Kern des Individuums aus gesehen) periphere Macht behandelt, gegen die klar Front bezogen werden kann. Das Kampfmittel heißt: für sich selbst Verantwortung zu übernehmen, per Willenskraft von einem manipulativen »Suchtsystem« unabhängig werden. In den mit missionarischem Eifer und in weiten Wiederholungsschleifen vorgetragenen Thesen ist eine Nähe zu den Slogans der Gestaltpsychotherapie sowie der Anonymen Alkoholiker spürbar, sowie zu dem (nicht nur) amerikanischen Mythos des unabhängigen Einzelnen, der von Natur aus weiß, was wahr und gut ist, und sich vor einer verdorbenen und seine Freiheit einschränkenden Gesellschaft in Acht nehmen muss.

Die Sozialpädagogen Karl-Heinz Braun und Gert Gekeler (1983), zwei weitere Epigonen der »Kritischen Psychologie«, beschäftigen sich mit der Heroinabhängigkeit. Diese sei der Versuch des Individuums, in der bestehenden Gesellschaft einen innerseelischen und sozialen Konflikt abzuwehren: den Konflikt zwischen dem »in der Natur des Menschen verankerten Bedürfnis nach solidarischer Gestaltung seiner Lebensbedingungen« und dem entsprechenden Handlungsimpuls einerseits und der Anpassung an eine dieses Bedürfnis nicht befriedigende, Leiden machende bürgerliche Gesellschaft andererseits (ebd., S. 40f.). Durch Drogenkonsum werde der affektive Konflikt gedämpft und dadurch »scheinhaft« kontrolliert. Außerdem biete die Drogenszene eine neue Gemeinschaft und die ewige Jagd nach dem Stoff einen neuen Lebenssinn. Aber es bleibe ein subjektives Rest-Leiden und das biologisch verankerte Solidaritätsbedürfnis, die beide auf ein Überwinden der Abhängigkeit drängten (ebd., S. 42f.). Im empirischen Teil ihrer Schrift versuchen die Autoren zu beweisen, dass der Ausstieg aus der Heroinabhängigkeit zum großen Teil ein quasi natürlich verlaufender, recht einfacher, auch ohne Hilfe zu bewältigender Prozess sei (ebd., S. 46).

Der an C. G. Jung orientierte Psychoanalytiker Luigi Zoja sieht in seinem Buch *Sehnsucht nach Wiedergeburt* (1986) Drogengebrauch bei Jugendlichen im Zusammenhang mit dem Schwinden von Initiationsriten. Initiation schildert er als einen archetypischen Prozess in vor-modernen Kulturen, bei dem es darum geht, dass (hauptsächlich männlichen) Jugendlichen die Geheimnisse der Erwachsenenwelt eröffnet werden, sie unter anderem sexuelle Aufklärung erfahren, die zentralen Werte ihrer Gesellschaft kennenlernen und sich mit dem Problem des Todes auseinandersetzen: »Außer zum biologischen Leben muss der Mensch zum geistigen und erkenntnismäßigen Leben geboren werden« (ebd., S. 12). Die Initiations-Zeremonien enthalten meist Zeiten und Räume des Rückzugs, der Einsamkeit, des Verzichts auf die gewohnte kindliche Welt, oft ein symbolisches Sterben und schließlich eine Wiedergeburt in der neuen Welt der erwachsenen Männer, oft mithilfe von Drogen. In deren Räuschen findet eine Begegnung mit Geistern, Totemtieren und Ahnen, mit der »jenseitigen Welt« statt, sodass die Initiation selbst bereits den Tod als Übergang begreiflich macht. Zum Wunsch nach Initiation gehört die Sehnsucht nach Lehrern, nach einer Gruppe von Eingeweihten, zu denen man gehören möchte, nach einer radikalen Änderung vom bevormundeten Kind zu einer erwachsenen, respektierten Identität, die nicht selten mit einem neuen Namen markiert wird (ebd., S. 14–19). Der Wunsch nach Initiation sei in unserer Gesellschaft unbewusst geworden, unserer Kontrolle entglitten, aber latent noch vorhanden. Mangels Anleitung würden Jugendliche dem Impuls in seiner degenerierten und unbewussten Form folgen und glauben, die Begegnung mit dem Rauschgift *sei* die radikal neue Erfahrung, sei die neue Welt (ebd., S. 20).

Zoja erklärt die Sucht zusammengefasst folgendermaßen: Die jungen Menschen halten die ihnen von der modernen Gesellschaft aufgebürdete bezugslose Selbstverantwortung, den Verlust sozialer, religiöser und traditioneller Bindungen und den Umstand, dass sie kaum mehr angeleitet werden, keine Initiation erfahren, nicht aus. Sie suchen Zuflucht in Ersatz-Abhängigkeiten. Diese Erklärung gleicht ihrer Struktur nach der von Braun und Gekeler, wonach es eine natürlich angeborene Tendenz zur Solidarität bei den Menschen gebe, die (kapitalistische) Gesellschaft mit ihrer Forderung nach egoistischem Verhalten diese Tendenz bekämpfe und der einzelne Jugendliche die Sucht als Flucht vor dem inneren Konflikt benutze. Die Beobachtung, dass die Einbindung in traditionelle Lebenszusammenhänge vor der Versuchung, Drogen zu probieren und sich dem Suchtmechanismus zu überlassen, schützt (eigene Beobachtung bei türkischstämmigen Jugendlichen in Berlin; Untersuchung an in Großbritannien eingewanderten Moslems nach Wiegand, 1992; Untersuchung an in die USA eingewanderten Asiaten durch Lukoff, 1983) ist richtig. Aber der allgemeine Trend in den Industriegesellschaften lässt sich nicht umkehren. Wenige wollen die mit der Privatisierung gewonnenen individuellen Freiheiten aufgeben (einige tun es und schließen sich zu Vergesellschaftungsformen wie Sekten zusammen, um von individueller Verantwortung entlastet zu sein). Wenige wollen in einer Gesellschaft leben, in der es die allgemeine Forderung nach selbstgesteuerter Affektbeherrschung und respektvollem Umgang miteinander nicht gibt. Wenn wir das gesellschaftliche Prinzip einer individuell selbstverantworteten Lebensführung mit allen ihren Implikationen nicht aufgeben wollen, dann müssen wir akzeptieren, dass dieses Prinzip auch Leiden verursacht, und wir müssen uns mit der Frage befassen, wie dieses Leiden minimiert werden kann, ohne die Errungenschaften des Prinzips aufzugeben. Im Fall der Initiation kann es also nicht darum gehen, alte Rituale wieder aufleben zu lassen, sondern nur darum, Jugendliche angemessen in ein selbstgesteuertes Erwachsenenleben einzuführen. Sollte Zoja das haben sagen wollen, kann ich ihm nur zustimmen.

Michael Schneider, ein in den 1970er Jahren populärer linker Kulturkritiker, sieht die Drogensucht als Extrem der alltäglichen »Warensucht«: Durch die Vielfalt des Angebots, unterstützt durch die Werbung und durch eine allgemeine Erziehung in Richtung passivem Konsum, entwickele der Mensch in der modernen kapitalistischen Gesellschaft die Tendenz, sich den Konsumreizen zu überlassen, in einem leicht hypnoiden Zustand (wahrnehmbar zum Beispiel beim Durchlaufen eines Kaufhauses oder vor dem Fernseher) in fantasierten Wunscherfüllungen zu schwelgen und den zu Aktivität reizenden Teil der Umwelt und des eigenen Körpers zu verleugnen: »So gesehen ist die illegale Hasch-, LSD- und Drogenszene nur der verlängerte Arm der legalen Warenszenerie, in der alle mehr oder weniger ›süchtig‹ werden: Nikotinsüchtig, alkoholsüchtig, Coca-Cola-süchtig, TV-süchtig usw.« (Schneider, 1973, S. 280f.).

Schneider beschäftigt sich gar nicht mit der Sucht als einem von Gebrauch, Konsum und Genuss unterschiedenen Phänomen. Er kritisiert, dass der normale Konsument sich gegenüber einer komplizierten und Eingreifen erfordernden Realität einlullen lässt. Der Süchtige ist dann eben nur stärker vernebelt. Trotz der tendenziellen Wahrheit einer solchen Konsumkritik muss festgehalten werden, dass der vom Einzelnen nicht mehr steuerbare, unter unbewusstem Zwang stehende Konsum des Süchtigen und dessen spezifische Ursachen hier in keiner Weise erklärt werden.

Ähnlich argumentiert auch der Züricher Psychoanalytiker Peter Passett (1983), wenn er sagt, dass in unserem verbürokratisierten und von fremden kapitalistischen Interessen gesteuerten sozialen System sich der Einzelne nur schwer als Zentrum von Aktivität und Wirkung erleben kann, als Individuum mit einem Willen, das von den anderen wahrgenommen wird und sich selbst als solches erkennen kann. Konsum sei für dieses Individuum die Art, die Löcher in seinem Selbstgefühl zu stopfen beziehungsweise den fehlenden Selbstwert zu überdecken. Konsum mit diesem Zweck sei Sucht. In der Gesellschaft würden einzelne Formen davon willkürlich als Störung ausgegrenzt und als »Sucht« bezeichnet.

Anfangs ganz konservativ argumentiert der Verhaltensbiologe Felix von Cube (1991): Evolutionär seien Menschen auf ein anstrengendes Leben hin angelegt. Es gebe bestimmte für Triebhandlungen und zielgerichtete Anstrengungen (»Appetenzverhalten«) vorgesehene Energiemengen im Menschen. Anstrengungen und Lust seien gekoppelt, das heißt, dass sowohl lustvolle Handlungen mit Anstrengung verbunden sind (zum Beispiel dem sexuellen Vollzug ein emotional anstrengendes Kennenlernen und Werben vorgeschaltet ist), als auch anstrengende Handlungen lustvoll sind (die sogenannte »Funktionslust«, die »Eigenlust« oder der »Flow« bei der Versenkung in die Tätigkeit; der Stolz, etwas geschafft zu haben; die soziale Anerkennung und Bindung). In der heutigen Gesellschaft würden sich die Menschen zu sehr verwöhnen. Sie würden ihre Triebe (Essen, Motorik, Sexualität) mit wenig eigener Energie betätigen, eher passiv sich von außen reizen lassen, was eine entsprechende Erhöhung der äußeren Reizstärke verlange (die sogenannte »Anspruchsverwöhnung«: Die Ansprüche nach starken Reizen von außen werden höher bei gleichzeitiger eigener Passivität, siehe etwa mit Blick auf den Konsum von Gewalt- und Pornovideos). Zugleich würden sie sich selbst nicht genügend anstrengen, um die Eigenlust der Anstrengung zu spüren (die sogenannte »Anstrengungsverwöhnung«). Sucht sei eine zugespitzte Kombination der beiden Verwöhnungsvarianten: Es werde eine starke Endbefriedigung mit minimaler Anstrengung davor gesucht (siehe Kapitel 6, die Bezeichnung der Sucht als »physiologischen Kurzschluß des Lust-Unlust-Prinzips« durch Bejerot, 1972).

In unserer Gesellschaft seien Arbeit, Anstrengung (zum Beispiel Lohnarbeit) und Lust (zum Beispiel Konsum, Freizeit) voneinander getrennt, was zu der beschriebenen Verwöhnung führe. Es käme für die Prävention darauf an, wieder lustvolle Leistungsmöglichkeiten zu schaffen (zum Beispiel Menschen in der Schule für spezielle Aufgaben zu qualifizieren, die dann nur sie können und über die sie Eigenlust und Anerkennung beziehen können). In den letzten Feststellungen von Cubes ist insofern eine Gesellschaftskritik enthalten, als er natürlich weiß, dass die Arbeit in unserer Gesellschaft zu großen Teilen so organisiert ist, dass sie für Lust wenig Anlass bietet.

So richtig es sein mag, die Trennung von Anstrengung und Lust und die daraus folgende »Verwöhnung« der Menschen zu konstatieren, so unzureichend ist auch diese Erklärung für die Sucht: Wieso ziehen sich dann nicht alle in eine totale Haltung des Verwöhnt-Werdens zurück beziehungsweise reicht »Verwöhnung« als Erklärung für totales Passiv-Werden und Sich-Außenreizen-Überlassen? Wie kann der impulsive Drang der Sucht erklärt werden? Wie kommt es, dass Süchtige, auch wenn sie wollten und sich anstrengen, trainieren würden, dabei keine Lust empfänden?

Was alle referierten Kulturkritiken gemeinsam haben, ist eine *natürlicher-Kern-pervertierte-Schale-Struktur*: Es gibt einen *natürlichen Kern* des Individuums:

- die organisch begrenzte Drogenverträglichkeit,
- eine ursprüngliche innere Wahrheit,
- eine natürlich-menschliche gegenseitige Angewiesenheit beziehungsweise das Bedürfnis danach,
- einen natürlichen Wunsch nach sozialer Einführung bei jungen Menschen,
- einen Trieb der Aktivität und Neugierde,
- den Wunsch, Selbstwirksamkeit zu erleben,
- die ursprünglich gegebene Koppelung von Anstrengung und Lust;

und eine durch die äußere Gesellschaft entfremdete oder *pervertierte Schale*:

- die industriell erzeugte Maßlosigkeit,
- die konsumistische Passivität,
- die Verwöhnung,
- die Fremd-Überlassung,
- die Entsolidarisierung und
- die Orientierungslosigkeit.

Die Sucht sei entweder direkt Ergebnis der gesellschaftlichen Verführung oder Ergebnis des Konflikts zwischen Kern und Schale: Die Ambivalenz-Spannung muss betäubt werden. Die Wahl des »guten Kerns« scheint dabei willkürlich: Statt des »Bedürfnisses nach solidarischer Gestaltung« des eigenen Lebens kann man genauso gut den menschlichen Egoismus oder ein Bedürfnis nach engen Beziehungen als »wahren Kern« setzen. Auch die sind biologisch wohl fundiert und historisch entwickelt – ebenso wie andere menschliche Eigenschaften. Überhaupt das Individuum in einen guten (natürlich begründeten) Kern und eine (von außen) verdorbene Schale zu trennen, ist eine spaltende Metapher (so geläufig sie uns auch ist) und taugt nicht als Grundlage für eine wissenschaftliche Erfassung, denn wir fühlen, denken und handeln immer als ganze Individuen und sind durch und durch sowohl natürlich, als auch gesellschaftlich-historisch geformt. Weder bei unseren inneren Konflikten noch bei den sozialen Konflikten in der Gesellschaft, gibt es eine a priori »bessere« oder »natürlichere« Seite als die andere.

Alle diese Erklärungsversuche sind auch deshalb prinzipiell unbrauchbar, weil sie Sucht nicht spezifisch erklären, sondern lediglich als Folge einer für jedes Mitglied der Gesellschaft geltenden Entfremdung oder Konfliktspannung darstellen. Warum bestimmte Menschen der Verführung nicht widerstehen können oder die Spannung nicht aushalten, während die Mehrheit das sehr wohl kann, diese Frage wird gar nicht erst gestellt. Die Menschen reagieren in diesen Modellen »einfach« als Objekte, als Betroffene sozialer Tendenzen. Es fehlt die Analyse der komplexen und spezifischen Reaktionen bestimmter Menschen in bestimmten sozialen Zusammenhängen auf die allgemeinen sozialen Tendenzen der Entfremdung, des Konsumzwangs oder der Ambivalenzspannung.

8 Psychoanalytische Konzepte

Die Psychoanalyse kann man, kurz gesagt, als eine Weiterentwicklung der Psychiatrie bezeichnen, die eine Theorie über die innere Strukturierung der Seele entwickelt hat und äußerlich sichtbares Verhalten und Sprechen damit in Verbindung setzt. Die psychoanalytischen Theorien gehen von vornherein, also seit Sigmund Freud, davon aus, dass das Wesen der Sucht in einem psychischen Konflikt des betroffenen Individuums liege oder einer psychischen Entwicklungsstörung. Im Gegensatz sowohl zur psychiatrischen Deskription als auch zur empirischen Sozialwissenschaft beziehen diese Theorien den unbewussten (aber aus den biografischen Erzählungen, aus bestimmten Symptomen, Träumen, Fehlhandlungen, Haltungen usw. erschließbaren) Teil der Psyche des Individuums mit ein. Sie bilden nach dem medizinisch-psychiatrischen und dem soziologischen den dritten, in der Öffentlichkeit am wenigsten beachteten Diskurs zur Genese der Abhängigkeitserkrankung.

Ungezügelte Lust

Die ersten Psychoanalytiker fassten die Sucht zunächst als eine ungezügelte, nicht-abgewehrte triebhafte Handlung auf. Freud definierte die Sucht als Ersatz einer sexuellen Beziehung und stellte die Masturbation an den Anfang der Suchtreihe (S. Freud, 1898a, S. 505f.). Als wesentlichen Bestandteil der süchtigen Lust begriff er die Aufhebung des Zwanges zur Selbstkontrolle, von Hemmung und Verdrängung (S. Freud, 1905c, S. 142). Ähnlich sah der Berliner Analytiker Karl Abraham durch die Verschiebung der Lust vom Sexualakt auf die Enthemmung als Vorlust einen der Perversion analogen Mechanismus am Werk. Der Alkoholiker wende sich von der intimen Sexualität mit Frauen ab und genieße mittels des Alkohols *die Hemmungslosigkeit selbst* als Stärke. Größenideen würden freigesetzt und die Enthemmung würde sich auch auf normalerweise abgewehrte Strebungen beziehen, wie Homosexualität (»Durch jede Kneipe geht ein Zug von Homosexualität«, Abraham, 1972 [1908a], S. 31), Inzest, Exhibitionismus, Voyeurismus, Masochismus und Sadismus: »Dass zahlreiche Rohheitsdelikte im Alkoholrausch ausgeführt werden, bedarf kaum der Erwähnung« (ebd.). Freud stellte einen Zusammenhang her zwischen dem lustvollen kindlichen Lutschen, Saugen und Verdauen und dem erwachsenen lustvollen Trinken und Berauscht-Sein (S. Freud, 1905d, S. 83) und begründete damit das *Oralitätskonzept* der Sucht. Demzufolge besteht sie im Wesentlichen aus einer Regression (einem Rückfall) auf die frühkindliche orale Phase. Statt der Sexualorgane werden Mund und Magen erogen besetzt, es geht um lustvolle Einverleibung und Verschmelzung.

Ernst Simmel, der im Berlin der 1920er Jahre die erste psychoanalytische Klinik eröffnet hatte, in der er auch schwere Alkoholiker behandelte, bezog sich mit seinen Überlegungen zu »Alkoholismus und Sucht«, die er im amerikanischen Exil verfasste, im Nachhinein auf seine klinischen Erfahrungen. Er unterschied zunächst den »Gesellschaftstrinker«, der von der Lust der Gemeinsamkeit motiviert wird, und den »reaktiven Trinker«, der an den allfälligen Widrigkeiten des Lebens verzweifelt, vom eigentlichen »neurotischen Alkoholiker«, für den das Trinken eine Flucht »vor selbst zugefügtem neurotischem Elend« ist (Simmel, 1993 [1948], S. 291–293). Bei dessen Analyse knüpfte Simmel an bestimmte Gedanken von Freud und Abraham über die Triebentwicklung des Kleinkindes an. Die beiden hatten gefordert, dass es vor den drei bekannten Stadien (oral, anal und ödipal), die sich alle im Kontakt mit den familiären Bezugsobjekten des Kindes entfalten, ein objektloses, narzisstisches Stadium geben müsse, das der Autoerotik, das heißt der Masturbation verhaftet sei (Abraham, 1972 [1908b]; S. Freud, 1916–1917g [1915], S. 431). Abraham hatte darüber hinaus an der oralen Phase besonders den Aspekt des »Verschlingens« hervorgehoben und dieses mit der Bildung eines »Introjekts« des Objekts (nach einem Ausdruck Freuds von 1915 beziehungsweise 1917) in Zusammenhang gebracht (Abraham, 1969 [1924]).

Simmel kombinierte diese triebtheoretischen Elemente so, dass er Sucht als Regression auf ein oral-kannibalistisches Stadium (er nennt es auch »gastrointestinale Stufe«, Simmel, 1993 [1948], S. 296) begriff, dessen Lust im Verschlingen des Objekts besteht, welches dadurch zum Verschwinden gebracht wird. Ziel ist die Herstellung eines autoerotischen, masturbatorischen Zustandes, in welchem das Kind beziehungsweise der zum Kind regredierte Erwachsene die Mutter nicht mehr braucht, sich von der Welt zurückziehen kann. Die frustrierende Mutter in der Außenwelt wird nun als Störerin des selbstgenügsamen Nirwana, »Kastratorin« der masturbatorischen Omnipotenz gehasst. Die Fixierung auf das kannibalistische Stadium geschah dadurch, dass die reale Mutter des oralen Stadiums das Kind zunächst (stillend) verwöhnte und es dann in der analen Phase abrupt »tyrannisch streng« behandelte. »Ein solches Kind möchte seine Mutter lieben, aber sie läßt es nicht zu; deshalb muß es sie hassen« (ebd., S. 302). Das erwachsene Trinken befriedigt nach dieser Auffassung sowohl die sadistische Lust am Verschlingen als auch die Lust am Erreichen des objektunabhängigen Zustandes und den Hass gegen die frustrierende (mütterliche) Welt. Am Ende der Triebbefriedigung steht der Tod als von allen Objekt- und Umweltreizen befreiter Zustand, wie Freud ihn in seiner Theorie des Todestriebes gefordert hatte (S. Freud, 1920g).

Bei der klinischen Behandlung bestand Simmel nicht auf Alkohol-Abstinenz von Anfang an. Er verstand, dass der Süchtige seine Trink-Lust, sein Nirwana (auch wenn es seinen Tod bedeutet), nicht von vornherein aufgeben will, einen starken Widerstand gegen die Kur aufrichtet und den Therapeuten als Störer seiner autoerotischen Allmacht erlebt. Simmel bot sich beziehungsweise sein klinisches Team in der Anfangsphase als Ziel für die abwehrenden Attacken des Patienten an:

> »Ich bin in gefährlichen Phasen der Kur damit einverstanden, dass der Patient uns vorübergehend in effigie [als stellvertretendes Bild für die frustrierende Mutter, R. V.] tötet bzw. auffrisst oder kastriert. Ich erlaube in solchen Zeiten die doppelt und dreifache Ration, die der Patient zu Tisch verlangt, lasse ihn auch Baumäste abhauen, wenn ihm danach zumute ist, oder mache ihm keine Vorwürfe, wenn er in solcher Situation ein Kaffeeservice zertrümmert« (Simmel, 1993 [1928], S. 96).

Nach dieser Anfangsphase, nach der Konsolidierung eines Basis-Vertrauens und einer Arbeitsbeziehung,

> »wenn wir nämlich nach genügend analytischer Vorbereitung dazu übergehen, den Süchtigen im Stadium *völliger Versagung* zu behandeln, wird dem Patienten dauernde Bettruhe verordnet. Er bekommt eine *Sonderschwester*, die nur für ihn da ist und sich Tag und Nacht mit mütterlichem Zuspruch

> um ihn und um seine Ernährung und Körperpflege bemüht. All seinen heftigen Abstinenzerscheinungen (Exaltation, Angst oder Depression) begegnen wir nach Möglichkeit nur mit psychoanalytischer Hilfe, d.h. mit regulärer Behandlung bzw. analytischen Ansprachen, wenn nötig, mehrmals am Tage, auch des Nachts. – Durch diese so veränderte psychoanalytische Situation schaffen wir bei aller bewussten Qual doch für das Unbewusste des Süchtigen die letzte Erfüllung seiner tiefsten Sehnsucht. Denn wieder ein ganz kleines Kind zu sein, im Bett zu liegen und von einer freundlichen, vom Vater konzedierten Mutter gepflegt und genährt werden dürfen, von einer Mutter, die stets da ist, wenn ihm angst wird, das ist das Geheimnis letzter unbewusster Wunscherfüllung des Suchtkranken« (ebd., S. 96f.).

Vom patriarchalen Hintergrund-Tenor (die vom Vater zugestandene Mutter) einmal abgesehen, stellte Simmel für den erwachsenen Süchtigen eine Übertragungssituation oraler Wunscherfüllung her, so wie die Psychoanalyse sich damals eine gesunde orale Phase vorstellte. Die Fixierung auf das aktive und zornige kannibalistische Verschlingen sollte durch das Erleben der passiven und befriedigenden Fütterung aufgelöst werden, die Fixierung auf den Autoerotismus und den Hass gegen die Mutter sollte durch das Erleben einer glückenden Beziehung, von Schutz und Angstfreiheit aufgelöst werden – beides mit dem Ziel, den Weg für eine harmonische Weiterentwicklung der Oralität und der folgenden Triebstadien frei zu machen. Simmel überschätzte, wie viele andere Psychoanalytiker auch, die Heilwirkung der therapeutischen Regression. Er saß der (wunscherfüllenden) Illusion auf, durch eine korrigierende Erfahrung im Jetzt, durch ein Nachholen des Fehlenden in der Übertragung, das Manko oder Trauma im Damals ungeschehen machen zu können. Tatsächlich inszenierte er wohl eher den rückwärtsgewandten Wunschtraum eines Süchtigen von passiver Befriedigung und Ruhe durch ein zur Verfügung stehendes Objekt, als eine reale Entwicklungssituation eines in einer Beziehungsinteraktion aufwachsenden Kindes.

Die Bedeutung der korrigierenden Erfahrung in der Übertragung schwächte Simmel allerdings dadurch ab, dass er im weiteren Textverlauf auf ihre notwendige Aufhebung hinwies: »Die von uns *geschaffene* Situation wiedergewonnener Mutternähe wandelt sich notwendigerweise zur analytischen Situation zurück dadurch, dass sie durch den Fortgang der Kur sich von selbst aufhebt« (ebd., S. 97). Das kann nur bedeuten, dass der Patient auch in der Übertragung die allumsorgende Mutter beziehungsweise die Illusion davon wieder verliert und frustriert wird, diesmal aber die Chance besteht, die Verlustgefühle in Begleitung zu erleiden und zu verstehen, und sie (vielleicht) nicht mehr per Hass und autoerotischem Rückzug abwehren zu müssen.

Die Macht des Triebes

Alle Autoren der psychoanalytischen Frühzeit maßen beim Suchtgeschehen der Anziehung durch die regressiv enthemmte Lust, sei sie oraler, masturbatorischer oder sadistischer Art, das meiste Gewicht bei. Sie gingen zwar davon aus, dass es eine »Versagung« oder einen traumatischen Wechsel von früher Verwöhnung und anschließender Zurückweisung im Kleinkind-Leben eines Süchtigen gegeben haben musste, solche Art Frustration musste es aber im frühen Leben eines Neurotikers auch gegeben haben, und sie erklärte keineswegs die Tiefe der Regression eines Süchtigen, die Radikalität seines Verzichtes auf normale sexuelle Beziehungen, vernünftiges Verhalten und Selbstfürsorge. Das konnte nur auf eine übermäßige Triebstärke zurückgeführt werden.

Die gegenüber der medizinischen Vergiftungs-Theorie und der psychiatrischen Genfehler-Hypothese von der frühen Psychoanalyse gelieferte dritte Erklärung der Sucht war also die eines Stecken-Bleibens oder Regredierens in der psychischen Entwicklung, einer Fixierung des erwachsenen Individuums auf kindliche Befriedigungsweisen. Es handelte sich um eine psychische Unreife, die dazu führt, dass ein erwachsener Mensch nicht über genügend Frustrationstoleranz verfügt, um die kulturell geforderten Umwege zu den vorgesehenen Belohnungen zu gehen und so ein normales Sexual- und Beziehungsleben zu führen. Ihm bleibe nur der Versuch umwegloser, asozialer Lustgewinnung beziehungsweise ersatzweiser, verschobener Triebbefriedigung – vergleichbar einem Menschen, der nicht abwarten kann, bis er genügend Geld verdient hat, um damit Lebensmittel zu kaufen, und sich diese stattdessen durch unmittelbaren Diebstahl oder Raub beschaffen beziehungsweise ersatzweise minderwertiges Essen zu sich nehmen muss. Diese Erklärung liegt nahe an der Erklärung aus der »Willensschwäche« gegenüber den »entarteten« Leidenschaften, wie sie bis nach dem Zweiten Weltkrieg im psychiatrischen Kontext tradiert wurde. Allerdings ist bei den frühen Analytikern kein verächtlicher Ton zu finden. Sie waren eher fasziniert von der Stärke der unbewussten Triebkräfte ihrer

Patienten und sahen sich selbst nicht im Dienste konventioneller Anforderungen. Freud hatte die gegebene Kultur mit ihren »Verzichtsforderungen« und dem »Unbehagen«, das sie schafft, durchaus als Mitverantwortliche für psychisches Leiden im Blick (S. Freud, 1930a [1929]).

Auf der Suche nach der Besonderheit süchtiger Menschen befasste sich der in Berlin mit Karl Abraham zusammenarbeitende Ungar Sándor Radó für die Psychoanalyse 1926 zum ersten Mal intensiv mit den »psychischen Wirkungen der Rauschgifte«. Auch er schätzte die Sucht zunächst als selbstständige (perverse) Lust ein. Der Süchtige suche den »toxischen Rausch«, den Radó auch als »pharmakogenen Orgasmus« bezeichnete. In ihm »lernt das Individuum eine neue Art der erotischen Befriedigung kennen, die mit den natürlichen Modalitäten der Sexualbefriedigung in Wettbewerb tritt« (Radó, 1975 [1926], S. 365). Da die pharmakogene Befriedigung »meta-erotisch« direkt auf das Gehirn wirke, verliere die genitale Erregung an Bedeutung und erstere könne zu einem selbstständigen Ziel werden. Soweit schließt Radó an Freuds Theorie der Sucht als umwegs- und hemmungsloser sexueller Lustgewinnung an. Eine spätere Übereinstimmung besteht mit dem oben (siehe Kapitel 6) referierten schwedischen Psychiater Bejerot, der die Sucht 1972 als einen »künstlich induzierten Trieb« bezeichnete, der aus einem »psycho-physiologischen Kurzschluss des Lust-Unlust-Prinzips« entstanden sei.

Eine initiale Verstimmung

1934, nach seiner Emigration in die USA, fasste Radó einen anderen Gesichtspunkt ins Auge. Er schrieb, der Ausgangspunkt des Strebens nach Rausch sei eine »Initialverstimmung«, die »eine hohe Unlustspannung und gleichzeitig eine hochgradige Intoleranz gegen Unlust« zeige (Radó, 1934, S. 19). Die Initialverstimmung können wir uns als eine tiefliegende, kaum aushaltbare und trotzdem kaum bewusste diffuse Affektmischung aus Angst, hilfloser Wut und Gereiztheit vorstellen, die bei bestimmten Gelegenheiten immer wieder auftritt oder als Hintergrundstimmung immerzu da ist. Radó führte sie zunächst auf einen ungenügenden »Reizschutz« des Ich gegen unlustvolle Affekte, die mit Triebversagungen verbunden sind, zurück, also eine mangelnde Toleranz oder Modulationsfähigkeit gegenüber Frustrationen. Man kann auch von einer Schwäche des innerlich steuernden Ich sprechen, das nicht zu einer ausreichenden Abwehrleistung in der Lage ist. Die Rauschmittel könnten dank ihrer »analytischen [im Sinne von: »gedankliche Verbindungen lösend«, heute würden wir eher »psycholytisch« sagen, R. V.], sedativen, hypnotischen und narkotischen Wirkung« (ebd.) als Ersatz für den ungenügenden Reizschutz gegen die Initialverstimmung eingesetzt werden.

Der Gedanke vom Rauschmittel als künstlichem Reizschutz gegen die Unlust bereitende Realität ist bei Freud auch zu finden, er zitiert Wilhelm Buschs »Wer Sorgen hat, hat auch Likör« (1930a [1929], S. 432), aber dass bestimmte Menschen von vornherein (»initial«) gereizt oder verstimmt sind, chronisch leiden und extrem empfindlich auf Frustration reagieren und deshalb den künstlichen Reizschutz zum psychischen Überleben brauchen, konnte er sich so wohl nicht vorstellen. Das mag an seiner eher positiven Einstellung gegenüber Drogen gelegen haben – man denke an seine Experimente mit Kokain und seine Zigarrensucht – oder am (oben geschilderten) theoretischen Primat der Triebanziehung sowie dem seinerzeit noch unzureichenden Wissensstand über die präödipale, frühkindliche Gefühlsentwicklung.

In der Folge führte Radó die Initialverstimmung dann als erster auf narzisstische, mit dem Selbstbild und dem Selbstwert zusammenhängende Konflikte zurück: Das Ich des Süchtigen nimmt wahr, dass es nicht in der Lage ist, in der Realität befriedigend zu operieren und ein stabiles Gefühl für sich selbst einschließlich eines positiven Selbstbildes zu entwickeln. Diese Wahrnehmung vergleicht es mit seinen frühkindlichen Vorstellungen von Allmacht und ist enttäuscht: »[D]as Ich vergleicht im Geheimen seine aktuelle Ohnmacht mit seiner narzißtischen Urgestalt, die in ihm als Ideal fortlebt, quält sich mit Selbstvorwürfen und sehnt sich aus seiner Bedrängnis heraus nach Wiedererlangung seines alten Formats« (Radó, 1934). Anders gesagt: Das Real-Ich und das Ideal-Ich als Nachfolger der Allmachtsvorstellungen sind nicht zu integrieren. Im Rausch kommt es zu einem Anstieg der Selbstliebe, indem die Anforderungen der Realität ausgeblendet und die Allmachts- und Verschmelzungswünsche als erfüllt oder erfüllbar imaginiert werden. Die Initialverstimmung wird stillgestellt. Nach dem Rausch kommt die Verstimmung allerdings wieder – verstärkt um die Erfahrung, den Rausch zu brauchen, um die eigene Schwäche aushalten zu können, also eine Bestätigung dieser Schwäche, eine erneute Demütigung. Der Rauschwunsch entsteht erneut.

In der therapeutischen Praxis schildern Patienten immer irgendeine Art von grundlegender Verstimmung. Manchmal tritt sie massiv auf, wie in folgendem Fall:

> »[E]in 30-jähriger professioneller Pop-Musiker kam nach einem Suizidversuch und mit einer schweren Alkoholproblematik in die Behandlung. Er beschrieb als quälend und im nüchternen Zustand kaum auszuhalten eine permanente Gereiztheit bzw. aggressive Ungeduld, die er sowohl gegen andere Menschen, als auch sich selbst gegenüber empfinde. Zugleich fühle er eine dauernde Bedrückung, die er nicht genauer beschreiben könne, die wir in der Therapie aber recht schnell als Scham identifizierten. Bei jedem Fehler, den er in seiner Arbeit oder im Kontakt mit anderen Menschen mache, durchfahre ihn ein heißes Peinlichkeitsgefühl und eine innere Stimme befehle ihm, sich umzubringen. Er klagte über dauernde Müdigkeit, Schlafstörungen, über ›Gedankenkreise‹, in denen es darum gehe, dass er nichts zustande gebracht habe, dass seine Eltern sich für ihn schämen müssten, er nicht geboren sein sollte, er das Gefühl habe, nirgendwo dazu zu gehören und er sein Leben eigentlich nur schauspielere, sich im Kern hohl fühle. Der Alkohol betäube diese schrecklichen Gefühle, weshalb er sich so gut wie jeden Abend in Clubs und Bars betrinke« (Voigtel, 2015, S. 15).

Manchmal tritt die Initialverstimmung eher versteckt auf, wie bei folgender Patientin, einer 40-jährigen Buchhändlerin und allein erziehenden Mutter:

> »Sie berichtete [...] einmal, dass sie hintergründig ein ›nebelhaftes, graues, nach Keller riechendes Unwohlsein‹ verspüre, das diffus sei, das sie nicht genauer zu fassen bekomme, das sich ›fast körperlich‹ anfühle und das immer dann spürbar werde, wenn lange Zeit ›alles gut oder normal gelaufen‹ sei. Sie meinte, dass sie immer dann, wenn diese ungreifbare Missstimmung sie plage, besonders kritisch mit sich werde und durch die Vergleiche mit anderen Frauen Fehler bei sich finde, für die sie dann ein schlechtes Gewissen bekomme. Dieses sei greifbarer und besser zu handhaben als das diffuse Unbehagen und vor allem gäben ihre Fehler ihr einen Grund für die Selbstkritik, an dem man etwas verändern könne. Die Zeit im leichten bis mittleren Alkoholrausch empfand sie als die einzige, in der sie sich sowohl von der inneren Kritik, als auch von der hintergründigen Verstimmung frei fühlte« (ebd., S. 16).

Die kränkende und beschämende Enttäuschung über sich selbst, der Selbstwertverlust und die Selbstverurteilung des Süchtigen führen zu der (teils bewussten, teils unbewussten) Überzeugung, dass er sich nicht um sich zu kümmern brauche, weil er sowieso nichts wert sei. Das lässt der Alkoholikerin die Folgen des Trinkens, ihre Selbstschädigung egal sein. Selbstfürsorge kennt sie nicht. Diesbezüglich an ihre Vernunft zu appellieren, ist meist vergebliche Liebesmühe. Die Schmerz- und Übelkeits-Symptome des Entzugs und die dabei heftig wieder zutage tretende Initialverstimmung werden von vielen Süchtigen als Strafe für ihre grundlegende Ich-Unfähigkeit aufgefasst, die sie zu verdienen meinen und die ihr schlechtes Gewissen entlastet. Radó nennt den so erlebten Entzug »eine masochistische Orgie« (1934). Das tiefsitzende Wertlosigkeitsgefühl zeigt sich auch in der bei trockenen Alkoholikern häufig zu beobachtenden Tendenz eines Rückfalls nach beruflichen oder privaten Erfolgserlebnissen oder in der Neigung zu schwereren Unfällen oder Krankheiten nach einem Erfolg: Sie können es nicht glauben, dass sie Urheber von etwas Gutem sind oder etwas Gutes in sich tragen. Stolz steht ihnen nicht zu. Wenn Entzüge, Unfälle und Krankheiten den Selbsthass nicht befriedigen können, kann es zum Selbstmordversuch kommen. Die Suizidalität unter Alkoholikern ist 12 bis 75 Mal höher als in der Normalbevölkerung. Der deutsche Psychoanalytiker Wolf-Detlev Rost spricht von einer »primären autodestruktiven Tendenz« (Rost, 1987, S. 92, 95), wobei die aktiven Suizidversuche in der Regel im nüchternen oder gering intoxikierten Zustand stattfinden, wenn der Selbsthass ungenügend betäubt oder verleugnet ist. Im ausreichend betrunkenen Zustand ist der Selbsthass mit seinen suizidalen Impulsen betäubt beziehungsweise abgewehrt. Man kann daher die Sucht nicht direkt eine »suizidale Aktion« nennen, sondern sie höchstens wegen ihrer Bereitschaft, die Schädigung des (gehassten) Selbst in Kauf zu nehmen, als einen »passiven Selbst-Mord« bezeichnen (Voigtel, 2001b).

Eine ähnliche narzisstische Dynamik wie Radó für den Rauschgiftsüchtigen hat der aus Österreich in die USA emigrierte Analytiker Edmund Bergler im Anschluss an Freuds Dostojewski-Analyse (S. Freud, 1928b [1927]) für den pathologischen Glücksspieler herausgearbeitet: Auf ein die eigene Minderwertigkeit im Spielrausch verleugnendes Allmachtsgefühl folgt ein selbstbestrafendes Scheitern (Bergler, 1936, 1958).

Edward Glover, der bei Karl Abraham in Berlin in Lehranalyse gegangen war, beschäftigte sich fast zur gleichen Zeit wie Radó mit der Sucht. In England gehörte er zum Kreis um Melanie Klein, einer Österreicherin, die ihrerseits in den 1920er Jahren bei Karl Abraham in Lehranalyse gewesen war, 1926 nach London ausgewandert und dort besonders durch ihre Schriften zur Kinderanalyse und als Gegenspielerin zu Anna Freud bekannt geworden war. Glover verallgemeinerte das Konzept von Sucht als Bekämpfung einer grundlegenden Verstimmung. Ihm zufolge »kann alles, was […] geeignet ist, die Gefühle von Angst, Langeweile und Depression zu bekämpfen, zum Suchtstoff werden« (Glover, 1932, S. 315) – also übermäßiger Alkoholkonsum genauso wie exzessives Bücher-Lesen oder das Aufsuchen von Prostituierten. Sucht definierte er erstmals ganz unabhängig von der Inkorporation eines Mittels rein funktional als Regulation unangenehmer Affekte. Auch wenn man bei einigen seiner Beispiele Zweifel anmelden muss, so liefert doch die Spielsucht überzeugende Evidenz für seine Auffassung, dass eine Sucht bestehen kann, ohne dass chemische Mittel aufgenommen wurden. Der süchtige Spieler kann in gleichem Maße vom Roulettetisch, vom Spielautomaten oder von den Würfeln abhängig sein wie eine Valiumabhängige von ihren *happy pills*, er erlebt die gleiche psychische Erleichterung, kann genauso unter Entzugserscheinungen leiden und sich im gleichen Maße ruinieren wie ein schwerer Alkoholiker. Das süchtige Spiel erfüllt darüber hinaus die gleichen psychisch erleichternden oder zerstörenden Funktionen wie zum Beispiel die Alkoholsucht.

»You know, I'm no good« (Amy Winehouse)

Gegenüber der großen und zum größten Teil harmlosen Zahl von Süchten, die Glover definiert hatte, grenzte er die »schädlichen Süchte« (ebd.) ab, die zu bekämpfen und zu behandeln seien und die sich durch ihr hohes Selbstschädigungs-Potenzial auszeichneten. Dieses erklärte Glover damit, dass das Suchtmittel nicht nur dazu dienen soll, negative Affekte zu dämpfen, sondern darüber hinaus dazu, eigene innere Anteile, die der Betreffende in sich nicht aushalten könne, auszuschalten beziehungsweise zu zerstören. Diese inneren Anteile seien Gewissensstimmen (»Introjekte« nach Freud und Abraham), die das eigene Selbst kritisieren, verurteilen und hassen, und damit unerträgliche Scham- und Schuldgefühle erzeugen. Sofern der Suchtstoff einem Angriff auf eigene innere Anteile diene, werde er seinerseits als ein zerstörerisches Agens imaginiert (ebd.). Durch den fantasierten Angriff auf »böse« innere Anteile würden »gute«, mit positiven Affekten verbundene Selbstanteile und Bilder von Bezugspersonen geschützt und könnten während der Wirkung des Suchtstoffes, während des Rausches, lustvoll erlebt werden. Während Radó einen Anstieg der kindlichen Selbstliebe durch das Ausschalten der frustrierenden erwachsenen Realität für den Hauptmechanismus des Rausches hielt, war Glover, ähnlich wie Simmel, davon überzeugt, dass es die Ruhigstellung und fantasierte Vergiftung der entwertenden inneren Stimme war – zwei Aspekte, die sich, von heute aus betrachtet, keineswegs ausschließen, sondern gut ergänzen. Zusätzlich zog Glover den von Freud, Abraham und auch von Melanie Klein für menschlich grundlegend gehaltenen Todestrieb als Erklärungsmoment heran und machte das Ausmaß der Selbstzerstörung bei einer Sucht von dessen individuell angelegter Stärke abhängig. Aber auch ohne die Hypothese vom Todestrieb kann man sich vorstellen, dass bestimmte Menschen so stark unter Selbsthass leiden, dass sie dieses Gefühl um jeden Preis zumindest zeitweilig ausschalten wollen und eine Schädigung ihres Körpers dafür in Kauf nehmen beziehungsweise keine Scheu haben, einen Teil ihres ohnehin gehassten Selbst zu schädigen oder zu zerstören.

Der ebenfalls zur kleinianischen Schule gehörige deutsche Psychiater und Analytiker Herbert Rosenfeld, der 1935 nach England emigriert war, verglich die im berauschten Süchtigen wirkenden psychischen Mechanismen mit denen anderer psychischer Pathologien, die ohne Drogen funktionieren. Er ging dabei von den manischen und depressiven Zuständen aus. Schon Simmel hatte von der Sucht als einer »künstlichen Manie« gesprochen. Die erste Art der Sucht, die Rosenfeld fand, ähnelt der Art der Manie, in welcher der Kranke sein Ich mit seinem Ich-Ideal (zum Beispiel ein guter oder wertvoller Mensch zu sein) gleichsetzt und euphorisch wird. Versagung und Angst würden verleugnet, schlechte Teile des Selbst würden abgespalten und nach außen, auf andere Menschen projiziert (Rosenfeld, 1960). Soweit stimmt Rosenfeld mit Radós »Freisetzung von Größenideen« und Glovers »Schutz der positiven Selbstanteile« überein. Im Gegensatz zu Glover, der die Euphorie des Berauschten auf das Ausschalten der negativen Introjekte zurückführt, führt Rosenfeld die Euphorie auf eine direkte Identifikation mit einem positiven Introjekt, dem Idealobjekt zurück, das heißt, der Süchtige verschmelze mit seiner Vorstellung von einer guten oder starken Mutter. Durch die Sucht komme – im Gegensatz zur Manie, welche nur mit innerpsychisch repräsentierten Objekten arbeitet – zudem eine Halluzination, eine Projektion auf einen äußeren Gegenstand ins Spiel: »Das Rauschgift symbolisiert ein tatsächlich einverleibbares Idealobjekt und seine pharmatoxische Wirkung wird dazu benutzt, […] sowohl die Wirklichkeit der Einverleibung des Objekts als auch die Wirklichkeit der Identifikation mit ihm zu verstärken« (ebd., S. 483f.). Die Droge werde, ähnlich wie der Daumen (oder Schnuller) beim Kleinkind, benutzt, um die idealisierte Brust zu halluzinieren.

Die zweite Art ähnelt einer Form der Manie, in welcher der Kranke auf eine triumphale Weise seine ungehemmte Zerstörungslust auslebt. »Das Gift wird […] als böse, zerstörende Substanz erlebt, deren Einverleibung die Identifizierung mit schlechten, zerstörenden Objekten symbolisiert. […] So kann der Patient sich einer orgiastischen Zerstörung äußerer Objekte hingeben« (ebd.). Dazu fallen einem die im Rausch ausgeübten »Rohheitsdelikte« ein, von denen Abraham sprach (s. o.). Außerdem lässt sich ergänzen, dass die Zerstörungslust sich auch auf das Selbst richten kann sowie ein Wechsel der »manischen« Formen möglich ist: Eine ältere Patientin mit einer stark ausgebildeten Selbstkritik und Unzufriedenheit berichtete von ihren Alkoholräuschen, dass diese meistens der Befreiung von der Selbstverurteilung und einer entsprechenden Hochstimmung dienten, manchmal aber auch im fortgeschrittenen Stadium das Gefühl, eine »Versagerin« zu sein, wieder auftauche und die Euphorie sich dann in die lustvolle Selbstzerstörung maßlosen Weitertrinkens drehe: »Wenigstens das kann ich: Mich totsaufen!«

Rosenfeld postulierte außerdem noch eine der Depression analoge Form der Sucht: In dieser kommt es hauptsächlich auf die betäubenden Wirkungen an, und die Droge steht für ein totes, krankes Objekt, mit dem der Patient sich identifiziert (man denke an die Erklärung schwerer Depression durch das »Introjekt der toten Mutter« [Green, 1993]).

Die kleinianischen Analytiker erklärten mit ihrer »Objektpsychologie« (später wurde sie Teil einer erweiterten »Objektbeziehungstheorie«) die Sucht also hauptsächlich durch eine Regression des Erwachsenen auf ein frühkindliches, vor-ödipales, vielleicht auch vorsprachliches Stadium, in dem die Mutter das einzige Bezugsobjekt ist und in der engen Beziehung zu ihr die Grenzen relativ durchlässig sind, sodass das kleine Kind sich in seiner magischen, traumähnlichen und kaum bewussten Vorstellung mit bestimmten Eigenschaften der Mutter identifiziert (zum Beispiel »gut« zu sein, weil sie Bedürfnisse befriedigt, oder »böse«, weil sie frustriert) und auf diese Weise in sich hineinnimmt, sie »introjiziert«. Oft werden diese Eigenschaften zusätzlich mit Körperteilen und Körperinhalten verknüpft, sogenannten »Teilobjekten«, sodass dann von »guter« und »böser Brust«, »guter« und »giftiger Milch« die Rede ist. Diese Introjekte treten anschließend im Inneren des Kindes (beziehungsweise in der Vorstellung, die es von seinem Inneren hat) in Aktion und bekämpfen oder stärken dort Selbstanteile oder andere Introjekte – wie der Kampf eines durch das Suchtmittel symbolisierten guten Introjekts gegen das in der Psyche des regredierten Erwachsenen schon vorhandene böse, entwertende Introjekt bei Glover oder die Verschmelzung des guten Introjekts in Gestalt des Suchtmittels mit dem guten Selbstanteil bei Rosenfeld zeigt.

Ungereimtheiten des Triebkonzepts

Der in den 1920er Jahren ebenfalls in Berlin tätige Otto Fenichel versuchte in seinem einflussreichen, nach seiner Emigration in die USA erschienenen psychoanalytischen Lehrbuch die von Radó angebotene Erklärung der Sucht aus einem narzisstischen Defizit in Freuds Oralitätskonzept zu integrieren, indem er von einem »archaische[n] orale[n] Verlangen« sprach, »das ein sexuelles Verlangen, ein Sicherheitsbedürfnis und ein Bedürfnis nach Aufrechterhaltung des Selbstgefühls in einem ist« (Fenichel, 1983 [1945], S. 259). Was das für ein orales Verlangen sein sollte, das *gleichzeitig* ein Bedürfnis zur Aufrechterhaltung des Selbstgefühls (Selbstwertgefühl? Körperintegrität?) sein soll, blieb ungeklärt. Sucht war bei Fenichel, wie in Radós erstem Aufsatz, nicht mehr bloße Folge einer (zeitweisen) Hemmung der reifen Sexualität und eine orale Ersatz-Lust wie bei Freud, sondern ein neuer, entspezifizierter Trieb: »Die genitale Organisation löst sich auf, eine großartige Regression setzt ein […] und schließlich bleibt die Libido in Form einer ›amorphen erotischen Spannkraft‹ […] übrig« (ebd.). Man weiß nicht, wieso Fenichel diesem amorphen Trieb noch das Etikett »oral« anhängte. Er ordnete die Sucht den sexuellen Perversionen und den von ihm so genannten »Impulsneurosen« (wie zum Beispiel der Pyromanie und der Kleptomanie) zu. Bei all diesen Störungen gehe es darum (hier bezog Fenichel sich stark auf Glover), negative Gefühle durch exzessive Befriedigung von Triebimpulsen zu überspielen: »Alle Süchte (gleich ob mit oder ohne Rauschmittel) sind ebenso wie sämtliche krankhafte Triebregungen [das heißt Perversionen und Impulsneurosen, R. V.] erfolglose Versuche, aktiv mit Schuld, Depression oder Angst fertigzuwerden. Sie sind darin den kontraphobischen Einstellungen verwandt« (ebd., S. 267). Es sei aber nicht die Abwehr der negativen Gefühle, die das Wesen der Sucht ausmache. Schließlich sei die Einnahme von Rauschgift als Reizschutz gegen »psychische Schmerzen« durchaus einer »Morphiuminjektion [als] notwendige[m] Schutz gegen Schmerzen« vergleichbar. Vielmehr sei Sucht »eine Disposition, [...] ein archaisches orales Verlangen zu befriedigen« (ebd., S. 258f.). Fenichel benannte also die Funktion der Sucht, Abwehr von Leiden zu sein, zog sich dann aber eindeutig auf die Position zurück, dass sie im Wesen eine selbstständige perverse Lust sei, die er im Widerspruch zu ihrer Formlosigkeit »oral« nannte und das noch dadurch verstärkte, dass er die Fresssucht als das »Urmodell« der Sucht bezeichnete: »Bei Freßsüchtigen hat keine Verschiebung die Nahrung als das ursprüngliche Objekt der Bestrebungen nach gleichzeitiger Befriedigung der [oralen, R. V.] Sexualität und des Selbstgefühls überformt.« Die pharmakologischen Wirkungen der Rauschmittel stellten lediglich Komplikationen des ursprünglichen Still- und Sattheits-Rausches dar (ebd., S. 265). Auf die Frage, woher denn die »Disposition« zum oralen Verlangen kommt, blieb Fenichel eine Antwort schuldig beziehungsweise blieb kaum mehr als die Erklärung aus der Erbanlage übrig.

Fenichel bezog sich in seiner Zusammenschau immer wieder auf Simmel, auf Radó, Glover und andere, ohne die unterschiedlichen Modelle zu benennen, die die jeweiligen Autoren vertraten, und sie zueinander in Beziehung zu setzen. Er stellte eine oberflächliche Einheit des Disparaten her, ohne den Stellenwert und das Zueinander-Passen der Einzelteile zu erarbeiten. Die Oralität setzte er als Klammer äußerlich auf.

Sein Vorgehen hat sicherlich damit zu tun, dass in der Psychoanalyse seiner Zeit die Erklärungen aus der Trieblehre gängig waren. Die Mehrheit der Analytiker vertrat das Konzept der oralen Fixierung, was ganz evident damit zusammenhängt, dass die gebräuchlichsten Suchtmittel, also Alkohol, Barbiturate, Benzodiazepine, Nikotin und Koffein, über den Mund in den Körper kommen, und wo sie das nicht tun, zum Beispiel beim Heroin-Spritzen, beim Kokain-Schnupfen oder Cannabis-Rauchen, doch analog in den Körper transferiert beziehungsweise inkorporiert werden müssen. Der seit Ende der 1980er Jahre für seine *Psychoanalyse des Alkoholismus* in Deutschland bekannte Detlev Rost meint, dass »die frühen psychoanalytischen Autoren die Bedeutung des Trinkaktes überschätzten« (Rost, 1987, S. 37f.). Die Zufuhr des Stoffes – ob über den Mund, die Nase oder per Injektion – wird von den Süchtigen in der Regel nur als Mittel zum Zweck betrachtet. Der Zweck ist der Rausch beziehungsweise die veränderte Selbstwahrnehmung. Die Spielsucht zeigt, dass dieser Zweck auch mit einem Suchtmittel erreicht werden kann, das außerhalb des Körpers bleibt.

Wichtiger scheint allerdings zu sein, dass sich die meisten damaligen Psychoanalytiker die Sucht nur vom Standpunkt eines normalen Konsumenten aus vorstellen konnten, der Alkohol und Drogen benutzt, um sich zu entspannen, zu beruhigen, anzuregen oder zu enthemmen, sich also ein lustvolles Erlebnis zu verschaffen. Von diesem eigenen Erleben aus konnten sie beim Süchtigen lediglich ein gewisses Übermaß wahrnehmen. Dass die psychische Funktion des Suchtmittelgebrauchs bei einem Süchtigen eine ganz andere ist, nämlich der Abwehr eines tiefliegenden Leidens, einer Initialverstimmung dient, die aus einem narzisstischen Selbstwertmangel resultiert, wie Radó dies konzipiert hatte, war kaum vorstellbar und auch kaum theoretisch rezipiert. Auch die kleinianischen Auffassungen vom Angriff auf Introjekte oder Identifikation mit ihnen zum Zweck der Abwehr unerträglicher Selbstabwertungen wurden nur von einer kleinen Minderheit vertreten.

Einen Trieb für die letzte Ursache der Sucht zu halten, erweist sich bei genauerer Überlegung überhaupt als unbefriedigend. Für jedes problematische Verhalten eines Erwachsenen kann ein passender Trieb (zum Beispiel der Todestrieb, der orale oder gastrointestinale Trieb, der amorphe Trieb der Sucht) oder Triebaspekt (zum Beispiel »sadistisch« oder »verschlingend«) als verursachend konstruiert werden, der in der Kindheit einmal entstanden sein soll, das menschliche Leben im Hintergrund immerzu begleitet oder auch künstlich geschaffen werden kann. Das ist theoretisch beliebig, eröffnet einen Raum für alle möglichen Hypothesen von Triebvarianten. Was davon soll man glauben? Zudem wird ein monadisches System konstruiert: Die Ursache für die Sucht liegt nur im Individuum beziehungsweise in der malignen Anziehungskraft seines inneren Triebes. Der Austausch mit den äußeren Objekten bleibt akzidenziell. Leben wir als Monaden? Wachsen wir so auf?

Bis Ende der 1960er Jahre waren dies die zwei Erklärungen der Sucht in der Psychoanalyse: Entweder war sie eine übermäßige, entgleiste, perverse Lust, die einen oralen, entspezifizierten oder narzisstisch-letalen Trieb befriedigte, oder sie war die Abwehr eines psychischen Leidens durch rauschhafte Freisetzung von Größenideen oder Zerstörung unerträglicher innerer Anteile. Letztere Auffassung wurde nur von einer Minderheit vertreten beziehungsweise wurde nur, wie bei Fenichel, in einem unreflektierten Amalgam mit der Theorie vom perversen Trieb rezipiert. Da, wo Alkohol oder Drogen nur zur Lockerung von Hemmungen im sozialen Verkehr oder zur Betäubung eines zeitweiligen Ungemachs dienten, wurde ihr Konsum nicht als krank beziehungsweise süchtig aufgefasst.

Sucht als Abwehr

Gegen Ende der 1960er Jahre entstand in den USA ein größeres Interesse am Problem der psychischen Abhängigkeit. Ein Grund dürfte der sich ausbreitende Gebrauch von Cannabis und halluzinogenen Drogen in der Beat- und Hippie-Generation gewesen sein, ein zweiter sicherlich die massenhafte Heroin-Abhängigkeit amerikanischer Vietnam-Soldaten und die spätere Heroin- und Crack-Epidemie in den Slum-Vierteln amerikanischer Großstädte. Die damals in den USA vorherrschende psychoanalytische Schule war die Ich-Psychologie, der es weniger um das Aufdecken von Unbewusstem, als vielmehr um das gute oder schlechte Funktionieren des Ichs in seiner sozialen Umwelt ging. Aus ihrer Perspektive beschäftigten sich Henry Krystal und Herbert A. Raskin mit dem Thema. Beide waren in Detroit tätig, Krystal als Leiter eines Behandlungszentrums für Alkoholismus, Raskin als Leiter einer Drogenklinik. In ihrem Buch *Drogensucht. Aspekte der Ichfunktion* (1970) führten sie aus, dass Alkohol- und Opiatsüchtige wegen ihrer in der Kindheit schlecht ausgebildeten Affektdifferenzierung und Frustrationstoleranz schnell auf eine auf die Zeit vor der Ausbildung differenzierter Gefühle zurückgehende diffuse Angst, verbunden mit Ohnmachts- und Lähmungsgefühlen, regredieren würden, mit welcher ein Baby auf sein Verlassen-Werden reagiert. Diesen unerträglichen »Uraffekt« versuchten sie durch die Einnahme ihrer Droge zu dämpfen. Drogensucht sei also, von einem Ich aus gesehen, das in einem erträglichen Affektzustand leben möchte, ein »funktionales Verhalten« (ebd., S. 15).

In diesem Sinne sprachen einige US-amerikanische Forscher in dieser Zeit vom Drogengebrauch als »Selbstmedikation« (Wurmser, 1997 [1978], S. 73–78). Am bekanntesten wurde der Psychiater und Psychoanalytiker Edward Khantzian. Er stellte die Funktion von Narkotika, die Leidensaffekte der verschiedensten psychischen Störungen zu lindern, in den Mittelpunkt und stellte sie auf diese Weise mit Schmerzmitteln und anderen Psychopharmaka auf eine Stufe (Khantzian, 1985). Er begriff die Sucht als eine Bewältigungsstrategie *(coping)* von Personen, bei denen er »das Fehlen der gebräuchlichen Abwehrmechanismen und Konfliktlösungsversuche« feststellte (Khantzian, Mack & Schatzberg, 1974, S. 162). Er war der Überzeugung, »dass eine bedeutende Anzahl dieser Individuen deswegen opiatsüchtig wird, weil sie entdecken, dass die Droge spezifisch regressive Zustände rückgängig macht, indem sie dysphorische Gefühle, die Aggressionen, Wut und Depression umfassen, mildert und erträglicher macht« (Khantzian, 1973, S. 64). Er sprach auch davon, dass jeder Süchtige sich die zu seinem Selbst beziehungsweise seiner Persönlichkeit (einschließlich ihrer Störungen) passende Droge sucht (*self-selection*, Khantzian, 1975). Depressive zum Beispiel nähmen Aufputschmittel, um ihre Depression zu bekämpfen, und Affektgetriebene, Impulsdurchbrüchige Betäubungsmittel, um sich zu beruhigen. Dies wurde gelegentlich als ein-eindeutige Verbindung, als *Spezifitäts-Hypothese* interpretiert, wonach man jeder psychischen Störung eine Droge zuordnen kann. Das lässt sich jedoch nicht halten: Impulsdurchbrüchige nehmen auch Speed oder Halluzinogene, weil sie ihre eigenen Gefühle von Wut oder Angst dann projektiv der Droge zuschieben können (»Das Speed macht mich aggressiv. Es sind nicht meine Aggressionen«). Depressive nehmen Cannabis, Alkohol oder Opiate, um die Autoaggression, die sie niederdrückt, zu bekämpfen. Man muss sich also jeden Einzelfall anschauen, kann aber sagen, dass ein Süchtiger, der die freie Wahl hat, sich das (in seinem Sinne) am besten seine affektive Gesamtlage verbessernde Suchtmittel suchen wird.

»Heroin, it's my wife and it's my life« (Lou Reed)

Zurück zur Theorie von Krystal und Raskin: Sie erklärten, dass die Diffusität des Erlebens, bei dem zwischen körperlichen Gefühlen wie Spannungen oder Übelkeit und psychischen Affekten nicht unterschieden werden könne, es dem Süchtigen ermögliche, seine negativen Affekte, die ursprünglich aus zwischenmenschlichen Erfahrungen entstünden, wie lediglich körperliche Missempfindungen zu deuten und Drogen als Steuerungsmittel dagegen einzusetzen. Er benutzt die Droge einerseits ganz bewusst und rational als ein chemisches Instrument, das ihm Beruhigung, Erleichterung oder Anregung verschafft. Da seine Gefühle im Hintergrund aber weiter mit der Bindung an die frühe Bezugsperson zusammenhängen, erlebt er andererseits die Droge unbewusst wie die Gabe (zum Beispiel den Schnuller oder Süßigkeiten) einer »guten Mutter«, die gute Gefühle verschafft. Es findet, ähnlich wie beim katholischen Abendmahl die Verwandlung von Brot und Wein in den Leib und das Blut Christi, eine fantasierte *Transsubstantiation* von dem inkorporierten chemischen Stoff in eine innerlich empfundene Zuwendung eines lebendigen Menschen statt (Krystal & Raskin, 1983 [1970], S. 52). Das chemisch induzierte Wärmegefühl des Alkohols beispielsweise wird mit der psychischen Empfindung von Wärme gleichgesetzt, die entsteht, wenn Mutter oder Vater das Kind liebevoll anschauen oder in den Arm nehmen. Die chemisch induzierte Schmerzfreiheit und Muskelentspannung eines Opiats werden mit der Entspannung gleichgesetzt, die ein Kind empfindet, wenn es sich in der Familie geborgen fühlt. Die Droge erleichtert die Fantasie, das gute Objekt sei noch da, ähnlich wie der Schnuller dem Baby das Fantasieren der Brust erleichtert. Die Weise, in der diese Erleichterung geschieht, ist eine magische: Eine gleichende Teilerfahrung (beim Baby: Schnuller und Nippel, bei der Droge: chemisch erzeugtes und vegetativ autonom erzeugtes Körpergefühl, zum Beispiel Wärme) lässt im Primärvorgang (das heißt dem Vorgang der assoziativen Verknüpfung, der in unserer Psyche der verstandesmäßigen Verarbeitung vorausgeht) die Fantasie vom Ganzen entstehen, pars pro toto. Die Transsubstantiation gilt auch im Negativen: Der Entzug, die Ernüchterung, das Aufhören der Drogenwirkung wird im Unbewussten so erlebt, als entziehe eine ehemals gute Mutter ihre gute Gabe und lasse das Kind allein und enttäuscht zurück (ebd., S. 74). Krystal und Raskin markierten mit diesem Begriff die Möglichkeit der Verschiebung von Abhängigkeitsgefühlen von einem bezogenen menschlichen Objekt auf ein unbezogenes sachliches Objekt. Ich habe das später eine *donale* Verschiebung genannt – von einer Bezugsperson auf deren Gabe (lat. *donum*).

Radó hatte lediglich eine vom Süchtigen aktuell erlebte »Initialverstimmung« konzipiert. Im Gegensatz dazu hob der Begriff des »Uraffekts« bei Krystal und Raskin auf eine »affektive Regression« ab. Ihnen war aufgefallen, dass viele schwer Süchtige kaum differenziert über ihre Gefühle sprechen können. Sie schlossen daraus auf ein Zurückfallen auf ein präverbales Hilflosigkeitsstadium, in welchem psychische Gefühle und körperliche Empfindungen wie Schmerzen, Unwohlsein usw. noch nicht unterschieden werden können. »Resomatisierung und Entverbalisierung« (ebd., S. 22) finden statt, nachdem eine gewisse psychische Reife der Affektdifferenzierung bereits erreicht war. Damit trugen die Ich-Psychologen der Vorstellung Rechnung, dass es, eingewoben in die Triebentwicklung, auch eine Ich-Entwicklung gibt, in der die Kognition, die Abwehr, die Affekte, die Fantasie, die Introspektion und andere Eigenschaften sich ausdifferenzieren. Gegenüber einer »normalen« Ich-Entwicklung spricht die Existenz des Uraffektes also für eine Ich-Regression mit dem Ergebnis eines Ich-Defizits. Wann und wodurch die Regression einsetzt, blieb bei Krystal und Raskin etwas unklar. Es besteht die Möglichkeit, dass es gar keine Progression gegeben hat, sondern die Entwicklung des Reizschutzes oder der

Abwehr von Anfang an behindert war. Die Sucht wehrt auf jeden Fall die Folgen eines Ich-Defizits ab. Sie muss den Umstand bewältigen, dass die psychische Abwehrentwicklung nicht vollendet wurde. Daher kann man im Rahmen der Ich-Psychologie die Sucht als eine »frühe« Abwehroperation bezeichnen, die im Gefüge einer »frühen« oder »strukturellen« Störung arbeitet.

Bei der Frage, wie es zur Behinderung der normalen Abwehr-Entwicklung und zur Fixierung des entsprechenden Ich-Defizits kam, benutzten Krystal und Raskin das Modell der Depression bei Freud (1916–1917g [1915]) und Abraham (1969 [1924]) sowie die Überlegungen von Edith Jacobson zur frühen Selbst-Entwicklung (1978 [1964]). Jacobson war in den 1920er Jahren in Berlin bei Fenichel in Lehranalyse gewesen und 1938 nach über zweijähriger Gestapo-Haft in die USA geflohen. Dort wurde sie eine der führenden Theoretikerinnen der Ich-Psychologie, die allerdings auch Elemente der kleinianischen »Objektpsychologie« in ihre Überlegungen miteinbezog.

In Anlehnung an sie argumentierten Krystal und Raskin, dass ein Kind sich bestimmte Vorstellungen von der eigenen Person (eine Selbst-Repräsentanz) und bestimmte Vorstellungen von den wichtigen Bezugspersonen (Objekt-Repräsentanzen) bildet. Diese Vorstellungen werden in seiner Psyche nicht strikt getrennt gehalten, sondern vermischen sich: Das Kind schreibt sich selbst Züge der Objekte zu und den Objekten Züge von sich (Krystal & Raskin, 1983 [1970], S. 54f.), oder in den Worten von Jacobson: »Die frühesten Identifizierungsweisen beruhen [...] auf primitiven, mit Verschmelzungen von Selbst- und Objektimagines korrespondierenden Introjektions- und Projektionsmechanismen, die sich über die realen Unterschiede von Selbst und Objekt hinwegsetzen« (Jacobson, 1978 [1964], S. 56). Wie wenig Selbst und Gegenüber in der Psyche eines kleinen Kindes getrennt sind, kann man an bestimmten Verhaltensweisen ablesen: Ein Kind wird mit dem Löffel gefüttert, beginnt, selbst den Löffel in die Hand zu nehmen, und versucht, ihn abwechselnd sich selbst und der fütternden Person in den Mund zu stecken: nicht als Gegengabe, sondern weil es imitiert und den eigenen Mund mit dem des Gegenübers gleichsetzt. Im frühen Verstecken-Spielen hält es sich selbst die Augen zu, wenn es nicht will, dass die Bezugsperson es sieht – weil die Unterscheidung von »Ich sehe« und »Du siehst« noch so unklar ist. In den Rollenspielen der magischen Phase (ab Mitte des zweiten Lebensjahres) gibt es dauernde Wechsel der Personen, das Kind kann sich in eine Mama, einen Papa, ein

Kind, ein Tier, ein Auto verwandeln, die Identitäten sind alles andere als fest. Je jünger und vorsprachlicher das Kind, umso verschwommener, vermischter und weniger konstant sind die Bilder vom eigenen Selbst und von den anderen.

Externalisierung

Wenn die Objekt-Repräsentanzen mit viel Angst und Wut oder Ablehnung besetzt sind, dann droht im Falle der Vermischung die Ablehnung auf die Selbst-Repräsentanz überzugreifen: Das Mama-Ich-Mischwesen ist etwas Schlechtes, Gehasstes und geht mit »Ich bin schlecht« einher. In diesem Sinne zitierten Krystal und Raskin Freuds Depressions-Metapher: »Der Schatten des Objekts fiel [...] auf das Ich« (Krystal & Raskin, 1983 [1970], S. 56). Von hier aus ziehen sie für die Fundierung ihres Sucht-Modells den Schluss, dass ein Kind, das eine stark ambivalente, hassbesetzte Objekt-Repräsentanz besitzt, diese wirkungsvoll von der Selbstrepräsentanz isolieren muss, sich am besten vorstellen muss, dass die gehassten Eigenschaften nur im realen, äußeren Objekt existieren und im eigenen Inneren lediglich als Abbild des Äußeren anwesend sind, nichts mit eigenen Eigenschaften zu tun haben. Wenn diese »massive Verdrängung« (ebd.) oder »strenge Externalisierung« (ebd., S. 52) nicht gelingt, droht eine »überwältigende Depression« (ebd., S. 69) mit dem entsprechenden Selbsthass: »Das Getrennt-Sein der Objektrepräsentanz schützt die eigene Selbstrepräsentanz davor, von Aggression überflutet zu werden« (ebd., S. 59). Objektvorstellungen, zum Beispiel diejenige, aktiv und wirkmächtig zu sein, werden also externalisiert, »Handlungs- und Denkweisen werden für das Mutterbild reserviert und dem Kind verboten.« Damit gehen dem Betreffenden aber nicht nur gehasste, sondern auch benötigte Eigenschaften verloren: »Indem er die heilende, fürsorgliche Mutter aus seiner Selbst-Identität entfernte, hat er einen wichtigen Teil der ihm zur Verfügung stehenden Möglichkeiten und Fähigkeiten verloren, sich selbst zu erhalten, zu heilen und zu trösten, sich anzuerkennen und zu akzeptieren« (ebd., S. 71).

So richtig die Beobachtungen und erklärungsmächtig die theoretische Konstruktion der Externalisierungs-Abwehr von Krystal und Raskin für den erwachsenen oder jugendlichen Drogensüchtigen sein mögen: Ein kleines Kind ist zu so »strengen Externalisierungen«, so rigiden Projektionen, Verleugnungen oder Spaltungen gemäß dem Entwicklungsstand seiner psychischen Differenzierungs- und Abwehrfähigkeit noch nicht in der Lage. Es handelt sich hier um eine Re-Projektion reiferer Vorgänge auf die frühkindliche Psychodynamik.

Krystal und Raskin fassten die Externalisierung offensichtlich als eine bewusstseinsnahe Operation auf, die eine Entscheidungsfähigkeit voraussetzt, als sie schrieben, dass es sich um eine »Weigerung« handelt, »das eigene psychische Material, ob es sich nun um Selbst-, Objekt- oder Umweltrepräsentanzen handelt, als Teil des Selbst anzuerkennen« (ebd., S. 57). Sie verstanden nicht, dass die Abwehroperation, auch wenn sie Teil des Ichs ist, trotzdem unbewusst abläuft, als Teil eines »Programms«, das da heißt: »Unerträglicher, überwältigender Affekt muss verhindert werden!« Die betroffene Person hat keine Wahlmöglichkeit, sie kann sich diesem unbewussten Mechanismus nicht verweigern. Stattdessen nahmen Krystal und Raskin eine von westlich gebildeten Erwachsenen rational gewonnene Wahrheit, nämlich dass alles, was wir fühlen und denken, unser eigenes inneres Material ist, als Bezugspunkt und erklärten den Glauben eines Kindes oder eines psychisch gestörten Erwachsenen, dass etwas Böses oder etwas Wirkmächtiges nur im Außen existieren könne, für demgegenüber falsch. Das nicht einzusehen, was so offensichtlich wahr ist, konnte nur einer Weigerung, einem Widerstand entspringen. Sie argumentierten wie »vernünftige« Eltern, die ihrem Kind, das im dunklen Zimmer Angst vor Monstern oder Einbrechern hat, einfach mitteilen, dass es die nicht gibt, und dass das Böse, vor dem das Kind Angst hat, sich in ihm selbst befindet.

Davon abgesehen, dass eine solche Mitteilung uneinfühlsam und sadistisch wäre, zeigt sie ein rationalistisches Menschenbild, in dem etwas *wirklich* Unbewusstes, das dem Individuum, in dem es wirkt, primär und ohne differenzierte Reflektion nicht wissbar ist, nicht vorkommt. An dieser Stelle wird die theoretische Beschränktheit der Ich-Psychologie bei der Erklärung der Sucht (und nicht nur dort) deutlich: Wenn es kein wirkliches Unbewusstes gibt und Menschen mit einer *natürlichen* (im Gegensatz zu einer durch Bildung erworbenen) Rationalität als ihrem seelischen Kern ausgestattet sind, dann sind Süchtige (und andere psychisch Kranke, die Projektionen als Abwehr benutzen) doch selber an ihrer Krankheit schuld, weil sie sich einer leicht einsehbaren Wahrheit verweigert haben. Krystal und Raskin reprojizierten eine elaborierte Rationalität in eine kindlich unentwickelte Intelligenz.

Als Referenz für die von ihnen implizit behauptete natürliche Rationalität des Menschen, für sein selbstverständliches Wissen, dass er sich seine Monster selbst schafft, bezogen sie sich auf John M. Dorsey, einen der wenigen US-Amerikaner, die noch bei Sigmund Freud persönlich in Analyse gewesen waren. Sie zitieren aus seinem Aufsatz »Krankheit oder Alleinigkeit« (1965):

> »Meine fortlaufende Selbstanalyse, soweit diese darin besteht, mir bewußt zu machen, daß es *mein* Geist ist, den ich benutze, bewirkt letzten Endes eine solche Erweiterung meiner erfaßbaren persönlichen Identität, daß sie meine gesamte Selbsterfahrung einschließt. [...] So mag der Primärprozeß [das heißt das assoziative, nicht logisch geordnete Denken, R. V.] keine Selbsteinsicht oder bewußte Selbstidentität bewirken. Der Sekundärprozeß hat jedoch zur Folge, daß psychische Vorgänge mit Bewußtsein ausgestattet werden [...]. Die Kräfte des Sekundärprozesses können [ihrerseits, R. V.] erlebt werden [...], ohne daß einem bewußt wird, daß es sich dabei zur Gänze und ausschließlich um eigene Aktivitäten handelt. Deshalb muß man die Notwendigkeit der psychischen Aktivität, die ganz und ausschließlich der erfahrbaren Wahrheit *verantwortlicher* Selbst-Bewußtheit dient, so besonders betonen. Wegen seines großen Nutzens für mich habe ich diesen Vorgang des Innewerdens meiner wahren Selbstidentität in allen meinen Lebensbereichen mit dem Terminus Tertiärprozeß besonders herausgestellt. [...] Ich sehe, daß ich keine Wahl habe, ob ich ein absoluter Solipsist sein will oder nicht, denn als absolutes Individuum ist Solipsismus das Einzige, was mir möglich ist. Die einzig mögliche Wahl, die ich habe, ist, ob ich meine notwendige solipsistische Individualität bewußt anerkennen und behaupten soll oder nicht. [...] Die Verarmung des Ichs von Drogenabhängigen besteht in einem Mangel an dem Gefühl der Selbstgenügsamkeit« (zitiert nach Krystal & Raskin, 1983 [1970], S. 57f.).

Dorsey beschreibt, wie er nach seiner therapeutischen Psychoanalyse diese als permanente Selbstanalyse fortsetzt und es ihm dabei darum geht, sich alles, was er erlebt, fühlt und denkt als sein eigenes Erleben, Fühlen und Denken bewusst zu machen. Er nennt das »Tertiärprozess«. Wir würden heute vielleicht von einem psychoanalytischen »Achtsamkeits«-Programm sprechen. Sodann spricht er von »Solipsismus« oder auch von »Selbstalleinigkeit« oder »Nurselbstheit«. Den Begriff »Solipsismus« hat er von dem deutschen Philosophen und Hegel-Schüler Max Stirner übernommen, der in seinem Hauptwerk *Der Einzige und sein Eigentum*

(1845) ein Programm der ausschließlichen Zuwendung zur seelischen Innenwelt und der bewussten Aneignung dieses »Jenseits in Uns« proklamiert hatte. Dorsey empfiehlt nun diese psychische Aktivität als allgemeinen Heilsweg. Dass er die »Verarmung des Ichs von Drogenabhängigen«, die in keiner psychoanalytischen Therapie waren, damit in Zusammenhang bringt, dass sie seinem prätentiösen Programm der »Selbstgenügsamkeit«, von dem sie nie gehört haben, nicht folgen können, wirkt, mit etwas Distanz gesehen, einigermaßen abwegig. Der Versuch von Krystal und Raskin, das durch Therapie erarbeitete philosophische Wissen von der »Nurselbstheit« zur naturgegebenen Seelenausstattung zu erklären, ist erzwungen und nicht plausibel.

Krystal und Raskin sahen die tiefste Ursache der Sucht in einem vorbewussten frühkindlichen »Abwehrfehler« der Abhängigen (der Externalisierung), der in der Therapie korrigiert werden sollte. Sie erkannten das Wirken des Unbewussten nicht voll an und entsprechend auch nicht die Unabwendbarkeit der externalisierenden Abwehr für die Süchtigen. Ihre Rede von der »Weigerung« berief sich auf eine immanente natürliche Vernunft und erklärte die Abhängigen als Uneinsichtige für bis zu einem gewissen Grad selbst schuld an ihrer Krankheit. Man könnte meinen, dass die historisch unbewusst tradierte protestantische Schuldzuschreibung sich bei ihnen auf diese Weise hinterrücks doch wieder durchsetzte. Die gleiche Denkfigur von dem natürlich, intuitiv gegebenen Wissen des Individuums davon, was objektiv wahr und vernünftig ist, findet sich übrigens auch in der oben, im Zuge der kulturkritischen Theorien (siehe Kapitel 7) behandelten populären Schrift der US-amerikanischen Autorin Wilson-Schaef über die »Suchtgesellschaft« (Wilson-Schaef, 2000). Möglicherweise handelt es sich um ein spezifisch nordamerikanisch-puritanisches Ideologieelement.

Heinz Kohut, der 1938 aus Wien in die USA emigriert war und dort die selbstpsychologische Richtung in der Psychoanalyse begründete, begann in den 1970er Jahren die normativen Vorgaben der anpassungsorientierten Ich-Psychologie infrage zu stellen und die psychischen Störungen nicht mehr lediglich auf Entwicklungsdefekte (geschweige denn Uneinsichtigkeit) des Individuums zurückzuführen. Er setzte das nach Anerkennung und Bestätigung verlangende psychische Selbst affirmativ in den Mittelpunkt seiner therapeutischen Bemühungen. Er wurde, was den Einfluss der realen Bezugsobjekte auf die Entwicklung des kindlichen Selbst betraf, deutlicher. Seiner Auffassung nach ist es in der Kindheit notwendig, Bezugspersonen zu haben, die man bewundern und mit denen man sich identifizieren kann, sogenannte »Grandiositäts-Objekte«, und solche, die empathisch die Eigenschaften, Fähigkeiten und Gefühle des Kindes widerspiegeln und bestätigen, sogenannte »Spiegelobjekte«, beides zusammengefasst unter dem Begriff der »Selbstobjekte« (Kohut, 1976). Wenn diese Selbstobjekte nun nicht zur Verfügung stehen, dann fühlt sich das Kind als ein Nichts, unwert zu existieren. Um sich anwesend, lebendig zu fühlen,

> »um das Selbst-Objekt zu ersetzen [...][,] greift das Kind zur Selbst-Stimulation. Zu diesem Zweck benutzt es orale, anale und phallische Masturbation; es benutzt Schmerz, den es sich selbst zufügt [...] und es benutzt Phantasien [...]. Ich glaube, dass die Drogenerfahrung den kindlichen Versuch wiederholt, das Selbst-Objekt [...] zu ersetzen und dem Gefühl, tot zu sein, entgegenzuwirken, das in Ermangelung des empathischen Milieus auftritt, das durch das Selbst-Objekt hergestellt worden sein sollte« (Kohut, 2003 [1984]).

Diese Suchterklärung ist zwar noch sehr unspezifisch, zumal sie nicht nur auf Sucht, sondern auch auf selbstgefährdendes Verhalten, schizoide Rückzüge und ähnliches zutrifft, aber sie macht die Wichtigkeit der affektiven Zuwendung, des Spiegelns und der Empathie der frühen Objekte deutlich. Die englischen Psychoanalytiker Donald Winnicott und John Bowlby hatten schon in den 1950er und 1960er Jahren die Bedeutung einer guten Bindung zwischen der Mutter und dem Kleinkind für die Herausbildung des kindlichen Selbst betont.

Narzissmus versus Ordnung und Ehrbarkeit

1978 und 1987 brachte der US-amerikanisch-schweizerische Psychiater und Psychoanalytiker Léon Wurmser noch einmal den Ich-psychologischen Ansatz zur Geltung. Wurmser war durch seinen metaphernreichen, literarisch gebildeten Stil in den 1990er Jahren besonders in deutschen Vortragssälen ein beliebter Gast. Was bei Krystal und Raskin eine defizitär entwickelte Abwehr gewesen war, die zu einer Regression zum »Uraffekt«, einem kindlichen Hilflosigkeits-, Angst- und Verzweiflungsgefühl geführt hatte, war bei Wurmser eine Fixierung auf den frühkindlichen Narzissmus, eine empfindliche, Befriedigung suchende und Frustration vermeidende, also ganz dem Lustprinzip folgende Selbstbezogenheit, die nicht überwunden werden kann. Sie macht mit ihrer Kränkbarkeit das Über-Ich strenger und verurteilender, als ein Normalmensch es empfindet. Im Kranken entsteht Angst vor dem Über-Ich, das »zum inneren Henker und zum bösen, rachsüchtigen, grausamen Zwerg [wird], gegenüber dem der Rest der Persönlichkeit hilfloses Opfer bleiben muss« (Wurmser, 1987, S. 193). Der Drogensüchtige erlebt die Angst vor den vom Über-Ich ausgelösten Scham- und Schuldgefühlen als erstickende Enge, als ein »Claustrum« (ebd., S. 224, 242), dem er entfliehen möchte. Die Drogen dienen ihm zur »›künstlichen‹ Affektabwehr als pharmakologisch massiv verstärkte Verleugnung von Gefühlen« (ebd., S. 222). Die Sucht habe also einen »phobischen Kern«, sei selbst ein »Schutzsystem« (ebd., S. 223f.). Für die Flucht vor den überflutenden Gefühlen wird »die Droge eingesetzt als konkreter, externer, ersehnter Handlungsträger« (Wurmser, 1997 [1978], S. 173), der »das Leben magisch verändern wird« (ebd., S. 132). Im Rausch wird gegen die erstickenden Scham- und Schuldgefühle massive Aggression mobilisiert, die »sich im ›Ausbruch‹, im Niederreißen von Grenzen, dem Verstoß gegen soziale Regeln, in Gewalttätigkeit gegen andere, in Selbstzerstörung« (ebd.) äußert. An dieser Stelle wird deutlich, dass Wurmser einen blind wütenden, Borderline-nahen Typus des Süchtigen ins Auge gefasst hat. Weder der still zufriedene Säufer oder Kiffer, noch der sich in einen großartigen Schaffensrausch stürzende Kokser noch der komatös betäubte Junkie kommen bei ihm vor.

Beim »Abwerfen des Jochs« (Wurmser, 1987, S. 235), beim »Aufstand gegen das Gewissen« (ebd., S. 255) würden die Ideale des Über-Ich – Glaubwürdigkeit, Zuverlässigkeit, Gerechtigkeit – bedeutungslos: »Wenn die Verzweiflung überhand nimmt, wird die Frage nach der Ehrbarkeit lächerlich.« Es finde »eine tiefgreifende Spaltung des Über-Ich« statt (Wurmser, 1997 [1978], S. 132). Damit ist gemeint, dass im Rausch der gefürchtete Anteil des Über-Ich, der die Verurteilung und Entwertung, aber auch die begrenzende Realitätsanpassung enthält, massiv außer Kraft gesetzt beziehungsweise verleugnet wird, während der regressiv gewährende (das heißt Ansprüche und die Grandiosität des Selbst bestätigende), narzisstisch stabilisierende und schützende Anteil idealisierend überbesetzt wird (ebd., S. 185, 337).

Durch die permanente Opposition des unreifen, narzisstischen (Über-Ich-)Teils gegen den kaum gefestigten reifen Über-Ich-Teil besteht eine

> »allgegenwärtige Labilität der inneren Strukturen und Grenzen [...]. Nicht nur die Gefühle sind inkonsistent und überwältigend, sondern auch die Abwehr, die Grenzen zwischen dem Selbst und anderen, [...] die vom Über-Ich überwachten Beschränkungen und Grenzen. Klinische Erfahrung, Testergebnisse, Beobachtungen von Wohlfahrtseinrichtungen und staatlichen Behörden treffen sich alle in dem einen Punkt: der inneren *Anomie,* der Gesetzlosigkeit, dem Mangel an Beständigkeit, Struktur, Grenzen« (ebd., S. 327).

Wahrscheinlich meint Wurmser hier nicht nur die Struktur- und Grenzenlosigkeit, die sich im berauschten »Ausbruch« Raum verschafft, sondern auch die Unzuverlässigkeit, das Lügen usw., die im nüchternen Zustand bestehen. Die Struktur-Labilität ist in seiner »ätiologischen Gleichung« die zentrale Ursache der Drogensucht. Die Anomie führt zu den unstrukturiert-überwältigenden Affekten, die dann global verleugnet beziehungsweise durch Drogeneinnahme »magisch verändert« werden müssen; sie führt zur Überwertigkeit des Über-Ich und zur Fragmentierung in verschiedene, einander widersprechende Identitätsanteile (ebd., S. 326–328). Die Droge selbst ist bei diesem In-Erscheinung-Treten der ursächlichen strukturellen Störung nur noch »die auslösende Ursache«. Wurmser meint, »dass dem Auftritt der Droge auf der Bühne nichts weiter zukommt als die Rolle des Boten in der antiken Tragödie, ein unglücklicher Katalysator« (ebd., S. 329). Die eigenständige Qualität oder Spezifik einer schweren Sucht, die sich schon vordergründig in der Überwertigkeit und zentralen Rolle der Droge beziehungsweise des Suchtmittels im Leben eines Abhängigen zeigt, übergeht er vollständig. Was er als »Toxikomanie« oder »Drogenzwang« bezeichnet, ist nur ein Abwehrsymptom im Rahmen eines umfassenden psychischen Strukturmangels.

Den Strukturmangel zählt er nun zur »Prädisposition« (ebd., S. 328) des Kranken, das heißt zur ererbten und aus den frühesten Kindheitserfahrungen (bevor es eine symbolische Verarbeitung gab) mitgebrachten psychischen Ausstattung. Die familiären Umstände und die dadurch dem Kind vermittelten Strukturmängel zählt er mit zu den Bestandteilen der Prädisposition (ebd., S. 323–325). Zusammengefasst: Die Anomie oder strukturelle Unreife erzeugt die Fixierung auf den narzisstischen Teil des Über-Ich, und der Angriff dieses unreifen Teils auf das reife, strukturierende Über-Ich destabilisiert die gesamte Psyche und erzeugt die Anomie immer wieder neu. Es gibt keinen Ausweg und keine Weiterentwicklung.

Wurmser bezieht sich mit seinem Kampf des Narzissmus gegen Über-Ich und Struktur auf den US-amerikanischen Analytiker Leo Rangell, der 1974 und 1976 eine »eigenständige Entität von Störungen« postulierte, nämlich die durch Angriffe auf die Kohärenz der psychischen Gesamtstruktur sich auszeichnende Gruppierung der »Identitätspreisgabe«: »Bei den Neurosen wird das Es geopfert, bei den Psychosen die Realität; bei Identitätspreisgabe das Über-Ich [...]. Narzissmus ist der unbezähmbare Gegner der Integrität [...], der Einheit und Kohäsion des menschlichen Selbst« (zitiert nach ebd., S. 279). Gleichsinnig zitiert Wurmser aus einem Aufsatz des Analytiker-Ehepaares Lowenfeld »Unsere permissive Gesellschaft und das Über-Ich« (1970), in dem ein Zerfall des reifen Über-Ich und eine Regression auf ein archaisches, mit narzisstischen Anforderungen und Wertungen arbeitendes Über-Ich bei der jungen Generation behauptet wird. Beides soll durch die zu »nachsichtige Erziehung« der schwachen Eltern und die permissive Haltung der Gesellschaft gefördert worden sein (Wurmser, 1997 [1978], S. 280).

Hatte Wurmser schon 1978 die Droge lediglich als »unglücklichen Katalysator« der strukturellen Störung bezeichnet, so schafft er neun Jahre später die Sucht als eigenständige, einer spezifischen internen Logik folgende Krankheit noch einmal ab, indem er sie in die schon genannte Gruppierung der »Identitätspreisgabe« eingliedert, die er nun »schwere Neurosen« nennt – ein breit angelegtes, durch ausgeprägte Affektregulationsstörungen imponierendes und insgesamt auf Über-Ich-Defekte sich gründendes Krankheitsbild, das »mehr oder weniger mit der üblichen ›Borderline‹ Kategorisierung übereinstimmen dürfte« (Wurmser, 1987, S. 24). Er bezeichnet die für die schweren Neurosen zentrale narzisstische Abwehr gegen das regelnde Über-Ich und gegen die durch Vernunft geordnete Realität als das auch die Drogensucht kennzeichnende Spezifikum, »was bis jetzt den Forschern entgangen ist« (ebd., S. 236f. – »schwere Neurose« deshalb, weil er den Abwehrkampf des Narzissmus gegen das Über-Ich als »Konflikt« bezeichnet und ihn mit den neurotischen Konflikten gleichsetzt, zum Beispiel dem zwischen Aggression und Hemmung in der Zwangsneurose oder dem zwischen Sexualität und Verdrängung bei der Hysterie). Wurmser liefert also keine Definition und keine Analyse der Sucht als psychischer Krankheit mit eigener Qualität, sondern beschreibt sie lediglich als Symptom einer schweren narzisstischen respektive Borderline-Störung.

Auch in Westdeutschland breitete sich ab dem Ende der 1960er Jahre der Drogenkonsum in der Jugendkultur immer weiter aus und veranlasste

Psychoanalytiker, sich darüber Gedanken zu machen. Sie griffen auf die Vorstellungen der älteren Analytiker sowie der zeitgenössischen Ich- und Objektpsychologen zurück. Der Hamburger Psychiater und Psychoanalytiker Ulrich Ehebald konstatierte bei Süchtigen ein fehlendes »Urvertrauen« in Beziehungen und in die Welt – ein Begriff, der aus der Entwicklungspsychologie des aus Deutschland in die USA emigrierten Ich-Psychologen Erik H. Erikson (1970, S. 108) stammte. Dieser Mangel hänge mit einem Wechsel zwischen einem »Zuviel an Liebe« und »Liebesentbehrungen« im ersten und zweiten Lebensjahr zusammen, wie Simmel das auch schon vermutet hatte (Ehebald, 1973). Der Berliner Psychiater und Psychoanalytiker Ernst Lürßen bezog sich nicht nur auf den Konsum exotischer Drogen, sondern auch auf den in den 1970er Jahren zunehmend bemerkten Jugendalkoholismus. Er übernahm von Radó die Gedanken von der Droge als künstlichem Reizschutz und als Mittel zur Stimulation des Selbstwertgefühls. Das Transsubstantiationsmodell von Krystal und Raskin übersetzte er etwas vereinfachend in die Formel der Droge als Objektersatz und stellte eine Übereinstimmung mit dem *Übergangsobjekt* fest, einem Stofftier, einer Decke (wie die Schmusedecke von Linus in der Comic-Serie *Peanuts*) oder einem ähnlichen Gegenstand, der einem ein- bis zweijährigen Kind besonders am Herzen liegt, den es immer mit sich herumschleppt, und der ihm durch seine zuverlässige Anwesenheit und Kontrollierbarkeit hilft, die Zeiten der Abwesenheit der Mutter zu überbrücken (Lürßen, 1982, S. 882). Der englische Kinderpsychiater Donald Winnicott hatte das Übergangsobjekt allerdings als Hilfe zur Ablösung aus der engen Mutterbeziehung konzipiert: Es wird als Trost-Objekt benutzt, um das Alleinsein besser auszuhalten und zu üben, und als Hassobjekt, das weggeworfen oder anstelle der frustrierenden Mutter wütend malträtiert werden kann (wovon zum Beispiel die abgerissenen Augen und Ohren zeugen) (Winnicott, 1984 [1965], S. 143–147). Es hat also eine progressive Funktion für die Verselbstständigung des Kindes und keine regressive wie ein Suchtmittel. Dem Kind geht es um die omnipotente Kontrolle über das Stofftier und nicht um eine passive Abhängigkeit von ihm als Ersatz der Mutter.

Die durch die Anwendung der Gruppentherapie in der Suchtbehandlung bekannt gewordene Psychoanalytikerin Annelise Heigl-Evers übernahm das Konzept des Uraffekts von Krystal und Raskin sowie das der Externalisierung der Selbstverantwortung mit der Folge der Schwächung der Selbstfürsorge (Heigl-Evers, 1977, S. 7f.). Sie übernahm auch das Modell der Transsubstantiation als Verschiebung von Abhängigkeitsgefühlen von einem bezogenen menschlichen Objekt auf ein unbezogenes sachliches Objekt. Als Vorstufe formulierte sie, dass dem zukünftigen Suchtkranken »möglicherweise schon sehr früh in der kindlichen Entwicklung zur Befriedigung von Triebwünschen Angebote gemacht wurden, die unpersönliche Mittel zur Beseitigung von Unlustgefühlen beinhalteten« (Heigl-Evers, Standke & Wienen, 1981, S. 59). Das ist ein etwas schwieriger Gedanke, da Schnuller, Süßigkeiten oder andere »unpersönliche Mittel« allgemein verbreitet zur Kleinkinderziehung dazugehören, ohne automatisch einen Weg zur Sucht zu bahnen. Vielleicht könnte man den Gedanken so interpretieren, dass bestimmte Primärobjekte sich ihrem Kind hauptsächlich mittels oraler Gaben zuwenden, sodass es seine Abhängigkeitswünsche stark mit diesen Versorgungsmitteln assoziiert.

Wolfgang Tress (1985) stellte unter starkem Bezug auf Glover und vor allem Rosenfeld ein »objektpsychologisches Modell« der Sucht auf: Von Radó übernahm er die Grundthese, dass die Initialverstimmung von schwer Süchtigen in narzisstischer Selbstentwertung begründet sei und der Rausch die Funktion habe, das Selbst zu restituieren. Die Selbstentwertung gehe einher mit einer inneren Abwertung der Objekte, mit denen der Süchtige zu tun habe. Er habe die Vorstellung, dass alle anderen Menschen genauso wenig wert seien wie er selbst. Über den negativen Selbst- und Objektvorstellungen liege eine realistische, einigermaßen positiv bewertete Vorstellung von dem, was der Süchtige trotz seines Grundhandicaps an Fertigkeiten, Kenntnissen und Erfahrungen in seinem alltäglichen Leben erreicht habe. Tress bezeichnet es als »scheinbare Reife« respektive »falsches Selbst« (ebd., S. 85).

Werde nun das grundsätzlich schlechte Lebensgefühl durch eine – unter Umständen nur kleine – Kränkung wieder (aus dem Vorbewussten) ins Bewusstsein gebracht und drohe übermächtig zu werden, dann projiziere der Süchtige das, was er an (mit Objekten verbundenen) Vorstellungen von Wärme, Glück usw. habe, seine idealen Selbst- und Objektrepräsentanzen, auf ein konkretes Objekt im Außen, etwa Alkohol, das nun zum Retter oder Glücksbringer werde. Dessen pharmakologische Wirkung solle nach der Einverleibung das positive Lebensgefühl, das als etwas rein Körperliches (ohne Beteiligung der Seele, siehe die »affektive Regression« bei Krystal und Raskin) aufgefasst werde, wieder wecken. Dieses Gute verbünde sich im Rausch mit den noch vorhandenen Vorstellungen eines realitätstüchtigen Selbst sowie kompensierenden Größenfantasien und gebe dem Süchtigen für eine begrenzte Zeit Stolz, Lebensmut und Leichtigkeit. Im fortgeschrittenen Rausch treffe das als gut fantasierte Selbst mit den dann auch als gut fantasierten Objekten zusammen: Liebe zu anderen und triumphales Hochgefühl des Selbst (ebd. S. 88, siehe auch der »manische« Rausch bei Rosenfeld). Zugleich werde das innere Schlechte nach außen projiziert, und im Außen würden dann böse Feinde gesehen, die mit einem Gefühl »heiliger Wut« verbal oder auch tätlich angegriffen würden.

Im Entzug kehre die basale narzisstische Verletzung wieder und die Droge werde vom Glücks- zum Schadensbringer. Die verbliebenen Elemente positiven Selbstgefühls würden zersetzt. Aus der Sicht des Abhängigen mit seinem basal schlechten, aber als »wahr« empfundenen Lebensgefühl werde das künstlich darüber gebaute »falsche Selbst« zerstört. Der Tod erscheine schließlich – ganz im Sinne des Todestriebes bei Simmel oder Glover – als einzig konsequente Befreiung (ebd., S. 89).

Angst vor Verschlungen-Werden

1988 griff der deutsche Analytiker Jürgen Kind die Theorie von Bergler (1936) zum pathologischen Spielen auf und ergänzte sie mit theoretischen Gedankengängen von Michael Balint, einem ungarischen Psychoanalytiker, der 1939 nach Großbritannien emigriert war, und von Margaret Mahler, einer ungarischen Kinderärztin, die in Wien ihre psychoanalytische Ausbildung gemacht hatte und 1938 in die USA emigriert war, wo sie auf dem Gebiet der Säuglings- und Kleinkindforschung einflussreich wurde. Balint hatte sich mit zwei grundsätzlichen menschlichen beziehungsweise kindlichen Strebungen auseinandergesetzt, nämlich dem Streben nach Entfernung vom Objekt, nach Unabhängigkeit und Weite (»Philobatismus«) und der Suche nach Anlehnung und Nähe zum Objekt (»Oknophilie«) sowie dem *thrill*, der »Angstlust«, die darin liegt, sich ins Weite zu entfernen (Balint, 1960, S. 23–27). Mahler hatte für eine bestimmte Entwicklungsphase des Kleinkindes im zweiten Lebensjahr, die sogenannte »Wiederannäherungsphase«, in welcher das Kind zwischen Selbstständigkeit und Hilfewunsch hin- und herschwankt, eine Angst, von der Mutter »wiederverschlungen« zu werden, festgestellt (Mahler, Pine & Bergman, 1980 [1975], S. 101–141). Bergler hatte das Wiederaufleben einer narzisstischen Allmacht im Rausch konstatiert mit einem anschließenden selbstbestrafenden Scheitern. Kind fand bei Glücksspielsüchtigen eine hintergründige Angst vor »Verschlungenwerden« bei »Objektannäherung«, also eine Angst vor Selbstverlust. Der andere Mensch wird gemäß den Kindheitserfahrungen der Süchtigen als übermächtig und den eigenen Willen zerstörend erlebt. Durch die »Schwerelosigkeit« des rauschhaften Spielens mit hohem Risiko und der Gefahr des »Absturzes« werde die Freiheit der »Objektlosigkeit« gesucht. Diese Freiheit erzeuge eine zeitweilige triumphale Euphorie, die mit Allmachtsfantasien gekoppelt sei. Zugleich mit der Euphorie entstehe – zumindest bei dem Spielsüchtigen, der sich noch nicht ganz der Selbstzerstörung verschrieben hat – Angst, sich zu sehr zu entfernen, den zwischenmenschlichen Kontakt ganz zu verlieren, sodass der Spieler unbewusst auch den Verlust suche und sich in seinen Gläubigern und anderen Menschen, die er durch Lügengeschichten mit sich verstricke, Objekte schaffe, die ihm nahe kommen – allerdings verfolgend oder »verschlingend«, was ihm Anlass gebe, die nächste Rausch-Freiheit zu suchen (Kind, 1988).

Ebenso wie der beschriebene Spieler wird mancher andere Süchtige nach seiner lustvoll-allmächtigen berauschten Objektflucht im Entzug hilflos und unzurechnungsfähig und provoziert seine Mitmenschen, ihm zu helfen, ihn zu ermahnen und zu bedrängen, das heißt, mit ihm wie mit einem abhängigen Kind verfolgend oder »verschlingend« umzugehen, wovor er dann wieder in den nächsten Rausch flüchten muss. Kind beschrieb als Motor der Sucht das zeitlich begrenzte, illusionäre Gefühl der narzisstischen Selbsterhöhung in der Objektlosigkeit, weshalb er das Suchtmittel auch »Selbstobjekt« nannte. (Dieser Begriff von Kohut meint eine lebendige Person, die im Kontakt erlebt wird und der psychischen Reifung dient. Ich würde eher von einem »Pseudo-Selbstobjekt« sprechen.) Kind sah die Sucht beziehungsweise den Rausch, wie auch schon Radó, Bergler und Wurmser, als Manifestation narzisstischer Allmachtswünsche. Auch andere westdeutsche Autoren gingen beim Glücksspiel-Süchtigen von einem »narzisstischen Defizit« (Schütte, 1985) aus und sahen die Sucht als einen »narzisstischen Restitutionsversuch« (Simon, 1980), während Vent (1999) die Spielsucht als eine frühe Störung der Affektempfindung und Affektregulation charakterisierte.

Undifferenzierte Hassliebe

Der schon erwähnte Wolf-Detlev Rost griff die These von Krystal und Raskin auf, dass der aus einem psychischen Entwicklungsdefizit entspringende »Uraffekt« der letzte Grund der Sucht sei. Er führte unter empirischem Bezug auf schwere Alkoholiker und Heroinabhängige aus, dass diese in der frühen Interaktion mit dem Mutterobjekt ihr eigenes Gefühlsleben und ihre Vorstellungswelt als überwiegend spannungsgeladen und schlecht erfahren hätten. Der Entwicklungsschritt der unterscheidenden Spaltung in gute und schlechte Anteile im eigenen Inneren und an den äußeren Objekten sei nicht vollzogen worden (wohl, weil nicht genügend positive Erlebnis-»Masse« vorhanden war, um überhaupt das Bild einer »guten Brust« oder generell des »Guten« so weit ausbilden zu können, dass es einen eigenen Pol in der Spaltungsdialektik bilden konnte). Daher sei die schwere Sucht als strukturelle Störung entwicklungspsychologisch noch vor der Borderline-Störung einzuordnen. Der schwer Süchtige könne schlecht abgrenzen, was gut für ihn und in ihm sei und was schlecht sei, und stehe zu seinen Objekten in einem Verhältnis »undifferenzierter Hassliebe« (Rost, 1987, S. 89). Er wolle verschmelzen und sich zugleich trennen. Dies sei die Spezifik seiner seelischen Tiefenstruktur (und sein Entwicklungsdefizit): Im Gegensatz zum Borderline-Kranken mit seinen rigiden Spaltungen erlebe der Süchtige seine gegensätzlichen Affekte gleichzeitig und könne sie weder bestimmen noch lokalisieren, das heißt, er sei chaotischen, nicht-kommunizierbaren Affekten ausgesetzt, die in ihrer Unbestimmbarkeit als unangenehm, ja bedrohlich empfunden werden und irgendwie »weg« müssten. Der mit diesen schlechten Gefühlszuständen Behaftete halte sich, sobald er ein bewusstes Bild von sich bilden könne, für schlecht (E. Müller, 1993).

Zum undifferenziert-negativen affektiven Selbstgefühl des Süchtigen gehört eine tiefe Scham, die es erschwert, von sich aus nahe soziale Kontakte aufzunehmen (»Ich bin zu schlecht, als dass ich mich jemandem zumuten könnte.«). Das Gefühl von Wertlosigkeit erschwert es auch, spontan bewusst zu leiden oder sich zu freuen. Die eigenen inneren Gründe für Leiden (oder Freude) sind zu entwertet, um sie ernstnehmen zu dürfen. Die negativen Folgen des Suchtmittelgebrauchs lassen den Süchtigen zwar leidend erscheinen und rufen unter Umständen äußere Hilfe auf den Plan. Dieses Bild des Jammers hat er aber nicht primär intendiert. Wenn andere Menschen ihm helfen, dann nimmt er die Hilfe wohl an, diese Annahme ist in der Regel aber nicht Ausdruck eines Willens zur Selbstfürsorge, sondern eher des Wunsches, die Verantwortung für sich selbst loszuwerden.

Als Erziehungsmängel, die zu dem beschriebenen basalen Selbstwertmangel führen, benennt Rost die Unfähigkeit von Eltern, einem Kind Sicherheit, Geborgenheit und Orientierung zu geben, und gleichzeitig die

Bedürfnisse nach Expansion, Eigenaktivität und Unabhängigkeit zu tolerieren beziehungsweise zu unterstützen (Rost, 1987, S. 109). Die Väter sind »schwach«, das heißt, unter anderem nicht in der Lage, für die Familie Verantwortung zu übernehmen oder den Kindern verlässlichen Schutz zu bieten (auch Gewalttätigkeit ist in diesem Sinne Schwäche). Die Mütter sind zum Beispiel einerseits materiell verwöhnend und unterdrücken andererseits jede Äußerung von Eigenwillen (das hatte Simmel schon so beschrieben), oder sie sind gleichgültig gegenüber den Äußerungen und Bedürfnissen der Kinder.

Drei Sorten Sucht

Die Vielzahl von Suchtvarianten und -symptomatiken ins Auge fassend, konstatiert Rost (wie andere vor ihm auch schon), dass niemand eine eindeutig definierbare »prämorbide Persönlichkeit« des Alkoholikers oder des Süchtigen gefunden habe, sondern mehrere Arten von Persönlichkeitsstrukturen die prämorbide Basis einer Suchtentwicklung bilden können (ebd., S. 20–25) und Sucht sehr oft zusammen mit Angst- und Zwangssymptomatiken, Depressivität oder narzisstischen und Borderline-Persönlichkeitsstörungen auftritt (als sogenannte »Komorbidität«). Er versucht, durch ein »integriertes psychodynamisches Modell der Sucht« (ebd., S. 124) eine gewisse Ordnung in die Vielfalt zu bringen.

Rost orientiert sich dabei an den psychischen *Strukturniveaus*, die der als Begründer der amerikanischen (in der Nachfolge der britischen) Objektbeziehungstheorie bekannte Analytiker Otto Kernberg anlässlich seiner diagnostischen Bestimmung des Borderline-Syndroms postuliert hatte. Kernberg teilte »unspezifische Aspekte der Ich-Schwäche«, als da sind:

1. »mangelhafte Angsttoleranz,
2. eine mangelhafte Impulskontrolle und
3. mangelhaft entwickelte Sublimierungen« (das heißt Möglichkeiten, starke Affekte in anerkannteren kulturellen Formen unterzubringen),

in verschiedene Schweregrade ein (Kernberg, 1998 [1983], S. 30f., 41–43). Er unterschied eine *höhere Ebene*, auf welcher Affekte und Angst durch Hemmungen und Reaktionsbildungen (wo jemand zum Beispiel, statt ärgerlich zu sein, betont freundlich reagiert) abgewehrt werden – das wäre in etwa das neurotische Niveau. Hier besteht beim Patienten der Kern einer

Überzeugung, eine zusammenhängende, ihrer Initiative und ihres Wertes sichere Person zu sein, und es sind nur bestimmte Teile des Ich zu schwach beziehungsweise des Über-Ich zu rigide ausgebildet. Sodann unterschied Kernberg eine *mittlere Ebene*, in der Affekte dissoziiert nebeneinanderstehen, das heißt der Patient sich nicht in Einheit mit all seinen Gefühlen erleben kann und im Hintergrund ein alles beherrschendes Gefühl depressiver Leere steht. Und schließlich existiert eine *niedere Ebene*, auf der globale Impulsdurchbrüche, Wut, Angst, Selbsthass, hilflose Verzweiflung vorherrschen und hauptsächlich archaische Abwehrmittel (wie unkontrollierte Abreaktion oder chemische Betäubung) verwendet werden.

- Rost grenzt entsprechend als eine *erste* und vergleichsweise harmlosere Form von Sucht die ab, bei der eine Droge systematisch dazu benutzt wird, eine starke Triebhemmung in den Bereichen Sexualität und Aggression zu lockern, bei der jemand zum Beispiel nur unter Alkohol orgasmusfähig ist oder nur dann seinen Ärger äußern kann. Der Suchtmittelgebrauch hat hier einen psychisch eingegrenzten Zweck, wird nicht seinerseits zum zentralen Zweck des Seelenlebens und ist in der Behandlung wie ein anderes neurotisches Symptom zu betrachten (Rost, 1987, S. 130f.). Ähnliches gilt für die »leichteren Fälle« bei exzessiven Automatenspielern (Schürgers & Haustein, 1988). Die frühen Psychoanalytiker hatten, wie oben schon gesagt, diese Art des Suchtmittelgebrauchs nicht als krankhaft angesehen. Die gängige Nomenklatur der Psychiatrie würde heute wohl von »Missbrauch« sprechen.
- Der *zweite* Sucht-Typ zeichnet sich nach Rost durch seine Ich-Schwäche aus, durch das Fehlen von Fähigkeiten und durch die narzisstischen Leeregefühle, welche durch Drogengebrauch betäubt oder überspielt werden sollen. Das Suchtmittel soll es diesem Typ erlauben, sich in Fantasien der Verschmelzung mit der Welt oder anderen Menschen sowie in Macht- und Erfolgsfantasien zu flüchten. Rost rechnet die sogenannten »Pegel«- oder »Spiegeltrinker« ohne Kontrollverlust (die *Delta*-Kategorie nach Jellinek) hier hinein, und die meisten Medikamentenabhängigen, denen die Droge über Jahre zur Selbststabilisierung dienen kann (Rost, 1987, S. 132–135). Dieser Typ entspricht in etwa dem von Radó, von Fenichel, von Kohut und teilweise auch dem von Krystal und Raskin beschriebenen Süchtigen. Der Typ des Halluzinogen-Abhängigen, den der deutsche Psychologe Jürgen vom Scheidt (1984, S. 90–152) schildert, würde auch hier hineingehören.

- Beim *dritten* Typ, der den Beschreibungen von Glover, dem manisch-destruktiven Süchtigen bei Rosenfeld und Tress oder dem schwer strukturell gestörten Süchtigen bei Rost selbst entspricht, ist der Selbsthass aufgrund des basalen Unwertgefühls bestimmend. Die Sucht hat einen deutlich selbstzerstörerischen Sinn (Rost, 1987, S. 92). Sie kann abwechseln mit schweren psychosomatischen Krankheiten, Unfällen oder Suizidversuchen. Hier hinein gehören nach Rost alle Alkoholabhängigen mit Kontrollverlust beim Trinken, Heroinabhängige und Polytoxikomane sowie selbstzerstörerische Spieler (ebd., S. 136f.) Ich möchte meinen, dass es zwischen Typ 2 und Typ 3 einen fließenden Übergang gibt: Von einem fehlenden Selbstwert und dem Versuch, das Fehlende durch eine Prothese zu ersetzen, ist es nur ein kleiner, bewertender Schritt zu einem schlechten Selbstwert (wenn ich unsicher bin, etwas nicht kann, dann ist das schlecht) und dem Versuch, die Schlechtigkeit, also sich selbst, zu eliminieren.

Ganz ähnliche Unterscheidungen wie Rost trifft der argentinische Analytiker Andrés Raskovsky:

- Die *erste* Gruppe seiner Klassifikation benutzt die Droge als »Erleichterer« angesichts eines überzogenen Ich-Ideals und eines rigiden Über-Ich. Sie soll die permanente innere Unsicherheit und das Gefühl des Ungenügens neutralisieren und den Weg zu narzisstischen Grandiositäts-Gefühlen frei machen. Die Fähigkeit, zu Objekten der Außenwelt funktionierende Beziehungen aufzubauen, bleibt dabei erhalten (Raskovsky, 1997, S. 293–296).
- Die *zweite* Gruppe benutzt die Droge zum verstärkten Rückzug in die innere Welt und zur halluzinatorischen Wunschbefriedigung. Sie lehnt die Außenwelt ab, reale Objektbeziehungen werden fragil. Wegen der Ablösung der Libido vom realen und bezogenen Sexualkontakt können – durch das Dazwischentreten allmächtiger Fantasien – perverse Verschiebungen stattfinden (ebd., S. 296–307). Beispielsweise ist der Typ von Spielsüchtigen, den Jürgen Kind beschreibt, an der Grenze zwischen Gruppe 1 und Gruppe 2 angesiedelt, das heißt den Süchtigen, die das Suchtmittel zur Erleichterung des Drucks von Ich-Ideal und Über-Ich benutzen, aber noch Objektkontakt behalten möchten, und den Süchtigen, die sich zunehmend in die Objektlosigkeit zurückziehen müssen.

- Die *dritte* Gruppe der extrem Abhängigen, bei denen das Leben um die Intoxikation kreist, benutzt die Droge zur Abschaffung der Triebe selbst sowie der mit Vorstellungen und Fantasien verbundenen Wünsche. Gesucht wird eine Objekt-unabhängige, rein körperliche Entspannung, die als Befriedigung erlebt wird. Es handelt sich um eine Rückkehr in eine autoerotische Phase (wie bei Simmel) mit Rückzug der Libido von allen Repräsentanzen realer menschlicher Objekte. Die Süchtigen genießen die Abnahme sämtlicher lebendiger Spannungen in Richtung *zero*, in Richtung auf das Nirwana (ebd., S. 307–317).

Eine Ursache für die Entwicklung einer schweren Sucht gemäß dem zweiten und dem dritten Typus sieht Raskovsky in der Unfähigkeit bestimmter Mütter, einem Kind »das notwendige libidinöse Halten« zur Verfügung zu stellen, was er wiederum mit einer »narzisstischen Katastrophe in der Mutter« in Zusammenhang bringt, die mit einem unverarbeiteten Verlust zusammenhänge (ebd., S. 314). Auch wenn ein solcher Verlust nicht in jedem Fall nachweisbar sein wird, so ist doch der Gedanke festhaltenswert, dass die Unfähigkeit, sich einem Kind als intensiv geliebtes, wichtiges Objekt zur Verfügung zu stellen, mit der Unfähigkeit zusammenhängen könnte, sich selbst als liebenswerte Person wahrnehmen zu können.

Zusammenfassend kann man sagen, dass sich bis zu den 1990er Jahren ein dreiteiliges Modell der Sucht als einer psychischen Abwehrorganisation gegen eine unerträgliche Affektlage herausgebildet hatte:

- Zentral ist dabei der durch seine umfassende Scham (das heißt Selbstverachtung und Selbstunsicherheit), Angst, Einsamkeit und Hilflosigkeit, auch hilflose Wut gekennzeichnete Typ, der seine Initialverstimmung durch Drogengebrauch betäubt oder überspielt, zum Beispiel indem er sich in symbiotische oder Allmachtsfantasien flüchtet.
- Eine Unterabteilung davon bildet der Typus, bei dem der Selbsthass bestimmend ist und dessen Sucht einen deutlich selbstzerstörerischen Sinn hat.
- Als dritter, eher leichter Suchttyp kann der abgegrenzt werden, bei dem eine Droge systematisch dazu benutzt wird, eine starke Hemmung in den Bereichen Sexualität oder Aggression zu lockern (wo jemand zum Beispiel nur unter Alkohol orgasmusfähig ist oder nur

> dann seinen Ärger äußern kann). Der Suchtmittelgebrauch hat hier einen eingegrenzten Zweck, bezieht sich nicht auf die insgesamt als ungenügend empfundene Person. Bei Freud oder Abraham wurde dieser »lockernde« Gebrauch von Alkohol oder Drogen noch gar nicht zur Sucht gezählt, weil er sich eben nicht »pervers« verselbstständigt, sondern sich dem Erreichen der »natürlichen Triebziele« im Rahmen der kulturellen Regeln unterordnet.

Die verschiedenen Typen der Sucht werden heterogen erklärt. Einmal werden Vorstellungen von neurotischer Triebhemmung und -enthemmung benutzt, das andere Mal Vorstellungen von narzisstischen Mangelerlebnissen und kompensierenden Symbiose- und Grandiositätsfantasien, dann wieder Modelle von frühen Abwehrdefiziten, wie das der generellen »Anomie«, der chaotischen »Hassliebe« oder das der Externalisierung mit folgender Regression zum entdifferenzierten »Uraffekt«. Auch die Todestriebtheorie wird immer mal wieder benutzt. Ein wirklich »integriertes psychodynamisches Modell der Sucht« (Rost, 1987, S. 124) gibt es nicht. Es werden lediglich verschiedene Erklärungsmodelle »additiv« zusammengeführt (Nitzgen, 2008, S. 37f.).

Das Erstarken der psychoanalytischen Theorien, die sich mit dem wesentlichen Einfluss der Interaktion mit den frühen Bezugspersonen auf die Psyche des Kindes befassen, bringt dann ab den 1990er Jahren eine deutliche Akzentverschiebung in die Auffassung von der Sucht. Die unerträglichen Gefühle, die mit den Suchtmitteln abgewehrt werden müssen, werden nicht mehr auf eine Reifungsstörung, ein Triebungleichgewicht oder eine Fixierung auf ein frühkindliches Stadium (des Narzissmus zum Beispiel) im Individuum allein zurückgeführt, sondern auf eine missglückende Beziehung zwischen dem Kleinkind und seinen wichtigsten Bezugspersonen. Was bei Kohut und vor ihm bei Winnicott, Bowlby und anderen begonnen hatte, wird durch die neueren Selbstpsychologen, Intersubjektivisten und Bindungstheoretiker fortgesetzt. Der US-amerikanische Psychoanalytiker und Säuglingsforscher Daniel Stern beschrieb in den 1980er Jahren die stufenweise Bildung des Selbst beim Kleinkind mithilfe der mütterlichen Resonanz (Stern, 1992 [1985]). Aus seinem Team resümierte die Bindungsforscherin Karlen Lyons-Ruth:

> »Für seine optimale Entwicklung braucht das Kind bestimmte Bindungserfahrungen, nämlich die Zuneigung der Eltern, die es als Ressource im Zu-

> stand der Hilflosigkeit einsetzen kann, eine vitale elterliche Nähe, die es in Belastungssituationen sucht, und schließlich, dass es Initiative und Widerspruchsgeist geltend machen kann, ohne Angst haben zu müssen, zurückgewiesen zu werden« (Lyons-Ruth, 1991).

Der britische Psychoanalytiker und Bindungsforscher Peter Fonagy entwickelte mit seiner Forschungsgruppe das Konzept der Mentalisierung, in dem herausgearbeitet wurde, wie wichtig für die psychische Entwicklung des Kindes das empathische Spiegeln und zugleich Relativieren und Begrenzen (»Markieren«) seiner affektiven Reaktionen durch die Bezugspersonen ist. Durch diese emotionalen Antworten lernt das Kind sich selbst und seine Gefühle kennen und wertschätzen, lernt, die Affekte zu modulieren, zu symbolisieren und zu kommunizieren – und schließlich auch, die anderen Menschen als emotional motivierte Personen zu verstehen (Fonagy et al., 2004).

Passive Überlassung

Der Wiener Psychiater und Psychoanalytiker Wilhelm Burian, ehemaliger Leiter eines Behandlungszentrums für Alkohol- und Drogenabhängige, bringt Sichtweisen der Objektbeziehungstheorie von Winnicott und der Bindungstheorie von Bowlby in Anschlag und nimmt Argumentationen der Mentalisierungstheorie vorweg, wenn er die quälende Affektlage von Süchtigen einschließlich ihrer Angst vor Affekten mit der Beziehung zwischen dem kindlichen Selbst und seinen frühen Bezugspersonen in Verbindung bringt. Ihm zufolge hat dem betreffenden Kind in der frühen Entwicklung eine einfühlende und ihm seine Gefühle benennende Mutter gefehlt, sowie Eltern, die die Funktion der Beruhigung und des Haltens und Begrenzens bei vom Kind allein nicht mehr beherrschbaren Gefühlsquantitäten (von Zorn, Hilflosigkeit, Angst, Sehnsucht usw.) übernommen haben. Aus dieser Überforderung erklärt sich zunächst die Unfähigkeit der späteren Patienten, mit Affekten umzugehen, sie symbolisch zu integrieren, und die Angst vor ihnen mit dem Versuch, sie zu vermeiden oder zu blockieren. Weiterhin erklärt sich aus der Unfähigkeit zur affektiven Selbststeuerung die Abhängigkeit von stabilisierenden Partnern und die Unterordnung unter deren Wertvorstellungen. Burian sieht hier Ähnlichkeiten zwischen Süchtigen und bestimmten psychosomatischen Patienten (Burian, 1994, S. 44–47).

Mit dem Versagen des *holding environment* (Winnicott, 1984 [1965], S. 60f.) wurde das Kind auch nicht in die Lage versetzt, das Bild fürsorglicher und beruhigender Eltern in seine Vorstellungswelt aufzunehmen und diese Funktionen später für sich selbst zu übernehmen (Burian, 1994, S. 52f.). Burian hält es für wichtig, dass der Süchtige in der Adoleszenz den entscheidenden Schritt der Affektentwicklung nicht tun kann – nämlich den, die Fähigkeit zur Trauer auszubilden, also die Fähigkeit, Verluste zu ertragen (zum Beispiel den des Schutzes durch die Eltern bei der inneren Ablösung von ihnen), die Fähigkeit, sich selbst als begrenzt zu erleben (zum Beispiel bestimmte Illusionen über unbegrenzte Möglichkeiten im Leben aufzugeben), die Fähigkeit, Zustände von Angst und Niedergeschlagenheit (zum Beispiel bei Liebeskummer) auszuhalten. Der Süchtige hat seine Adoleszenzkrise nicht durchgemacht und muss in der Folge alle diese Gefühle vermeiden (ebd., S. 54).

Das Alleingelassen-Werden des Kindes mit den nicht-erträglichen Affekten konfrontierte es zu früh mit seiner Hilflosigkeit und hatte neben der Unfähigkeit, die Selbstfürsorge in sich auszubilden, eine bestimmte Haltung zu den Objekten zur Folge. Das Kind war gezwungen, das schützende Gefühl der Symbiose, die kindliche »Illusion«, dass ihm schon nichts passieren werde, es fähig und mächtig genug fürs Leben sei, aufzugeben und einzig die erwachsenen Bezugspersonen im Außen für mächtig zu halten und ihnen alle Verantwortung zuzuschreiben (ebd., S. 62). Der spätere Süchtige empfindet: Gute und schlechte Gefühle liegen ganz in der Verantwortung des »mütterlichen Objekts«. Er kann sich nicht selbst Befriedigung verschaffen. »Die lebenserhaltenden Funktionen und ihre affektiven Begleiter [werden] als außerhalb des Selbst erlebt«, und mit Beginn der Sucht werden dann diese Eigenschaften des mütterlichen Objekts der Droge zugewiesen (ebd., S. 56f.). Burian verbindet hier das Konzept der »Externalisierung« und das der »Transsubstantiation« nach Krystal und Raskin.

Wenig später habe ich noch einmal auf die Passivität des Selbst einer Süchtigen bei ihrer »Überlassung an das unbelebte Objekt« (Voigtel, 1996) hingewiesen und auf die besondere Funktion der Unbelebtheit des Objekts: Unter der Voraussetzung der Selbstschwäche und der heftigen Gier nach einem »guten Objekt«, dem man sich überlassen möchte, das aber nicht in der eigenen Seele angesiedelt sein kann, ergibt sich die Abhängigkeit von den guten Seiten realer, im Außen existierender Menschen. Diese haben aber einen eigenen Willen, sind nicht immer nur »gut«. Es droht immer Trennung. Es drohen Schmerz, Wut und Trauer sowie Beschämung für die Abhängigkeit. Es bietet sich als Ersatz für ein menschliches Liebesobjekt, das sich so verhalten soll, wie eine gute Mutter in der Vorstellung der Süchtigen sich ihr gegenüber als Kind hätten verhalten sollen, die Droge mit ihren affektverbessernden Wirkungen an. Auch ihr kann man sich passiv überlassen. Eine Patientin, die mit der Diagnose einer narzisstischen Persönlichkeitsstörung und symptomatisch wegen heftigen Affektschwankungen, Beziehungsstörungen, starken Rauchens und gelegentlicher bulimischer Attacken bei mir in psychoanalytischer Behandlung war, äußerte, als sie einen Anflug von Übertragungsverliebtheit mir gegenüber spürte und synchron auch eine Angst vor Enttäuschung: »Ich möchte mich von keinem [Menschen] so abhängig machen – höchstens von Gegenständen.« Als Gegenstand entzieht sich das Suchtmittel nicht willkürlich, aufgrund einer emotional motivierten Willensentscheidung, die als Ablehnung erlebt werden würde. Seine An- und Abwesenheit hat nur äußerliche, sachliche Gründe, nämlich Geldbesitz oder -mangel sowie – bei illegalen Drogen – die Versorgungslage. Das Suchtmittel ist ein unbezogenes Objekt. Daher wird der Selbstwert der Süchtigen durch seine »Zuwendung« oder »Abwendung« nicht affiziert.

Überblick

Wenn man die verschiedenen psychoanalytischen Konzepte mit ihren den verschiedenen Schulen entsprechenden Aspekten im Überblick betrachtet und auf das heute noch Gültige abhebt, dann lassen sich meines Erachtens folgende Gemeinsamkeiten erkennen.

Gebrauch ungleich Sucht

Soweit das Suchtmittel zur gelegentlichen Enthemmung benutzt wird, zum gelegentlichen Herstellen eines Wohlbehagens, eines *thrills* oder zur Vermeidung einer Unlust, gehört das in den zwanglosen Gebrauch – und von einer pathologischen Sucht kann nicht die Rede sein. Auch das »reaktive Trinken« (Simmel, 1993 [1948]) zur kurzfristigen Erleichterung in einer besonderen Belastungssituation gehört gemäß psychiatrischer und psychoanalytischer Überzeugung nicht dazu. Rost spricht hier im Gegensatz zu der in einer Persönlichkeitsstörung verankerten Sucht von dem »durch soziokulturelle Faktoren erzwungenem Trinken«, wozu er auch den Elendsalkoholismus rechnet. Er räumt ein, dass eine Unterscheidung schwierig sei, da soziale Verelendung meist nicht erst im Erwachsenenalter wirke, sondern schon in der Kindheit die Erziehung und damit die Persönlichkeitsstruktur negativ beeinflusst haben kann (Rost, 1987, S. 129).

Basaler negativer Affekt

Bei der schweren, voll ausgebildeten Sucht gehen die meisten Theoretiker davon aus, dass der Betroffene im affektiven Kern unter einer »Initialverstimmung« (Radó) leidet oder unter dem durch diffus-bedrohliche Angst mit Ohnmachtsgefühlen gekennzeichneten »Uraffekt« (Krystal & Raskin). Von undifferenzierten, globalen, körperlich empfundenen Spannungen als Folge einer »Affektregression« ist die Rede, von Spannungen, die als übermächtig und entsprechend ängstigend erlebt werden sowie solchen, die sich der symbolischen Verarbeitung entziehen (Wurmser, Rost). Es wird auch von einer fehlenden »Affekttoleranz« (Burian), von »innerer Leere« (Kohut), depressiven Zuständen oder einem Konglomerat aus Scham, Schuld und Angst (Glover, Fenichel) gesprochen. Von der Sucht als einer entarteten oder übermäßigen Lust, wie die Triebtheorie der frühen Psychoanalytiker das postulierte, ist heute kaum noch die Rede.

Ursachen in psychischen Unfähigkeiten

Als Grund der »Initialverstimmung« nahm Radó eine Unfähigkeit des Ich an, unlustvolle, der kindlichen Selbstliebe widersprechende Reize abzuwehren beziehungsweise zu ertragen, Glover eine übermäßige Selbstkritik mit entsprechenden Schuld- und Schamgefühlen. Krystal und Raskin postulierten eine fehlerhafte Abwehr negativer Affekte überhaupt. Rost spricht unter Bezug auf Kernberg vom Fehlen der frühkindlich erworbenen Fähigkeit, negative und positive Affekte voneinander zu unterscheiden (Fähigkeit zur Spaltungsabwehr), von der früh verunmöglichten Verarbeitung und Formung sadistisch-aggressiver Impulse, von dem entsprechenden Überwiegen der unbewussten Schuldgefühle und einer entsprechenden »primären autodestruktiven Tendenz«. Wurmser spricht von einer insgesamt »anomischen« psychischen Struktur mit einem hypertrophen Über-Ich und einem ebenso hypertrophen Narzissmus, der mit letzterem im Kampf liegt. Alle gehen von einer gegebenen, »disponierten« Fehlfunktion in der Psyche des betroffenen Individuums aus.

Mehr selbst-psychologisch betrachtet hängt das Selbstbild von Schlechtigkeit und Schwäche, hängt das furchterregende Leeregefühl mit einem Mangel empathischer Zuwendung der Eltern zusammen, und einer entsprechenden Unmöglichkeit, sie als gute Selbstobjekte zu verinnerlichen. Burian führt die fehlende Empathie des Mutterobjekts und die fehlende sprachliche Resonanz auf die Affekte des Kindes als Gründe für dessen ungenügende Affektdifferenzierung an sowie das Alleinlassen des Kindes mit übermächtigen Affekten und dadurch die Zerschlagung seines Selbstvertrauens und seiner Frustrationstoleranz. Hier wird die durch eine missglückte Interaktion zwischen Kleinkind und früher Bezugsperson *erzeugte* psychische Unfähigkeit ins Auge gefasst.

Funktion des Suchtmittels: Befriedigung – Verleugnung – Zerstörung

Um der basalen Verstimmung und dem entsprechenden negativen Selbstbild zu entgehen, wird auf künstlichem Weg ein Zustand von Wohlbehagen gesucht, im Fall einer Droge eine »pharmakogene Befriedigung« (Radó). Es wird also kein zusätzlicher Lebensgenuss angestrebt, sondern die Beseitigung einer Not. Das Suchtmittel soll auf dem Weg der magischen »Transsubstantiation« (Krystal & Raskin) die vermisste menschliche Zuwendung mit ihren positiven Affekten ersetzen. Zugleich dient das Suchtmittel mit seiner betäubenden, überspielenden oder ablenkenden Wirkung der Verleugnung der Initialverstimmung, der Selbstverachtung und der Mangelerfahrung mit den Bezugsobjekten der Kindheit und der Gegenwart (Wurmser). Wo das nicht reicht, wo die Initialverstimmung ein gewisses Maß überschreitet und die Selbstverachtung sich in Selbsthass verwandelt hat, dient das Suchtmittel der kompletten Ablösung von den frustrierenden menschlichen Beziehungen. Durch seine libidinöse Überbesetzung zerfallen die sozialen Bindungen und die Selbstfürsorge. Der Rausch dient keiner Beruhigung oder Befriedigung mehr, sondern nur noch einer dumpfen Betäubung. Die psychische, soziale und physische Selbstzerstörung (durch Vergiftung usw.) wird in Kauf genommen (Rost, Tress, Raskovsky und andere).

9 Neurochemisches Modell

Die aktuelle neurochemische Forschung knüpft, was Drogenwirkung und Suchtentstehung betrifft, an das alte Vergiftungs-Modell an, wonach wiederholter Drogengebrauch die Funktionen im Gehirn so verändert, dass ein chronisches Bedürfnis nach der Droge entsteht beziehungsweise ein neuer Trieb geschaffen wird, wie das auch schon frühere psychiatrische (Bejerot) und psychoanalytische Forscher (Radó, Fenichel und andere) postuliert haben. Die Kenntnisse über die Funktionsweise des Gehirns, über psychoaktive Stoffe (sowohl Medikamente als auch Rauschmittel) und über deren Einwirkung via Gehirn auf unser Befinden und Verhalten haben sich in den vergangenen Jahrzehnten erheblich erweitert. Bevor die spezifischen Wirkungsweisen einzelner Rauschmittel und am Beispiel des Kokains die Vorstellung neurochemischer Forscher von der Suchtentstehung detaillierter dargestellt werden, soll ein kurzer Überblick über die allgemeinen Prinzipien, nach denen Zellen im Gehirn miteinander kommunizieren, in die Thematik einführen.

Botenstoffe im Belohnungssystem

Das Gehirn besteht aus Nervenzellen (Neuronen) und Gliazellen mit Ernährungs- und Stützfunktion. Eine Nervenzelle überträgt Informationen (das heißt spezifische Erregungen oder Signale) entlang einem bis zu 1,20 Meter langen Nervenast, dem sogenannten »Axon«. Die Übertragung im Axon ist ein elektrochemischer Prozess, ein blitzschnell wanderndes elektrisches Aktionspotenzial (Spannungszustand), das durch den osmotischen Austausch von positiv geladenen Natrium- und Kaliumionen entsteht (Na+ und K+, siehe Abbildung 7).

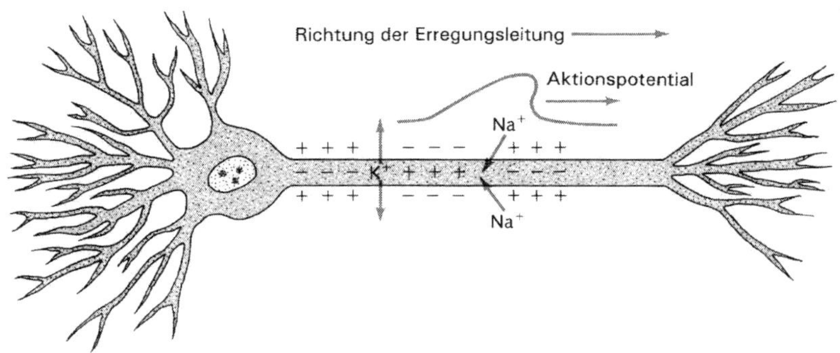

Abbildung 7: Ein Nervenimpuls wandert am Axon entlang (Snyder, 1989, S. 18).

Die Kontaktstelle zwischen zwei Nervenzellen heißt »Synapse«. In dieser gibt es zwischen den beiden Zellen einen millionstel Millimeter breiten Spalt, den synaptischen Spalt, der mit Gehirnflüssigkeit (Liquor) gefüllt ist (siehe Abbildung 8). Diesen überqueren von einem Zellenende zum anderen molekülgroße Botenstoffe, sogenannte »Neurotransmitter«. Sie werden im Endknopf der einen Zelle gebildet, in kleinen Bläschen (Vesikeln), treten durch die Zellmembran (präsynaptische Membran) in den synaptischen Spalt und lagern sich an Aussparungen des gegenüberliegenden Nervenendknopfes beziehungsweise in dessen postsynaptischer Membran an, den sogenannten »Rezeptoren« (siehe Abbildung 9). Das jeweilige Transmitter-Molekül passt genau in einen entsprechend geformten Rezeptor (Schlüssel-Schloss-Prinzip). Der ganze Prozess vollzieht sich in Sekundenbruchteilen. Nach der Signalabgabe werden einige Arten von Transmittern im synaptischen Spalt abgebaut, andere (zum Beispiel Dopamin) von einem Rücktransporter-Molekül wieder in den Endknopf der Senderzelle aufgenommen.

Die hier beteiligten Neurotransmitter sind vielfältiger Art. Bis in die 1970er Jahre waren nur fünf dieser Botenstoffe bekannt, die meisten Psychopharmaka wie Antidepressiva oder Neuroleptika (antipsychotisch wirkende Medikamente) oder schmerzstillende Opiate wirken auf diese ein. Inzwischen sind durch die starke Forschungsaktivität auf dem Gebiet über hundert bekannt – und es werden immer mehr von ihnen entdeckt. Von folgenden in bestimmten Hirnregionen vorkommenden Transmittern und den zugehörigen Rezeptoren weiß man, dass sie auf die Zufuhr bestimmter chemischer Stoffe wie Alkohol, Schlafmittel, Opiate usw. in den mensch-

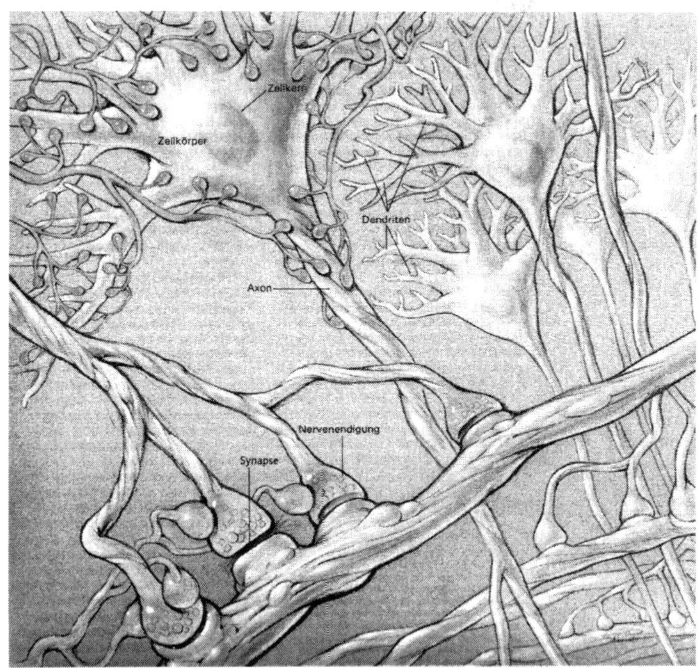

Abbildung 8: Ein vergrößerter Ausschnitt aus der Zellstruktur des Gehirns: Synaptische Verbindungen der Neuronen (Snyder, 1989, S. 17).

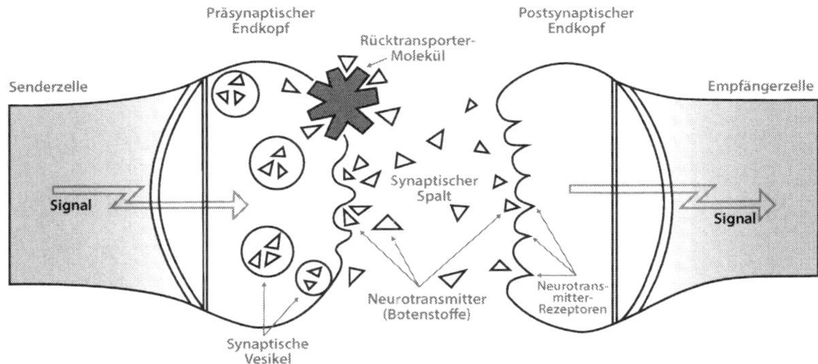

Abbildung 9: Neurotransmitter (in diesem Fall Dopamin-Moleküle) werden in den synaptischen Spalt entleert und besetzen die postsynaptischen Rezeptoren. Nach der Signalabgabe werden die Transmitter von einem Rücktransporter wieder in die Senderzelle hereingeholt.

lichen Körper reagieren beziehungsweise selbst drogenähnliche Aufgaben im Nervensystem haben:

- Adrenalin (stark anregend, wachmachend, Stress- beziehungsweise Angsthormon),
- Noradrenalin (anregend, wachmachend, Stress- beziehungsweise Angsthormon, antidepressiv),
- Glutaminsäure, Glutamat (aktivierend, erregend),
- Schilddrüsenhormone (stark aktivierend),
- männliche und weibliche Sexualhormone wie Östrogen (stimmungsaufhellend) und Testosteron (sexuell erregend, aggressivierend),
- Phenyläthylamin (stimmungsaufhellend, bei Lust- und Glücksempfindungen beteiligt),
- Dopamin (aktivierend, fantasieanregend, »Vorfreude«, steuert emotionale Reaktionen),
- Substanz P (wie *pain*, leitet Schmerzempfindungen von der Haut ins Gehirn),
- Acetylcholin (informationsspeichernd, konzentrationsbefähigend, steuert die Feinmotorik),
- Serotonin (beruhigend, konzentrationsfördernd, hemmend, schlafregulierend),
- Melatonin (beruhigend, schlafanstoßend),
- GABA *(Gamma-Amino-Butter-Acid)* (entspannend, hemmend),
- Oxytocin, ein Hormon und Neurotransmitter zugleich (verstärkt Bindung und Vertrauen, wird bei sanfter Berührung ausgeschüttet, beruhigend, schmerzstillend),
- Endorphine (körpereigene Opiate, schmerzstillend, stimmungshebend bis zur Erzeugung von Glücksgefühlen),
- Anandamid und andere Endocannabinoide (entspannend, psycholytisch),
- endogene Psychedelika (wahrnehmungsintensivierend, psycholytisch, sind bei der Entstehung von Nacht- und Tagträumen beteiligt).

Die meisten Transmitter werden in der Nervenendigung synthetisiert, aus der sie freigesetzt werden. Jeder Nerv produziert nur einen Botenstoff. Transmitter können auf zweierlei Weise erregend oder hemmend auf die Nachfolgezelle wirken: schnell, indem der Rezeptor die Nachricht direkt als elektrischen Impuls weitergibt *(first messenger)*, oder langsamer, indem der Rezeptor einen zweiten Botenstoff freisetzt, den sogenannten *second messenger*, der im Zellinneren bestimmte Reaktionen auslöst. Wenn wir zum Beispiel etwas Heißes berühren, dann führt die schnelle synaptische Verschaltung *(first messenger)* zum Zurückziehen der Hand, während die Schmerzempfindung durch das *second-messenger*-System bewirkt wird und etwas später folgt. Sie führt dann auch dazu, dass Endorphine aus der Hypophyse (Hirnanhangdrüse) freigesetzt werden und den Schmerz modulieren.

Insgesamt sieht die Informationsübertragung von Nerv A zu Nerv B folgendermaßen aus: In Nerv A kommt ein elektrischer Nervenimpuls in der Endverdickung einer Verzweigung an. Dort regt er die Vesikel an, die in ihnen enthaltenen Botenstoff-Moleküle in den synaptischen Spalt zwischen den beiden Nervenenden zu entleeren. Die Botenstoff-Moleküle lagern sich an den zu ihnen passenden Rezeptoren von Nerv B an. Der Rezeptor leitet die Nachricht entweder direkt *(first messenger)* und/oder indirekt *(second messenger)* weiter. Die Transmitter haften nur kurz am Rezeptor und müssen nach Erfüllung ihrer Aufgabe inaktiviert werden. Sie können durch Enzyme im synaptischen Spalt abgebaut oder (wie in Abbildung 9) durch Transporter-Stoffe zu Nerv A zurückgebracht und durch dessen präsynaptische Membran wieder aufgenommen werden.

Gefühle wie zum Beispiel Glück, Freude, Erregung, Wachheit aber auch Trauer, Schmerz und Ruhe, die Vorstellungskraft, das Herstellen von Gedanken, das intellektuelle Funktionieren und unsere gefühlsmäßigen und intellektuellen Einstellungen zur Welt sind von einer spezifischen Kombination unterschiedlicher Neurotransmitter, einem abgewogenen Zusammenspiel der körpereigenen Drogen abhängig. Die Freisetzung des Botenstoffes Phenyläthylamin beispielsweise und der Endorphine ist die neurochemische, somatische Seite des gesunden psychischen Phänomens der Verliebtheit mit den dazugehörigen Hochgefühlen, Idealisierungen und sexuellen Erregungen. Die im vorangehenden Kapitel erwähnte Initialverstimmung ist der psychische Aspekt eines psychosomatischen Gesamtzusammenhangs, der sich auf der physiologischen Seite zum Beispiel als Dopamin-Mangel oder Überflutung mit Noradrenalin darstellt. Viele hirnorganische und psychosomatische Krankheiten wie Alzheimer oder Bluthochdruck sowie überschießende Verhaltensweisen korrelieren mit Neurotransmitter-Unausgewogenheiten. So hängt die Parkinson-Krankheit mit Dopamin-Mangel zusammen und überschießende Aggressivität unter anderem mit einem Serotoninmangel.

Drogenwirkung im Gehirn

Die Frage bei der Erforschung der Wirkweise von Psychopharmaka war nun die, *wo* sie in diesen Ablauf eingreifen. Eine Störung der axonalen Erregungsleitung durch Pharmaka würde die Weiterleitung von Impulsen bei sämtlichen Neuronen im Gehirn stören. Psychoaktive Pharmaka wirken aber nicht so undifferenziert, das heißt, sie müssen an anderen Stellen eingreifen: an den Synapsen, den Orten der Erregungsübertragung von einer Nervenzelle zur anderen. Die meisten Psychopharmaka wirken auf die Synapsen, indem sie die Wirksamkeit von Transmittern verstärken oder blockieren. Die Verstärkung erfolgt in der Regel durch erhöhte Produktion von Transmittern, erhöhte Ausschüttung oder verhinderten Rücktransport, das heißt erzwungenes längeres Verweilen an den Rezeptoren. (Bei bestimmten Antidepressiva verweist der Name auf diese Wirkweise: *Selective Serotonin Reuptake Inhibitor* [SSRI].) Die Erregungsübertragung kann aber auch verstärkt werden, indem Transmitter durch bestimmte, molekular ähnlich gebaute Stoffe (Opiate etwa) ersetzt werden und die Opiate die Rezeptoren direkt besetzen. Neuroleptika, also fantasiehemmende Stoffe, blockieren die Signalwirkung von Dopamin.

Psychoaktive Drogen setzen im sogenannten »Belohnungssystem« im Gehirn (früher auch »Lustzentrum« genannt) an. Dieses besteht aus verschiedenen Schaltkreisen beziehungsweise »Bahnen«, die sich in Teilen des limbischen Systems im Randgebiet zwischen Hirnstamm und Großhirn befinden (siehe Abbildung 10), unter anderem der Amygdala (Mandelkern), dem Hippocampus, dem Tegmentum (Mittelhirnhaube) und dem Nucleus accumbens. Die Bahnen erstrecken sich auch auf einen Teil des präfrontalen Cortex (vordere Hirnrinde) und des Hypothalamus sowie den Thalamus (Sehhügel) im Zwischenhirn.

Das Belohnungssystem bildet sich während der ersten fünf Lebensjahre des Menschen aus. Die Basis-Gefühle des Belohnungssystems wie Glück, Zufriedenheit, Freude und Lust entstehen intrauterin und in den ersten Lebensmonaten durch ein genügend ungestörtes und aufeinander abgestimmtes Zusammenwirken des Kleinkindes mit der ersten Pflegeperson. Ohne diese Passung entstehen Gefühle der Missstimmung, Unzufriedenheit und Angst, und die Fähigkeit zu Lust und Freude bleibt unterentwickelt.

Wie greifen nun die künstlichen Drogen in die Neurotransmitterprozesse im Belohnungssystem ein? Nehmen wir als Beispiel die Droge

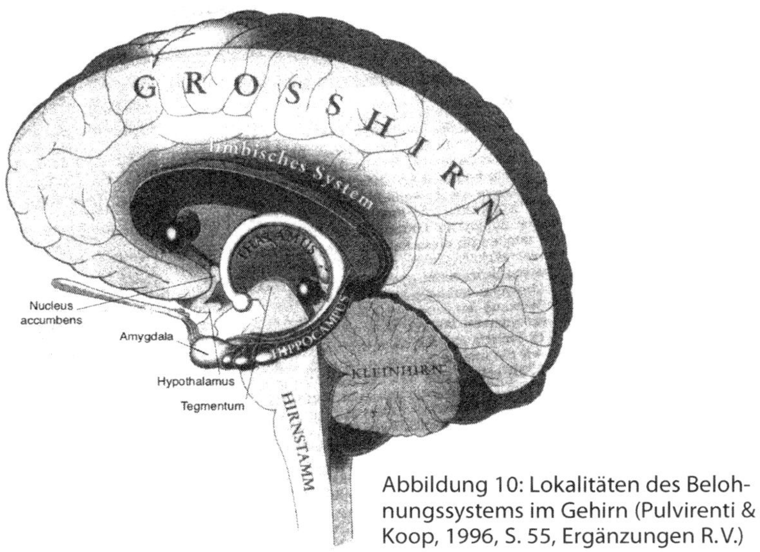

Abbildung 10: Lokalitäten des Belohnungssystems im Gehirn (Pulvirenti & Koop, 1996, S. 55, Ergänzungen R.V.)

Kokain: Gemäß einer Studie des italienischen Neuropharmakologen Luigi Pulvirenti und des US-amerikanischen Neurobiologen George Koob hemmt Kokain die Wiederaufnahme der Neurotransmitter Noradrenalin, Dopamin und Serotonin nach ihrer Ausschüttung durch die Senderzelle und verlängert so deren Aufenthalt im synaptischen Spalt. Es hemmt die Wiederaufnahme, indem es die Andockstellen auf dem Rücktransporter-Stoff blockiert (siehe Abbildung 11 mit Dopamin als Beispiel).

> »Die Blutdrucksteigerung sowie die erhöhte Wachheit und Wachsamkeit [...] resultieren aus einer länger anhaltenden Einwirkung von Noradrenalin auf die enervierte Gefäßmuskulatur bzw. auf Teile des Stammhirns. Die Verhaltens- und Persönlichkeitsveränderungen lassen sich hingegen größtenteils dem Einfluss der Droge auf Systeme zuschreiben, die Signale durch *Dopamin* übermittelt bekommen« (Pulvirenti & Koob, 1996, S. 51, Hervorhebung R. V.).

Opiate wie zum Beispiel Heroin besetzen direkt die Rezeptoren für Endorphine und sorgen zugleich dafür, dass verstärkt Dopamin freigesetzt wird. Durch beides zusammen wirken sie angstreduzierend, schmerzstillend und stimmungsaufhellend bis euphorisierend. Parallel hemmen sie die Aus-

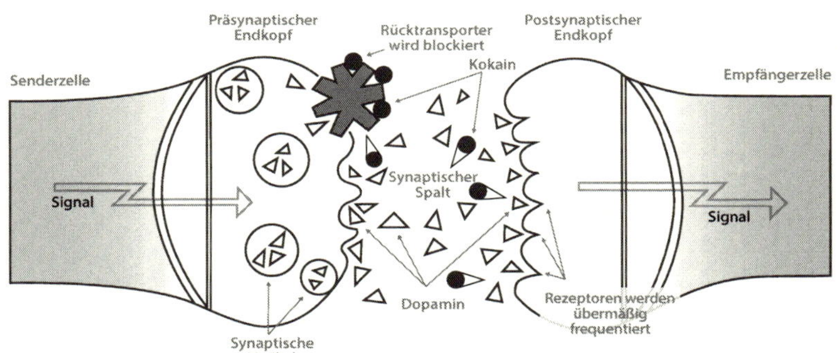

Abbildung 11: Kokain blockiert den Rücktransporter, wodurch sich die Dopamin-Moleküle im synaptischen Spalt stauen und übermäßig häufig an den Rezeptoren andocken, das heißt, zu stark wirken.

schüttung des Stresshormons Noradrenalin (das sich in den Zellen staut) und blockieren einen bestimmten *second messenger*, der normalerweise die Gegensteuerung zum Dopamin-Überschuss, nämlich die Hemmung der Dopamin-Freisetzung auf den Plan ruft. Der unnatürlichen Besetzung der Endorphin-Rezeptoren steuert die Nervenzelle entgegen, indem sie neue Rezeptoren bildet. Die nächste Heroinzufuhr muss dann höher sein als die erste, um den alten Rauscheffekt zu erzeugen,

1. weil die Zahl der Endorphin-Rezeptoren gestiegen ist und
2. weil das Gehirn die Sensibilität für Heroin herabgesetzt hat, um den Ausfall der natürlichen Dopamin-Gegensteuerung auszugleichen (Goldstein, 1997).

Bricht nun die Heroinzufuhr ab, fehlen körpereigene Endorphine, um die erhöhte Anzahl freier Rezeptoren zu bedienen. Es gibt deutlich weniger Dopamin, und es wird Noradrenalin in großen Mengen freigesetzt und erzeugt Stress. Die bis dato blockierte *second-messenger*-Gegensteuerung wird frei, schießt ihrerseits über und bringt Affekte der Ernüchterung und der Angst mit sich. Auch Schmerzen, Hunger oder Kälte werden wieder stärker empfunden. Die Entzugssymptome zeigen die Schwierigkeit des Körpers, sich wieder auf ein autonomes Regulieren seiner Empfindungen umzustellen.

Auch Nikotin wirkt auf verschiedene Transmitter: Im limbischen System regt Nikotin die Senderzelle an, erhöht Dopamin aus ihren Vesikeln freizusetzen (allgemeine Aktivierung und Stimmungsaufhellung). In der vorderen Hirnrinde besetzt Nikotin die Rezeptoren für Acetylcholin und entfaltet dessen Wirkung: Es macht zugleich entspannt, stellt die Motorik ruhig und erhöht die Konzentrationsfähigkeit. Ist das Rauchen zur Gewohnheit geworden, ersetzt das Nikotin das Acetylcholin und dessen Produktion wird eingestellt, das heißt, ohne Nikotin entstehen Unruhe und Konzentrationsstörungen.

Alkohol erhöht ebenfalls die Ausschüttung von Dopamin (euphorisierend) im limbischen System (siehe Abbildung 12). Darüber hinaus regt er die Freisetzung von GABA (beruhigend, entspannend) an und behindert die Freisetzung von Glutaminsäure (aktivierend) in jeweils anderen Synapsen. Das Glutamat wird in Reaktion darauf von den Neuronen verstärkt produziert, was beim Entzug dann zu einer Glutamat-Überschwemmung mit entsprechenden Unlustgefühlen führt. Gelegentlicher mäßiger Alkoholkonsum führt zu einer leichten Erhöhung des Beta-Endorphin-Spiegels (leichte Euphorie). Bei chronisch starkem Konsum dagegen reagiert der Körper auf die Überschwemmung mit Beta-Endorphin dadurch, dass er die Produktion insgesamt absenkt, sodass das natürliche Wohlbefinden im nüchternen (und nach einer Weile auch im betrunkenen) Zustand nachlässt und mehr getrunken werden muss, um den Beta-Endorphin-Spiegel wieder zu erhöhen.

In ähnlicher Weise wie die Endorphine und wie Dopamin funktioniert der beim Cannabis-Konsum verstärkt freigesetzte Botenstoff Anandamid.

Ecstasy beziehungsweise MDMA (Methyl-Di-Meth-Amphetamin) regt die Ausschüttung von Serotonin an. Es gibt Hinweise, dass der ausschüt-

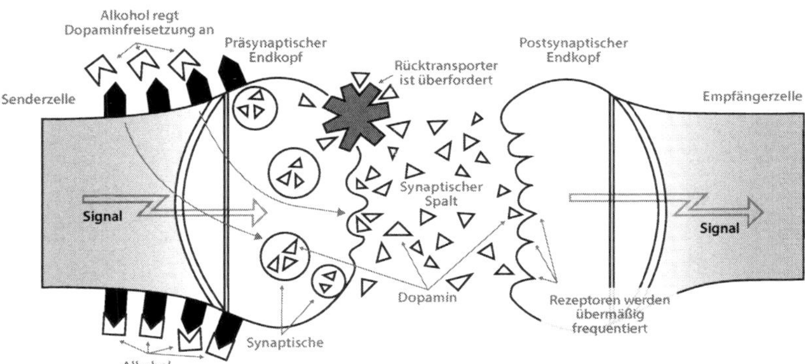

Abbildung 12: Alkohol erhöht durch direkte Einwirkung auf die Senderzelle die Ausschüttung von Dopamin.

tende Nerv im Anschluss beschädigt ist. Bei Dauerkonsumenten würde somit ein Teil des serotonergen Systems gestört, ein Serotoninmangel zur Dauererscheinung werden, was die hohe Reizbarkeit dieser Menschen erklären würde.

Zurück zum Kokain: Wird dieses wiederholt in kürzeren Abständen eingenommen, dann gibt es nicht das kurze Hochgefühl wie bei gelegentlicher Einnahme, sondern

> »In einigen Hirnstrukturen verändert sich die dopaminerge [die mit Dopamin arbeitende, R. V.] Signalübertragung nun in besonderer Weise: Wird sie dort wiederholt stimuliert, […] arbeiten die Synapsen effizienter – dasselbe Signal erzielt dann einen stärkeren Effekt als zuvor. Dies bezeichnet man als Sensibilisierung. […] Paradoxerweise steigern sich also einige Effekte des Kokains mit wiederholter Einnahme, während seine euphorisierende Wirkung sich unausweichlich abschwächt. […] Die Sensibilisierung, die auch bei fortgesetzter Einnahme von Amphetaminen auftritt, scheint für die Gemütsveränderung im Zuge wiederholten Kokainkonsums verantwortlich zu sein – also für Missstimmungen, verbunden mit innerer Unruhe und erhöhter Reizbarkeit, aber auch für paranoide Wahnvorstellungen und Halluzinationen. […] Allem Anschein nach erschöpft die wiederholte Stimulation der dopaminergen Signalübertragung während der zyklischen Kokain-Exzesse die [übermäßig sensibilisierten, R. V.] synaptischen Endigungen; eben diese Funktionseinbuße scheint die Unfähigkeit zur Freude und die depressiven Verstimmungen bei Abstinenz zu verursachen. […] das limbische System – vor allem mit Nucleus accumbens septi und [Amygdala =] Mandelkern [ist die Wirkstätte für] drei Effekte des Kokains: Die euphorisierende Wirkung, die Verhaltensänderungen bei exzessivem Konsum und die Entzugserscheinungen. Bei allem ist Dopamin offensichtlich der am unmittelbarsten beteiligte Neurotransmitter« (Pulvirenti & Koob, 1996, S. 52, 54).

Der »Stoffhunger«, der bei Kokainisten und anderen Drogenabhängigen auftritt, erklärt sich demnach nicht nur aus der euphorisierenden Wirkung und dem Wunsch, die Entzugserscheinungen zu vermeiden. Kokain und andere Drogen aktivieren vielmehr das limbische dopaminerge System, das eigentlich dazu da ist, »überlebensrelevante motivierte Verhaltensweisen zu erzeugen«, also zum Beispiel, den Gedanken an Nahrung oder einen Sexualpartner mit Freude zu besetzen. Somit lenkt Kokain »die gesamte Energie des Organismus auf die Suche nach der *Droge* statt nach physiologischen und natürlichen belohnenden Stimuli« (ebd.). Hier hätten wir also die neurobiologische Entsprechung des von der Lerntheorie konstatierten Lernens durch Verstärker beziehungsweise des von anderen Forschern postulierten physiologischen Kurzschlusses des Lustprinzips als Sucht-Mechanismus beziehungsweise der von der deskriptiven Psychiatrie behaupteten Suchtentstehung allein durch die Droge.

Rattenversuche

Zum Beweis für die stoffinduzierte Sucht werden auch gern verhaltensbiologische Tierversuche aus den 1970er Jahren angeführt, bei denen in Laborkäfigen isolierte Affen oder Ratten per Hebeldruck zwischen Futter beziehungsweise Wasser und der Infusion einer Morphinlösung wählen konnten. Wenn sie das Morphin ein paarmal probiert hatten, zogen sie es ihrer natürlichen Kost vor und »verfielen« ihm bis zum Hungertod. Der in den USA als Suchtexperte bekannte Psychologe Avram Goldstein schreibt:

> »Jede suchterzeugende *[addictive]* Droge, die von Menschen benutzt wird, wird genauso selbstgesteuert von Ratten und Affen benutzt. Wenn wir die Dinge so arrangieren, dass, wenn ein Tier einen Hebel drückt, es einen Schuss Heroin in eine Vene bekommt, wird dieses Tier den Hebel immer wieder drücken – bis keine andere Aktivität (Fressen, Sex etc.) mehr übrigbleibt; es wird heroinsüchtig. Eine Ratte, die heroinsüchtig ist, [...] ist kein Opfer sozioökonomischer Umstände, ist kein Produkt einer dysfunktionalen Familie [...]. Das Verhalten der Ratte wird einfach durch die Wirkung von Heroin [...] auf ihr Gehirn hervorgerufen *[controlled]*« (Goldstein, 1997, Übersetzung R. V.).

Gegen die Beweiskraft dieser Experimente hatte der kanadische Psychologe Bruce Alexander schon in den 1980er Jahren argumentiert, dass die Tiere eine instinktiv angelegte Reiz-Appetenz haben, nach Aktivität und sozialem Kontakt und in der Käfig-Isolation nach dem einzigen Reiz suchen, der ihnen geboten wird, nämlich dem direkt ins Belohnungszentrum zielenden Morphin-Reiz, auf den sie damit konditioniert werden (zumal die Morphin-Gabe zugleich den Hunger unterdrückt und den Bewegungsdrang sediert). Es sei also kein Wunder, dass die Ratten heroinabhängig werden.

Alexander baute ein anderes Versuchssetting auf, in dem die Ratten viel Platz, Spielgeräte und Artgenossen zur Kommunikation und zum Sex, und freien Zugang zu Futter, Wasser und gesüßter Morphinlösung (Ratten lieben Süßes) hatten. Er nannte den Aufbau *rat park*. Die Ratten probierten das Morphin (erlebten also seine Wirkung), verloren aber das Interesse daran, wenn sie genug andere Möglichkeiten zu befriedigender Tätigkeit fanden. Es blieb nach diesem Experiment wenig Beweiskraft für die überwältigende Macht der Droge übrig (Alexander et al., 1981; Alexander, 2001; Hari, 2015, S. 206–208).

Aber auch ohne die Tierexperimente müssen sich die Hirnforscher die Frage gefallen lassen, wieso die Droge ganz evident nur bei einer Minderheit von Menschen, die damit länger in Berührung kommen, das hohe Appetenz-Verhalten »erzeugen« und die anderen Stimuli ihres Lebenszusammenhangs zweitrangig werden lassen kann. Bei Menschen, die längst nicht so instinktgesteuert sind wie Ratten, kann auch die körperliche Gewöhnung an eine Droge, auch die Gewöhnung an veränderte neurale Regulierungen, keine Erklärung für die Entstehung einer psychischen Sucht liefern, wie die relativ problemlose Entwöhnung von Menschen mit einer Morphinabhängigkeit am Ende einer medizinischen Schmerzbehandlung zeigt. Die Gründe müssen vielmehr im (auch schon sehr frühen) zwischenmenschlichen Erleben und dessen symbolischer Verarbeitung gesucht werden.

Die Neurochemie liegt zwar falsch, wenn sie die Ursache für die Entstehung einer Sucht in der Wirkung einer Droge sucht, aber sie liegt durchaus richtig, wenn sie die Entstehung von süchtigem Verhalten auf Funktionsstörungen im Belohnungssystem zurückführt, das heißt, davon ausgeht, dass Süchtige (auch schon vor dem Ausbruch ihrer Krankheit) weniger als andere Menschen in der Lage sind, Befriedigung, Freude und Lust zu empfinden beziehungsweise einer grundlegenden Missstimmung ausgesetzt sind. Dies entspricht den psychoanalytischen Hypothesen einer im Babyalter entstehenden gereizten »Initialverstimmung« beziehungsweise eines unlustvollen »Uraffekts«, auf den Süchtige immer wieder regredieren und den sie durch Einnahme ihrer Droge zu mildern versuchen.

Die neurochemischen Modelle sind auch für Therapien durchaus nützlich. Sie beschreiben, was bei einmaliger Drogeneinnahme sowie bei gewohnheitsmäßiger Drogeneinnahme im Belohnungssystem geschieht. Sie zeigen, dass sich im Falle einer lang eingefahrenen Sucht Neurotransmitter-Fehleinstellungen etablieren können, die eine physiologische Eigendynamik der Krankheit begründen. Für eine Therapie kann es folglich in bestimmten Fällen nützlich sein, Psychotherapie eine Zeitlang mit einer Medikation zu begleiten, die bestimmte Neurotransmitter-Mängel oder -Überschüsse ausgleicht.

10 Vererbung

Wie entsteht die grundlegende Funktionsstörung im neuronalen Belohnungssystem von süchtigen Menschen, die Initialverstimmung, die sie zur Droge greifen lässt? Tradition hat in der medizinischen und psychiatrischen Theorie die Vermutung, dass sie ererbt sei. Seit die Neurotransmitter-Vorgänge im Gehirn genauer bekannt sind, wird nach Mutationen beziehungsweise Veränderungen, »Varianten« oder »Polymorphismen« auf den Genen gesucht, die für die Herausbildung von Neurotransmittern, von Rezeptoren oder von Rücktransporter-Molekülen zuständig sind (siehe Kapitel 9). Tatsächlich ist aber bis heute der Nachweis einer spezifischen genetischen Vorbelastung für eine substanzbezogene oder Verhaltenssucht nicht gelungen. Es gibt Anzeichen, dass es Erbanlagen gibt, die eine entsprechende Neigung erhöhen beziehungsweise eine von vielen biologischen Bedingungen dafür darstellen. Beispielsweise kann ein Mangel am (aktivierenden, Freude initiierenden) Botenstoff Dopamin vorliegen: »Amerikanische Forscher berichteten im Frühjahr 1990, bei vielen Alkoholikern sei das ›D2-Dopamin-Rezeptor-Gen‹ verändert – eine Variation, die in der Normalbevölkerung eher selten ist« (GEO, 1990, S. 49). Deutsche Genom-Forscher fanden heraus, dass es zwei Mutationen auf dem *Corticotropin-Releasing-Hormone-Receptor–1-Gen* (CRHR1) gibt, also auf dem Gen, das den Rezeptor generiert, der von einem Hormon das Signal bekommt, Corticotropin (ein Stoff, der für die Stressverarbeitung wichtig ist) freizusetzen. Die beiden Mutationen würden die Anfälligkeit für gesteigerten Alkoholkonsum beeinflussen (Treutlein et al., 2006). Allerdings scheinen diese Veränderungen bei anderen psychischen Krankheiten, die mit Unlustgefühlen zu tun haben, zum Beispiel Depressionen, auch zu bestehen. Ein anderes deutsches Forscher-Team fand bei Internet- sowie Nikotinabhängigen das gehäufte Auftreten einer Variante auf einem Gen (CHRNA4), das für die Bildung von Neurotransmitter-Rezeptoren für

Nikotin sowie für Acetylcholin zuständig ist, das die Konzentration und Feinmotorik steuert. Diese Variante komme häufiger bei Frauen vor als bei Männern und »erzeuge vielfältige Effekte in einem weiten Bereich von Verhaltensweisen einschließlich Kognition, Emotion und Abhängigkeit« (Montag et al., 2012, S. 191, Übersetzung R. V.). Ein chinesisch-nordamerikanisches Team fand bei einer Anzahl von exzessiven Internet-Spielern Veränderungen auf 5HTTLPR, dem Gen, das den Rücktransporter für Serotonin herstellt. Die Spieler würden depressionsähnliche Symptome zeigen (Lee et al., 2008). In keiner Untersuchung konnten kausale Zusammenhänge für die Entstehung von Sucht bewiesen werden. Es blieb beim Nachweis von gemeinsamem Auftreten der Gen-Veränderung und bestimmten Symptomen wie Freudlosigkeit, Gereiztheit oder Konzentrationsschwäche in einer signifikanten Untergruppe einer beforschten Gruppe von Süchtigen. Die Fragen, wie man sich die Sucht von Alkoholikern, Nikotinisten und Internet-Abhängigen erklären kann, bei denen es die genannten Gen-Variationen nicht gibt, oder wieso Menschen, die die Gen-Variationen aufweisen, trotzdem nicht süchtig sind, bleiben offen.

Es gibt zwei Reihen von Adoptionsstudien, eine dänische (Goodwin et al., 1973, 1974, 1977) und eine schwedische (Cloninger, Bohman & Sigvardsson, 1981), die das bis heute verbreitete Verständnis der Verhaltensgenetik des Alkoholismus wesentlich geprägt haben. Aus den dänischen Studien stammt beispielsweise der Befund, dass Kinder von Alkoholiker-Eltern, egal, ob sie in Adoptionsfamilien aufwachsen oder bei der Ursprungsfamilie, in viermal höherem Maße später selbst alkoholsüchtig werden als andere Kinder (Searles, 1994, S. 187; Löser, Schmitt & Grävinghoff, 1990; Schuckit, 1986).

Der Wert dieser Aussage für das Stützen der Vererbungshypothese bleibt gegenüber sozio- und psychogenetischen Hypothesen zweifelhaft: Die erhöhte Suchtgefahr bei Kindern aus Alkoholiker-Familien lässt sich leicht durch die psychosoziale Weitergabe (»soziale Vererbung«) der Sucht als Problemlösungsweg beziehungsweise als psychischer Ausweichmechanismus von einer Generation zur nächsten erklären. Man könnte hier auch von »Suchtzirkeln« sprechen analog zu den »Gewaltzirkeln«, von denen Petri (1991) spricht, wenn er das Auftreten von körperlicher Kindesmisshandlung in Familien über Generationen hinweg konstatiert. Das Phänomen der Weitergabe von Suchtverhalten über ein bestimmtes Familienklima einschließlich des Überspringens einer Generation wird von Linda Bennett und Steven Wolin (1994) anschaulich beschrieben.

Was nun die adoptierten Kinder von Alkoholiker-Eltern betrifft, so *wussten* die Adoptiveltern jeweils, dass ihre Kinder von leiblichen Alkoholiker-Eltern kamen, und legten in ihrem Erziehungsverhalten besonderen Wert auf vorsichtigen Umgang mit der Droge Alkohol, sodass den Kindern unbewusst das »Thema« Alkohol nahegebracht wurde. Wenn man dann den Vorgang der Adoption selbst noch als ein frühkindliches Trauma oder wenigstens eine Irritation akzeptiert, hat man auch ohne Vererbung schon genügend Gründe für ein überdurchschnittliches Auftreten von Alkoholismus. Gestützt wird diese These durch den Befund einer der dänischen Studien, dass deutlich mehr der *adoptierten* Söhne psychische Störungen aufwiesen als deren Brüder, die bei einem alkoholsüchtigen Elternteil blieben (Goodwin et al., 1974). Ein fast schon direkter Beweis dafür, dass die Adoption das suchterzeugende Trauma sein könnte, ist der Umstand, dass man Alkoholismus nur ein wenig anders zu definieren braucht als Goodwin, der ihn darüber definierte, ob die Betroffenen in ihrer Umgebung *Schwierigkeiten* durch ihren Alkoholkonsum bekamen (Goodwin et al., 1973), und schon sind zwischen der Versuchsgruppe der Adoptivkinder mit alkoholsüchtigen biologischen Eltern und der Kontrollgruppe der Adoptivkinder ohne Alkoholismus in der Herkunftsfamilie keine signifikanten Unterschiede mehr zu bemerken.

Übrig bleibt eine merkwürdige numerische Übereinstimmung: viermal so viele gefährdete Kinder – sowohl in Alkoholiker-Familien als auch in Adoptionsfamilien. Dazu kann man nur sagen:

1. Eine Zahlengleichheit belegt keine Ursachengleichheit;
2. eine *genaue* Zahlenübereinstimmung kann es bei statistischen Verfahren mit ihren systematischen Unschärfen gar nicht geben;
3. es bleibt die Frage, was die Untersucher hier eigentlich gefunden haben. Vielleicht handelt es sich – angesichts der Alkoholismus-Definition von Goodwin – ja nicht um eine Anlage zum Alkoholismus, sondern um eine Anlage, sich in Schwierigkeiten zu bringen?

Die schwedische Studie unterstellt in ihrer Alkoholismus-Definition von vornherein einen genetischen Mechanismus, der eigentlich erst nachzuweisen wäre. Cloninger, Bohman und Sigvardsson (1981) zufolge gibt es zwei Typen von Alkoholismus:

- Typ A bezieht sich sowohl auf milde als auch auf schwere Formen des Alkoholmissbrauchs und erfordert einerseits eine genetische Prädisposition und andererseits einen aus dem Umfeld kommenden Auslöser. Ohne diesen Auslöser kommt es nicht zur Sucht, das heißt, sie ist milieugebunden.

➢ Typ B ist durch mäßigen Alkoholmissbrauch gekennzeichnet und ausschließlich bei Männern zu finden. Er ist hochgradig vererbbar – bei den Vätern finden sich schwerer Missbrauch und schwerwiegende Kriminalität – und wird nicht durch Umweltfaktoren hervorgerufen.

Entsprechend der behaupteten Vorweg-Einteilung der Probanden werden dann die empirischen Ergebnisse – zum Teil gegen die Evidenz – interpretiert: »Die seltsame Natur der genetischen Mechanismen, die bei dieser Klassifikation behauptet wird, dürfte offensichtlich sein: die schwerste und die leichteste Form von Missbrauch sind im gleichen Ausmaß erblich, aber weniger erblich als eine mäßige Form von Missbrauch« (Searles, 1994, S. 192).

Die Suche nach biologischen Merkmalen, welche genetisch Alkoholismus-Gefährdete von normalen Personen unterscheiden könnten, ist bis jetzt, bis auf die beziehungsweise trotz der oben erwähnten Gen-Mutationen, enttäuschend verlaufen. Personen mit Alkoholiker-Verwandten unterscheiden sich weder hinsichtlich der Absorptions- noch der Abbaurate von Äthanol von anderen Menschen. Eine Untersuchung, die Unterschiede in der Amplitude bestimmter (P300) Hirnwellen durch die Gabe von Äthanol bei den beiden Personengruppen fand, konnte durch eine zweite Untersuchung nicht bestätigt werden. Eine Untersuchung, die eine niedrigere Thrombozyten-Monoamin-Oxidase-Aktivität im Blut von Alkoholikern als bei Nicht-Trinkern fand, wurde von einer anderen Untersuchung falsifiziert (ebd., S. 194ff.).

Trotz der Unbewiesenheit der Behauptungen aus den Adoptionsstudien, trotz der bisherigen Bedeutungslosigkeit von Zwillingsstudien (ebd., S. 182f.), trotz falsifizierter Untersuchungen zu biologischen Alkoholismus-Markern und trotz der fehlenden Kausalkraft der Gen-Forschungen gibt es Hinweise darauf, dass bei einer Minderheit von Alkoholabhängigen genetische Bedingungen eine Rolle spielen. Wichtig ist zunächst, festzuhalten, dass bei über 60 Prozent der untersuchten Alkoholabhängigen *kein* Alkoholismus in der Familiengeschichte bekannt ist, dass über 75 Prozent der Kinder von Alkoholabhängigen *keine* Alkoholprobleme in ihrem erwachsenen Leben haben (ebd., S. 193, 200), und dass ein Großteil der Alkoholprobleme der verbleibenden 25 Prozent zwanglos aus den frühkindlichen und familiären negativen Erfahrungen erklärt werden kann. Sowohl die oben genannten Gen-Untersuchungen als auch statistische Untersuchungen an Familien oder Blutsverwandten verweisen aber auf einen Rest genetischer Disposition bei einer Subpopulation, auf einzelne, wahrscheinlich seltene Erbfehler im Belohnungssystem, deren Vorhandensein das Auftreten einer Sucht begünstigt.

Epigenetik

Das Bild ändert sich etwas, wenn man neuere Erkenntnisse der Epigenetik in die Überlegungen miteinbezieht. Die Epigenetik legt eine zweite Steuerungsebene über die genetischen Anlagen, indem sie feststellt, dass Umwelterfahrungen wie Hungersnot oder Krankheiten, die die Eltern oder Großeltern erlebt haben, oder frühkindlich erfahrener Mangel an mütterlicher Fürsorge, die Ausformung (»Expression« oder »Phänotyp«) einer gegebenen genetischen Anlage quasi abschalten oder auch wieder anschalten können. So wurde in Tierversuchen herausgefunden und an menschlichen Versuchsgruppen bestätigt, dass fortgesetzte Traumatisierungen im Kindesalter dazu führen, dass die über das Hormon Cortisol funktionierende Stressverarbeitung im Gehirn und im gesamten Organismus dauerhaft geschädigt werden kann – sei es als Etablierung einer Über- oder einer Unterreaktion. Die Produktion des angstreduzierenden und soziale Bindungen verstärkenden Neurotransmitters Oxytocin kann gestört werden und ganze Hirnregionen, wie der für die Emotionsverarbeitung und das Gedächtnis zuständige Hippocampus, können durch den frühen traumatischen Stress auf Dauer beeinträchtigt werden (Wingenfeld & Heim, 2013). Es ist also wahrscheinlich, dass frühkindliche Depravierung, ungünstige nutritive oder hormonelle Bedingungen während des intrauterinen Aufenthalts oder bestimmte gesundheitliche oder das psychische Steuerungssystem betreffende Störungen der Mutter oder sogar der Großeltern bei einem Kind zu Störungen in der Ausbildung des zerebralen Belohnungssystems führen können. Ein relativer Dopamin-Mangel beispielsweise, der mit einem gewissen Antriebsmangel oder einer Gereiztheit gleichbedeutend wäre, könnte einen Teil einer Disposition zu einer späteren »Initialverstimmung« darstellen, die dann durch anschließende Abwehrvorgänge zu einer abhängigen, einer schizoiden oder einer depressiven Störung oder eben auch zu einer Sucht führen könnte. Das wäre keine Vererbung im herkömmlichen Sinn, sondern eine Veränderung an dem Output, der »Expression« des Genpotenzials, die durch die Wirkung äußerer sozialer Faktoren (zum Beispiel eine vernachlässigende Behandlung durch frühe

Bezugspersonen) und der unbewussten zerebralen Verarbeitung ihres Einwirkens, das man auch als körperlich-prozedurales »Lernen« bezeichnen könnte, zustande kommt. Gemäß dem US-amerikanischen Hirnforscher Eric Kandel

> »können Verhalten und soziale Faktoren Wirkungen auf das Gehirn ausüben, indem sie Feedbackwirkungen haben, die die Expression von Genen und damit die Funktion von Nervenzellen verändern. Lernen, einschließlich des Lernens, das in dysfunktionalem Verhalten resultiert, bringt Veränderungen in der Genexpression hervor. Alle [eindrücklich und dauerhaft wirkenden, R. V.] ›Umweltfaktoren‹ finden daher letzten Endes ihren Ausdruck in ›genetischen Faktoren‹« (Kandel, 2006, S. 82).

Ob nun genetisch oder epigenetisch bedingt: Eine Rezeptor-Störung im Belohnungssystem ist vorstellbar und möglich – ähnlich wie eine Schilddrüsen-Unterfunktion. Es erhebt sich aber sofort die Frage nach der Notwendigkeit, mit der eine Sucht folgen muss. Nehmen wir an, ein Mensch hätte einen genetisch ererbten oder epigenetisch erworbenen Dopamin-Mangel. Er würde bei normaler Lebensführung immer unter einem bestimmten Verstimmungsgefühl leiden. Dann muss er nicht notwendigerweise eine Sucht ausbilden, er kann zum Beispiel depressiv werden, indem er die Missstimmung masochistisch uminterpretiert, als Strafe auffasst und damit lebt. Er kann umgekehrt probieren, sich besonders intensive Selbststimulierung durch Sex, Abenteuer, Erlebnisse usw. zu verschaffen, um dem Gefühl der Freudlosigkeit entgegenzusteuern; er kann besonders ehrgeizig werden, um sich immer wieder soziale Belohnungen von außen zu holen, welche die Verstimmung dämpfen sollen. Er könnte auf diese Weise entweder den verbliebenen Rest an Dopamin-Produktion besonders stimulieren oder *andere* Neurotransmitter, die eine andere Art von Wohlgefühl erzeugen, kompensierend stimulieren. Was in diesem Kontext gewöhnlich nicht erörtert wird, ist die keineswegs nur philosophische Feststellung, dass es von Mensch zu Mensch unterschiedlich ist, wie viele und welche angenehmen Gefühle einer braucht, um ein normales Leben zu führen, beziehungsweise ob man sich an ein bestimmtes Gefühl der Freudlosigkeit nicht auch »gewöhnen« kann. Eine weitere Frage wäre, ob das Belohnungssystem nicht trainierbar und lernfähig ist, das heißt, ob man nicht im Lauf der Kindheit durch die Entwicklung anderer an der Entstehung von Wohlgefühl beteiligter Transmittersysteme, zum Beispiel dem der Endorphine, des Serotonins, des Oxytocins oder des Adrenalins, dem Dopamin-Mangel entgegensteuern könnte –, oder ob das Erleben und »Lernen« besonders förderlicher Beziehungen in der Kindheit nicht auch epigenetisch zu einem Wieder-Anschalten des für die Dopamin-Produktion zuständigen Gens führen könnte.

11 Zwischenresümee

Die historische Analyse hat gezeigt, dass es sich bei der Sucht nicht um eine somatische Krankheit im üblichen Sinne handelt, wie beispielsweise die Masern oder eine Bleivergiftung, sondern um die Unfähigkeit bestimmter Individuen, eine sozial üblich gewordene psychische Fähigkeit zur Selbstkontrolle auszubilden. Die im 19. Jahrhundert entstandene medizinische Lehre von der Sucht als Folge einer chronischen Alkoholvergiftung unterstellte eine im Normalfall natürlich vorhandene Selbstkontrollfähigkeit und verdrängte damit deren historischen Ursprung. Die ältere Psychiatrie brachte alternativ zur medizinischen Vergiftungstheorie die Hypothese vom Gendefekt ins Spiel, die bis heute immer wieder versucht wird zu beweisen, bis jetzt aber von ihrem Erklärungswert her als zu nebensächlich zurückgewiesen werden muss. Die ältere Psychiatrie hat mit ihrer Rede von der »süchtigen Entartung« oder »Entgleisung« die Unterstellung der gesunden selbstkontrollierenden Normalverfassung beibehalten und lässt in ihrer Auffassung der Krankheit als einer »pathologischen Maßlosigkeit« moralische Verachtung durchklingen. Die rezente Mainstream-Psychiatrie weigert sich, das psychische Leiden und dessen Vermeidung als Grund der Suchtentwicklung anzuerkennen, und hält sich stattdessen an eine akausale, empirisch oberflächliche Beschreibung, die letztlich auf die Vergiftungs-Hypothese zurückfällt.

Neben der chronischen Vergiftung und dem ererbten Defekt als populären Erklärungen aus dem Bereich der somatischen Medizin und der Psychiatrie bietet fast jeder Wissenschaftszweig, der sich mit dem Thema »Sucht« oder »Abhängigkeit« beschäftigt, eine eigene, sich auf bekannte Grundelemente der eigenen Lehre beziehende Erklärung. In der Lerntheorie ist das beispielsweise das Modell des Verstärker-Lernens, in der Neurobiologie ist es das Modell einer durch wiederholte Reizung erfolgenden Umprogrammierung des limbischen Belohnungssystems, in der Ökonomie ist es die Profitlogik des kapitalistischen Marktes. Es handelt sich dabei um ein im Wesentlichen *reduktionistisches Erklären*, bei dem der Gegenstand »Sucht« sowohl seiner fächerübergreifenden Aspekte als auch seiner Spezifik beraubt wird. Auch das soziologische Modell des Vorbildlernens und die kulturtheoretische Vorstellung, Sucht sei lediglich eine reaktive Folge des allgemeinen Zwangs zur Selbstdisziplin in der bürgerlichen Gesellschaft (ein »Protest« oder »Ausbruch«), gehören zu den reduktionistischen Theorien. Von den psychoanalytischen Modellen haben sich sowohl die triebtheoretische Erklärung der Sucht aus einer lustvollen Enthemmung und Perversion als auch die Ich-psychologische Erklärung aus einem frühkindlich angelegten oder genetisch mitgebrachten psychischen Strukturfehler als nur teilweise zutreffend beziehungsweise ungenügend erwiesen.

Im Zuge der aufgeführten Theorien stellten sich aber auch eine Reihe von Elementen als nützlich für die Konstruktion einer genaueren und umfassenderen Suchttheorie heraus: der Gedanke, dass die Sucht eine *für die moderne Gesellschaft spezifische Krankheit* sei, in der historischen Kulturtheorie; die Verknüpfung von exzessivem Drogengebrauch und *problematischen Lebenslagen* in bestimmten soziologischen Theorien; die Charakterisierung der Sucht als *Betäuben von Leidenserfahrungen* (funktionales Konzept, Abwehr, Selbstmedikation) bei vielen Psychiatern und bei der Mehrheit der psychoanalytischen Auffassungen, die auf die Triebtheorie folgten. Hier sind insbesondere die Vorstellungen von einer entwicklungspsychologisch früh angelegten *initialen Dysphorie* zu nennen, die mit einer *narzisstischen Enttäuschung* oder *Angriffen eines sadistischen Introjekts auf den Selbstwert* zusammenhängt. Die aus dem negativen Selbstwert resultierende *Scham* liefert die Erklärung für die Beobachtung, dass schwer Süchtige engere *Beziehungen vermeiden*. Aus der zeitgenössischen Psychoanalyse ist die Erklärung der Anlage zur Sucht aus einer *missglückenden affektiven Beziehung zwischen Kleinkind und Bezugsperson(en)* weiterführend. Die Ich-psychologische Psychoanalyse lieferte das Modell der *extern verstärkten Verleugnung der Initialverstimmung*, den Gedanken der Vertauschung von psychodynamisch entstandenen und chemisch erzeugten Affekten *(Transsubstantiation)* sowie den Gedanken der *Externalisierung der Selbststeuerung* an ein mächtiges Objekt beziehungsweise das Suchtmittel. Die Lerntheorie lieferte Erkenntnisse über *Habitualisierungsprozesse* von Sucht, wenn das Anfangsmotiv einmal gesetzt ist. Die Neurochemie lieferte per bildgebender Verfahren *Beweise für dynamische Veränderungen im cortikalen Belohnungssystem*, die an der Stabilisierung von süchtigem Verhalten mitwirken beziehungsweise einen hirnphysiologischen Anteil des Gesamtprozesses darstellen.

Die bisher aufgeführten theoretischen Ansätze lassen einige Fragen offen: Es ist ja empirisch auffällig, dass Sucht als Symptom im Rahmen vieler anderer psychischer Krankheiten (Depression, Borderline usw.) auftritt, aber als Leitsymptom auch eine eigenständige Krankheit kennzeichnet. Weiterhin gibt es verschiedene Stärkegrade und unterschiedliche Formen, wie die Rauschsucht, die Pegelsucht (bei der das Rauscherleben eine untergeordnete Rolle spielt) oder die intermittierende Sucht (Quartalstrinker, Konflikttrinker), die lebenslange und die zeitweilige Sucht (die reaktive Sucht, das Phänomen des *maturing out*) sowie die nicht-stoffgebundene Sucht und das Phänomen der affektverändernden Wirkung von Placebos. Was diese Formen miteinander verbindet und unterscheidet, wurde bisher kaum formuliert. Ebenfalls ist die für alle Süchte geltende zentrale psychische Funktion des Suchtmittels bisher kaum behandelt worden. Deren Analyse bildet den Ausgangspunkt der Konzeptbildung im folgenden zweiten Teil und soll auch die Beantwortung der offen gebliebenen Frage nach dem Verbindenden der verschiedenen Erscheinungsweisen der Sucht ermöglichen.

II Missglückte Bindung

Ein neues psychoanalytisches Modell der Sucht

12 Vorklärung: Sucht und nicht-süchtiger Gebrauch

Es geht um Sucht als den Versuch, sich bei unerträglichen affektiven Zuständen (bestimmte Gefühle wie Hilflosigkeit, Zorn, Angst, Leere oder Sehnsucht, die der Betreffende nicht aushält) vor deren Wahrnehmung durch die Überlassung an die affektverändernde Wirkung einer Sache zu schützen. Der unerträgliche affektive Zustand entsteht infolge langfristiger innerer Notlagen (zum Beispiel einer permanenten Angst oder einer grundsätzlichen Selbstverachtung) und/oder infolge langfristiger äußerer Notlagen (zum Beispiel materieller Armut oder Bedrohung mit körperlicher Gewalt).

Die Erleichterung, die der Gebrauch des Suchtmittels in einer bestimmten problematischen Situation bietet, lässt dieses positiv erscheinen. Gemäß der lerntheoretischen Entwicklungsdynamik führt die wiederholte positive Erfahrung (die »positive Verstärkung«) bei Menschen, die zu einer schweren Sucht disponiert sind, einerseits zu einer Gewohnheitsbildung, andererseits zur Ausdehnung des Erleichterungserlebens von der problematischen Ursprungssituation auf andere schwierige Situationen. Schließlich entsteht eine Haltung, in der das Suchtmittel generell benötigt wird, unabhängig von einem gefühlten negativen Affekt. Damit einhergehend wird die negative Anfangsmotivation (etwas Unerträgliches zu vermeiden) vom Süchtigen (und seiner Umgebung) meist verleugnet. Die Sucht hat ihre Eigendynamik entwickelt. Gespürt wird nur noch die unerklärbare, quasi natürliche (mehr oder minder körperlich quälende) Sehnsucht nach dem Mittel. Das Suchtmittel wird zum »mächtigen Objekt«, das die Herrschaft über das Leben des Süchtigen ergreift. Die Sucht ist dann ein unbewusster Zwang, der nicht per Willensakt geändert werden kann. Sofern sie dem Betreffenden und der Umgebung schadet, sofern sie – im Vergleich zu anderen sozial üblichen Lebensmöglichkeiten – leiden macht, wird sie bei uns als Krankheit angesehen. Der *Suchtdruck*, der innere Zwang, besteht auch dann weiter, wenn der Betreffende abstinent lebt. Nicht zufällig bezeichnen sich Alkohol-Entwöhnte bei den Anonymen Alkoholikern selbst als »Alkoholiker«: Sie wissen, dass sie ihre Abstinenz nur durch eiserne, zwanghafte Willenskontrolle aufrechterhalten können, wozu gehört, dass sie sich immer wieder an ihre Schwäche erinnern.

Kein Stoff macht psychisch abhängig

Am Ursprung der Sucht steht, auch wenn davon an ihrer vollendeten Oberfläche ohne geschulten Blick kaum etwas zu erkennen ist, das Vermeidungsbedürfnis und ein dazu geeigneter Suchtgegenstand. Viele Mittel sind geeignet, Affekte zur seelischen Unkenntlichkeit zu verändern, ob das Alkohol ist, Nikotin, Heroin, Cannabis, ein Lacklösungsmittel oder ein Glücksspielautomat. (Nebenbei gesagt: Die Legalität oder Illegalität eines Mittels hat nichts mit seiner Suchtpotenz zu tun.) Mehrere Mittel können dem gleichen Zweck dienen. Wenn Heroinabhängige keinen Stoff mehr haben, greifen sie zu Alkohol oder Schlafmitteln (»Sucht-Shift«). Andere kombinieren verschiedene Mittel wie Alkohol, Cannabis, Schlaf- und Aufputschmittel sowie Halluzinogene (sogenannte »Polytoxikomanie«). Entscheidend ist der Zweck der Affektveränderung. Das Bedürfnis, bestimmte Gefühle in sich selbst nicht wahrzunehmen, macht ein Mittel zum Suchtmittel, erzeugt die Sucht. *Das Mittel ist nicht an sich, ohne eine seelische Disposition, suchterzeugend.* Der in der Öffentlichkeit gern kolportierte Mythos vom »Süchtig-Machen« gilt nicht einmal für die wirksamsten Mittel, nämlich Heroin und Kokain. Es ist keineswegs so, dass der erste »Schuss« Heroin jeden automatisch abhängig macht. Die Mystifizierung bestimmter Stoffe als abhängig machend setzt in der öffentlichen Diskussion die Ablenkung von den unerträglichen emotionalen Spannungen fort, die der Süchtige mit sich selbst schon betreibt. Sie fetischisiert (philosophisch ausgedrückt: »essenzialisiert«) den Suchtgegenstand. Zur öffentlichen Verwirrung trägt auch die Vermischung von physischer und psychischer Abhängigkeit bei. Entscheidend für die Definition der Sucht ist der *seelische Gewinn*. Er macht die *psychische Abhängigkeit*. Die *körperliche Abhängigkeit* von einem bestimmten Stoff ist eine Folgeerscheinung langen Gebrauchs, einer *Gewöhnung*. Es gibt Menschen, die von einer bestimmten Droge in dem Sinne abhängig sind, als ihr Körper sich auf die konstante Zufuhr eingestellt, ihr Stoffwechsel sich entsprechend umgestellt hat (die sogenannte »Toleranzbildung«), sodass sie bei Unterbrechung der Zufuhr Entzugserscheinungen bekommen. Aber sie haben trotz der Entzugserscheinungen beziehungsweise nach deren Abklingen kein weiteres Verlangen nach der Droge (siehe die ausführlichere Erklärung dazu in Kapitel 2 unter der Überschrift »Körperliche Abhängigkeit«).

Nicht-süchtiger Gebrauch

Zu einer wirklichen Sucht in dem Sinne, dass der Betreffende von dem Mittel psychisch und eventuell auch physisch abhängig wird, kommt es, auf die Gesamtbevölkerung bezogen, nur in einem begrenzten Ausmaß.

Es ist wichtig, sich klarzumachen, dass es viele Arten von nicht-süchtigem Gebrauch von affektverändernden Mitteln gibt. Die Zigarette nach dem Essen, das tägliche Glas Rotwein, die tägliche Flasche Bier, der Cannabis-Joint bei der Party, die gelegentliche Völlerei, der gelegentliche Rausch bedeuten als solche noch lange keine Sucht. Selbst bei den Konsumenten illegaler Drogen haben nach Angaben des United Office on Drug Control, des Büros der Vereinten Nationen für Drogenbekämpfung, nur etwa zehn Prozent ein echtes Suchtproblem, während »gut 90 Prozent […] unter keinerlei nachteiligen Folgen [leiden]« (Hari, 2015, S. 177).

Zunächst gibt es einen Gebrauch, der *keine Affektveränderung bezweckt*:

- die Nahrungsaufnahme, die Zufuhr von Kalorien beim Essen und Trinken, in konzentrierter Form zum Beispiel durch Schnaps oder reinen Zucker;
- der Genuss von Konsistenz, Geschmack und Aroma eines Mittels, beispielsweise eines Weines oder einer Zigarre;
- der medikamentöse Gebrauch eines Schmerzmittels, der Gebrauch von Cannabis zum Appetitanregen bei Krankheiten wie AIDS, der Gebrauch von Stimulanzia wie Captagon bei bestimmten psychiatrischen Krankheiten wie der Narkolepsie (anfallsartiges Einschlafen) (Dass man bei bestimmten Schmerzen oder psychiatrischen Symptomen wiederum nach deren psychischen Ursachen fragen kann, steht auf einem anderen Blatt.).

Weiterhin kann der Gebrauch eine Reihe von unspezifischen Zielen verfolgen. Gemeinsam Alkohol zu trinken oder Cannabis zu konsumieren, kann ein Zusammengehörigkeitsgefühl, eine Art Geborgenheit herstellen, sowie das Knüpfen sozialer Kontakte erleichtern. Eine Einladung, bei der ein teurer Wein getrunken wird, kann der sozialen Rollendarstellung dienen; Bier kann Konventionalität, Cannabis Unkonventionalität demonstrieren. Bei Jugendlichen ist dieser sozial *funktionale Gebrauch* besonders deutlich: Eine Zigarette zu rauchen, demonstriert, dass man »schon groß« ist, hilft, zur Gruppe der erwachsen Wirkenden Anschluss zu finden. Einen Joint zu rauchen, demonstriert unter Umständen die eigene Unabhängigkeit (Silbereisen & Kastner, 1985; Schmerl, 1984, S. 118; Lukoff, 1983). Hier steht der Gebrauch der Mittel in einer Reihe mit der Wahl einer bestimmten Kleidung oder dem Mitmachen bestimmter Trends und Moden. »Männlichkeit demonstrieren«, gehört auch in diese Sparte, beispielsweise zu demonstrieren, dass man das Wagnis eines Vollrausches mit all seinen körperlichen und sozialen Unberechenbarkeiten auf sich nimmt, oder dass man sich so weit enthemmt, dass man zu »männlicher« Gewaltausübung fähig wird. In einigen Gesellschaften oder gesellschaftlichen Gruppen dient der Gebrauch einer Droge wie Tabak oder Schnaps auch direkt der Demonstration von Reichtum.

Sodann gibt es einen *gemäßigten*, befristeten *(kontrollierten)* Gebrauch des affektverändernden Mittels: Die leichte Anregung bei Nikotin, Kaffee und Tee wird genossen, das leichte Entspannungsgefühl, die leichte Sinnesvernebelung bei Alkohol oder Cannabis, die leichte Stimmungsveränderung zur Albernheit oder Lockerheit, die Erleichterung der Tagträumerei oder die Sensibilisierung für bestimmte Sinneseindrücke, das Wärmegefühl bei Alkohol, das Sättigungsgefühl nach ausführlichem Essen, die Schläfrigkeit. Hier muss angemerkt werden, dass eine Reihe von affektverändernden Mitteln auch nur mäßig wirken, das heißt, zur Rauscherzeugung kaum zu gebrauchen sind. Ich denke dabei an Nikotin, an Koffein, an Zucker und Nahrungsmittel überhaupt. Eine leichte Affektveränderung ist außerdem Ziel einer ganzen Reihe von Alltagshandlungen in unserer Kultur: Ob wir uns über Sattheit und ästhetischen Genuss beim Essen ein Gefühl von Wohlbehagen verschaffen oder ob wir uns dieses Gefühl über die Aufwärmung und Entspannung in der Sauna, die Entspannung nach einem Orgasmus bereiten, ob wir uns durch eine kalte Dusche am Morgen erschrecken und wachmachen oder ob wir uns über das Anschauen eines Horrorfilms leichte Angstgefühle (»Gruseln«) zuziehen oder uns bei einem Spaziergang beruhigen – oft geht es um eine gezielt herbeigeführte Änderung unserer Stimmungslage (im Gegensatz zur spontan sich ergebenden).

Auch die *Gewohnheit*, jeden Abend ein, zwei, vielleicht auch drei Gläser

Wein zu trinken, ist per se keine Sucht, sondern zunächst ein Ritual, das dem Leben Beständigkeit verleiht, das uns, wie andere Rituale auch, von Willensanstrengungen entlastet, das eine beruhigende, Chaos reduzierende Struktur setzt. Der Alkohol hilft zudem, den alltäglichen Stress, die üblichen Ängste zu beruhigen. Die Zigarette hilft beim »Runterkommen« und stellt mit den ritualisierten Anzünde-Bewegungen, dem Inhalieren und der Pause, die sie in den Tag setzt, fast eine kleine Meditation dar. Ein Ritual ist auch die Zigarette nach dem Essen, der wöchentliche Stammtischbesuch oder das gemeinsame Biertrinken von Kolleginnen und Kollegen in den Arbeitspausen – selbst wenn es sich dabei um erhebliche und gesundheitlich auf Dauer schädliche Alkoholmengen handeln mag. Wenn wir eine Gewohnheit, eine feste Struktur in unserem Leben ändern müssen, entsteht Angst und wir sträuben uns. Das ist nichts Pathologisches. Die Probe »Wenn ich auf eine Gewohnheit nicht verzichten kann« bringt also wenig Klarheit, ob es sich um eine Sucht handelt oder nicht.

Sich gelegentlich mit Alkohol oder auch mit Haschisch oder Opium zu *berauschen*, muss kein Suchtsymptom sein, sondern kann Ausdruck eines Wunsches sein, sich selbst jenseits alltäglicher kontrollierter Sinnes- und Geisteserfahrung zu erleben, jenseits von konventionellen Abläufen in Augenblicken ohne Kalkül und Planung, sozusagen das freie Rauschen, Brausen einer ungeordneten oder locker und anders geordneten Erfahrung zu spüren. Hier wird auch die Befriedigung einer Neugierde oder das Erleben individuell spezifischer, mit dem Rauschzustand verbundener Affektzustände, Erinnerungen oder Fantasien gesucht. Dieser Erfahrung ist die Trance sehr ähnlich, die ohne Drogen auskommt und die psychische Veränderung mit anderen Mitteln (Monotonie, Unter- oder Überreizung) einleitet. Es gibt verschiedene Arten von Räuschen. Das Kokain zum Beispiel bietet einen Rausch übersteigerter Wachheit und Konzentration sowie bereitstehender Erregung, Opium einen Rausch ruhiger, manchmal freudvoller optischer Halluzination. Viele halluzinogene Drogen bergen die Gefahr eines »Horrortrips«, was man – bis zu einem gewissen Grad – auch als einen »Angstrausch« (oder »Angstlust« [Balint, 1960, S. 17–22]) bezeichnen kann, ähnlich vielleicht dem Erleben eines Kindes auf einer Geisterbahn oder eines Erwachsenen beim Bungeespringen. Sinn des Rausches kann es auch sein, mit anderen Menschen einen gemeinsamen Körper- und Geisteszustand zu teilen. Auf jeden Fall handelt es sich um eine existenzielle Erfahrung, die als solche nicht das Ziel haben muss, unaushaltbare Emotionen zu »überrauschen«. Vielleicht hängt ja der Wunsch nach künstlich erzeugten Räuschen in unserer Kultur mit den gering gewordenen Möglichkeiten zusammen, »natürliche« Rauschzustände in der Auseinandersetzung mit der Natur zu erleben: Angst auf der Jagd, oder wenn man sich in der Wildnis verirrt hat, unbändige Freude über reichliches Essen. Oder der Rauschwunsch hängt, wie kritische Kulturtheoretiker sagen, mit der bürgerlichen Affektkontrolle zusammen, die uns verbietet, in einen Wutrausch oder einen Freudentaumel zu geraten.

Die *Neugierde* auf unbekannte Erfahrungen wurde als Gebrauchsmotiv schon genannt, das Ausprobieren von Wirkungen. Die große Mehrzahl der Jugendlichen und jungen Erwachsenen, die Rauschdrogen, einschließlich Alkohol, konsumieren, stellen nach einer Reihe von Rauscherlebnissen diesen, eben den rauschhaften Konsum ein. Ihre Neugier ist befriedigt, sie haben sich vergewissert, dass auch im Land »jenseits des Regenbogens« kein leichtes Glück zu haben ist, und sie haben ihre Erfahrung, ähnlich wie beim Reisen in ferne Länder, erweitert.

Zusammenfassend kann man sagen, dass die gewollte Überlassung an die Wirkung affektverändernder Mittel, ohne dass damit eine Selbstschwäche oder ein Leiden verdeckt werden soll (in modischem Englisch: *recreative drug use*), in verschiedenen kulturellen Formen zur menschlichen Selbstbetätigung gehört.

Schließlich gibt es noch den (Unlust-)*reaktiven Gebrauch*, bei dem ein affektveränderndes Mittel kontrolliert (teilweise überlegt, auf jeden Fall quantitativ und zeitlich begrenzt) zur Bekämpfung eines unerwünschten Gefühlszustandes eingesetzt wird, wenn beispielsweise eine Frau unter dem Eindruck eines ungelösten Konflikts mit einem Kollegen am Arbeitsplatz abends nach Hause kommt und sich entscheidet, sich heute Abend nicht mehr damit zu beschäftigen, sondern ihren inneren Aufruhr zu betäuben, indem sie eine Flasche Wein trinkt – wissend, dass sie morgen den Konflikt produktiv angehen kann (siehe Rost, 1987, S. 129 zum reaktiven Trinken). Von »reaktivem Gebrauch« ist dann zu sprechen, wenn die Betroffene auf eine aktuelle Not oder Zwangslage bewusst oder vorbewusst reagiert, indem sie das Mittel zur temporär begrenzten Erleichterung einsetzt, aber prinzipiell ihr auch andere psychische Lösungsmittel zur Verfügung stehen.

Nicht weit entfernt von dieser »Selbstmedikation« ist die psychiatrische Medikation. Fast alle psychiatrischen Medikamente, ob es Neuroleptika, Antidepressiva oder Tranquilizer im weitesten Sinne sind, verändern Affekte. Einige tun dies in einer Art und Weise, die den Patienten missfällt, andere werden auch subjektiv vom Patienten als erleichternd empfunden.

Idealiter handelt es sich bei der psychiatrischen Medikation um reaktiven Gebrauch, der zeitlich begrenzt sein und von autonomer psychischer Bewältigung abgelöst werden soll – auch wenn es bestimmte Patienten gibt, die bis an ihr Lebensende auf das psychisch verändernde Medikament angewiesen bleiben.

Risiken des Gebrauchs

In allen genannten Fällen handelt es sich um *Gebrauch*, nicht um *Sucht*. Das soll nicht bedeuten, dass der nicht-süchtige Gebrauch von affektverändernden Mitteln grundsätzlich harmlos wäre. Vielmehr gibt es eine Reihe von Gebrauchsrisiken. Jeder weiß, dass es gefährlich ist, im berauschten Zustand Auto zu fahren, dass es ungünstig ist, unter Alkohol- oder Cannabis-Einfluss komplizierte, Konzentration erfordernde Tätigkeiten auszuüben, und dass es im enthemmten Zustand leichter zu aggressiven Auseinandersetzungen oder peinlichen Situationen kommt. Es ist allgemein bekannt, dass bei vielen Mitteln durch Überdosierung oder Verunreinigung Vergiftungsgefahr besteht (zum Beispiel die Alkoholvergiftung), und dass auch das reine Genussrauchen Krebsrisiken birgt (durch den Teer, der sowohl beim Verbrennen von Tabak als auch beim Verbrennen von Cannabis entsteht). Bekannt ist auch, dass Föten mit Missbildungen auf den Alkoholkonsum der Mutter reagieren können und Schwangere daher vorsichtig sein sollten. Weniger bekannt ist, dass Räusche mit halluzinogenen Stoffen wie LSD oder Cannabis auch schon beim ersten Mal heftige Panikzustände oder depressive Einbrüche beinhalten können. Außerdem können sie bei wiederholtem Gebrauch wahnhafte oder paranoide Episoden oder gar chronische Schizophrenien auslösen (sofern diese Disposition vorher besteht, was der Betreffende nicht unbedingt wissen kann [Täschner, 1992]). Heroin kann bei einer bestehenden Disposition epileptische Anfälle auslösen. Bei Ecstasy und Amphetaminen besteht die Gefahr, dass durch die Verzerrung der körperlichen Selbstwahrnehmung Erschöpfungs- oder Durstsignale des Körpers nicht erkannt werden und es zum Beispiel nach stundenlangem Tanzen zu einem Kreislaufkollaps kommt. Aber solche Risiken für ein bestimmtes rauschhaftes Erleben einzugehen, ist in unserer Gesellschaft nicht ungewöhnlich, denkt man an schnelles Autofahren, an Sportarten wie Fallschirmspringen oder Surfen.

Kehren wir zur Sucht in der bisher gewonnenen Definition zurück: der unbewusst erzwungene Versuch eines Individuums, einen unerträglichen affektiven Zustand durch Überlassung an ein affektveränderndes Mittel zu vermeiden oder zu verändern. Von einem derart motivierten süchtigen Gebrauch bestimmter Mittel sind die vielfältigen, weitverbreiteten und »normalen« Arten nicht-süchtigen Gebrauchs beziehungsweise Konsums zu unterscheiden. Keineswegs jede Art von übermäßigem, rauschhaftem, gewohnheitsmäßigem, riskantem oder schädlichem Gebrauch ist mit Sucht gleichzusetzen.

13 Das unbelebte Objekt

Den im Kapitel über die psychoanalytischen Theorien angeführten Gedanken, dass die anorganische Sache (Droge) in der Fantasie des Benutzers (»projektiv«) zum Träger von menschlicher Zuwendung oder Ablehnung wird, die Idee von der »Transsubstantiation« (Krystal & Raskin, 1983 [1970], S. 52) möchte ich im Folgenden vertiefen.

Nach Margaret Mahler zeigt bereits das Neugeborene »unterschiedliche Greifreflexe [...], was beweist, daß es über ein beachtliches angeborenes Talent sensomotorischer Art verfügt, zwischen dem lebendigen Teil-Objekt und lebloser Materie zu unterscheiden«. Mahler (1986 [1968], S. 40) nennt es die »Urunterscheidung«. Darauf aufbauend realisiert das Kind im analen Stadium in der Regel die Unterscheidung zwischen »lebendig« und »tot« sowie zwischen »innen« und »außen«, daran, wie die Ausscheidungen seinen Körper verlassen, sich von ihm trennen und dann nicht mehr als zum Körperganzen gehörig gefühlt werden können, und daran, wie Gegenstände auf seine motorischen Einwirkungen reagieren. Die sinnlichen Wahrnehmungen können ihm aber in diesem Stadium nicht die Überzeugung nehmen, dass die Gegenstände *für es* existieren, auf es bezogen sind und sich zu seinen Wünschen verhalten. Eine ganz unabhängig von ihm existierende Wirklichkeit ist für das Kind kaum vorstellbar. Es gibt magische Verbindungen zwischen ihm und den Gegenständen. Es kann in unbelebte Objekte durch magisches Denken Kräfte »hineinlegen«. Man denke an Märchen- und Sageninhalte, in denen bestimmte mächtige Gegenstände die Wünsche des Besitzers erfüllen (»Tischlein deck Dich!«), immer wieder zu ihrem Besitzer zurückkehren (»Knüppel aus dem Sack!«) oder mit nur einem einzigen Besitzer verbunden sind (das Artusschwert). Dieses magischen Denkens bedienen sich Süchtige, wenn sie in ihren aktuellen zwischenmenschlichen Beziehungen frustriert sind: Sie stellen sich vor, dass Elternfiguren anwesend sind, die sich um sie kümmern – sei es, dass sie sie gut versorgen, beruhigen und schützen, sei es, dass sie sie aufmuntern und erregen. Diese, aus zeitweisen frühen Beziehungserfahrungen stammenden Vorstellungen projizieren sie in die unbelebten Objekte und ihre Wirkungen. Umgekehrt schreiben sie dann die schlechten Erfahrungen dem Versagen dieser Objekte zu.

Als nächstes müssen wir uns mit der empirischen Tatsache auseinandersetzen, dass es eine Reihe von Menschen gibt, die vom Glücksspiel, bestimmten Computerspielen und anderen nicht-stoffgebundenen Süchten beziehungsweise Verhaltenssüchten (te Wildt, 2016, S. 23–56; Gross, 2003) genauso abhängig sind wie von einer Droge, einschließlich des Kater-Gefühls und der Entzugserscheinungen, mit den gleichen Glückshoffnungen, der gleichen willenlosen Hingabe und dem gleichen faktischen Ruin. Wir müssen den experimentellen Nachweis ernstnehmen, dass Versuchspersonen in 50 bis 100 Prozent der Fälle auf chemisch wirkungslose Mittel somatisch genauso oder ähnlich reagieren wie auf bestimmte Opiate oder Tranquilizer (nämlich mit vermindertem Schmerzempfinden usw.), wenn sie erstere für letztere halten (die sogenannte »Placebowirkung« [Krystal & Raskin, 1983 (1970), S. 49f.]). Es gibt empirische Hinweise, dass süchtige Menschen auch durch Placebos Rausch- und Entzugserfahrungen haben können. In diesen Zusammenhang gehört auch das Phänomen bestimmter »Spiegeltrinker« oder allgemeiner der Abhängigen, die nicht den Rausch suchen, sondern nur eine mäßige, aber konstante Wirkung, die in vielen Fällen pharmakologisch nicht stark genug ist, stärkere Affekte wirklich zur Unkenntlichkeit zu verändern, trotzdem aber so wirkt, als täte sie es.

Wenn wir diese Tatsachen und Hinweise ernstnehmen, dann müssen wir uns von dem Gedanken verabschieden, dass die Inkorporation eines chemisch wirksamen Mittels ein Suchtkriterium sei. Wir müssen sagen, dass die toxische oder chemische Wirkung inkorporierter Stoffe nicht wesentlich für den Suchtmechanismus ist. Dieser Gedanke fällt schwer, weil wir beim Thema Sucht immer zuerst an die Einverleibung von Alkohol, Nikotin und Heroin denken – und auch in den psychoanalytischen Theorien, trotz der einleitenden globalisierenden Bemerkungen, in der Regel über eine der faktisch inkorporierenden Süchte nachgedacht wird (Mentzos, 1984, S. 238f.). So erweisen sich auch die naheliegenden Vorstellungen vom »physiologischen Kurzschluss« (Bejerot) und von der »meta-erotischen pharmakogenen Befriedigung« oder dem »pharmakogenen Orgasmus« (Radó) als nicht bestimmend für die Wirkungsweise eines Suchtmittels.

Was übrig bleibt, ist, dass ein unbelebtes Objekt, sei es eine Droge oder ein Spielautomat, für einen Menschen bestimmte Qualitäten erzeugt: Es macht warm, entspannt, schmerzunempfindlich, aktiv, wach oder reich (beim Glücksspiel) oder verträumt oder anderes. Diese Qualitäten stehen pars pro toto für die Vorstellung des betreffenden Menschen von Glück oder von etwas Gutem. Sie sind in der Fantasie des Betreffenden wie Symbole oder bestimmte Trauminhalte »überdeterminiert« oder »verdichtet«, das heißt, sie haben jeweils vielfältige Bedeutungen. Andererseits bewirken diese Objekte in der Anwendung oder im Entzug Angst (»Horror-Trip«), Kälte, Schmerzen, Lähmung, Depression und Armut. Sie bringen Unglück und Schlechtes.

Die toten Objekte und die von ihnen erzeugten Qualitäten sind nicht nur Symbole. Sie sind von primärprozesshafter (das bedeutet bildhaft-assoziativer, nicht logisch verknüpfter) Denkweise geprägte Glücks- und Unglücksbringer, moderne Ausprägungen magischer Gegenstände. Mit den Totems, Masken, Drogen und Fetischen animistischer Religionen haben sie gemein, dass ihnen die Verantwortung für Glück und Unglück übertragen wird. *Der sie gebrauchende Mensch ist ihnen gegenüber wesentlich passiv.* Der Roulette-Tisch oder die chemisch-physiologische Wirkung des Alkohols bewirkt Glück oder Unglück, so wie die heiligen Pilze bei mexikanischen Indianerstämmen Erleuchtung bewirken, ein nagelgespickter Voodoo-Fetisch dem Feind Unglück bringt, die Lage der Wahrsage-Knöchelchen das Schicksal bestimmt oder das Anlegen der Maske den Tänzer vom Vogel-Dämon besessen macht. Der Unterschied ist der, dass in den animistischen Religionen die Gegenstände, auch die Drogen, als von auf die Menschen sich beziehenden Geistern, geistiger Macht oder Göttern bewohnt oder besetzt vorgestellt werden und ihre Wirkung daraus beziehen, während die modernen Sucht-Gegenstände säkularisiert sind. Es sind unbelebte, unbezogene Objekte – und das ist für ihren Gebrauch konstitutiv.

In den neueren psychoanalytischen Suchttheorien wird für die schweren Fälle ein Mangel an Selbstwertgefühl konstatiert, eine fehlende Ich-Fähigkeit, Affekte differenziert zu erleben und zu kommunizieren, diffuse Angst, ein Ohnmachts- und Schuldgefühl, schließlich Hass auf die eigene Unfähigkeit und Schlechtigkeit. Diese Selbstschwäche, die Angst vor den eigenen Gefühlen und die Unfähigkeit, seine tiefere Befindlichkeit anderen mitzuteilen, lässt dem Betroffenen zwischenmenschlichen Kontakt generell qualvoll erscheinen: Er fühlt sich hilflos und beschämt. Er hat darüber hinaus hohe Ansprüche an seine Mitmenschen, versorgt und einfühlend verstanden und geachtet zu werden, dass sie ihm das frühkindliche Manko wiedergutmachen. Diese Wünsche sind in der Regel unerfüllbar, und ihre Frustration stößt auf eine hohe Kränkbarkeit, sodass zwischenmenschlicher Kontakt potenziert als unlustvoll empfunden wird.

Unbezogenheit beruhigt

Der süchtige Ausweg ist nun der, sich unbelebten Objekten zu überlassen, da diese sich nicht nur, wie Heigl-Evers (1977) oder Lürßen (1982, S. 882) schreiben, nicht eigenwillig entziehen können, »zuverlässig« sind, sondern auch nicht kränken, keine unerfüllbaren und damit wiederum kränkenden Forderungen stellen können, nicht einmal unausgesprochene Erwartungen haben und den Selbsthass nicht vermehren können. Ihre wesentlich beruhigende Eigenschaft ist ihre Sachlichkeit respektive Unbezogenheit. Die Wirkung des Alkohols ist sachlich und nicht sozial-menschlich. Seine Wärme ist chemischen Reaktionen geschuldet und nicht einer liebenden Umarmung mit all den komplexen Voraussetzungen, Vorstellungen und Erwartungen, die in jeder menschlichen Beziehung bestehen und den Anlass für tausend Unsicherheiten, Ängste, und Enttäuschungen geben. Gleiches gilt für das Glücksspiel, wo das Glück, in diesem Fall der Reichtum, dem kaum beeinflussbaren Fall von Würfeln oder dem Lauf einer Maschine entspringt und nichts mit komplexen sozialen Fähigkeiten zu tun hat.

Die Funktion des Rausches, dass der Süchtige sich von den konflikthaften Objektbeziehungen distanzieren kann, ist auch schon Michael Balint aufgefallen. Es gehe um den

> »Zustand von Harmonie, in den sich der Betrunkene eingehüllt fühlt, [...] die Empfindung, daß es in dieser Welt des Rausches keine Liebes- oder Haßobjekte gibt, vor allem nichts, was Ansprüche an ihn stellt. Die Harmonie kann so lange bestehen, als der Trinker imstande ist, alles fernzuhalten, was etwas von ihm fordern würde; viele Quartalssäufer schließen sich ein und betrinken sich in der Einsamkeit; andere entfliehen ihrer allzu vertrauten Welt der Objekte und Menschen und suchen sich eine völlig neue Umgebung [zum Beispiel Kneipen oder anonyme Partys, R. V.], zu der sie keine ursprüngliche Beziehung haben und die daher nichts von ihnen fordern kann, vor allem keine dauerhafte libidinöse Bindung« (Balint, 1987 [1968], S. 65).

Die Anwendung von Suchtmitteln ist, in der Terminologie des späten Freud gesprochen, eine Äußerung des Todestriebes im Sinne einer Bestrebung, einen innerseelischen Konflikt zu beruhigen oder zu vermeiden (siehe das »Nirwana-Prinzip« [S. Freud, 1920g]), im Sinne der Bewältigung psychischer Aufgaben mit möglichst wenig Störung der bestehenden Strukturen – in diesem Fall eines fragilen, kontaktängstlichen Selbst.

Ebenso wie es Glück bringt, bringt das dingliche Objekt Unglück. Aber dieses hat dann in der unbewussten Vorstellung des Süchtigen auch nichts mit den Fähigkeiten und Eigenschaften seines Selbst im Kontakt mit anderen Menschen zu tun, sondern ist sachliches Geschehen. Das fragile Selbst wird nicht gefordert oder gekränkt, sogar in der Zerstörung durch das Suchtmittel und seine Folgen bleibt es ungefordert und damit heil.

Dem leblosen Objekt wird wie einem Fetisch Macht zugesprochen, ihm wird Verantwortung zugeschoben, es wird einerseits als fast lebendig angesehen, seine Wirkung wird mit zwischenmenschlich erlebten Glücks- und Unglücksvorstellungen assoziiert – am deutlichsten vielleicht sichtbar beim *overeating*, wo die Nahrungsmittel, die in den Körper geschaufelt werden, mit der nährenden Zuwendung durch die Mutter assoziativ verknüpft sind und durch psychische Vertauschung an deren Stelle treten. Andererseits bleiben die Objekte tot, eine wirkliche Auseinandersetzung wird und muss mit ihnen nicht stattfinden.

Und wenn der Süchtige sich mit seinem Selbst einem leblosen Ding und seinen Wirkungen hingibt statt dem zwischenmenschlichen – und sei es nur fantasierten – Kontakt mit seinen affektiven Wirkungen, dann setzt er sein Selbst als lebendig sich beziehendes außer Kraft, isoliert es, verhält sich seinerseits wie ein beziehungsloser Gegenstand. Das Abtöten des fragilen, kommunikations- und konfliktunfähigen Selbst, das konstant einem Gefühl diffuser Angst, Ohnmacht und Verlassenheit ausgesetzt ist (wofür die Begriffe »Uraffekt« oder »Initialverstimmung« stehen), gibt dem prädisponiert Süchtigen beim anfänglichen Gebrauch *the rewarding relief*, die belohnende Erleichterung, die Jellinek für ein frühes Erkennungszeichen der Sucht hält. Die hartnäckige Verleugnung ihres Problems bei vielen schwer Süchtigen (die entsprechende »Kapitulation«, die nach den Anonymen Alkoholikern zur Akzeptanz der Alkoholkrankheit nötig ist), ist also nicht nur Folge der sozialen Scham, »nicht in Ordnung zu sein«, sondern der Versuch, niemanden, keinen anderen Menschen, in Kontakt mit dem paralysierten Selbst kommen zu lassen und es – wieder belebt – in unerträgliche psychische Konflikte zu stürzen. Der Gipfel der

Hingabe an das unbelebte Objekt und der Ausschaltung des Selbst ist der berauschte *Kontrollverlust*, in welchem jede Verantwortung aus dem Selbst auf das Suchtobjekt projiziert wird. In einem umfassenderen Sinn zeigt sich die Machtübernahme des Mittels darin, dass in der schweren Sucht, selbst wenn es, wie bei vielen Gewohnheitstrinkern, nicht mehr um das Erleben von Räuschen und Kontrollverlust geht, das Leben einschließlich der Gedanken um das Mittel herum organisiert ist.

Dass das Objekt unbelebt ist und seine Wirkungen den eigenen Gefühlen nicht einfach gleich sind, das ist dem Süchtigen durchaus bewusst. Jeder Fixer kann die Wirkung des Heroins in ihm, die etwas körperlich Entspannendes und, durch die Wirkung auf den Gleichgewichtssinn, etwas Schwebendes beinhaltet, beim *flash* ein Gefühl verursacht, das der Entladungsphase des Orgasmus ähnlich ist, von einem authentischen Glücksgefühl unterscheiden (selbst, wenn er bewusst noch nie eins hatte). Es bedarf einer Verleugnungs-Anstrengung, um die beiden für gleich zu halten. Der süchtige Raucher beispielsweise versucht, sich selbst zu beruhigen durch die Fiktion, die bio-physiologische Wirkung des inhalierten Rauchs – körperliche Ruhigstellung bei gleichzeitiger zentralnervöser Anregung – sei das Gleiche wie die seelische Beruhigung von Ängsten, Unsicherheitsgefühlen und Anlehnungswünschen mit anschließender gesteigerter Konzentrationsfähigkeit. Das künstliche Gefühl hat Ähnlichkeiten, ist aber etwas Anderes. Es verweist damit auch auf etwas, was noch nie da war, repräsentiert eine namenlose Sehnsucht, einen unbewussten Mangel.

Abgrenzung zu ähnlichen Phänomenen

Das Suchtobjekt weist mit seiner Macht, Glück und Unglück zu bewirken, Ähnlichkeit zu allen Objekten auf, die Träger projizierter Macht-Anteile von Eltern-Imagines (den verallgemeinerten Vorstellungen von Wesenszügen seiner Eltern, die jemand mit sich herumträgt) werden, wie es zum Beispiel Führer von Sekten sind, Wunderheiler oder Hypnotiseure. Auch hier ist die Abhängigkeit groß. Aber die Projektions-Objekte sind lebende Personen, die sich – zumindest potenziell – aktiv und enttäuschend gegenüber der projizierenden Person verhalten können und ihrerseits verunsichernde Erwartungen an sie haben können. Süchtige erleben ihr Selbst im Kontakt mit diesen mächtigen Objekten nicht sicher genug ausgeschaltet.

Was die Besetzung unbelebter Gegenstände betrifft, so bestehen Ähnlichkeiten zu bestimmten Formen des *paranoiden Wahns*. Bei der paranoiden Projektion wird auch auf das magische Denken der analen Phase regrediert, in welchem Gegenstände einer bestimmten Macht gehorchen, die in Beziehung zum projizierenden Menschen steht (»Dass dieses Auto schwarz ist, bedeutet, dass ich bald sterben muss.«). Der Gegenstand der Sucht dagegen folgt keinem subjektiven Willen, sondern nur seiner eigenen Objektivität und bezieht sich entsprechend nicht auf den projizierenden Menschen, sondern wirkt, ohne sich zu beziehen.

Beim Fetischismus, beispielsweise der übermäßigen Faszination, die ein Mann für hochhackige Frauenschuhe oder Frauenunterwäsche empfindet, geht es um eine Verschiebung vom originalen Körper der Frau, speziell ihren Sexualorganen, auf damit verbundene und assoziierbare Gegenstände. Der Hintergrund ist eine unbewusste Angst vor der weiblichen Sexualität (die Gründe können vielfältig sein), der Fetischismus ein Kompromiss aus Triebgenuss und Abwehr. Die Ähnlichkeit zur Sucht besteht in der Überbesetzung von etwas Sachlichem zur Vermeidung der lebendigen Beziehung, der Unterschied besteht in der Einschränkung auf den Bereich der Sexualität und darin, dass der Fetisch nicht in dem Sinne als aktiv imaginiert wird, als dass man seine Wirkung mit sich geschehen lassen muss (siehe Kapitel 15, Abschnitt »Verwerfung«).

Das Prinzip der Projektion der Verantwortung für Lust und Unlust auf einen leblosen Gegenstand gilt auch für den »Enthemmungsalkoholiker«, also einen Süchtigen mit einer relativ stabilen Ich-Struktur, einem insgesamt sicheren Selbst-Bild und einer nur partiellen Triebhemmung, einer Unfähigkeit, sich sexuelle und/oder aggressive Lust zu verschaffen: Die Sache Alkohol ermöglicht ihm verantwortungslose Lust und sorgt per Kater und Zerknirschung für die anschließende Strafe. Der Unterschied zu den schweren Süchten ist der, dass hier noch das zwischenmenschliche sexuelle oder aggressive Erleben Triebziel ist und noch nicht die Reduktion auf das Erleben der Wirkung des Suchtmittels selbst eingetreten ist (siehe in Kapitel 8 die Unterscheidungen von Raskovsky, 1997). Lediglich die Macht für das Zulassen des Triebes, die Aufhebung der Abwehr wird projiziert, noch nicht die Macht, überhaupt Lust und Unlust zu bewirken. In den Fällen *leichter Sucht* ist das Ich (als die in der Realität erlebende und handelnde psychische Instanz) gegenüber einem verbietenden Über-Ich lediglich zu schwach, sich das Erleben *bestimmter* zwischenmenschlich gerichteter Triebäußerungen zu gestatten; in den Fällen schwerer Sucht ist die Triebäußerung überhaupt im Zusammenhang mit einer gestörten Ich-

Entwicklung so überwältigend, ängstigend und unlustvoll, dass sie vom Ich nicht »verantwortet« werden kann.

Die passive Hingabe an ein unbelebtes Objekt ist das Kriterium, das Sucht von anderen narzisstischen Störungen (Störungen des Selbst) unterscheidet,[2] auch wenn sie ihr äußerlich sehr ähnlichsehen und sogar so heißen. Bei der Magersucht zum Beispiel könnte man sagen, es sei die Auslieferung an das Nicht-Essen als einem sachlichen Objekt. Das ist meines Erachtens aber schon Sophisterei. In der Magersucht wird in einem Spaltungsvorgang des Selbst das innere Ideal der Askese, der Selbstdisziplin und der Autarkie, also gerade von keinerlei äußerer (oraler) Zufuhr abhängig zu sein, übersteigert mit Libido besetzt. Ein anderer Teil des Selbst, der Wunsch nach Essen und anderem körperlichen Genuss, nach (oraler und sexueller) Zuwendung von anderen Menschen, wird rigoros abgewertet. Auch hier existiert Selbsthass – aber nicht auf das ganze Selbst, sondern »nur« auf den passiv wünschenden, auch den sexuell begehrenden Teil. Die Fähigkeit zur Selbstdisziplin bleibt davon verschont. Deren Betätigung ermöglicht vielmehr eine (manchmal die einzig mögliche) Selbstbewunderung (und sei es um den Preis des Todes). Der Ausweg einer Überlassung an ein unbelebtes Objekt wird nicht beschritten. Bei der Bulimie handelt es sich um den agierten Konflikt von Abhängigkeit und Hass zwischen dem schwachen Selbst und dem die unbezogene mütterliche Versorgung repräsentierenden Objekt Essen. Eine Überlassung findet nur für Minuten statt und wird durch das Erbrechen magisch zurückgenommen. Es handelt sich um eine narzisstische Störung mit süchtigen Anteilen. Den exhibitionistischen Charakter, den Stolz der Anorexie auf die eigene Disziplin und Unabhängigkeit gibt es bei der Bulimie nicht. Hier herrscht eher Scham über das Versagen der Selbstdisziplin vor. In der Essensgier steckt der (verscho-

[2] Die in der Psychoanalyse übliche Rede von den »Objekten« als den wichtigen Menschen, mit denen Patienten in der Außenwelt umgehen und als Kinder umgingen, erschwert möglicherweise den Gedanken, dass die Unterscheidung von »belebt« und »unbelebt« eine wesentliche sein könnte. Auch die metaphorische Art, in der kleinianischen Objektpsychologie, Erinnerungen an aversive Erlebnisse mit frühen Bezugspersonen als »böse Brust« zu bezeichnen, kann dazu verleiten, die Belebtheit, mit der Süchtige ihre Drogen phantasmatisch aufladen, für etwas Selbstverständliches zu halten und die Bedeutung der Unbelebtheit zu übersehen. Die metaphorischen Bezeichnungen sind im Wissenschaftsbetrieb durchaus üblich, man denke an die »schwarzen Löcher« der Astrophysik, bedürfen aber doch immer wieder der Übersetzung ins Rationale, um sich nicht zu verselbstständigen.

bene) Wunsch nach Zuwendung, der nicht mehr so gründlich abgewehrt werden kann. Das Erbrechen steht für den Hass gegen das Objekt, von dem man sich so abhängig fühlt und das nicht genug Selbststärke vermittelt hat.

Beim Phänomen des Spielens zieht sich die Grenze zur Sucht mitten hindurch: Zur Sucht taugt nur das Spielen um Geld, und zwar um Beträge, deren Verlust den Spieler erheblich treffen, und das Glücksspiel, das heißt die Überlassung an Zufallsmechanismen. Je mehr Geschicklichkeit und Können, also Ich-Fähigkeiten, »ins Spiel« kommen, umso weniger ist es eine passive Auslieferung und ein Abtöten des Selbst.

Bei der sogenannten »Arbeitssucht« (Gross, 2003, S. 99–120) sind genaue Unterscheidungen zu anderen Formen des Viel-Arbeitens zu treffen. Wenn einer pausenlos schafft, dabei aber kreativ ist und/oder mit anderen Menschen zusammenarbeitet, dann betätigt und bestätigt der Betreffende weite Teile seines Ich und damit seines Selbst mit diesem Arbeiten. Es soll nicht abgetötet werden. Eine Sucht besteht dann, wenn monoton beziehungsweise routiniert sowie isoliert gearbeitet wird, und der Betreffende unter dem Zwang steht, zu arbeiten, weil er die Verantwortung für Zeit und Menge an die »Sachanforderungen« delegiert, die Selbstbestimmung aufgegeben hat.

Überall, wo Selbstunsicherheit und -verachtung herrschen, liegt die Hingabe an Sachwirkungen nahe. Wahrscheinlich gibt es auch Autofahr-Süchtige in dem Sinne, dass sie sich der Macht der Maschine im Geschwindigkeitsrausch ausliefern (Battegay, 1992). Die Gefahr des Unfalls wirkt dabei an der Euphorie mit. Für den Betreffenden ist die Maschine das Schicksal, wie für den Spieler der Automat. Hinter dieses Motiv der Auslieferung tritt das Motiv zurück, die Maschine zu hantieren, geschickt sein zu wollen, also positive Ich-Fähigkeiten zu beweisen. Auto-Süchtige sind schnell tot.

Fenichel (1983 [1945], S. 258ff.) beschreibt einen Fall von Lesesucht – einen jungen Mann, der immer ein Buch dabeihaben musste und bei jeder Gelegenheit las. Ich meine, dass es sich in diesem Fall um einen Akt der Selbstberuhigung bei einer Angstproblematik handelte, um die aktive Beschäftigung mit etwas Gewohntem, die Sicherheit verleihen soll. Es ist nicht die Hingabe an ein lebloses Objekt, das beruhigen soll (wie es zum Beispiel bei gleicher Ausgangsmotivation in vielen Fällen beim süchtigen Rauchen ist). Bestimmte Tätigkeiten und Bedürfnisse sind somit – entgegen der alten These Gebsattels, dass jedes menschliche Interesse das könne – per se nicht geeignet, »süchtig zu entarten«: solche, die einen größeren Anteil von Ich-Fähigkeiten enthalten, wie zum Beispiel Lesen, Tagträumen, nicht-monotones Arbeiten, sowie solche, bei denen man sich auf Beziehungen zu anderen Menschen einlässt.

Auch beim dauerhaften Filmkonsum, dem Musik-Hören oder Video-Spielen ist zu unterscheiden: Die Geschichten und Melodien sind (teilweise unbewusst) mit anderen Menschen als Identifikations- oder Triebobjekten sowie mit Wünschen an das eigene Selbst (einmal ein Held sein zum Beispiel) verbunden. Bestimmte Serien führen der Konsumentin eine Familie oder eine Peergroup vor, in der sie sich als Mitglied imaginieren kann. Jemand kann es genießen, dass durch bestimmte Songs seine Gefühle und Fantasien angeregt werden. Er kann die fantasierende Beschäftigung mit den Bildern, Geschichten und der Musik auch benutzen, um sich beruhigend seiner Identität zu vergewissern – das alles wäre keine Sucht. Oder er überlässt sich den sachlich-beziehungslos erzeugten Eindrücken, den fremd an ihm vorüberziehenden Bildern, dem dumpf stampfenden Rhythmus, dem nur noch automatisch vollzogenen Spiel, dessen Oberfläche ihm bestimmte Reaktionen abverlangt, um selbst passiv zu sein und nichts fühlen zu müssen, und wird davon abhängig – das wäre Sucht.

Generell: Zum Wesen der Sucht gehört die *Passivität des Selbst*. Ein bestimmter, mit Glücks-, Wohlbehagens- oder Leidens- und Unglücksvorstellungen assoziierter Zustand soll erreicht, ohne dass Mittel des Selbst dazwischengeschaltet werden. Alle mit Motivation, Aktivität und manchmal Anstrengungen des Selbst verbundenen Abhängigkeiten, wie zum Beispiel intensives Sport-Treiben, Arbeiten, Computerspielen oder Lesen und Tagträumen oder die selbst-induzierte Trance bei der Meditation, auch wenn sie der Abwehr von psychischen oder sozialen Konflikten dienen und unter Umständen neurotisch sind (siehe Kapitel 18 und die Überlegungen zur »Antechie«), sind keine Sucht. Der abhängige Gebrauch von Kokain, Amphetaminen und Halluzinogenen aber, die ja auch aktiv machen sollen, das Tagträumen ermöglichen usw., ist dagegen Sucht.

Der These, dass Süchtige die Aktivität ihres Selbst (zu dem auch das Ich mit seinen Realitätsfähigkeiten gehört) beseitigen wollen, widerspricht auch nicht die Kenntnis, dass zum Beispiel Fixer raffiniert und relativ tüchtig dabei sein können, sich Geldmittel für ihren Stoff zu beschaffen, denn dieses »Anschaffen« wird nur als lästiges Übel angesehen, das selbst keinen Genuss und keinen Stolz verschafft. Ein passiv-wunschloser Endzustand ist für diese Süchtigen das Glück. Die Tätigkeit und das Wahrnehmen der eigenen Fähigkeiten werden dabei abgelehnt – die sachliche Verursachung und Verantwortung gesucht.

Sucht kann auch als ein *Symptom* im klassischen freudschen Sinne einer Kompromissbildung (S. Freud, 1926d [1925]) gefasst werden: Sie ist dann einerseits ein agierter Abhängigkeitswunsch (Trieb) und andererseits dessen Abwehr durch Verschiebung auf ein unbelebtes Objekt. Die Gleichzeitigkeit von Trieb und Abwehr, die Summierung zweier starker psychischer Bedürfnisse, die sich auch noch gegenseitig verdecken (die Verschiebung lässt das soziale Motiv des Abhängigkeitswunsches verschwinden und die agierte Abhängigkeit kennt keine Hemmung, scheint einem ungehemmten Trieb zu entspringen), macht das süchtige Verhalten zum unbewusst-zwanghaften Ablauf. Die Verschiebung auf ein unbelebtes Objekt erlaubt den Süchtigen die Illusion einer heftigen Befriedigung und eines heftigen Leidens, ohne von *jemandem* befriedigt oder beleidigt zu sein. Ihr heftiges Ersatz-Erleben wehrt das lebendige Beziehungserleben, das für sie nur quälend sein kann, ab. In der Abwehr unterliegt das Trauma dem Wiederholungszwang: Das tote Objekt wiederholt das unbezogene mütterliche Objekt, die Verweigerung einer menschlichen Antwort auf die eigenen Gefühle, und setzt die langgezogene Nicht-Anerkennung des Selbst (zur Bedeutung der Anerkennung siehe Altmeyer, 2000), den »Seelenmord« in der Regie des Süchtigen fort.

14 Die Beziehungsstörung

Rekapitulation

Als affektiven Kern einer schweren Sucht beschreiben die meisten psychoanalytischen Autoren eine basale, ängstlich-ohnmächtige Unlustspannung (»Initialverstimmung« nach Radó, 1975 [1926]; »Uraffekt« nach Krystal & Raskin, 1983 [1970]; »Leeregefühle« nach Kohut, 2003 [1984]; »Scham« und »Schuld« nach Wurmser, 1997 [1978], 1983, 1987), die in der Regel von den Betroffenen kaum verbalisiert werden kann. Die Suchtmittel – seien es nun Drogen oder beispielsweise das Roulettespiel – werden benutzt, um diese unerträgliche Verstimmung zu verleugnen, indem man sich ihrer Wirkung hingibt beziehungsweise sie zur Manipulation der negativen Affekte benutzt. Der Verleugnungsbedarf bei gleichzeitig bestehendem Selbsthass kann bis zur Zerstörung des eigenen sozialen Lebens und der Gesundheit führen.

Sucht ist die fantasierte und agierte Überlassung der Verantwortung für eigenes affektives Erleben an ein unbelebtes Objekt und seine Wirkungen. Solche Wirkungen sind Wärme, Völlegefühl, Euphorie, Sedierung, Wachheit, Konzentration, Enthemmung, Sinnesveränderungen, Reichtum und andere auf der positiven, Kälte, Hunger, Schmerzen, Dysphorie, Armut, Einsamkeit, Angst, Zerstörung und Ähnliches auf der negativen Seite. Zweck der Überlassung kann sein,

1. dass ein mit »Normalbewusstsein« nicht zugelassenes Gefühl nun auftreten darf und meist (durch Kater und andere negative Folgen) auch anschließend bestraft wird (neurotische Sucht);
2. dass der betroffene Mensch seine Unfähigkeit zu affektivem Leben (»Leere«, Einsamkeit, Beziehungslosigkeit) nicht wahrnehmen muss, also eine Verleugnung; oder
3. dass das als mangelhaft und schlecht empfundene Selbst, die psychische Existenz, eliminiert wird.

Wichtig ist bei diesem Abwehrgeschehen, dass das Suchtobjekt ein unbelebter Gegenstand ist, zu dem der süchtige Mensch keine Beziehung aufnehmen muss, von dem er im zwischenmenschlichen Bereich nicht gefordert und nicht verunsichert wird. Der Preis der »sicheren« Beziehungslosigkeit ist die Isolation beziehungsweise das Absterben des Selbst (partiell oder total), das ja letztlich nur in der realen oder fantasierten Bindung an andere Menschen leben kann. Was der Süchtige will, ist, dass künstlich, durch eine chemische oder andere äußere Wirkung auf sein Gefühlsleben etwas mit ihm gemacht wird, ohne dass er darauf antworten, ohne dass er mit dem Urheber in eine persönliche Beziehung treten muss. Er entwickelt eine Abhängigkeit, ohne von einem lebendigen Objekt abhängig zu werden. Die Sucht ist eine Kompromissbildung aus einem regressiven Bedürfnis nach Verantwortungsabgabe und Hingabe (inklusive Schutz) an ein bezogenes Objekt einerseits und dessen Abwehr durch Verschiebung auf ein beziehungsloses Objekt andererseits. Der instrumentelle Gebrauch des Suchtmittels kann vom Abhängigen auch (unbewusst) als narzisstischer Triumph über die erreichte Autarkie erlebt werden. Zugleich wiederholt sich mit der Abhängigkeit von einem zur Beziehung unfähigen Objekt die frühkindliche Enttäuschung und Traumatisierung in der Beziehung zum mütterlichen Objekt.

Voraussetzung für die Suchtentwicklung ist eine aus der fehlenden Anerkennung in den zwischenmenschlichen Beziehungen der kindlichen und adoleszenten Genese entstandene Unfähigkeit des Selbst, Affekte und Emotionen (als umfassendere affektive Konstellationen) subjektiv, das heißt als die eigenen, für die man zuständig ist, zu erleben und damit umzugehen. Es kann sich dabei um begrenzte sexuelle oder aggressive Affekte handeln, um Angst oder Hilflosigkeit, Gefühle von Leere, Schmerz und Trauer oder von Interesse und Liebe mit den entsprechenden Wünschen nach Anlehnung, Schutz oder Bestätigung des eigenen Werts.

Was die Qualität der frühkindlichen Beziehungen betrifft, deren Niederschläge im Individuum zu einer Suchtstruktur führen, benennt Rost (1987, S. 109) global die Unfähigkeit von Eltern, einem Kind einerseits Sicherheit, Geborgenheit und Orientierung zu geben und andererseits gleichzeitig die Bedürfnisse nach Expansion, Eigenaktivität und Unabhängigkeit zu unterstützen – was alles zu grundlegenden Ich-Unfähigkeiten und der entsprechenden Selbstverachtung und der Angst vor Kontakt führt. Kohut (2003 [1984]) betont das Fehlen von Einfühlung seitens des mütterlichen Objekts, ein Fehlen, welches es dem Kind unmöglich macht, genügend Selbstliebe zu entwickeln. Burian spezifiziert dahingehend, dass das Kind die besondere Fähigkeit der Affekttoleranz, zu der die Fähigkeiten Selbstbeobachtung, Verbalisierung und Differenzierung von Affekten gehören, nicht ausbilden konnte, weil vonseiten des mütterlichen Objekts sowohl das einfühlende Verständnis der kindlichen Emotionen fehlte als auch deren Verbalisierung. Das Kind lernt nicht, mit den eigenen Affekten umzugehen, zum Beispiel nach Beruhigung oder Trost zu rufen beziehungsweise, älter geworden, sich auch selbst beruhigen und trösten zu können. Gute und schlechte Gefühle liegen ganz in der Verantwortung des mütterlichen Objekts, außerhalb des Selbst. Selbstfürsorge wird nicht entwickelt (Burian, 1994, S. 51–54). Zudem wurde dem Kind in Situationen, in denen es überfordert war, wiederholt nicht geholfen, das heißt, es erlebte sich zu früh als komplett hilflos und gewöhnte sich daran, nur die Erwachsenen als mächtig anzusehen, ihnen alle Verantwortung zuzuschreiben und sich selbst als grundsätzlich ohnmächtig und zur Passivität verurteilt zu betrachten (ebd., S. 62).

Zusammenfassend kann man sagen, dass dem Kind die Stützung und Spiegelung des affektiven Selbst fehlten. Die zuständige mütterliche Bezugsperson (sie kann weiblich oder männlich sein, mit dem Kind biologisch verwandt oder nicht) kann das affektive Selbst des Kindes nur respektieren und unterstützen, wenn sie grundsätzlich, besonders auch im Konfliktfall, in der Lage ist, von ihren eigenen Affekten und Konzepten zeitweise abzusehen und sich in die Befindlichkeit des Kindes hineinzuversetzen, wenn sie also einen von der unmittelbaren Bezogenheit distanzierten, »dritten« Standpunkt einnehmen kann.[3] Auf jeden Fall steht dem zur Sucht disponierten Kind auch keine zweite Bezugsperson als unterstützendes Objekt zu Verfügung, die ihm eine (triangulierende) Alternativbeziehung zum übermächtigen mütterlichen Objekt bieten könnte.

Die vorsprachliche Zeit

Die folgenden Überlegungen beziehen neuere Erkenntnisse der Säuglings-, Bindungs- und Affektforschung mit ein und sollen unter beziehungsana-

[3] Zur Bedeutung der mütterlichen Fähigkeit zur Triangulierung siehe Rupprecht-Schampera (1997). Unter welchen Umständen eine mütterliche Bezugsperson diese Fähigkeit nicht entwickeln kann, wird in Kapitel 22 erörtert.

lytischer respektive intersubjektiver Perspektive der Klärung des Verhältnisses von Selbst und Objekt in frühen Lebensphasen dienen, speziell der Bedingungen, die zur späteren Entwicklung einer Sucht führen können. Die Sucht bricht in der Regel nicht vor der Pubertät aus. Angesichts der Formbarkeit der menschlichen Psyche gerade in den ersten Lebensjahren und angesichts der vielfältigen unvorhersehbaren Einflüsse auf einen kleinen Menschen im Lauf seines Aufwachsens kann es keine lineare Entwicklung hin zur Ausbildung einer Sucht geben, keinen sich auf die Anfangsbedingungen beziehenden Determinismus. Aber es kann bestimmte Beziehungskonstellationen, Labilisierungen und Traumatisierungen geben, die den späteren Ausbruch einer Sucht begünstigen. Ich spreche dabei von schwerer, »initial« gestörter Sucht, nicht von Sucht als einem Symptom im Rahmen einer Neurose, bei der eine einigermaßen stabile psychische Grundstruktur besteht. Zunächst geben die in allen Fällen schwerer Sucht vorliegende Unfähigkeit, Gefühle differenziert zu benennen, die Tendenz, Affekte als reine Körpersensationen zu erleben, und der immer wieder durchbrechende ängstlich-aggressiv-depressive, an kein benennbares Erlebnis anknüpfende negative Basisaffekt genügend Anlass, Sucht-Gründe in der vorsprachlichen Zeit zu suchen.

Am Anfang steht eine affektive Beziehungsstörung. Diese ist umso stärker, je früher sie angefangen hat, das heißt, je tiefer sie im vorsprachlichen Bereich wurzelt. Sie ist an sich nicht notwendig an eine spezifische Entwicklungsphase gebunden (Blank & Blank, 1980, S. 194).

Es kann sich um immer wiederkehrende langanhaltende affektive Spannungen handeln, deren Signale von dem mütterlichen Objekt nicht durch entsprechende »Ausführungshandlungen« beantwortet (Krause, 1983), die nicht beruhigt werden (Klöpper, 2018). Dadurch, dass die Bezugsperson seine Unlust-Affekte nicht »lesen« kann oder will, gerät das Kind häufig in *hohe* Spannungen. Hunger, Kälte, Wärme, Reizflut, Reizarmut usw. wachsen stark an und werden schließlich als alles überlagernde oder zerstörende Qual empfunden. Das bei ausreichend modulierten Affekten »ganzheitliche Selbstempfinden« des Babys und seine »ganzheitliche Objektwahrnehmung« brechen zusammen und es »entstehen fragmentierte oder konfundierte Selbst- und Objektempfindungen« (Dornes, 1993, S. 98f.), ein enorm ängstigendes Chaos. Das Einzige, was dem Kind bleibt, ist undifferenziertes Schreien und Weinen, das die Bezugsperson so unter Druck setzt, dass sie *irgendetwas* unternimmt, was *irgendetwas* an der Gesamtlage verändert. An die Stelle einer inneren Feinabstimmung zwischen mütterlichem Objekt und Kind tritt eine Beziehung von äußerer Druckausübung: Das Kind schreit so lange, bis die Mutter etwas ändert, beziehungsweise die Mutter manipuliert an dem Kind im *trial-and-error*-Verfahren so lange, bis irgendeine Veränderung in ihrem Sinne eintritt. (Nicht selten sind das katastrophale Veränderungen für das Kind, zum Beispiel wenn es so lange geschlagen wird, bis es nur noch leise wimmert oder in einem entfernten Zimmer abgestellt wird, bis es vor Erschöpfung nicht mehr schreien kann.) Auch wenn das Ursprungsbedürfnis schließlich befriedigt wird, bleibt das Kind oft unruhig oder quengelig, weil der innere Katastrophenzustand sich nicht so schnell beruhigt. Außerdem befindet es sich weiter in einem Zustand fehlender emotionaler Verbindung zum Objekt, was fundamental ängstigt. (Viele Kinder, die als »hyperaktiv« gelten, wirken auf mich so, als seien sie von Angst getrieben auf der Suche nach einer Möglichkeit, bei einem Objekt »anzudocken«.)

Die emotionale Beziehungsstörung kann aber auch lange verdeckt bleiben: Wenn die körperlichen Grundbedürfnisse des Babys regulär befriedigt werden, »lediglich« auf seine Kontakt- und Anregungswünsche nicht eingegangen wird, weil es der Bezugsperson gleichgültig ist oder sie es latent ablehnt, dann kann sich das Baby in lange Schlafphasen zurückziehen und in eine schlaffe Lethargie, in der es alles geschehen lässt, was mit ihm gemacht wird. Auf diese Weise erscheint es »pflegeleicht« und erhascht vielleicht den einen oder anderen freundlichen Blick von einer erleichterten Mutter.

Leben in prozeduralen Schemata

Die Säuglingsforschung befasst sich mit dem affektiven Austausch zwischen Baby und primärer Bezugsperson (in den meisten Fällen der Mutter) im ersten Lebensjahr sowie mit der damit zusammenhängenden Entwicklung der Gefühle, der Intelligenz und des Selbstbewusstseins. Das Kind ist nach übereinstimmender Auffassung der Forscher bis in das zweite Lebensjahr hinein nicht in der Lage, zu »fantasieren«, das heißt, mit aus dem Erfahrungskontext gelösten »Bildern« von sich selbst, von Bezugspersonen, von Handlungen, Erfahrungen, Affekten usw. innerpsychisch zu operieren (Lichtenberg, 1991, S. 51–61; Baumgart, 1991; Stern, 1992 [1985], S. 354f.; Dornes, 1993, S. 69ff.; Piaget, 1975, S. 84ff., 218ff., 275ff.). Vor solchen isolierten und kombinierbaren inneren »Repräsentanzen«, also vor dem Symbolsystem unserer Psyche, zu dem auch die Sprache gehört, existieren im Gedächtnis des Kleinkindes ganzheitliche »Selbst-Objekt-Affekt-Einheiten« (Kernberg, 1998 [1983], S. 85), die in bestimmten sich wiederholenden Handlungsepisoden wahrgenommen und wiedererkannt werden (Lichtenberg, 1991, S. 89–93; Dornes, 1993, S. 186; siehe auch die »sensomotorischen Schemata« von Piaget, 1975, S. 343ff.). Stern nennt sie »Repräsentationen von Interaktionen, die generalisiert wurden« (»RIGs« [Stern, 1992 [1985], S. 143f.]). Jedes dieser im Körpergedächtnis gespeicherten, »prozeduralen« Schemata kann durch das Auftreten eines oder mehrerer seiner Merkmale nach dem Muster des bedingten Reflexes aufgerufen und wiedererkannt werden.

Ein solches Schema wäre beispielsweise

- die Gesamterfahrung von Anblick der Mutter, Geruch, Körperempfinden, Lautwahrnehmung, Saugbewegung, freudiger Aufgeregtheit und befriedigender Sättigung;
- der Anblick eines Spielzeugs in leuchtenden Farben, Bewegung der Hände, haptische Wahrnehmung des Gegenstandes, ruhige Aufmerksamkeit, Freiheit von körperlichen Spannungszuständen, Wahrnehmung des Bewirkens von Veränderungen am Gegenstand und Annahme eines hintergründig anwesenden schützenden Objekts;
- die Wahrnehmung von Hunger, vom fehlenden Objekt, Strampeln, Schreien, ängstlich-wütende Spannung.

Zur ganzheitlichen Wahrnehmung von Säuglingen gehört, dass sie Gegenstände, Personen und Situationen »affektiv« wahrnehmen. Zu einem Objekt gehört immer auch ein Gefühl, beziehungsweise hat das Objekt »expressive Qualität« (die sogenannte »physiognomische Perzeption« [H. Werner, 1953, S. 40ff.]). Eine Farbe wird als »warm« oder »freundlich« empfunden, ebenso ein Ton oder ein Gesichtsausdruck einer Person. Die Speicherung und Verknüpfung bestimmter Wahrnehmungen unter einer affektiven Überschrift, etwas aus der Lerntheorie durchaus Geläufiges, könnte auch die Basis für die spätere Vertauschung, für das Quidproquo der Sucht liefern: Eine Wärme oder Süße wird wie eine Zuwendung vonseiten der Mutter als freundlich empfunden und kann dann später im Alkoholismus oder der Naschsucht an deren Stelle gesetzt werden.

Die Speicherung in ganzheitlichen Schemata im Gegensatz zur Speicherung in frei verknüpfbaren Einzelelementen (Symbolen) bedingt auch eine spezielle Form der Vergegenwärtigung: Das Baby hat bis dato die Erfahrung gemacht, dass auf bedürftiges Schreien oder Suchbewegungen nach einer mehr oder minder großen Weile das Primärobjekt auftaucht und die Spannung mildert. Es hat ein entsprechendes Schema gespeichert. Wenn nun innerhalb des Schemas auf das Element A »Suchbewegungen« das gewohnte Element B »Primärobjekt« nicht folgt, dann sind trotzdem alle Elemente des Schemas aktiviert, das heißt, das Baby wird, wenn auf Schreien nicht geantwortet wird, (leer-)greifen, (leer-)saugen und selbst Schaukelbewegungen machen. Es wird *seinen Teil* der Gesamtaktion tun, um zum einen etwas Spannung abzuführen und zum anderen sein Bedürfnis körperlich, präsymbolisch auszudrücken. (Diese »Pantomime« einer Beziehung durch einen Darsteller, bei der man sich den Partner dazu denken muss, mag vielleicht bei Freud die Idee verstärkt haben, das sehr kleine Kind »halluziniere« Bedürfnisbefriedigung und sei primär autoerotisch – im Gegensatz zu Winnicott, der immer wieder feststellte, dass es ein Baby ohne Mutter »nicht gibt« [Winnicott, 1984 (1965), S. 50].) Möglicherweise ist die Sucht eine späte Ausprägung dieses vorsymbolischen »leeren« Handelns ohne Beziehungspartner, bei dem an die Leerstelle ein Bild, etwas Ähnliches, eben das Suchtobjekt, gesetzt wird. Der starre Wiederholungscharakter von Suchthandlungen spricht für ihre vorsymbolische, körperlich-schemahafte Abspeicherung.

In dieser präsymbolischen Zeit entstehen die Vorläufer der Selbst- und Objekt-Repräsentanzen. Das vorsprachlich gefühlte »Kernselbst« entsteht in den ersten acht Lebensmonaten

1. aus der Kontingenz-Erfahrung, also der Erfahrung des Babys, Ursache von Folgen zu sein, etwas zu bewirken (*agency* [Stern, 1992 [1985], S. 114–121]);
2. aus der Selbst-Kohärenz, das heißt aus der Wahrnehmung, dass bestimmte Reize vom Selbst ausgehen und zu ihm gehören (im Gegensatz zu Reizen, die von einem Objekt ausgehen), und eine eigene kohärente räumliche, zeitliche und bewegungsmäßige Struktur haben (ebd., S. 121–131);
3. aus der Selbst-Affektivität, das heißt aus dem unmittelbaren Erleben beziehungsweise Leben der Affekte – sofern sie nicht überwältigend wirken (ebd., S. 131–133; Emde, 1991);
4. aus der Selbst-Erinnerung, also der Wiederholung und dem Wiedererkennen von Bewirkungserfahrungen, von motorischen Selbst-Erlebnissen und von Affekten (Stern, 1992 [1985], S. 133–138);
5. aus dem körperlichen Kontakt-Erleben, also ein konturiertes Objekt zu berühren und dabei die eigene Grenze zu erleben: Das Selbst wird

spürbar, wenn das Objekt spürbar wird. Das Selbst ist eine Grenzerfahrung, eine Doppelmembran, die in der Berührung sowohl das Außen als auch das Innen wahrnimmt (Bauriedl, 1988, S. 35–40, 1996; siehe auch das »Haut-Ich« von Anzieu, 1996, S. 60f.).

Mit Blick auf den ersten Aspekt, die Bewirkungs-Erfahrung, sprechen Bateman und Fonagy von einem angeborenen »Kontingenzentdeckungsmodul« und davon, dass Säuglinge ab dem achten oder neunten Monat beginnen, sich selbst als »teleologische [das heißt zielgerichtete, R.V.] Urheber« zu verstehen (Bateman & Fonagy, 2014, S. 109, 111).

Zum dritten Punkt, der Affektivität, ist zu sagen, dass intensive Affekte von der Mutter beziehungsweise der Bezugsperson moduliert werden müssen, das heißt, Anlässe für übermäßig starke und langdauernde Furcht beispielsweise oder für verzweifelte Wut, aber auch für Überraschung und Neugier, die beim Säugling in Übererregung umschlagen, müssen beseitigt werden. Die Mutter muss bei ihrem Baby die Anzeichen für Überforderung sehen und entsprechend »ausführend« oder »verwandelnd« handeln können (die Mutter als »Verwandlungsobjekt« [Bollas, 1997 (1987), S. 25–41]; Krause, 1983). Wenn die bemutternde Person in der großen Mehrzahl der Fälle rechtzeitig für Beruhigung und Hilfe sorgt, dann erwirbt das Kleinkind durch die Wiederholungserfahrungen das Vertrauen darauf, dass Hilfe kommen wird, und hält mit der Zeit immer längere Spannen und immer größere Quanten von Frustration beziehungsweise Affektüberflutung aus. Durch die verlässliche Regulation von außen verliert es mit der Zeit einen Teil der Angst vor den Affektspannungen und kann sie als »guten« (im Sinne von »integrierbaren«) Teil seines Selbst erleben. Außerdem kann es im Zuge seiner weiteren Reifung Regulationen, für die bis jetzt seine Beziehungspersonen zuständig waren, in die eigene Regie übernehmen und auch neue entwickeln: Selbstberuhigung, Selbsttröstung (Benedetti, 1977; Lichtenberg, 1991, S. 157–161; Dornes, 1993, S. 99; zur Suchtproblematik Burian, 1994, S. 51–54). Wenn die äußere Regulation, die für die präsymbolische Zeit mit dem *holding environment* nach Winnicott (1984 [1965], S. 60f.) beziehungsweise dem *containment* und der »Alpha-Funktion« nach Bion (1992 [1962], S. 53–55) gleichzusetzen ist, zu lange ausbleibt, wird die positive Affektivität gestört. Der Säugling fühlt dann eine »primitive Agonie«, ein nicht-lokalisierbares ganzheitliches Unbehagen, das der prozedurale Untergrund der Initialverstimmung eines späteren Süchtigen werden kann. Zugleich muss das Baby, wenn sich Zustände nicht-modulierter Affekte wiederholen, diese fürchten beziehungsweise meiden. Es beginnt, in einer ängstigenden und einer davon getrennten relativ freundlichen Welt zu leben, beziehungsweise in einer gestörten Welt mit Inseln von Sorglosigkeit, was den präsymbolischen Hintergrund für spätere psychische Spaltungen in »gut« und »schlecht« beziehungsweise »böse« abgibt.

Darüber hinaus stellt die mangelnde affektive Antwort den ersten Grund für die Beeinträchtigung der Beziehungsfähigkeit eines Menschen dar. Affekte manifestieren sich zuerst in der Gesichtsmuskulatur und sind an erster Stelle Beziehungssignale. Sie sind ansatzweise bei Primaten und komplett beim Menschen in die Lücke zwischen Wahrnehmung und Handlung getreten, die der Verlust fester Instinkthandlungen phylogenetisch gelassen hat. Der Mensch reagiert auf bestimmte Situationen beziehungsweise »Auslöser« mit bestimmten Gefühlen, die ihm ursprünglich ansehbar sind, auf welche die Mitglieder seiner Gruppe reagieren und die so zu einem orientierenden Feedback für ihn führen. Im Moratorium zwischen Wahrnehmung und Handlung entsteht einerseits die soziale Kommunikation und andererseits der individuelle Innenraum, das Denken im weitesten Sinne (Krause, 1997, S. 61ff., 1996, 1990; Dornes, 1993, S. 111).

Eine frühe und konstante Verweigerung der affektiven Antwort lässt den »kommunikativen Sinn« des jungen Menschen verkümmern. Nicht nur, dass eigene Gefühle nicht mitgeteilt werden können – sie können auch vom Ich des Menschen ohne spiegelnde Antwort von einem anderen Menschen nicht differenziert wahrgenommen und auch nicht als Teil der eigenen Persönlichkeit bewusst anerkannt werden. (Auf die erwachsene Erfahrung übertragen könnte ein Mensch folgenden Schluss nicht ziehen: »Auf diese Äußerung von mir hat mein Gegenüber beleidigt reagiert, also war sie wohl beleidigend, also war ich wohl beleidigend.« Die Erkenntnis und Anerkennung des Selbst durch das Ich folgt der spiegelnden Reaktion eines wichtigen Anderen.) Der verkümmerte kommunikative Sinn lässt zwischenmenschliche Beziehung zu etwas sehr Anstrengendem und Unerfreulichem werden.

Mangelnde Modulation

Zum Kernselbst mit seinen Elementen des Wirksamkeits-Erlebens, der motorischen Kohärenz, der erlebten Affektivität und des Wiedererkennens ist zu sagen, dass es in Zeiten *geringer* Trieb- und Affektspannung entsteht, dass es einen Raum braucht, um sich zu entfalten (Köhler, 1990; Lichtenberg, 1991, S. 107f.). Ein Kind, das dauernd unter starken Trieb- und Affektspannungen steht und/oder mit starken Außenreizen konfrontiert ist, hat keine Zeit, *sich selbst* zu erleben, oder mit den Worten Winnicotts: In ihm wird keine »Kontinuität des Seins aufgebaut« (1984 [1965], S. 67):

> »Die Labilität des Selbstgefühls und die Heftigkeit der Triebe und Affekte, so charakteristisch für das klinische Bild von narzisstischen und Borderline-Patienten, sind die Folge eines auf mangelhaft regulierenden Objektbeziehungen beruhenden pathologischen Ich-Selbst-Systems und einer daraus resultierenden Unfähigkeit, Triebe und Affekte als dynamisch zu empfinden und dennoch sicher zu integrieren und zu genießen. Triebe und Affekte werden als bedrohlich empfunden, obwohl sie es ›von Natur‹ aus nicht sein müssen« (Dornes, 1993, S. 73; siehe auch Köhler, 1990).

Wir sehen, dass die symptomatischen Beschreibungen vieler schwer Suchtkranker als beziehungsgestört, als affektiv undifferenziert beziehungsweise regrediert, als hintergründig angstvoll und gereizt und als selbstunsicher oder selbsthassend und ich-schwach, konvergierend darauf hinweisen, dass diese Kranken als Säuglinge mit hohen Affektspannungen häufig alleingelassen wurden (im Sinne einer fehlenden Hilfe). Eine andere Gruppe wird ebenso beschrieben, außer, dass an die Stelle aggressiver Reizbarkeit eine gewisse Apathie und Stumpfheit tritt, was weniger auf eine Affekt-Überforderung als eine frühe Unterstimulierung hindeutet. Das nicht-erworbene Vertrauen in die eigene Affektivität beziehungsweise einen gelingenden Gefühlsaustausch mit anderen Menschen würde bei beiden Gruppen zu einem guten Teil auch die fehlende Frustrations- und Angsttoleranz erklären sowie die Angst und Hilflosigkeit speziell gegenüber Stimulationen von menschlichen Objekten (hier deutet sich auch eine Ähnlichkeit zu Elementen des Autismus an).

Wie könnte nun so eine »mangelhaft regulierende Objektbeziehung« praktisch aussehen? Allgemein so, dass die primäre Bezugsperson das Kind zwar materiell versorgt, aber in einer unempathischen Weise gemäß ihren eigenen, erwachsenen Vorstellungen (zum Beispiel aus Erziehungsbüchern, die regelmäßige Mahlzeiten empfehlen und »Schreien lassen«, wenn das Kind etwas außer der Reihe will) beziehungsweise unter dem Diktat ihrer eigenen Beziehungsstörung. Sie ist wenig in der Lage, auf die Affekte des

Babys angemessen zu reagieren. Sie kann auch kaum mit seinen Bewegungsimpulsen und -formen, mit seinen Rhythmen – Stern nennt sie »Vitalitätsaffekte« (Stern, 1992 [1985], S. 83–88) – mitgehen und sich mit dem Baby abstimmen. Dies kann sich in scheinbaren Nebensächlichkeiten äußern, zum Beispiel darin,

- dass eine Mutter ihrem Baby andauernd in die Augen schaut und den Abbruch des Blickkontakts seitens des Babys durch Weggucken oder Kopfwegdrehen, eine der ersten selbstregulatorischen Leistungen, nicht zulässt, vielmehr das Kind mit ihrem Blick »verfolgt« oder seinen Kopf immer wieder auf sich zudreht;
- dass sie das Baby sehr fest auf dem Arm hält und auf ein Wegbiegen des Körpers mit keiner Lockerung ihres Griffs reagiert. Die Mutter kann dann, wenn das Kind beim Füttern den Kopf wegdreht, dies nicht so interpretieren, dass es nicht mehr will, und mit dem Füttern aufhören, sondern sie wird die Bewegung entweder ignorieren, für einen Zufall halten und sich denken, dass das Kind ja nicht weiß, wann es genug hat, und es weiterfüttern, weil die Flasche ja noch halbvoll ist. Oder sie wird es als Machtkampf vonseiten des Babys auffassen und meinen, dass sie sich vom Kind nicht tyrannisieren lassen dürfe, und ebenfalls weiterfüttern – dies nicht nur kurz, sondern als langer, zäher Kampf mit steigendem Unwillen von beiden Seiten, der sich oft wiederholt.

Abrupte und langdauernde Unterbrechungen des Blickkontakts, der Zuwendung oder der ganzen Haltung des mütterlichen Objekts einschließlich Muskelspannung und Geruch, wie sie bei depressiven oder süchtigen Müttern vorkommen, gehören hier hinein. Sie stellen genauso wie sehr frühe Objektwechsel, wenn zum Beispiel im ersten Lebensjahr Mutter und Großmutter sich tageweise abwechseln bei der Betreuung oder ein Kind schon mit einem halben Jahr in eine Krippe gegeben wird, den Entzug eines bekannten, verlässlichen und dadurch haltenden Hintergrundes für seine Affekt- und Selbstäußerungen dar. In allen Fällen macht das Kind die Erfahrung, dass bestimmten Affekten immer wieder die passende Antwort versagt wird und Unsicherheit entsteht. Aus der Sicht eines Babys wird auf Wut oder Lächeln von der Pflegeperson in einem Fall »richtig« reagiert, im anderen nicht. Es kann nicht erkennen, wonach sich das richtet. Es ist ausgeliefert. Es kann nicht über längere Zeit »sorglos« sein und an seine »Omnipotenz« glauben (Winnicott, 1984 [1965], S. 189), also die präsymbolische Grundlage für so etwas wie ein »Urvertrauen« (Erikson, 1970, S. 72) in Beziehungen zu Objekten ausbilden. Ein wie beschrieben »gestörtes« Baby hätte nur Inseln der Sorglosigkeit dort, wo seine Affekte und Triebimpulse zum einen ein sicher anwesendes Primärobjekt antreffen und zum anderen mit dessen Einstellungen übereinstimmen. Die traumatischen Affekterlebnisse strukturieren in jedem Fall das gesamte »Sein« des Babys und setzen bestimmte Betonungen, indem sie es zum Beispiel bestimmte Situationen furchtsam und haltlos und andere sorglos und gehalten erleben lassen (Krause, 1990).

Auch in der weiteren Entwicklung mit ihren verschiedenen Individuations- und Annäherungsphasen, der entsprechenden Trennungsangst und der Angst, zu verschmelzen, das gefühlte Kernselbst zu verlieren, und der für Erwachsene nicht leicht verständlichen Wut auf ein Objekt, das solche Ängste auslöst (Mahler, Pine & Bergman, 1980 [1975], S. 101–141), kann es immer wieder zu Zusammenbrüchen des affektiven Kontakts kommen. Das Kind wird dabei Affektquantitäten ausgesetzt, die es nicht ertragen kann, unter denen seine unreife Affektregulierung zusammenbricht. Es erlebt ein mit Hilflosigkeit verbundenes Chaos.

Die beschriebenen Beispiele für Störungen des affektiven Austauschs zwischen Mutter und Kind in den ersten Lebensmonaten bewegen sich im Bereich der sozial akzeptierten Empathielosigkeit. Ein gewisses Maß an »mütterlicher Nicht-Responsivität« wird von uns allen erlebt und psychisch abgespeichert (Bateman & Fonagy, 2014, S. 149f.). Ein gewisses Maß an Unbezogenheit gehört, ähnlich wie bestimmte Verlusterfahrungen, zum kindlichen Aufwachsen dazu und fördert die Individuation (Green, 2004, S. 234; G. Fischer, 1989, S. 94f.). Die Schwere ihrer traumatischen Wirkung wird von der Menge solcher Erfahrungen und ihrer Dauer abhängen. Selbstverständlich gibt es darüber hinaus die öffentlich abgelehnten, evidenten Traumatisierungen wie Hungern-Lassen, Frieren-Lassen, lange Alleinlassen, Schlagen, Schütteln von Säuglingen sowie sexueller Missbrauch. Einem mir bekannten Alkoholiker hat seine Mutter erzählt, dass sie ihn ab dem Alter von einem halben Jahr immer mit ins Ehebett genommen habe, um sich gegen die sexuellen Annäherungen ihres Mannes zu schützen. Fast jede Nacht habe ein Handgemenge stattgefunden: Sie hielt das Baby fest, und der Vater versuchte es ihr zu entwinden. Viele der schwer Süchtigen, die ich kenne, haben heftige traumatische Erfahrungen in den ersten Lebensmonaten hinter sich. Wenn solche heftigen Reiz-(Schmerz-) und Affektüberschwemmungen (Wut, Angst), solche Erfahrungen von

Ausgeliefert-Sein, täglich über mehrere Wochen oder Monate stattfinden, ist es gut vorstellbar, dass der Raum, um mit Affekten umzugehen, um sich sicher zu fühlen, um eine Kontingenz-Erfahrung zu entwickeln und ein Kernselbst auszubilden, sehr klein wird, dass die »Inseln« von Sicherheit fast ganz verschwinden.

Ab dem siebten Lebensmonat etwa entsteht zwischen dem Baby und seinem Primärobjekt im günstigen Fall so etwas wie eine »affektive Abstimmung« (Stern, 1992 [1985], S. 198). Das Kleinkind hat ein bestimmtes Erlebnis, zum Beispiel begegnet es erstmals einem Hund. In ihm entsteht eine unentschiedene Mischung aus Neugierde und Furcht. Es dreht sich nach der Mutter um, um an ihrem Gesicht ihren Affekt abzulesen und sich dadurch Hinweise für die affektive Qualität dieses Erlebnisses zu holen. Zeigt die Mutter Furcht, wird es auch Furcht haben, zeigt sie Ärger, wird es das Erlebnis als ein »schlechtes« auffassen, zeigt sie Neugierde oder Freude, wird es auch Neugierde oder Freude haben. Ähnlich ist es bei Schmerzerlebnissen: Das Krabbelkind stößt sich. Es schaut, wie die Mutter reagiert. Sieht es bei der Mutter Angst oder Ärger, wird sein relativ kleines Schmerzerlebnis durch Angst verstärkt, zeigt die Mutter freundliche Beruhigung, wird es sich selbst auch schnell beruhigen (Krystal & Raskin, 1983 [1970], S. 28).

Bei dieser Art des sozialen Bezugs im Hinblick auf Affekte (*social referencing*, »soziale Vergewisserung« [Stern, 1992 [1985], S. 309–317]) kommt es nicht mehr so sehr darauf an, dass das Primärobjekt Ausführungshandlungen bezüglich der Spannungen des Babys vollzieht, sondern dass es dem Kind in seiner Unsicherheit ein wertendes affektives Signal sendet, welches ihm hilft, sich sicher und im Einklang zu fühlen. Eltern haben es damit teilweise in der Hand, ob sie ihrem Kind eine vorwiegend furchteinflößende, negative oder vorwiegend freundliche Welt präsentieren. *Nicht* Stellung zu beziehen, affektiv indifferent zu bleiben, ist ein Zeichen von Beziehungslosigkeit und erzeugt Unsicherheit.

Die gefühlshafte Wertung und Abstimmung zwischen Primärobjekt und Kleinkind hat verschiedene Formen: Es können positive und negative Affekte bezüglich eines Erlebnisses »vereinbart« werden, die Mutter kann auch bestimmte Gefühle (ängstliche, wütende oder freudige, neugierige) immer wieder durch leicht übertriebene Antworten verstärken, andere durch relativ gedämpfte Reaktionen bremsen, also »steuern« (ebd., S. 212f.). Fonagy und Target sprechen von einem »spiegelnden« Teil der elterlichen Antwort, in welchem dem Kind seine eigene Emotion deutlich gemacht wird, und einem »markierenden«, in welchem das Objekt seine erwachsene Steuerfunktion wahrnimmt (Fonagy & Target, 2003, S. 366). Es gibt auch eine Gemeinsamkeit erzeugende Form der Abstimmung (*communing attunement* [Stern, 1992 [1985], S. 221f.]), die dem Baby gar nicht auffällt, weil die Mutter die Botschaft der Bestätigung so unauffällig sendet. Stern illustriert dies am Beispiel eines

> »neun Monate alten Jungen, der von seiner Mutter fort- und auf ein neues Spielzeug zukrabbelt. Auf dem Bauch liegend, packt er das Spielzeug und beginnt, es vergnügt herumzuschwenken und auf den Boden zu schlagen [...] Ohne dass er sie sehen kann, nähert sich die Mutter nun von hinten, legt ihm eine Hand auf den Po und schaukelt ihn lebhaft hin und her. Tempo und Intensität des Schaukelns stimmen mit dem Tempo und der Intensität der Armbewegungen und Laute des Babys gut überein, so dass wir die Szene als Abstimmungsepisode betrachten können. Und wie reagiert der Säugling auf ihr Abstimmungsverhalten? Gar nicht! Er spielt einfach weiter, ohne ein einziges Mal aus dem Takt zu geraten. [...] Für die erste Störung wurde die Mutter instruiert, es genauso zu machen wie immer, nur sollte sie diesmal den Grad seiner freudigen Aufgeregtheit absichtlich ›unterschätzen‹ und entsprechend schwächer schaukeln. Als die Mutter ihn nun tatsächlich etwas langsamer und weniger nachdrücklich hin und her schaukelte, als es ihrer Meinung nach einer guten Abstimmung entsprach, hörte das Baby sofort auf zu spielen und schaute sich nach ihr um, als ob es sagen wolle: ›Was ist denn los?‹« (ebd., S. 215)

Die affektive Abstimmung zwischen Primärobjekt und Kleinkind erfordert ein relativ hohes Maß an Entspanntheit und Einfühlung vonseiten der Mutter. Bei Müttern, die Kinder mit Frühstörungen aufziehen, kann man davon ausgehen, dass sie aus ihren aktuellen und vorangehenden Lebensumständen heraus entweder die Notwendigkeit affektiver Antwort auf die »Fragen« ihres Babys nicht spüren können beziehungsweise auch kein Interesse an einem »Steuern« der Gefühle des Babys aufbringen, sich also indifferent verhalten oder ängstlich-verbietend eine bedrohliche Welt vorzeichnen oder unberechenbar sprunghaft das gleiche Erlebnis mal positiv und mal negativ konnotieren, was zu Desorientierung und Selbstschwächung beiträgt.

Der Höhepunkt der präsymbolischen Selbständigkeitsentwicklung liegt zwischen dem 10. und dem 15. Monat und deckt in etwa die von Margaret Mahler und ihrer Forschungsgruppe sogenannte »Übungsphase« ab (Mahler, Pine & Bergman, 1980 [1975], S. 87–100). Das Kind lernt laufen, verfeinert seine Motorik und erschließt sich neue Wahrnehmungsbereiche. Unter günstigen Bedingungen freut es sich über seine neuen Fähigkeiten und experimentiert mit ihnen in begeisterter Eroberung und in der »gehobenen« Stimmung des aufrechten Ganges. Die Eltern müssen das Kind in dieser Phase immer im Auge behalten, dass es nicht auf die Straße läuft oder sich anderen Gefahren aussetzt. Wenn die Mutter einerseits die Selbst-Begeisterung des Kindes teilen kann und fördert, es andererseits schützt, dann kann sich das Kind sicher fühlen und sich seiner »Liebesaffäre mit der Welt« (Kaplan, 1983, S. 151) hingeben und mit erweiterten und gestärkten Selbstfähigkeiten daraus hervorgehen. Ein Kind, das nicht spürt, dass seine Mutter grundsätzlich auf es aufpasst, das emotionale Ablehnung spürt, das sich nicht affektiv abstimmen kann, wird den Stolz auf sich selbst nicht spüren, die Welt nicht verlockend finden, wird ängstlich werden und sich nicht weiter entfernen. Es wird sich zudem stärker auf die Mutter angewiesen fühlen. Ein Kind, das, um es vorgeblich zu schützen, immer nur eingeschränkt wird, wird sich schwach und verzagt fühlen und in einer unangenehmen Spannung aufgrund des unterdrückten Aktionspotenzials. Ein Kind, dessen Begeisterung von der Bezugsperson »gepusht« wird und dessen Schutz- und Trostbedürfnisse ignoriert werden, wird sich in einer Art Eroberungszwang wiederfinden, mit Angst vor Abstürzen und Hilflosigkeit im Hintergrund.

Aus den genannten Erlebnissen fehlender Passung und Abstimmung ergeben sich Ansätze für die Ausbildung ängstlich-abhängiger, selbstschwacher und realitätsverleugnender Persönlichkeitszüge: Das Kernselbst ist infolge ungenügender regulierender Antworten auf affektive Signale beziehungsweise infolge Reizüberflutung (oder Unterstimulierung) geschwächt. Fehlende Kontingenzerfahrung aus wiederholtem Ohnmachtserleben schwächt weiter. Die Affekttoleranz ist gering. Das Kleinkind ist hintergründig ängstlich sowie passiv-hilflos. In seinem Leben existieren nur »Inseln« von Ruhe und Sorglosigkeit, oder es existiert Apathie anstelle von Sorglosigkeit. Es hat große Schwierigkeiten, mit seinen erwachsenen Pflegepersonen in einen gefühlsmäßigen Kontakt zu treten. Es ist sich infolge mangelhafter Rückversicherung seiner Affekte (manchmal nur bestimmter Affekte) unsicher beziehungsweise erlebt sie und die sie auslösenden Ereignisse der Umwelt als bedrohlich beziehungsweise als chaotisch-wechselnd und daher bedrohlich.

Psychoanalytische Entwicklungs- und Säuglingsforscher sind sich darin einig, dass Kleinkinder gegenüber traumatischen Einwirkungen eine erstaunliche Erholungskraft besitzen (Tress, 1986; Emde, 1991; Dornes, 1993, S. 221). Wenn diese Einwirkungen aber über eine lange Zeit in der Säuglingsphase anhalten, behindern sie in jedem Fall die Entwicklung eines sicheren Selbstgefühls und die Entwicklung der emotionalen Kommunikationsfähigkeit. Es ist eine offene Frage, ob diese Entwicklungsrückstände in der späteren Kleinkindzeit (ab etwa 18 Monaten) durch günstig wechselnde Umstände aufgeholt werden können. Ich tendiere hier zu einer optimistischen Einstellung. Die soziale Realität sieht aber in der Mehrzahl der Fälle so aus, dass sich die Erziehungspersonen und die Familienatmosphäre nicht grundsätzlich ändern, auch wenn manche Mütter und Väter mit artikulationsfähigeren und weniger hilflosen Kleinkindern besser umgehen können. In der Regel dauert das Klima von Uneinfühlsamkeit, Misshandlung und Ängstigung an. In der Regel haben sich auch negative Rückkoppelungsprozesse etabliert: Ein ängstliches, unzufriedenes, leicht störbares, schnell schreiendes, immer unruhiges oder stumpf in sich zurückgezogenes Baby, das auf Lächeln nicht reagiert, wird die Beziehungspersonen nicht zu besonderer Zuwendung animieren.

Bekannte Untersuchungen zur »Resilienz« beziehungsweise zur Entwicklung von psychischer Widerstandskraft unter der Federführung der US-amerikanischen Soziologin Emily Werner (Werner & Smith, 1982; Werner, 1989) gehen davon aus, dass der Umstand, ob ein Baby von der Mutter oder von anderen erwachsenen Bezugspersonen (falls die Mutter ausfällt) »angenommen« wird, ganz stark davon abhängt, ob es »mit einem Lächeln« auf die Welt kommt und die Erwachsenen sozusagen faszinieren kann. Die allerersten Mimiken eines Neugeborenen sind allerdings weitgehend zufällig und das »Lächeln« bedarf einer verstärkenden Antwort, um zu einem dauerhaften Signal zu werden (Gergely & Watson, 1996). Ich meine daher, dass die Akzeptanz eines Babys von der Lebenslage (einschließlich der Partnerbeziehung), den eigenen Lebenserfahrungen und -wünschen und entsprechenden (teilweise unbewussten) Fantasien der mütterlichen Bezugsperson bestimmt wird, und ein freundlich lächelndes Baby bereits ein Ergebnis ist. Die Fantasien der leiblichen Mutter entstehen schon vor der Geburt des Säuglings und bestimmen ihre ersten Reaktionen auf dessen erste Lebensäußerungen. Sie bestimmen auch schon die Haltung der schwangeren Mutter zu dem Kind in ihrem Bauch und bewirken bei diesem bestimmte Reaktionen (siehe die Fallbeispiele bei Piontelli, 1996).

Nach der Geburt bestimmen sie, wie die Mutter das Baby beruhigt, ob sie ihm gern die Brust geben kann, wie sie auf seine Bewegungen und seine Mimik reagiert.

»Die negative mütterliche Einschätzung ihres Neugeborenen ist ein nicht unbedeutender Risikofaktor«, so der deutsche Soziologe Martin Dornes, der eine empirisch orientierte psychoanalytische Säuglingsforschung vertritt (Dornes, 1993, S. 219). Auch die Tatsache, dass eine Mutter ein ungewolltes Kind zur Welt bringt, ist ein bedeutender Negativfaktor für seine weitere Entwicklung (siehe dazu die soziologische Untersuchung von Gerhard Amendt, 1992, zu ungewollten Kindern in Deutschland). Nicht gewollt zu sein, teilt sich dem Kind mit – deutlich in der Art der affektiven Zuwendung. Nicht nur diese generelle »Existenzerlaubnis«, sondern überhaupt das Bild, das Eltern von ihrem Baby haben, übermittelt sich diesem in ihrem Handeln: Eine Mutter zum Beispiel, die ihr Kind für »unersättlich« und »immer hungrig« hält, wird jedes seiner Signale für ein Hungersignal halten und es dauernd füttern. Eine Mutter, die ihr Kind für eine Art zu fütterndes und zu dressierendes Tier hält, dessen Gefühle und Wollen irrelevant sind, wird auf letztere nicht eingehen. Die Mutter projiziert also ihre eigenen Fantasien in das Kind, macht es damit zu einem »phantasmatischen Kind« (Lebovici, 1986; siehe auch Cramer, 1990) und kann in dem Maße, wie sie das tut (und in einem gewissen Ausmaß tut das wohl jede Mutter), mit dem Kind nicht angemessen kommunizieren, es nicht als selbstständig fühlendes und wollendes Wesen wahrnehmen und »sein« lassen. Die erwähnte immer fütternde Mutter wirkt nach außen sehr besorgt um ihr Baby, sehr »bezogen« –, erstickt aber tatsächlich die Selbstregulation des Kindes. Die lediglich aufziehende Mutter meint, ihre Pflicht zu tun, verhindert aber die Herausbildung eines Selbstkerns beim Kind. Ein fortdauernd uneinfühlsames mütterliches Objekt (das auch der Vater oder eine andere Person sein kann) missachtet wesentliche Äußerungen kindlicher Eigenart. Die erwachsene Bezugsperson interpretiert das Kind nach ihren eigenen Vorstellungen, wie es sein soll und sich zu verhalten habe, und behandelt es entsprechend *funktional* für ihre eigenen, erwachsenen Zwecke.

Die frühsprachliche Zeit

Wenn die genannten deprivierenden Bedingungen der präsymbolischen Zeit anhalten beziehungsweise eine reparierende Erfahrung dem kleinen

Kind nicht möglich ist, werden seine sich entwickelnden Fähigkeiten der Symbolisierung einerseits durch die weiter bestehende Störung beeinträchtigt, und andererseits müssen die neu erworbenen Symbolisierungsfähigkeiten zur Bewältigung der schlechten Bedingungen eingesetzt werden.

Verwoben mit der Symbolisierungs- und speziell der *Sprachfähigkeit*, also der Fähigkeit, Bestandteile der menschlichen Gesamterfahrung mit Laut-Kombinationen fest zu verbinden und damit aus ihrem Kontext zu lösen, zu definieren und so als relativ abgelöste aufrufen und damit innerpsychisch operieren zu können (Saussure, 1931, S. 133f.), entwickeln sich

1. die generelle Fähigkeit der *Unterscheidung*, der Definition (»Das ist ein Haus.«);
2. die generelle Fähigkeit, zu *bezeichnen*, einen Fakt A (einen menschlichen Körper zum Beispiel) mit einem Fakt B (einem Haus etwa) zu verbinden und den einen als Symbol des anderen zu verwenden (zur Entwicklung dieser spezifisch menschlichen Fähigkeit aus biologischen Grundlagen siehe Linke, 1981). Die Etablierung dieser Fähigkeit bewirkt ihrerseits, dass jeder Fakt etwas oder vieles Anderes über sich selbst hinaus bedeutet. Bedeutungszusammenhänge entstehen;
3. die generelle Fähigkeit der *symbolischen Operation*, also des Umgehens mit Repräsentanzen, mit innerseelischen Zeichen. Zu diesem symbolischen Operieren gehört die Möglichkeit, Dinge, die in der Realität zusammengehören, auseinanderzunehmen, und Dinge, die in der Realität nichts miteinander zu tun haben, zusammenzufügen. Dazu gehört die Möglichkeit der Vergegenwärtigung von Entferntem, von Vergangenem und Zukünftigem, die Möglichkeit, Wahrgenommenes und Fantasiertes zusammenzufügen und so »Irreales« oder »Theoretisches« geistig zu erschaffen. Für das Beziehungserleben ergibt sich die Möglichkeit, eine Narration, eine modellhafte Vorstellung von sich selbst in der Beziehung zum relevanten Objekt und vom Objekt in Beziehung auf das Selbst zu bilden.

Das Sprechen und die Entwicklung der Symbolisierungsfähigkeit setzen im Lauf des zweiten Lebensjahres ein. Die Symbolisierung des Erlebens ist zunächst noch sehr den prozeduralen Selbst-Objekt-Affekt-Schemata beziehungsweise RIGs verhaftet, das heißt, es entstehen symbolisierte Gebiete dort, wo Schemata waren. Das Mutter-Anblick-Selbst-Vorfreude-Essen-Sättigungsschema beispielsweise wird mit Wörtern belegt (»Mama-Haha-Paul-Eis«), die untereinander assoziativ verknüpft sind, und die einzelnen Bestandteile des Schemas können (das ist wichtig für die Symbolik des Unbewussten und des Traums) einander als Zeichen dienen. Es gibt noch keine umfassende Verknüpfung der Repräsentanzen aller Schemata, vielmehr werden die disparaten Symbolgebiete dann aktiviert, wenn das jeweilige Schema auftritt. Es gibt keine systematischen Unterschiede, Wertungen und Vergleiche, keine polaren Gegensätze. Auch eine übergreifende zeitliche Dauer gibt es noch nicht: Die Zeiterfahrung ist in das jeweilige Schema eingebunden. Das Fehlen des Zeitbegriffs, des Gegensatzes und das Nebeneinander-Stehen von sich logisch Ausschließendem sind Kennzeichen des *Primärprozesses* in der Psychoanalyse, der unter anderem den Traum gestaltet und auch als »primärsymbolischer Prozess« bezeichnet werden kann. Er stellt den ersten Entwicklungsschritt des Denkens und Sprechens dar, die Kindersprache (S. Freud, 1900a, S. 593ff., 1911b; Dornes, 1993, S. 178f.; siehe auch das »vorbegriffliche Stadium« bei Piaget, 1975, S. 348ff.).

Diese frühe Symbolisierungszeit dauert bis ins vierte Lebensjahr hinein und ist normalerweise durch lebhafte Interaktionen gekennzeichnet. Das Kind lernt im Zuge der erwachsenen Spiegelungen seiner Affekte auch deren Bezeichnungen kennen. Wenn es bei einer Speise, die ihm nicht schmeckt, vor Ekel das Gesicht verzieht, sie ausspuckt oder wegwirft, sagt die Mutter, während sie den Affekt mit Mimik und Stimme nachmacht, so etwas wie: »Das ist baba« oder »Nein, das magst du nicht!« oder »Schlecht!« Wenn es schmeckt, sagt sie mit der entsprechenden Betonung: »Das ist fein!« Das Kind merkt sich »baba« für Ekel oder Nicht-Mögen und »fein« für Mögen und Freude. Auf ähnliche Weise lernt es Worte für Angst, Wut, schmerzliches Alleinsein, wohlige Geborgenheit usw.. Es lernt aber nicht nur einzelne Worte als unterscheidende Bezeichnungen für Zustände und Gefühle, es lernt mit der Sprache auch eine geteilte Realität kennen: Es deutet auf einen Hund und sagt »Wauwau«. Die Mutter folgt dem Fingerzeig, schaut auf den Hund und sagt erst auch »Wauwau« und dann »Hund«. Nach einer Weile oder einigen Wiederholungen sagt das Kind auch »Hund«. Kind und Mutter haben sich geeinigt, ihre Aufmerksamkeit auf das gleiche Objekt zu richten und es benennen zu wollen – und zwar mit einem für beide gültigen Wort. Die Sprache ermöglicht eine gemeinsame und damit für das Kind sichere Realität (Stern, 1992 [1985], S. 241–247).

Man kann sich gut vorstellen und als Teilnehmer bestimmter familiärer Szenen auch beobachten, dass desinteressierte Bezugspersonen wenig oder gar nicht spiegeln und benennen, und das Kind deshalb kaum lernt, seine Gefühle zu definieren und zu kommunizieren, und sich insgesamt in einer eher unsicheren und ängstigenden Welt fühlt. Das würde zumindest *eine* Erklärung für den von Therapeuten immer wieder bemerkten Fakt liefern, dass schwer Süchtige große Schwierigkeiten haben, ihre eigenen Gefühle zu unterscheiden und zu benennen (»Hyposymbolisierung« nach Wurmser) und dafür, dass ihnen die Erinnerung an die Kindheit, an familiäre Szenen und eigene Befindlichkeiten ausgesprochen schwerfällt: Die Erinnerung ist ohne die Bildung einer gemeinsamen, sicheren Realität und ohne eine auf Vertrauen basierende sprachliche Kommunikation mit den Bezugspersonen nur unsicher im Gedächtnis repräsentiert – der französische Analytiker Jean Laplanche (2004) würde wahrscheinlich von einem »eingeklemmten Unbewussten« sprechen, in dem Wahrnehmungen gespeichert werden, ohne verstanden worden zu sein. Darüber hinaus ist die Erinnerung einfach oft als unerfreulich repräsentiert und wird ungern wachgerufen.

Der Umstand, dass das Kind einen spiegelnden und bestätigenden Erwachsenen braucht, um sich in der neuen, sprachlich codierten Realität zurechtzufinden, enthält auch Verfälschungs- oder, vom Erwachsenen aus gesehen, Missbrauchsmöglichkeiten: Das Objekt kann zum Beispiel bestimmte Affekte immer wieder ignorieren beziehungsweise nur bestimmte Affekte bestätigen.

Wenn wir uns vergegenwärtigen, dass das frühgestörte Kind schon in der vorsprachlichen Zeit mit seinen undifferenzierten und unregulierten Affekten nicht gehalten wurde und seine Affekte nicht annehmend gespiegelt bekam, so wird diese Tendenz zur Verunsicherung durch die sprachliche Vernachlässigung beziehungsweise Manipulation fortgesetzt und verstärkt. Das Kleinkind lernt nicht, seine Affekte für sich selbst anzunehmen, zu differenzieren und zu symbolisieren und schließlich selbstregulierend mit ihnen umzugehen.

Was das Objekt dem Kind als »Halt« anbietet, ist die (auch sprachliche) Verleugnung seiner Affekte, das Objekt »markiert« die Affekte durch seine eigene Ignoranz als unwichtig, als übergehenswert – und das Kind übernimmt (introjiziert) diese Markierung beziehungsweise Bewertung. Das bedeutet, dass es die Affekte zwar erlebt, aber sich nicht *aneignet*, sie vielmehr als nicht-zugehörigen beziehungsweise unwichtigen Teil von sich wahrnimmt, sie gemäß der Mentalisierungstheorie lediglich im »Als-Ob-Modus« wahrnimmt (Bateman & Fonagy, 2014, S. 122f.).

Seine trotzige Wut beispielsweise kann es nur analog einem körperlichen Krampfanfall erleben, der »ihm geschieht« und nicht als eigenen expressiven Affekt, und es kann die Wut auch kaum in Worte fassen. Durch die fehlende Aneignung bestimmter Affekte fühlt es sich nicht nur fremd gegenüber Bereichen des eigenen Selbst, es kann sich in diesen Bereichen auch nicht weiterentwickeln. Es lernt nicht, innerlich feinsteuernd mit seinen Gefühlen umzugehen, sie früh zu erkennen und sozial akzeptable Ausdrucksformen dafür zu entwickeln. Es bleibt auf die Steuerung seiner Affekte oder affektiven Wünsche von außen angewiesen. Zur fehlenden Aneignung der Gefühle gehört auch die fehlende oder ungenügende sprachliche Bezeichnung (Burian, 1994, S. 52f.). Was das Kind in sich positiv besetzen kann, ist sein funktionales, den Wünschen des Objekts willfähriges Verhalten.

Zugleich mit der Entfremdung von seinen eigenen Emotionen entwickelt das Kind keine Fähigkeit, Objekte als durch nachvollziehbare Gefühle innerlich gesteuert wahrzunehmen (zu »mentalisieren«), sondern nur ein äußeres, kognitives Gewahrsein der Emotionen seiner Bezugspersonen. Es erforscht deren emotionale Ausdrücke aus Angst und kann sie nicht als seinen eigenen ähnlich wiedererkennen (Fonagy et al., 2004, S. 355ff.). Die Fähigkeit zu einer auf emotionalem Verstehen basierenden Kommunikation mit anderen Menschen bleibt unentwickelt.

Dies ist übrigens die Erklärung für die von vielen Helfern und Therapeuten im Umgang mit frühgestörten Abhängigen immer wieder bemerkte und beklagte *Manipulation*: Sie fühlen sich von den Kranken nicht als fühlende Wesen mit Respekt behandelt, sondern, manchmal recht subtil, zu Handlungen gedrängt oder erpresst – und werden ärgerlich, als würde hier jemand rücksichtslos oder raffiniert über sie bestimmen oder herrschen wollen oder sie nicht als lebendige Menschen sehen (Mitscherlich, 1947, S. 259). Tatsächlich können die späteren Süchtigen Vorteile, Zuwendungen und Hilfe für sich nur dadurch bewirken, dass sie auf andere Menschen Druck ausüben, ihnen nachgeben, Angebote machen, in Tauschaktionen eintreten oder anders äußerlich agieren. Sie können sich nicht vorstellen, dass andere sich ansatzweise in ihre innere Motivationslage einfühlen können und von sich aus bereit sind, darauf einzugehen. Sie kennen keine empathische Kommunikation und müssen ihren Einfluss auf andere dadurch verbessern, dass sie deren soziale Position, ihr gewöhnliches Verhalten, ihre Affektsignale genau (äußerlich) wahrnehmen und für die eigenen Zwecke in Rechnung stellen.

Das begrenzende Selbstobjekt

In seiner Wahrnehmung, seinem Handeln und seiner Affektivität sowie in der begleitenden Symbolisierung erlebt sich das gesunde Kind als zwar von der Mutter getrennt, als unterschiedenes Selbst, aber als in einer notwendigen Dualunion mit ihr lebend. In der psychoanalytischen Literatur wird für dieses aufeinander bezogene Zusammenleben noch oft der Begriff »Symbiose« gebraucht. Der Begriff hat sich aber durch die Definition der Mahler'schen Forschungsgruppe in den 1980er Jahren als Synonym für »unterschiedslose Verschmelzung« eingebürgert, sowie als Bezeichnung für einen früheren, prä-symbolischen Lebensabschnitt. Ich werde daher im Folgenden die formaleren Begriffe der »Dyade« oder »Dualunion« benutzen.

In der Dyade erlebt und repräsentiert das Kind das mütterliche Objekt als notwendig zu ihm gehörig. Es braucht »die Mutter« in einem umfassenden Sinn: als Befriedigerin seiner Körperbedürfnisse, als ausführende und rückkoppelnde Beantworterin seiner Affektäußerungen, als Begrenzerin seiner ungesteuerten Aktivitäten, als Zutrauende, Ermutigende und Trösterin, als Wahrnehmungsobjekt und als Bereitstellerin des Hintergrundes und der Möglichkeiten seiner Selbst-Aktivitäten. Winnicott (1984 [1965], S. 134–137) hält »das Verschaffen von Gelegenheit« für eine wichtige mütterliche Funktion. Die Mutter ist in dem Sinne ein Selbst-Objekt, als sie dem Selbst des Kindes zur Verfügung steht, ihm ermöglicht, sich zu betätigen, und es anerkennend und bewundernd spiegelt und in diesen Funktionen der narzisstischen Besetzung teilhaftig, also idealisiert wird (Kohut, 1976, S. 19, 45, 129f.). Ich betrachte die Idealisierung, die freudige Wahrnehmung des Objekts als »großartig« und »allmächtig« als affektive Färbung der Funktionen für das Selbst.

Zur Funktion des Selbstobjekts gehört auch die Begrenzung der ungesteuerten Aktivitäten des Kleinkindes. Dies kann man so verstehen, dass Libido und Aggression des Kleinkindes eingedämmt werden, dass sein Lustprinzip, das tun und haben zu wollen und das zurückzuweisen, was ihm in den Sinn kommt, frustriert, und es gezwungen wird, Unlust zu erleiden. Man kann »Begrenzung« aber auch so auffassen, dass dem ungerichteten und unerfahrenen Aktivitätsdrang mit der entsprechenden Lust eine Bahn gewiesen wird beziehungsweise ein Feld der Möglichkeiten und ein verbotenes Feld. Das Messer darf eben nicht in den Mund genommen, die heiße Herdplatte nicht angefasst werden und für die Kälte muss sich warm angezogen werden. Die Mutter weiß aus ihrer größeren Erfahrung heraus, dass sich das Kind an Messer und Herdplatte verletzen kann und dass es sich erkältet, wenn es sich ungeschützt lange in der Kälte aufhält. Sie sucht ungefährliche Felder für die kindliche Selbstbetätigung. Sie begrenzt diese, aber sie erstickt sie nicht. Ihr »Halt« oder »Nein« ist nicht ablehnend gegen das spontane Kind. Es ist affektiv zugewandt, auch wenn es dem Kind eine Frustration zumutet. Und das Kind empfindet dieses mütterliche Nein – neben der Frustration – als einen Schutz. Praktisch sieht es vielleicht so aus, dass die mütterliche Bezugsperson dem Kind nicht erlauben wird, die Schachtel mit den Stecknadeln auszuräumen, sie wird es wahrscheinlich gar nicht in deren Nähe kommen lassen, aber sie wird das Kind an andere Schachteln mit interessanten Dingen herankommen lassen. Ebenso muss sie, auch gegen den Protest des Kleinkindes, seinem Wunsch, Schmerz und Unlust zu vermeiden, in bestimmten Situationen entgegentreten, zum Beispiel wenn es darum geht, geimpft zu werden oder ins Bett zu gehen, wenn das Kind müde ist, aber weiterspielen will.

Diese Begrenzungen sind keineswegs nur Frustrationen. Sie strukturieren das Tun und Lassen des Kindes, sie bringen es in eine Form, die es gestattet, sich sicherer in der Welt zu bewegen – sicher, weil das Kind sich bei seinem Tun in Übereinstimmung mit dem Willen des Selbstobjekts fühlt und die Zahl der vielen Möglichkeiten des Handelns eingeschränkt ist. Die Übereinstimmungen sind die Basis für die späteren identifizierenden Übernahmen, sprich die Ausbildung eines positiven Über-Ich und Ich-Ideals. Zugleich ermöglichen die Begrenzungen dem Kleinkind die deutlichen Erfahrungen seiner Grenzen beziehungsweise der gemeinsamen Grenze mit der Mutter. Wenn die Mutter etwas nicht zulässt, was das Kind will, dann spürt es einen festen Widerstand, dann wird die Mutter greifbar und begreifbar. Zugleich spürt es sich im Unterschied zum Willen der Mutter und damit eben sein Selbst (G. Fischer, 1989, S. 92) – eine psychische Erfahrung, die an den oben erwähnten Körper- und Hautkontakt der vorsprachlichen Zeit anknüpft. Die Bedingung, unter der eine Frustration in diesem Alter zu einer Reifungserfahrung werden kann, ist die, dass die mütterliche Bezugsperson den Wunsch des Kindes ablehnt, ohne sich abzuwenden (zum Beispiel, das Kind für seinen Wunsch zu beschimpfen, zu bedrohen oder aus dem Raum zu gehen). Sie sollte seine Frustration, Enttäuschung und gegebenenfalls Wut wahrnehmen, spiegeln und mittragen *(containment)*, ohne von ihrem begrenzenden Standpunkt abzulassen.

Mit der Begrenzung durch die Mutter, wenn diese einigermaßen konstant an den gleichen Stellen erfolgt, erfährt das Kind auch den Unterschied zwischen dem Begrenztem und dem Freien, das nur seiner Willkür unterliegt, beziehungsweise ist das Freie dann eben nicht mehr grenzenlos, sondern das Gelände, von dem das Kind weiß, dass es irgendwo Grenzen gibt. Man kann sagen, dass die Begrenzungsfunktion des Selbst-Objekts in die Kultur einführt, insofern das Kind merkt, dass nichts außerhalb einer Form geschieht. Das die Begrenzung sprachlich begleitende »Nein« der Mutter lässt dann die faktischen Möglichkeiten und Verbote in eine symbolische Ordnung sich verwandeln, in welcher jeweils ein menschliches Gegenüber sagt, was man tun darf und was nicht. Im Rückschluss wird nun jeder Wunsch, jedes Begehren, um mit dem französischen Analytiker Jacques Lacan zu sprechen, zu einem Antwort heischenden sozialen Akt innerhalb der *ordre symbolique* (Lacan, 1975 [1958]).

Zur haltgebenden Begrenzung gehört auch eine Verlässlichkeit des Bezugsobjekts: Wenn ein Kind Anweisungen und Verbote im unzuverlässigen Wechsel, als Willkür erlebt, dann verstärkt das seine Unsicherheit (»Wann darf ich auf den Tisch klettern, wann nicht?«) bis hin zu einem Ohnmachtserleben (»Ich mache immer was falsch und weiß nicht, wie ich es ändern kann«). Kinder können auf diese Unsicherheit mit ängstlichem Rückzug und Anhänglichkeit reagieren oder die elterliche Selbständigkeitsforderung übernehmen (als Introjekt) und die tatsächlichen Angst- und Unsicherheitserlebnisse sowie die Hilfe- und Begrenzungswünsche verleugnen. Es entsteht eine Spaltung in ein öffentlich gezeigtes starkes und ein privat verheimlichtes schwaches Selbst.

Das Nein

In den Anfangswochen der Sprachentwicklung folgt das Kind den Handlungen und Anweisungen seiner Mutter und äußert nur geringen Protest, wenn etwas gegen sein Bedürfnis oder Interesse verstößt. Die Funktion der Mutter als idealisiertes Selbst-Objekt ist noch zu stark, als dass das Kind einen polaren Widerspruch zu seinem eigenen Willen wahrnehmen könnte, beziehungsweise da, wo es das tut, ist es zwar wütend oder leidet, hat aber noch keine Erfahrungsalternativen abgespeichert, die es dem Handeln der Erwachsenen mit ihm entgegensetzen könnte. Auch gibt es noch so viel zu entdecken, dass es nicht unbedingt jetzt die Herdplatte sein muss: Das Kind kann leicht abgelenkt werden.

Mit dem Wachsen seiner motorischen und kognitiven Fähigkeiten gerät es aber immer häufiger in Widerspruch zu den Anweisungen der Mutter und es kann seinen Willen beziehungsweise seine Zielvorstellungen immer länger gegen die erwachsenen Handlungen und Vorhaben festhalten. Es stellt fest, dass dauernd ein Erwachsener »Nein« zu ihm sagt und sich seinem Willen in den Weg stellt. In der zweiten Hälfte des zweiten Jahres entsteht dann das erste eigene »Nein« (Spitz, 1978 [1957], S. 83f., 1985 [1965], S. 197–202). Zunächst ist es eine Imitation: Das Kind macht einfach die Mutter nach, die so oft »Nein« zu ihm gesagt und das Kind dadurch von sich (als Selbst-Objekt) getrennt und ohnmächtig gemacht hat. Anfänglich imitierend, stellt das Kind die Macht des »Nein« fest. Es bemerkt die Reaktion der Mutter auf seine Verweigerung. Nun kann es das passiv Erlittene in aktiv Zufügendes drehen und seinerseits die Mutter von sich trennen, sie ohnmächtig machen. Das »Nein« wird zu einem mächtigen Instrument in seinem Verhaltensrepertoire. Der österreichisch-amerikanische Psychoanalytiker René Spitz, der als erster systematisch die Mutter-Kind-Kommunikation und die psychische Strukturbildung von Säuglingen und Kleinkindern untersuchte und der heutigen Säuglingsforschung viele Anregungen lieferte, bezeichnete das »Nein« als einen zentralen »Organisator der Psyche« (ebd.).

Die Zeit der Entwicklung des »Nein« ist zugleich die Zeit der von Mahler sogenannten »Wiederannäherungsphase« (15. bis 24. Monat) (Mahler, Pine & Bergman, 1980 [1975], S. 101–141). Diese Wiederannäherung kann deshalb schwierig für das Kind sein, weil es durch das »Nein« die Mutter zurückgewiesen, damit als Selbst-Objekt zugunsten seines eigenen »Größenselbst« (Kohut) teilweise entmachtet hatte, und nun an bestimmte Grenzen gestoßen ist – sei es im repulsiven Sinn, dass es sich an der Realität gestoßen, Schmerz erfahren, Handlungswünsche entwickelt hat, für die es noch zu klein und schwach war, sei es im exhaurierenden Sinne, dass es seine Möglichkeiten ausgeschöpft hat und eine neue Erfahrungsebene anstrebt. In beiden Fällen braucht es die Mutter beziehungsweise die Erwachsenen. Über diese erneute Ohnmacht ist es mehr oder minder (narzisstisch) wütend. Es steckt im Konflikt zwischen dem Wunsch, selbstständig zu sein, und dem Wunsch, Hilfe haben zu wollen. Wenn es selbstständig loszieht, hat es Angst, hilflos zu werden und seinen Schutz zu verlieren, und wenn es zur Mutter geht, hat es – nach Mahler – Angst, »wiederverschlungen«, also wieder in die relativ größere Abhängigkeit gezogen zu werden. In dieser Zwickmühle zwickt es die Mutter: Es ist wütend, weinerlich, mit allem unzufrieden. Es möchte aktiv sein, sein Selbst entfalten, ohne die Mutter als Selbstobjekt zu verlieren; es möchte die Macht des »Nein« benutzen und realisiert, dass es dabei die Mutter von sich stößt; es möchte die Mutter in ihren Funktionen für das Selbst behalten, ohne die Spielraumerweiterung aufgeben zu müssen; es möchte sie als Ergänzungspartner behalten und realisiert, dass es dann unzufrieden ist beziehungsweise die Mutter nicht mehr ausreicht. Die Wiederannäherungsphase in diesem Sinne ist also die in ihren Widersprüchen entfaltete Separations- beziehungsweise Individuationsphase (Mahler, Pine & Bergman, 1980 [1975], S. 55–100). Kritische Überlegungen zu Mahlers »Wiederannäherungsphase« kommen zu dem Ergebnis, dass es sich dabei nicht so sehr um eine notwendige Entwicklungsphase von Kleinkindern handelt als vielmehr um widersprüchliche und kaum zu handhabende Affekte von Kleinkindern angesichts inkonsistenter Verhaltensweisen der Bezugspersonen ihnen gegenüber, die schon lange vor dieser »Phase« angefangen haben. Sicher gebundene Kinder zeigen kaum Zeichen einer (Wiederannäherungs-)Krise (Lyons-Ruth, 1991; Dornes, 1997, S. 179f.).

Die wichtigen Bezugspersonen können in dieser für das vor-verunsicherte Kind prekären Zeit das »Nein« des Kindes ignorieren und es damit ohnmächtig machen, worauf es mit heftiger Wut oder resignativem Rückzug beziehungsweise Unterwerfung oder beidem im Wechsel reagieren wird. Eltern können es auch darauf anlegen, den Eigenwillen des Kindes zu brechen, es in eine gehorsame Abhängigkeit zu treiben und zu diesem Zweck die im Wiederannäherungs-Dilemma enthaltene Verlassenheitsangst gezielt anheizen: »Tu, was ich dir sage oder ich gehe weg!« Das »Nein« kann auch auf destruktive Weise angenommen werden (»Du willst den Pudding nicht? – Dann eben nicht!«), womit dem Kind signalisiert wird, dass es der Bezugsperson egal ist, was es will, dass sein Wille nicht zählt, oder dass sie sich ärgert, wenn das Kind sich ihren Vorgaben widersetzt, sie seinen Eigenwillen ablehnt. In allen diesen Fällen wird das Kind, das in seiner Willensäußerung seine persönliche Eigenart behauptet, in seiner Selbstwirksamkeit und seinem Selbstwert gekränkt und, wenn dieses Verhalten der Bezugsperson auf Dauer gestellt ist, beschädigt.

Auch das andere Extrem elterlicher Reaktion, nämlich dem »Nein« immer nachzugeben, ihm keinen Widerstand zu bieten, tut dem Kind nicht gut. Die Nachgiebigkeit verstärkt – als fehlende Begrenzung und als fehlendes Ernst-Nehmen – seine Selbst-Unsicherheit. Manchmal steckt hinter der Nachgiebigkeit von Eltern das Phantasma eines besonders willensstarken oder freiheitsliebenden Kindes, das nicht behindert werden darf (vielleicht auch, um die selbst erlebte Erfolglosigkeit und vermeintliche Minderwertigkeit von Vater oder Mutter auszugleichen). Dann gerät das verunsicherte Kind zusätzlich unter den Druck, großartig sein zu müssen, sein Selbst aufzublähen und seine Anlehnungsbedürfnisse zu unterdrücken, um den erspürten Wünschen seiner Eltern gerecht zu werden. Das kann der Ansatzpunkt zur Entwicklung eines »falschen Selbst« (Winnicott, 1984 [1965], S. 182–197) beziehungsweise eines »fremden« oder »nicht-authentischen Selbst« (Bateman & Fonagy, 2014, S. 148–150) sein. In den geschilderten Varianten wird das Dilemma der Wiederannäherung, die doppelte Angst des Kindes vor Verlassen-Werden und vor Willenlos-Werden von den Bezugspersonen nicht erkannt, als lästig zurückgewiesen oder manipulativ missbraucht. Was das Kind bräuchte, nämlich dass seine Ängste und die daraus entstehenden übertriebenen Verhaltensweisen (zum Beispiel Trotz auf der einen und Weinerlichkeit auf der anderen Seite) durch ein grundsätzliches Zugewandt-Bleiben gedämpft werden, geschieht nicht. Die Ängste werden eher verstärkt.

Das bewertete Ich

Mit dem Spracherwerb, mit dem Erleben einer über die Sprache mit den Erwachsenen geteilten Realität entsteht auch die Fähigkeit, sich selbst zu bezeichnen, das »verbale Selbst« (Stern, 1992 [1985], S. 231–237) taucht auf – zunächst als Bezeichnung eines Elements im schemahaften Zusammenhang, das Kind spricht von sich selbst in der dritten Person: »Mama – Marie – Banane – (haben).« Bald nimmt es aber auch wahr, dass die Bezugspersonen in Momenten, in denen sie *nur* sich selbst meinen, »Ich« sagen, und imitiert das. Es nimmt wahr, dass es als »Du« angesprochen wird, und sich dieses »Du« auf ein »Ich« bezieht, das es anscheinend selbst sein soll. Es spürt sich schon seit einiger Zeit – wie unsicher auch immer – als Verursacher von Wirkungen, spürt seine Intention, seinen Willen, seine Affekte, seinen Körper mit seinen Gefühlen und Grenzen, und verknüpft nun diese innere Selbst-Erfahrung mit dem Wort »Ich«.

Das bereits auf der Handlungsebene initial verunsicherte Kind wird in den meisten Fällen durch seine Bezugspersonen auch sprachlich eine Verunsicherung und Entwertung erleben. Es erlebt, dass sein »Ich«, insbesondere da, wo es seinen Willen äußert, wo es seine Affekte zeigt und eine

Rückmeldung haben will, wo es stolz auf etwas Bewirktes oder Gemeistertes ist, ignoriert oder abgelehnt wird:

- Ein zweijähriges Mädchen, das auf dem Spielplatz gerade erstmals ein Klettergerüst bewältigt hat, ruft zu seiner Mutter: »Mama, guck mal!« Es erhält keinen anerkennenden Blick und keine verbale Rückmeldung. Daraus kann es nur schließen, dass seine Ich-Leistung weder des Blicks noch der Rede wert war, also nichts wert war.
- Ein etwa dreijähriges Mädchen betritt mit seiner Mutter einen Großraumwagen der Bahn. Es hat einen eigenen kleinen Rucksack auf, wirkt aufgeregt und steuert nach den Anweisungen der Mutter auf den reservierten Sitzplatz zu. Dort nimmt es den Rucksack ab, setzt sich und schaut neugierig und mit einer freudigen Erwartung um sich. Die Mutter kommt heran und kommentiert mit einem deutlich sarkastisch-verachtenden Ton und Gesichtsausdruck: »Ja, das findste toll, Bahnfahren, was?« Das Mädchen verliert seine freudig angespannte Haltung, sackt in sich zusammen und starrt wortlos aus dem Fenster. Es muss annehmen, dass seine Emotionen (Freude, Aufregung, Neugier) nicht gewollt werden beziehungsweise falsch sind.

Da kleine Kinder, was die Bewertung ihres Selbst betrifft, ganz auf die Haltungen und Äußerungen ihren nächsten Bezugspersonen angewiesen sind und ihnen glauben (müssen), übernehmen sie deren Ignoranz oder Ablehnung, sofern diese permanent erfahren werden, als sogenanntes »Introjekt« in ihre Selbst-Bewertung, das heißt in den auf ihr Selbst bezogenen Teil des Über-Ich. Sie lehnen sich selbst als wollende und emotionale Wesen ab und halten das für normal oder richtig, insofern sie sich mit dieser Bewertung in Übereinstimmung mit ihrem mütterlichen Bezugsobjekt fühlen. Im Gegensatz zur reiferen »Identifikation« als einer psychischen Operation, die eine Auswahl bezeichnet (welche Eigenschaften eines Objekts man für sich übernehmen möchte und welche nicht), ist die Introjektion eine erzwungene Operation. Das Kind hat keine Wahl. Es muss die Minderwertigkeit, Bedeutungslosigkeit, Schwäche, Schlechtigkeit oder Bosheit seiner spontanen Emotionalität und Intentionalität als eine Art Natur-Tatsache akzeptieren.

Die basale Überzeugung, als Subjekt nichts wert zu sein, die fundamentale Verachtung des authentischen Selbst, zeigt sich bei vielen schwer süchtigen Erwachsenen darin, dass sie weder durch eine reale böse Tat oder eine aktuelle Demütigung verstärkt werden, noch durch eine reale gute Tat oder eine erlebte Bewunderung abgeschwächt werden kann. Viele Süchtige zeigen einen auffälligen Mangel an Schuldgefühl nach dem Motto »Ich bin ja schon schlecht« (siehe das Interview des Journalisten Wolfgang Körner, 1989, mit einem jungen Alkoholiker, und dessen Bagatellisierung einer von ihm fahrlässig begangenen Tötung) und einen auffälligen Mangel an Schamgefühl nach dem Motto »Ich bin sowieso schon der Trottel.« Umgekehrt ist vielen Therapeuten aufgefallen, dass Süchtige mit Unglauben und Ablehnung reagieren, wenn man sie lobt, und dass sie eigene Erfolge und Verdienste für bedeutungslos halten nach dem Motto »Das ändert nichts daran, dass ich nichts tauge.«

Die Triangulierung

Ebenfalls in die zweite Hälfte des zweiten Lebensjahres fällt der Anfang der Triangulierung (Rotmann, 1978): Der Vater, der bis jetzt für das Kind einerseits als funktional unterschiedsloser Ersatz der Mutter, andererseits mehr indirekt anwesend war dadurch, dass er die Mutter geschützt hat und ihr den Raum gab, sich intensiv auf das Baby einlassen zu können, tritt nun als alternativer Beziehungspartner dem Kleinkind ins Blickfeld. Er kann die erste bewusste Trennung erleichtern. Wenn das Kind in seine Arme laufen, auch von ihm gehalten, getröstet, gefüttert und gewickelt und zu Bett gebracht werden kann, dann kann das Kind sein »Nein« freier behaupten, dann muss es nicht so viel Angst vor Hilflosigkeit haben, wenn es die Mutter zurückstößt oder von ihr zurückgestoßen wird. Dadurch, dass die Möglichkeit einer zweiten Beziehung besteht, bedeutet »Trennung« nicht automatisch »Alleinsein« und damit »Hilflosigkeit« oder gar »Tod«. Andererseits kann das Kind auch mit dem Vater in Streit geraten, ihn als Übungsobjekt für seine Ablösung benutzen und die Mutter schonen.

Im nächsten Schritt nimmt das Kind wahr, dass Vater und Mutter sich auf eine ihm nicht-verstehbare Weise aufeinander beziehen, ein (sexuelles) Paar sind und es zu dieser Paar-Ebene keinen Zugang hat –, allerdings ohne deshalb Angst haben zu müssen, seine Selbstobjekte komplett zu verlieren. Es wird von einem Teilbereich ausgeschlossen, und dieser Schmerz ist einer, der ihm seine Grenze markiert (ein nicht geschlechtsreifes Kind zu sein), es sich auf eine neue Weise als ein abgetrenntes Selbst fühlen lässt und ihm zugleich die Aufgabe stellt, sich mit erwachsenen Rollen (probeweise) zu identifizieren, ödipal zu werden.

Wie frühere Suchtforscher schon festgestellt haben, stehen späteren Süchtigen in der Kindheit in der Regel keine Väter oder andere Personen als alternative Beziehungsobjekte zur Verfügung. Entweder sind die väterlichen Objekte abwesend oder sie sind in einer Weise unbezogen oder ängstigend, dass das Kind nichts mit ihnen anfangen kann (zum Beispiel weil sie immer betrunken sind), oder sie stellen in ihrer Beziehungsqualität keine Alternative zum primären Objekt dar (wenn zum Beispiel der Vater immer nur »im Auftrag« der Mutter handelt). Die Triangulierung findet nicht statt, das Kind bleibt auf das primäre Objekt und dessen Doppelgänger (zum Beispiel eine Mutter und eine Großmutter, die in gleicher Weise desinteressiert und dominant sind) angewiesen. Die durch die Triangulierung ermöglichte Verselbstständigung bei gleichzeitiger Bindungssicherheit unterbleibt. Die Weiterentwicklung in Richtung autonomer Erprobung sexueller Erwachsenen-Identitäten und -Objektwahlen wird durch die permanente Selbstunsicherheit *be*hindert, wenn nicht *ver*hindert.

15 Die Abwehroperationen

Wenn die Bedingungen der vorsprachlichen und frühsprachlichen Zeit anhalten und ihre Ergebnisse sich kumulieren, dann findet sich das Kind im dritten und vierten Lebensjahr mit einem unsicheren Kernselbst wieder, lebt in einer unsicheren, durch wenig Passung und Beruhigung gekennzeichneten Bindung an seine wichtigsten Bezugspersonen, leidet unter Trennungsangst, ist emotional instabil und hat Angst vor seinen Affekten, ist gegenüber Misserfolgen »vulnerabel« beziehungsweise frustrationsanfällig, ist ängstlich gegenüber neuen Situationen, hat einen schwachen Eigenwillen, ist wenig spontan, lebt abwechselnd in einer angstgetriebenen Unruhe oder in einem lethargischen Rückzug, fühlt sich sehr auf Schutz und Bestätigung durch ein mächtiges Objekt angewiesen und lebt gleichzeitig in der bangen Ahnung, diese nicht zu bekommen. Unsicherheit und Angst (man kann auch sagen »fehlendes Urvertrauen«) bilden somit ein erstes Element einer frühen »Initialverstimmung«.

Daneben bestehen wegen der durch Angst verhinderten Spontaneität (Neugier, Eigenwille, Bewegungslust, Wirksamkeitslust, Anlehnungs- und Kontaktlust usw.) eine ungerichtete, zurückgehaltene Wut, ein dauerndes unruhiges und frustriertes Unbehagen aus nicht-vollzogenen Impulsen sowie eine – infolge der Introjektion der elterlichen Missachtung empfundene – Ablehnung eigener spontaner, emotionaler und bindungsbedürftiger Selbstanteile.

Erste Operation: Überlassung an das direktive Objekt

Um sich gegen dieses immer wiederkehrende unerträgliche Affekterleben zu schützen und um dem anhaltenden Diskrepanz-Erleben aus der uneinfühlsam-funktionalen Behandlung durch die Bezugsperson zu entgehen, entwickelt das Kleinkind objektbezogene Abwehroperationen. Es ist wegen der mittlerweile trotz aller Verunsicherung entwickelten symbolischen Vorstellungsfähigkeit einschließlich der Repräsentanzbildung von Objekt und Selbst dazu in der Lage. Sein Ich formt aus der vorliegenden Erfahrung mit dem Objekt, aus der Wahrnehmung von dessen Verhalten und der Introjektion von dessen Phantasma eines selbst- oder willenlosen Kindes (beziehungsweise von dessen Verachtung eines spontanen und wollenden Kindes), eine Beziehungsrepräsentanz, die durch ihre implizierten Annahmen beziehungsweise Fantasien seine Ängste und Ablehnungs-Erwartungen erheblich mildert. Das Kind unterdrückt seinen (wenig entwickelten) Eigenwillen, seine (verachteten) spontanen Wünsche und Ansprüche und seine (ohnmächtige) Wut, und räumt in einer Art resignativer Akzeptanz dem (all)mächtigen mütterlichen Objekt alle Initiative und Verantwortung ein.

Der erste, aus der Sicht des Kleinkindes psychisch überlebenswichtige Abwehrschritt ist also eine Fügung oder Überlassung an das direktive Objekt.

Dieses ist etwas anderes als das *steuernde Objekt*, von dem nach dem deutschen Analytiker Karl König viele Angst-Patienten abhängig sind (König, 1991, S. 16–22). Das *direktive Objekt* will nicht das ängstliche Selbst durch Steuerung stärken, sondern es befehligen und ihm den Eigenwillen nehmen. Außerdem handelt es sich hierbei nicht um die Objektbeziehung eines erwachsenen (neurotischen) Menschen, sondern um eine Objektbeziehung in der Phase der Strukturbildung des Selbst, also einem sehr frühen Stadium der Entwicklung. Man kann dies auch so ausdrücken wie der englische Analytiker Christopher Bollas, dass ein machthungriges Objekt das unreife Selbst eines Kindes per »extraktiver Introjektion« seiner Potenzen beraubt und sich selbst einverleibt (Bollas, 1997 [1987], S. 168f.). Die Möglichkeiten des Kindes, Selbstwirksamkeit zu erleben, werden drastisch eingeschränkt, eine wichtige Quelle von Selbstwert-Erfahrung wird verstopft (Mentzos, 2009, S. 68–72; Fonagy et al., 2004).

Der Begriff der *Überlassung* bezieht sich auf das Phänomen, das die Ich-Psychologen mit »Externalisierung« bezeichnet haben (siehe Kapitel 8; Krystal & Raskin, 1983 [1970], S. 52). Ihnen war die Unfähigkeit von schwer Süchtigen aufgefallen, sich verantwortlich zu fühlen, sich an Vereinbarungen zu halten oder bei einer Verfehlung Schuld zu empfinden, und sie haben dies als Folge der Abwehroperation der »Externalisierung« beziehungsweise der Projektion begriffen, bei welcher ein (unbewusstes)

Selbst sich unangenehme Schuldgefühle ersparen oder einer überfordernden Verantwortung entziehen möchte, indem es sich und anderen vormacht: »Nicht ich bin zuständig, sondern Du oder jemand anderes.« Dieses von den Ich-Psychologen angenommene Selbst hat in seiner Entwicklung bereits einen recht hohen Grad an Unabhängigkeit erreicht. Es ist sich seiner Initiative und seines Wollens schon so sicher, dass es diese nach außen abgeben kann. Der schweren Sucht liegt aber eine deutlich früher entstandene und auf einer viel stärkeren Objektabhängigkeit beruhende »Externalisierung« zugrunde, die ich, um ihrem interaktionellen Charakter Rechnung zu tragen, als »passive Überlassung« bezeichnet habe, mit welcher das unfertige Selbst eines Kleinkindes sich der funktionalisierenden Behandlung durch ein übermächtiges Primärobjekt überlässt und auf diese Weise seinen Eigenwillen nicht entwickeln kann. Diese passive Überlassung an ein nicht-empathisches äußeres Objekt wird zu einer permanenten Schutzhaltung, einer grundsätzlichen Neigung zur Abhängigkeit von kalt-direktiven Objekten, und ist der Vorläufer der späteren Überlassung an ein unbelebtes Objekt, das Suchtmittel (Voigtel, 1996).

Auch der innerhalb der Psychoanalyse sehr gebräuchliche Begriff der *Unterwerfung* ist für das hier Gemeinte nicht präzise genug – zum einen, weil er, besonders im Kontext des Masochismus, zu sehr sexuell konnotiert ist, zum anderen, weil er im Kontext eines analen Dominanz-Unterwerfungs-Konflikts zu sehr einen Machtkampf zwischen zwei abgegrenzten Subjekten unterstellt. Das kindliche Selbst soll sich mit der passiven Überlassung aber nicht unterwerfen und die überlegene Macht der Anderen anerkennen, sondern sich ihr zur Formung überlassen, damit es überhaupt in ihren Augen existieren darf.

Bei der Überlassung versucht das Kleinkind, seine eigene Vorstellungswelt und sein Verhalten zur Erhaltung des Kontakts mit dem Objekt autoplastisch zu verändern – im Gegensatz beispielsweise zur Grundkonstellation einer narzisstischen Persönlichkeitsstörung, bei der das Kleinkind per Wut und Energie das Objekt alloplastisch zwingen will, sich ihm zuzuwenden (siehe dazu Kapitel 18), wo es seinen Anspruch auf Fürsorge gegenüber dem Objekt aggressiv zur Geltung bringt (was natürlich nur gelingen kann, wenn das Objekt ausreichend darauf reagiert).

Der Schritt der Überlassung schließt manchmal an eine prozedural gespeicherte Passivität an, geschieht aber oft erst nach einer Weile vergeblichen Sich-Wehrens gegen die Übergriffe und vergeblichen Werbens um die Zuwendung der Bezugsperson(en) – wenn ab dem dritten Lebensjahr das

Kind zur Gestaltung einer inneren Szene in der Lage ist. Dann unterwirft es sich in seiner Vorstellung einem Führung fordernden Objekt und opfert ihm seinen Eigenwillen. Es schließt sich dem entwertenden Urteil des Beziehungsobjekts an und beseitigt dadurch eine wesentliche Diskrepanz, gewinnt eine Harmonie und Beziehungssicherheit.

Ein Nebeneffekt besteht darin, dass das Kind sich – ohne es zu wissen – die Affekte von Scham und Schuld (und deren sozialisierende Wirkung) erspart. Scham und Schuld sind komplexe Affekte. Schuld kann nur empfinden, wer den Impuls zu einer Tat in sich selbst entstehen fühlt oder sich zumindest dafür für verantwortlich hält und diese Tat dann mit den Erwartungen der Umwelt in Beziehung setzt. Wenn das Kind sich den Anweisungen, Wertungen und Erwartungen des direktiven Objekts anschließt, dann lässt es auch alle Verantwortung für sein eigenes Tun beim Objekt: »Ich tue ja nur, was von mir erwartet wird!« Ähnliches gilt für die Scham: Sie kann nur empfinden, wer sich mit seinem So-Sein vor den Augen Anderer dastehen fühlt und eine Ablehnung erlebt oder vermutet (Broucek, 1991, S. 151). Wenn das Kind aber sein Selbst oder Teile davon gar nicht behauptet, sondern sich dem abwertenden Urteil der Erwachsenen über sich selbst sofort anschließt, sich selbst für dumm oder lächerlich hält, dann tut es das, ohne sich schämen zu müssen: »Ich bin eben so!« Insofern liegen Theorien, etwa die von Wurmser, die von Schuld und Scham als den frühesten abzuwehrenden Affekten bei Süchtigen ausgehen (siehe Kapitel 8), nicht ganz richtig, da durch die Überlassungsabwehr diese Affekte bereits vor dem oder beim Entstehen verhindert werden.

Beim weiteren Ausbau der inneren Szene imaginiert das Kind eine Beziehung, in der es selbst durch seine Fügung für das Objekt wichtig ist, sozusagen gebraucht wird, und ihm im Gegenzug Versorgung und Führung quasi zustehen. Es fühlt sich nun nicht mehr nur einer beziehungslosen Ablehnung ausgeliefert. (Es handelt sich aber nicht um eine Beziehung gegenseitiger Empathie, in der beide Teilnehmer ansatzweise zur Mentalisierung fähig wären, sondern um eine Beziehung durch äußeres Ausüben von Druck und entsprechendes Nachgeben.) Diese Fantasie einer Unterwerfungs- und Opferbeziehung funktioniert nicht reibungslos. Vielmehr bleiben die Wutgefühle wegen des unterdrückten Eigenwillens beziehungsweise der unzureichenden mütterlichen Zuwendung latent bestehen – entweder permanent im Hintergrund oder in Gestalt gelegentlicher Anfälle von trotziger Verweigerung.

Ein trockener Alkoholiker erzählte in der Therapie aus seiner Kindheit, seine Mutter und seine Großmutter hätten ihn im Haushalt

> »eingetaktet und herumkommandiert. Sie seien den ganzen Tag mit Saubermachen und Essenkochen beschäftigt gewesen. Er sei immer im Weg gewesen. Es sei nicht für nötig gehalten worden, dass er eigene Spielsachen oder eine eigene Spielecke hatte. Es sei ihm auch nie gekocht worden, was ihm schmeckte. Er musste das Erwachsenen-Essen mitessen. [...] Als kleineres Kind habe er wohl viel ›gejammert und gemault‹, aber eines Tages, [...] er muss wohl um die vier Jahre alt gewesen sein, habe er sich in den Korb mit schmutziger Wäsche, der im Zimmer stand, fallen lassen und den Gedanken gehabt: ›Macht doch mit mir, was ihr wollt, ich mache nichts mehr, ich mache eh' alles falsch‹. Er [...] habe [dann] zu nichts mehr Lust gehabt und habe alles mit sich geschehen lassen. [...] Dafür habe er die Mutter aber gehasst« (Voigtel, 2015, S. 73).

In der Folge erlebte er sich in der Schule, bei der Ausbildung und überhaupt im Vergleich zu anderen von vornherein als Versager, der sich darüber nicht wunderte und keine Chance sah, das irgendwann zu ändern.

Zweite Operation: Donale Verschiebung

Dadurch, dass das Primärobjekt sich dem differenzierten affektiven Dialog mit dem Selbst des Kindes entzieht, aber regelmäßige Präsenz und Pflege beziehungsweise materielle Zuwendung aufrechterhält, werden die mit Präsenz und Pflege verbundenen Gaben – die Nahrung, der Windelwechsel, der Schnuller, eine Tonkassette, ein Schnüffeltuch – als Statthalter des mütterlichen Objekts für das Kind überproportional wichtig und libidinös besetzt. Ursprünglich wurde das mütterliche Objekt sowohl in seiner körperlich-sinnlichen Präsenz als auch mit den Gaben, die es brachte, einheitlich geliebt. Am sinnfälligsten ist das vielleicht bei der Muttermilch, die als essbarer Teil der Mutter empfunden wurde. Manche depressiven und selbstunsicheren Mütter oder solche, die nicht Mutter sein wollen, halten die Wahrnehmung und das Gefühl nicht aus, dass ihr Kind sie liebt und sie sehr wichtig für es sind. Sie versuchen dann, sich als Person aus der Beziehung zu stehlen und dem Kind, quasi als Ausgleich, Nahrung und andere Gaben als Ersatz zu bieten.

Das Kind muss also libidinöse Besetzungsquanten von der Person auf deren Gaben verschieben. Ich nenne diese abwehrende Verschiebung »donal« (von lat. *donum*, »die Gabe« – die lautliche Ähnlichkeit zum psychoanalytischen Vorgängerbegriff »oral« ist nicht unpassend). Durch die Verschiebung wird ein vom Objekt ablösbarer, seine Abwesenheit oder Abgewandtheit überbrückender Teil geschaffen, an den das spätere Suchtmittel anknüpft. Die Verschiebung erklärt das, was bei Krystal und Raskin unter dem Begriff der »Transsubstantiation« noch hauptsächlich als Vorgang einer magischen Denkweise begriffen wurde: Ein unbelebtes Objekt, zum Beispiel eine Droge, wird Träger von menschlicher Zuwendung. Die *donale Verschiebung* ist eine die Überlassung flankierende Abwehr, deren Bildung oft schon in der vorsprachlichen Zeit begonnen hat und den assoziativen Verknüpfungen der prozeduralen Schemata folgt, beispielsweise dem Schema

> »Hunger – Wahrnehmung der Mutter (Anblick, Geruch, Körperkontakt, Laute) – Aufregung (Vorfreude) – Tätigkeit der Nahrungsaufnahme (Saugen, Kauen, Schlucken) – Spüren (Schmecken, Fühlen, Riechen, Sehen) der Nahrung – Stillen des Hungers (Nachlassen der Spannung) – Nachlassen der Tätigkeit – Spüren des vollen Bauches – Zufriedenheit – Verschwinden der (äußerlich wahrnehmbaren) Mutter.«

Alle Teile, die mit der Nahrungsaufnahme zu tun haben, sind mit der Anwesenheit der Mutter verknüpft und können ihre Repräsentanz in der Vorstellung des Kleinkindes – pars pro toto beziehungsweise als konditionierter Reiz – wachrufen.

Dritte Operation: Rückzug in den beruhigenden Raum

Neben der passiven Fügung und der donalen Verschiebung wird sich das Kind mit einem weiteren Abwehrschritt vor den unabgestimmten Maßnahmen des Objekts in objektferne, aber trotzdem (assoziativ) objektverbundene Fantasie- und Affekträume zurückzuziehen versuchen, sich in einen beruhigenden Raum begeben. Als Vorbilder für diese *Orte des seelischen Rückzugs* (Steiner, 1998 S. 17f.) bieten sich zum Beispiel der Zustand der Schwere und Trägheit nach einer Mahlzeit an, die gebannte Aufmerksamkeit gegenüber Lichtspielen an der Wand oder die beruhigende Wahrnehmung von Klängen, zum Beispiel des Radios aus dem Nachbarzimmer. Es handelt sich um die Fortsetzung der Inseln von Sorglosigkeit oder Geborgenheit, die auch ein weitgehend verängstigtes oder desorientiertes Kind in der vor- und frühsprachlichen Zeit gelegentlich erfuhr. Auch ein aufregendes Reiz-Gewitter kann von Trennungsängsten und Affektspannungen ablenken, wenn gerasselt und geschaukelt wird und ein buntes, Signale abgebendes Spielzeug die Aufmerksamkeit auf sich zieht. In all diesen Sinneserfahrungen ist das Objekt nicht als abgegrenzte Person präsent, sondern als schützende Atmosphäre, als vage freundliche Hintergrund-Anwesenheit oder als entfernter Verursacher eines Reiz-Feuerwerks. Mit der weiteren Entwicklung können sich Fantasien von Entgrenzung und Verschmelzung (als Gegenstück zur tatsächlichen Diskrepanz-Erfahrung) auf diese beruhigenden objektfernen Erfahrungen setzen. Und – was für später wichtig ist: Diese positiven Erfahrungen der Wärme, Sattheit, Ruhe, Versenkung oder auch der ablenkenden Erregung können durch Suchtmittel annähernd wachgerufen werden.

Alle schwer Süchtigen, die ich kenne und von denen ich (zum Beispiel in Supervisionen) erfahren habe, hatten einen solchen Rückzugsraum. Der oben zitierte Alkoholiker, der sich als Kind so »eingetaktet« erlebte, berichtete, dass er schon als Drei- oder Vierjähriger bei jeder sich bietenden Gelegenheit in die Felder hinter dem Haus gelaufen war und sich in ein selbst gegrabenes Loch in einer Böschung gehockt hatte, das hinter Büschen versteckt war. Dort habe er stundenlang gesessen, die sich im Wind bewegenden Gräser, die am Boden krabbelnden Insekten oder den Zug der Wolken beobachtet und sich wohlgefühlt. Diesen Ort habe er bis weit in die Schulzeit behalten (Voigtel, 2015, S. 78). Später wurde er abgelöst durch stundenlanges einsames Umherschweifen in der Natur. Für viele Süchtige war und ist die Musik, sozusagen als Fortsetzung und Ersatz der mütterlichen Stimme, ein solcher Rückzugsraum, in dem sie ungestört und beruhigt ihren Gefühlen, Fantasien und Gedanken nachhängen, in dem sie auch kreativ werden können. Ein Patient, ein alkohol- und drogenabhängiger Musiker, berichtete, dass die einzige Zeit seiner Kindheit, an die er sich erinnern könne, sich frei und zufrieden gefühlt zu haben, die gewesen sei, wo er allein in seinem Zimmer sitzen oder im nahegelegenen Wald spazieren gehen und über Kopfhörer seine Kinderlieder und -hörspiele hören konnte. Für andere sind Farben und Formen ein Rückzugsraum. Ein älterer Alkoholiker berichtete, dass er täglich stundenlang am Computer sitze, um mit diversen Foto-, Mal- und Zeichenprogrammen ungewöhnliche Farbflächen zu erzeugen, in denen er »versinke«. Schon als Kind habe er gern ausgemalt und gemalt.

Oft hängt der Rückzugsraum auch mit einem Geschenk der Mutter oder der Eltern zusammen: einem Gerät zum Musik-Hören zum Beispiel, einem Instrument oder einem Malkasten.

Der beruhigende Raum bildet im Abwehr-Ensemble des objekt-abhängigen Kindes das Gegenstück zur Überlassung. Der Auslieferung an den Willen des Objekts steht ein Refugium für Sich-Selbst-Fühlen und spontanes Fantasieren gegenüber. Der beruhigende Raum kommt dem am nächsten, was Winnicott für das »ausreichend gut gehaltene« Kind als die Erfahrung des »Alleinseins in Gegenwart der Mutter« bezeichnet hat (Winnicott, 1984 [1965], S. 38): einen Raum zur Selbsterhaltung, der durch eine gering intensive, aber noch spürbare Objektverbindung gesichert ist. Das Kind kann sich eine *harmonische Verschränkung* mit einem nicht-personalen, fast fluiden Objekt fantasieren (Balint, 1987 [1968], S. 75, 80f.).

So wie die Überlassung die Basis einer Entwicklung zum fremden oder fassadären Selbst darstellt, so stellt der beruhigende Raum die Basis und den Schutz für die Entwicklung des (schwachen) authentischen Selbst-Anteils dar. Meist bleibt dieser Anteil relativ undifferenziert, gelegentlich entwickelt sich aber auch eine auffällige Kreativität – man denke an die vielen Künstler mit einer Suchtproblematik: Jackson Pollock oder Mark Rothko in der modernen Malerei, Janis Joplin, Lou Reed oder Amy Winehouse in der älteren oder jüngeren Popmusik, Charles Bukowski oder David Foster Wallace in der neueren nordamerikanischen Literatur. Auf jeden Fall beinhaltet der beruhigende Raum für den Süchtigen den wertvollsten, da am wenigsten entfremdeten und zugleich den durch fremden Zugriff (zum Beispiel Gängelung, Verbote oder Entwertungen) am leichtesten störbaren Anteil seines Selbst.

Alle drei Abwehroperationen stellen Ersatzbildungen für ein zugewandtes, bezogenes Objekt her: In der passiven Überlassung fantasiert sich das Kind als eines, das sich der Mutter und ihren Wünschen zur Verfügung stellt, wichtig für sie wird und damit eine Bindung herstellt. Mit der donalen Verschiebung sichert sich das Kind einen (assoziierten) Teil des mütterlichen Objekts, ebenso mit dem beruhigenden Raum. Kinder, die nur eine ungenügende Bemutterung erfahren haben, entwickeln »unvermeidlich mächtige Bindungen« an alles, was ihnen vom mütterlichen Objekt »verfügbar« ist (Mitchell, 2003, S. 140).

Wenn man das Kind beziehungsweise den zukünftigen Suchtkranken an diesem Punkt seiner psychischen Entwicklung gemäß den Einteilungen des psychiatrischen Diagnoseschlüssels ICD diagnostizieren will, kann man von einer abhängigen oder dependenten Persönlichkeitsstörung sprechen.

Separationsdruck und Angst

Von »Sucht« im engeren Sinne kann man erst sprechen, wenn auch tatsächlich Suchtmittel eingesetzt werden. Das geschieht aber in aller Regel nicht vor der Pubertät. Sie werden meistens in der Jugendzeit und der Adoleszenz eingesetzt, manchmal auch erst im Erwachsenenalter, jedenfalls dann, wenn eine Trennung von den direktiven Bezugsobjekten droht oder stattgefunden hat. Die Ausnahme von der Regel »Nicht vor der Pubertät!« stellen zum Beispiel elternlose, arme und verwahrloste Kinder dar, die sich in Großstädten wie Rio de Janeiro oder Moskau zu Banden zusammenschließen, betteln und stehlen, und sich durch Inhalation von Lösungsmitteln und Benzin in halluzinatorische Räusche flüchten. Von denen sind viele erst acht oder neun Jahre alt.

Für in Familien aufwachsende Kinder unseres Kulturkreises gilt, dass sie ab der Schulzeit verstärkt Menschen begegnen, die sich anders verhalten und anderen psychischen Richtlinien folgen als die eigenen Familienmitglieder. Sie erleben andere Institutionen als die eigene Familie und andere Regeln als die, die in dieser gelten. Sie können vergleichen und kritisieren. Die Lebensweise der eigenen Familie ist nicht mehr selbstverständlich. In der Pubertät und Jugendzeit kommen körperlich-hormonelle und geistige Veränderungen dazu, die die Grenzen der gewohnten und geforderten Rolle als Kind in der Familie sprengen. Die sexuellen Impulse und Fantasien nehmen die jugendlichen Individuen ganz für sich allein wahr und werden dadurch von ihren Herkunftsfamilien, von der Welt der »geteilten Bedeutungen« (Streeck-Fischer, 1994) getrennt. Sie fühlen sich zunehmend »anders«, zunehmend als getrennte Einzelne. Das von den Eltern übernommene »Phantasma«, wer man selbst sei, wird fraglich. Zugleich entdecken die Adoleszenten die extra-familiale Kultur als neuen Bewegungsraum und stoßen dort, zum Beispiel in den Gruppen der Gleichaltrigen oder in den höheren Schulklassen, im Ausbildungszusammenhang oder in Freizeitsituationen auf Erwartungen, sich individuell zu bestimmten Vorlieben (nicht zuletzt sexuellen), Haltungen, Moden und Meinungen zu bekennen, sich freiwillig an dazugehörige Regeln zu halten, Initiative zu ergreifen, um eigene Ziele anzustreben, Selbstdisziplin zu zeigen, um diese Ziele zu verfolgen usw..

Der viel mit ethnologischen Vergleichen arbeitende Schweizer Psychoanalytiker Mario Erdheim spricht davon, dass sich in unserer Gesellschaft in dieser Zeit die im Familiengefüge gewachsenen psychischen Strukturen lockern. Es komme zu einer »Ent-Automatisierung automatisierter Ich-Funktionen« und zu einer Erschütterung des »vom Standpunkt der Familie aus definierten Realitätsprinzip[s]«. Auf diese Auflösung und Verunsicherung der gewohnten Umwelt und Rolle sowie auf die von der kulturellen Umwelt an sie herangetragene Anforderung der individuellen Positionierung reagieren die Jugendlichen mit einer »narzißtischen Besetzung des Selbst«, einem Rückzug auf die eigene Körper-, Affekt- und Gedankenerfahrung; »der in der Pubertät neu aufblühende Narzißmus bekommt die kompensierende Funktion, die auseinanderfallende Welt zusammenzuhalten«. Als Folge des radikalen Standpunktwechsels komme es dahin, dass »der Narzißmus das Individuum zwingt, die Dinge subjektiv und neu zu sehen. [...] Durch ihn werden die kulturellen Variationen möglich, die [...] den Kulturwandel vorantreiben. Treibender Motor dieser Entwicklung sind die narzißtischen Größen- und Allmachtsphantasien der Jugendlichen« (Erdheim, 1988, S. 198f.). Diese Fantasien aktivieren die Energien, die den Jugendlichen helfen, sich genügend von der Familie zu lösen und die Orientierungslosigkeit, das Unwissen, die fehlende Erfahrung und die Misserfolge auf dem Weg zu einer eigenständigen Persönlichkeit (als lediglich vorläufig) auszuhalten. Voraussetzung für die adoleszente Reaktivierung des Narzissmus ist eine genügend große Anerkennung und Förderung der persönlichen Eigenart, der Spontaneität und des Eigenwillens in der vorangehenden Kindheit, mithin eine ausreichend positive Bewertung und entsprechend libidinöse Besetzung der authentischen Selbstanteile.

Diese Voraussetzung besteht bei Jugendlichen mit einer dependenten Grundstruktur nicht. Für sie bringt die Jugendzeit eine andere Art von Separationskonflikt. Auch sie nehmen wahr, dass es andere Werte und Lebensweisen gibt als die, die in ihrer Familie herrschen. Auch sie unterliegen den hormonellen Veränderungen, merken, dass sie keine Kinder mehr sind, und sind durch die Sexualität verunsichert. Auch sie nehmen die Erwartungen der Umwelt an ihre Selbstverantwortung wahr. Die habituelle Delegation der Verantwortung für ihr Selbst macht es ihnen aber unmöglich, dieses Selbst in Reaktion auf die Verunsicherung stark narzisstisch zu besetzen. Wenn Eigenwille und Spontaneität vorher vermieden wurden, keine Erfahrung mit ihnen besteht, sie sogar eher als etwas Schlechtes empfunden werden, ist es schwierig, sie nun zu schätzen und zur Stütze des Selbst zu machen. Die Jugendlichen kennen zwar Größen-, Allmachts- und großartige Verschmelzungsfantasien, aber nicht als Potenzial zur Realitätsveränderung, sondern lediglich als wertvolle Kerne und Beweise eines Restes von Autonomie, die im beruhigenden Raum sicher aufbewahrt werden müssen. Auf die Verunsicherung ihres Status in der Familie reagieren sie eher mit einer Verstärkung ihrer erprobten Abwehrtrias. Sie tendieren dazu, noch anhänglicher, passiver und anspruchsvoller im Hinblick auf Führung und Versorgung zu werden beziehungsweise die ihnen von den wichtigen Bezugsobjekten angetragenen Rollen noch angestrengter auszufüllen.

Die Jugendlichen geraten erst dann in die Krise, wenn sie merken, dass die Bezugsobjekte sie nicht mehr haben wollen, dass sie ausgestoßen (»Hör auf, uns auf der Tasche zu liegen!«) beziehungsweise aus der funktionalen Rolle als pflegeleichtes, gehorsames oder »großartiges« Kind entlassen werden (»Du bist jetzt groß!«). Dann zerbricht ihre Illusion, durch ihre Fügsamkeit eine Bindung erkauft zu haben. Sie realisieren die tatsächliche Gleichgültigkeit oder Ablehnung der Bezugsobjekte. Sie fühlen sich verlassen.

Die alte Trennungsangst wächst wieder an, wegen der sie als Kinder damals die Abwehrtrias der Überlassung, des Rückzugs und der donalen Verschiebung entwickelt hatten. Das im Körpergedächtnis eingravierte traumatisierende Gefühl von undifferenzierter Affektüberschwemmung, Hilflosigkeit und Panik meldet sich wieder. Da sie einfühlende Spiegelung, Benennung und Modulierung von Affekten nicht kennengelernt haben, können sie einen Verlust nur als Katastrophe erleben und nicht mit einer differenzierten Trauer reagieren, die sich von Angst, Schmerz und Wut in Richtung Lähmung, Rückzug, Sehnsucht und schließlich Akzeptanz, Wehmut und Erinnerung entwickelt. Burian betont, dass Süchtige in der Adoleszenz einen entscheidenden Schritt der Affektentwicklung nicht tun können, nämlich über die Trennungs- und Enttäuschungskrisen die Fähigkeit zur Trauer auszubilden (Burian, 1994, S. 54). Durch die Trennung fühlen sich die Jugendlichen haltlos. Strukturlose Handlungsimpulse treiben sie um und ängstigen sie. Sie sind wütend, weil die Objekte ihnen Anweisungen und Struktur entzogen haben.

Mit der tatsächlichen oder drohenden Separation von den familiären Objekten wird auch die Verleugnung von deren abwertenden Urteilen aufgehoben. Die Jugendlichen müssen die offene Ablehnung oder die in der Gängelung versteckte Verachtung in aller Schärfe wahrnehmen. Da das die einzig relevanten Spiegelungen und Wertungen von sich selbst sind, die ihnen bleiben, müssen sie diese introjizieren und sich selbst verachten oder gar hassen.

Die Selbstverachtung war bis zu diesem Zeitpunkt durch die Illusion, in der Familie gewollt und gebraucht zu werden, und sei es als schwarzes Schaf und Sündenbock, abgewehrt worden. Die Orientierungslosigkeit war durch die Erwartungen und Anweisungen des dirigierenden Objekts in Schach gehalten worden, ebenfalls die Trennungsangst durch den Umstand, als Familienmitglied akzeptiert und materiell versorgt zu werden. Nun erleben sich die Jugendlichen als allein im Leben stehend. Erst jetzt merken sie, wie unselbstständig sie sind, wie wenig Selbstwert sie erworben haben und wie wenig innere Orientierung sie (infolge der Ablehnung ihrer spontanen Gefühlswelt und ihres Eigenwillens) besitzen. Sie erleben sich als sozial ungeübt, im Kontakt unsicher und erfolglos. Ihr seit der Kindheit passiv gehaltenes Selbst wird als ein schwaches, wenig realitätsfähiges äußerlich wahrnehmbar und ihnen teilweise bewusst. Erst hier, wenn die Außenwelt als eine beobachtende und bewertende im Bewusstseinshorizont der sich allein fühlenden Jugendlichen wichtig wird, wird Scham als schmerzhafter Affekt spürbar.

Da sie nicht gelernt haben, ihre realen Leistungen als Ergebnis ihrer eigenen Initiative und ihres eigenen Durchhaltevermögens zu begreifen, sondern sich immer als Ausführende eines fremden Willens erlebt haben, finden sie auch darin keinen Grund, an eine Stärke ihres Selbst zu glauben. Schon früher fiel psychoanalytischen Autoren auf, dass Süchtige ihre tatsächlichen Fähigkeiten und Erfolge (die sie trotz ihrer Sucht haben) nicht ihrem Selbst anrechnen und ihren Selbstwert darüber stabilisieren können, sondern diese Aktiva eher für Ergebnisse ihres außengesteuerten Funktionierens, einer Maske oder eines falschen Selbst halten (Tress, 1985, S. 85).

Zusammenfassend kann man sagen, dass die dependenten Jugendlichen erst durch die Separation von ihren direktiven Bezugspersonen die Initialverstimmung in voller Stärke als ein unerträgliches Affektgemisch aus Hilflosigkeit, Wut, Angst und Selbstverachtung beziehungsweise Scham erleben.

Um dem zu entgehen, gibt es zwei Möglichkeiten: Die erste besteht darin, möglichst schnell Ersatzobjekte für die direktiven Bezugspersonen zu finden, Objekte, die eine Bindung durch fortdauernde Präsenz und

Orientierung durch eindeutig signalisierte Erwartungen an das Verhalten des Abhängigen bieten. Solche Nachfolgeobjekte können dominante Partner und Partnerinnen sein oder autoritär strukturierte Arbeitsplätze mit entsprechend auftretenden Vorgesetzten. Manchmal können auch die ursprünglichen Bezugsobjekte in der direktiven Funktion bleiben – wenn sie selbst Motive haben, die Jugendlichen weiterhin an sich zu binden. In allen diesen Fällen wird die teilweise und potenzielle Separation zwar kognitiv wahrgenommen, aber in ihrer affektiven und realistischen Bedeutung massiv verleugnet. Wenn sich solche Ersatzobjekte finden, bleibt die dependente Lebensweise erhalten und die Sucht bricht erst in höherem Alter aus, wenn der funktionalisierende Partner sich trennt, wenn die Richtung gebende Familie oder Gruppe sich auflöst, wenn der autoritär strukturierte Ausbildungs- oder Arbeitsplatz verlorengeht. Spätestens dann wird die Separation realisiert, bricht die Verleugnung zusammen. Der basale Negativ-Affekt gewinnt an Schärfe, und das passiv-regressive, fremdgesteuerte Selbst des Subjekts sieht sich der Forderung der Außenwelt nach einer eigenständigen Orientierung und affektiver Selbststeuerung ausgesetzt. Es fügt sich dieser Forderung (in gewohnt passiver Weise) und kann sich ihr zugleich nicht fügen, weil ihm die psychische Ausstattung dafür fehlt. Hier setzt die zweite im Folgenden zu schildernde Abwehr-Möglichkeit ein.

Vierte Operation: Einsatz des unbelebten Objekts

Das separierte Subjekt findet ein externes sachliches Objekt, das es als Instrument gegen Unsicherheit, Angst und Selbstverachtung und zur Aufrechterhaltung eines geschützten Fantasiebereichs aktiv temporär einsetzen und dessen Wirkungen es sich passiv überlassen kann, wie es das von der Überlassung an die Manipulationen des mütterlichen Objekts her kennt. Man bemerkt die in Kapitel 13 beschriebene Dialektik des unbelebten Suchtmittels: Als totes Ding kann es Instrument in der Hand eines autonomen Subjekts sein. Als Ding, das assoziativ mit positiven Gefühlen im Umfeld eines mütterlichen Objekts verbunden ist, kann es direktives Objekt für ein passives Subjekt sein. Per fantasierter »Transsubstantiation« (Krystal & Raskin, 1983 [1970], S. 52) erfüllt es »eine mütterliche Funktion, die das Individuum sich selbst nicht erfüllen kann« (McDougall, 1997, S. 267). Die passive Überlassung an das affektverbessernde externe Objekt ersetzt zeitweise das Ausgeliefert-Sein an das ablehnende innere Objekt, also an die introjizierte Selbstablehnung. Im Rausch fühlt sich der Süchtige wohl. Nur ein Suchtmittel bietet dem Separierten diese Doppelfunktion aus Instrument und Beziehungsersatz. Er kann sich nun vom dominanten Bezugsobjekt unabhängig machen und die negativen Affekte der Autonomie abmildern, auch ohne die innerpsychischen Mittel dazu entwickelt zu haben. Die Manifestation der Sucht wird gegenüber der Initialverstimmung anfangs oft als große Erleichterung (*rewarding relief* nach Jellinek) erlebt.

Die Suchtmittel-Abhängigkeit *hebt* in mehrfachem Sinn die Abhängigkeit vom dominanten lebendigen Bezugsobjekt *auf*:

1. Die Sucht *beseitigt* unmittelbar die personale Abhängigkeit, indem sie sie auf ein unbelebtes Objekt verschiebt.
2. Die Sucht *enthält* die drei wesentlichen (Abwehr-)Elemente der personalen Abhängigkeit:
   - die passive Überlassung an ein direktives Objekt,
   - die donale Verschiebung der libidinösen Besetzung auf eine unbelebte Sache und
   - den Rückzug in einen sicheren Raum der Affektberuhigung und ungestörten Fantasien.
3. Die Sucht *setzt* die Abhängigkeit *fort*.
4. Die Sucht *hebt* die Abhängigkeit *auf eine höhere Stufe*, indem sie sie aus der intersubjektiven Verwobenheit und Gewöhnlichkeit heraushebt und in eine auffällige, affektintensive und komplexe Eigenschaft des Individuums verwandelt (von wo aus sie nur durch komplizierte Analyse als Produkt vorausgegangener intersubjektiver Beziehungen erkannt werden kann). Das Suchtmittel treibt mit seiner Unbelebtheit die Unbezogenheit des lebendigen Bezugsobjekts auf die Spitze. Außerdem vollendet die Sucht – formal und zeitlich gesehen – das Ensemble der spontanen Abwehroperationen des Individuums.

Festzuhalten bleibt eine prototypische, modellhafte psychische Dynamik und Strukturbildung, die sich bei jeder Sucht als schwerer und eigenständiger Persönlichkeitsstörung findet: Ein Kleinkind bildet gegenüber der unempathischen, funktionalen Behandlung durch seine zentrale Bezugsperson eine dreiteilige Abwehroperation aus passiver Überlassung, donaler Verschiebung und Rückzug in den beruhigenden Raum. Unter dem sozialen Separationsdruck, oft in der Adoleszenz, wird das negative Introjekt, welches das authentische Selbst der betroffenen Person ablehnt, virulent,

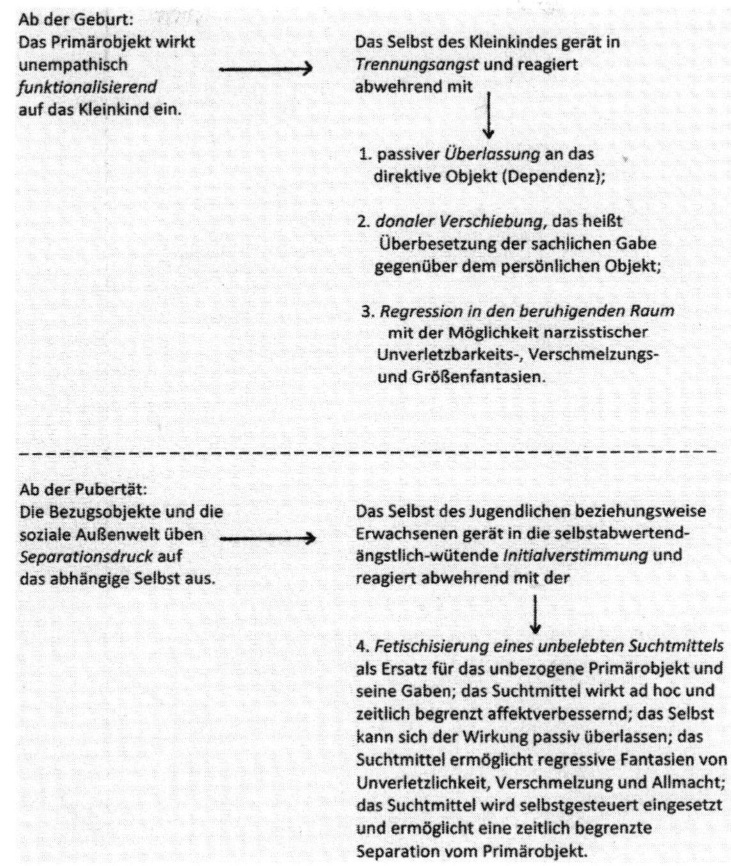

Abbildung 13: Skizze der Abwehrentwicklung

und es werden Affekte der Unsicherheit, Angst und des Selbsthasses aktiviert. Dagegen findet die jugendliche oder erwachsene Person ein unbelebtes Mittel, das sie mittels physiologischer Wirkung und Fantasien zur Affektverbesserung benutzt und mit dem sie die frühe dreiteilige Abwehr wieder aufnimmt:

1. Das Mittel selbst ist die Gabe, der Träger fantasierter Zuwendung, und ersetzt das lebendige Objekt.
2. Seiner Wirkung kann man sich passiv überlassen, die Selbstverantwortung externalisieren.

3. Seine beruhigende oder rauschhafte Wirkung schaltet die Selbstabwertung und die frustrierende Realität aus und eröffnet einen Raum der Sicherheit und des ungestörten Fantasierens – der eigenen Unverletzbarkeit und Harmonie oder auch Verschmelzung mit einem Objekt.

Von diesem Mittel wird die Person nun auf eine andere, aber mindestens ebenso intensive Weise abhängig, wie von dem ursprünglichen direktiven Objekt, es wird zu einem stark libidinös besetzten Beziehungs-Fetisch.

Der geschilderte Übergang von der personalen Abhängigkeit (Dependenz) zur Sucht unter dem Druck der Separation oder Ausstoßung ist modellhaft zu verstehen, zur Klarifizierung der psychischen Zusammenhänge. In der realen Welt sind die Verhältnisse gemischt und vielfältig determiniert. Da ist es oft so, dass Dependenz und Sucht in Kombination oder im Wechsel existieren.

- Beispielsweise kann eine Frau in einer Beziehung zu einem dominanten Mann (als Nachfolge des direktiven Objekts) leben und dabei nicht suchtfrei sein, sondern eine vergleichsweise leichtere Sucht (zum Beispiel nach Sedativa und Alkohol) haben, die ihr über Zeiten von Einsamkeit oder Streit hinweghilft. Erst wenn der Mann sie verlässt oder stirbt, wird sie eine schwere, autodestruktive Sucht entwickeln.
- Oder ein schwer alkoholabhängiger Mann lebt trotz der damit gewonnenen Unabhängigkeit von Objekten mit einer Frau zusammen, die es gelegentlich schafft, Einfluss auf ihn auszuüben, das heißt, die Reste von personaler Abhängigkeit, die unter der Sucht in ihm existieren, zu aktivieren.
- Es lässt sich an dieser Stelle auch erklären, weshalb es überwiegend (etwa 80 Prozent) Männer sind, die eine schwere Alkoholsucht entwickeln: Männer unterliegen in unserer Gesellschaft immer noch stärker einer Autonomie- und Stärkeforderung als Frauen. Sie werden schon als Kleinkinder auf subtile Weise von Müttern, Vätern und anderen Objekten zur Selbstständigkeit beziehungsweise Einsamkeit und Härte oder Trostlosigkeit genötigt (Schmauch, 1987, S. 72–123). Dependente junge (oder auch ältere) Männer erleben sich, wenn sie sich zur Trennung von ihren direktiven Objekten gezwungen sehen, entsprechend stärker als Frauen der konventionellen Forderung nach heroischer Autonomie ausgesetzt, unterwerfen sich

der Forderung und greifen zum Alkohol (einem zudem traditionell männlich konnotierten Suchtmittel), um wenigstens ersatzweise ihre Angst- und Hilflosigkeitsgefühle zu modulieren. Dependente Frauen können es sich leichter gestatten, in Beziehungen zu dominanten Bezugspersonen zu gehen, und so die manifeste Sucht vermeiden oder abmildern, weil das ihrem konventionellen Rollenbild der weiblich Abhängigen entspricht.

- Eine weitere Kombination sieht so aus, dass nach nüchterner Absolvierung der täglichen Arbeitspflicht (als Nachfolge des direktiven Objekts) am Feierabend oder am Wochenende regelmäßig exzessiv getrunken oder gekifft wird (als Manifestation der süchtigen Pseudo-Unabhängigkeit).
- Man kann auch den Wechsel der süchtigen Zustände – vom Rausch zur nüchternen Initialverstimmung (Kater, Entzug) und wieder zurück zum Rausch – als eine Abfolge von positiv erlebter Sucht und negativ erlebter Dependenz interpretieren.

Destruktive Maximierung

Man könnte nun annehmen, dass die gewachsene und etablierte vierteilige Abwehrorganisation ein stabiles Gebilde sei. Oberflächlich ist sie das, in der Tiefe ist sie es nicht. Ähnlich wie bei den Neurosen, wo das Abgewehrte, beispielsweise der Hass auf eine Person oder die Liebe zu einer Person, sich in Fehlleistungen und Symptomen zeigt, zeigt sich bei der Sucht das abgewehrte Begehren im Symptom beziehungsweise in der Tendenz des destruktiven Verlaufs. Die Droge beziehungsweise das Suchtmittel als Gabe, die passive Überlassung an eine fremde Wirkmacht, der durch diese Macht gesicherte innere Raum – das sind alles Ersatzbildungen für das bezogene mütterliche Objekt, die letztlich unzureichend sind. Es bleibt eine Unzufriedenheit, ein Vermissen persönlicher Zuwendung, ohne dass der Süchtige wüsste, was das für ein *craving*, für ein sehnsüchtiges Verlangen ist. Es treibt ihn jedenfalls (je nach Suchtvariante unterschiedlich stark) in die Maximierung und Radikalisierung.

- Auf der Schiene der donalen Verschiebung verwandelt sich das unzufriedene Begehren nach der bezogenen Person in aggressive *Gier* nach dem Suchtmittel. Der Süchtige wird unmäßig, weil keine wirkliche Befriedigung eintreten kann.

- Auf der Schiene der Überlassung verwandelt sich die Sehnsucht nach Hingabe an eine haltende Person in eine selbst-aufgebende (resignative) *Auslieferung* an das unbezogene Mittel, am offensichtlichsten beim sogenannten »Kontrollverlust«, dem Immer-weiter-Saufen-Müssen des Alkoholikers, dem Koma-Kiffen des Cannabis-Abhängigen, dem Sich-Abschießen des Junkies.
- Auf der Schiene des Rückzugs verwandelt sich der Wunsch nach Schutz für das empfindliche Selbst durch eine respektvolle Person in eine angstgetriebene *Isolation* im Fantasieraum mithilfe des Suchtmittels. Die Sucht aufzugeben, evoziert die Gefahr, dass der beruhigende Raum, der die Reste eines »wahren« und authentischen Selbst enthält, zerstört wird.

Exkurs: Die Verwerfung

Das Suchtmittel wird als umfassender Beziehungsersatz vom Süchtigen ähnlich intensiv libidinös besetzt wie ein sexueller Fetisch vom Fetischisten. Sigmund Freud hat einmal einen kurzen Aufsatz mit dem Titel »Fetischismus« geschrieben (1927e), in dem er auf den Abwehrmechanismus der *Verwerfung* zurückkam, den er früher schon bei der Erklärung psychotischer Phänomene formuliert hatte.

Bei den Psychosen gehe es darum, dass Patienten mit einem labilen Ich einem Ereignis ausgesetzt werden, das für sie so bedrohlich ist, dass sie es nicht einmal repräsentieren können, und »das Ich diese unerträgliche Vorstellung mitsamt ihrem Affekt verwirft und sich so verhält, als wäre die Vorstellung nie an das Ich herangetreten« (S. Freud, 1894a, S. 72). Stattdessen wird etwas Unmögliches behauptet: Zum Beispiel erträgt eine junge Mutter den Tod ihres Babys nicht und trägt stattdessen eine Puppe mit sich herum, die sie für das Kind hält. Beim Fetischismus geht es darum, einen ängstigenden Mangel, den das Liebesobjekt für bestimmte Männer hat, nämlich die Penislosigkeit der Frau, massiv zu verleugnen beziehungsweise gar nicht an sich herankommen zu lassen, indem man sich einen körperlichen oder körpernahen Ersatz sucht, zum Beispiel den Fuß oder Schuh einer Frau, der das Thema »kastrierte Frau« ausspart und als imaginärer Penisersatz dann übermäßig libidinös besetzt wird.

Ohne die Realität und gegebenenfalls die Ursachen eines solchen *horror vacui* bei bestimmten Männern diskutieren zu wollen, meine ich, dass das von Freud konstruierte allgemeine Abwehrmodell für die Verwendung eines Suchtmittels als unbelebtes Liebesobjekt durch Süchtige recht genau zutrifft: Der frühe Mangel an liebevoller Zuwendung seitens der mütterlichen Bezugsperson, das entsprechende Fehlen eines positiven, das Selbst liebenden Introjekts wird als so furchtbar empfunden, dass er verworfen werden muss, das heißt, nicht wahrgenommen werden darf, und an seiner Stelle im Außen ein Ersatz gefunden wird, der den Mangel verdecken muss und eben deshalb übermäßig besetzt, zum Fetisch wird. Diese Kombination aus einer Verleugnung und einer Ersetzung – nichts anderes ist die Verwerfung – greift beim schwer Süchtigen auch auf seine Erfahrungen aus der kindlichen Dependenz zurück. Die drei Abwehroperationen (passive Überlassung, donale Verschiebung und Rückzug in den sicheren Raum) dienen einerseits dazu, die Gleichgültigkeit der Bezugsperson nicht wahrzunehmen, und bieten andererseits Ersatz für die fehlende Liebe: das Dirigiert-Werden, die materielle Versorgung und das In-Ruhe-gelassen-Werden. Die Verwerfung erklärt auch, warum Menschen mit einer schweren Sucht, wenn sie nach ihrer Kindheit gefragt werden, die mütterlichen Objekte oft als »normal« oder »gut« idealisieren.

Ansteckung in der Gruppe?

Oft suchen dependente Jugendliche in der Separationskrise Schutz in einer Clique von Außenseitern, die ein ähnlich unsicheres oder entwertetes Bild von sich haben wie sie selbst. Die Verachteten wirken als negative Spiegelobjekte und mildern ein wenig die eigene Selbstverachtung (»Die sind nicht besser als ich«). In solchen Peergroups bekommen die Jugendlichen oft Zugang zu Drogen, beziehungsweise der Suchtmittelgebrauch – ob gemeinsames Kiffen oder gemeinsames Computerspielen – stiftet den Zusammenhalt der Gruppe. Das hat soziologische Jugendforscher dazu verführt, die »Ansteckung« in der Gruppe für den zentralen Grund von Suchtentwicklung zu halten (siehe Kapitel 5). Tatsächlich gibt es aber viele unter dem Separationsdruck Leidende, seien sie jugendlich oder erwachsen, die ihr Suchtmittel, zum Beispiel den Alkohol, auch allein oder aus der Vorerfahrung in der Familie finden. Außerdem setzen sich solche Cliquen heterogen zusammen. Es finden sich dort zum Beispiel Drogen-Experimentierer, mäßige Gebraucher, Jugendliche, die in einer vorübergehenden Krise sind, zum Beispiel Liebeskummer haben und sich für diese Zeit zukiffen, Jugendliche, denen es weniger um die Drogen geht als um die bewusste Außenseiter-Position oder darum, anderen, denen es »schlecht geht«, zu helfen. Die langfristig und ernsthaft Suchtgefährdeten bewegen sich in diesen Gruppen und sind äußerlich schwer zu unterscheiden. Erst wenn man ihre Vorgeschichte kennt, wird man merken, dass sie nicht »verführt« oder »angesteckt« werden, sondern eine starke innere Not sie zur süchtigen Abwehr und dem entsprechenden Konsum drängt – und das auf jeden Fall, also auch ohne dass eine Gruppenzugehörigkeit dazu nötig wäre.

Eine Chance für Therapie und Prävention

Um nicht den Anschein von Determinismus zu erwecken, ist einzuräumen, dass die Adoleszenz mit ihren veränderten inneren und äußeren Bedingungen auch bestimmten dependenten, zur Sucht psychisch disponierten Jugendlichen eine »zweite Chance« für die psychische Strukturierung bieten kann (Erdheim, 1988, S. 207). Auch wenn der geringe Selbstwert dieser Jugendlichen die narzisstische Selbstbesetzung (die den weniger Vorbelasteten über die schwierige Zeit hinweghilft) unmittelbar verhindert, so verstärkt doch das ängstigende Gefühl der Haltlosigkeit den Wunsch nach einem Halt und Orientierung gebenden Objekt, das ein anderes sein soll als das enttäuschend desinteressierte beziehungsweise ausstoßende Primärobjekt (auch wenn der Unterschied zwischen »dirigieren« und »Halt geben« noch nicht klar sein kann). Wenn sich alternative verlässliche Objekte zur Bindung anbieten (und das anfängliche Misstrauen sowie die folgende abhängige Passivität aushalten und moderieren), besteht die Möglichkeit *nachträglicher Erfahrung* (Erdheim, 1993) als Grundlage der Bildung »guter« (zusätzlicher) Objektrepräsentanzen und entsprechend positiver Vorstellungen von Beziehung und vom Selbst. Solche hilfreichen dritten Personen würden zugleich Triangulierungs- und Distanzierungserlebnisse ermöglichen.

An dieser Stelle haben die Bemühungen professioneller *Suchtprävention* oder *Psychotherapie* ihre Chancen, wenn sie längerfristige persönliche Beziehungen implizieren. Empathische Beziehungspersonen können den Jugendlichen positive Spiegelungserfahrungen verschaffen, ihr Selbstbild differenzieren, ihren Selbstwert verbessern. Diese Personen können Psychotherapeuten, Erzieherinnen oder Sozialarbeiter in Jugendfreizeiteinrichtungen oder in betreuten Wohngemeinschaften sein, auch Lehrerinnen und

Lehrer, sofern sie bereit sind, sich auf eine Arbeit mit diesen eher passiven, zur Abhängigkeit neigenden und im Kontakt unsicheren, misstrauischen und oberflächlich vielleicht auch uninteressanten Jugendlichen einzulassen. In ihren Ausbildungen sollten diese Bezugspersonen idealerweise lernen, mit den Schamaffekten und sozialängstlichen Zügen solcher Jugendlicher umzugehen. Wenn längerfristige Bindungen entstehen, kann das Angstniveau der Suchtgefährdeten sinken, Identifikationsprozesse können zu haltbareren Über-Ich-Strukturen führen, der abgeschottete »sichere Raum« kann sich in Richtung sozialer Realität öffnen, die Fantasien und kreativen Möglichkeiten können sich zeigen und am real Machbaren abarbeiten.

Allerdings kann es meines Erachtens die »zweite Chance« nur für bestimmte Jugendliche geben, die in der Kindheit wenigstens mit einer Bezugsperson, sei es eine Großmutter, ein Erzieher oder eine Lehrerin, eine länger dauernde Vertrauensbeziehung gehabt haben (Dornes, 2012, S. 178) und »wissen, was das ist«. Man kann auch nicht erwarten, dass durch einen heilsamen Dritten die früh angelegten Strukturstörungen einfach verschwinden würden. Sie können aber einiges von ihrer Destruktivität verlieren und damit die Notwendigkeit, die vierte Abwehroperation in Gang zu setzen.

Ein schnelles Eingreifen im Zeitraum der prekären Separation könnte jedenfalls in vielen Fällen eine destruktive Entwicklung verhindern. Dazu müssten Räume existieren, in denen es zu zwanglosen Begegnungen zwischen ausgebildeten Erwachsenen und gefährdeten Jugendlichen kommen könnte. Das können öffentliche Jugendfreizeitheime und auch Schulen sein. (In den 1970er Jahren gab es in Westdeutschland viele öffentliche Jugendfreizeiteinrichtungen in den Kommunen mit zum Teil sehr engagierten Mitarbeitern, die aber ab den 1980er Jahren zur Kostenersparnis und wegen des gewollten Abbaus des Sozialstaats bis auf einen kleinen Rest abgeschafft wurden.) Es könnten Initiativen entstehen und gefördert werden, in denen Jugendliche Psychotherapie bekommen, ohne dass sie dazu erst eine Reihe von medizinbürokratischen Hürden nehmen oder Ablehnungen ertragen müssten. Wenn solche Angebote existierten, wären Werbung für ihre Nutzung und eine mediale Einbettung durch Informationen im Internet und durch sondierende Videogespräche als Vorläufer von realen Kontakten hilfreich. Persönliche Empfehlungen ihrer Benutzer (»Mundpropaganda«) würden für die erweiterte Auslastung sorgen. Selbstverständlich bräuchten auch Erwachsene nach Trennungen von ihren Lebenspartnern oder nach Verlust ihrer Arbeitsplätze schnelle und niedrigschwellige Krisenangebote, bevor eine Sucht ihren Sog entwickelt.

16 Varianten schwerer Sucht (Darstellung mit Fallbeispielen)

Im Anschluss an die allgemeine Analyse des Aufbaus einer süchtigen Persönlichkeitsstruktur aus dem vorigen Kapitel zeichne ich drei Varianten dieses Entwicklungsverlaufes nach beziehungsweise drei Typen, die in der therapeutischen Erfahrung recht häufig vorkommen. Die Beschreibung erhebt keinen Anspruch auf Trennschärfe. In der Empirie gibt es Übergänge und Mischformen und auch andere Varianten, die nicht so häufig vorkommen. Die Beschreibung beginnt jeweils bei der frühen Beziehungsstörung, wendet sich der darauf bezogenen Abwehrformation zu, dann dem jeweiligen Separationskonflikt, und endet schließlich bei der Manifestation der Sucht nach der Separation. Auch wenn das Grundmuster bei allen drei Typen gleichbleibt, kann doch die missachtende Behandlung durch das direktive Objekt bei der frühen Beziehungsstörung empirisch durchaus verschieden aussehen und die darauf reagierende Abwehr des Kleinkindes eine spezifische Betonung erhalten. Auch das später, im zweiten Teil der Suchtgenese virulent werdende Problem der Initialverstimmung und seine abwehrende Lösung können sich auf verschiedene Weise manifestieren. Am Ende eines jeden Abschnitts habe ich Fallbeispiele zur Verdeutlichung und Verlebendigung aufgeführt.

Erste Variante: Adaptive Sucht

Bei der ersten Form der abhängigen Frühstörung könnte die anfängliche Haltung des Primärobjekts gegenüber dem Kind durch eine starke Ambivalenz geprägt gewesen sein, das heißt durch ein Hin- und Hergerissen-Sein zwischen akzeptierenden und ablehnenden Gefühlen mit einem Übergewicht der ablehnenden Emotionen. Die Form, die diese Ambivalenz bekam, war die, das Kind mit seinen Zuwendungs-Ansprüchen weitgehend zu *ignorieren*. Die Mutter erlebte das Kind »phantasmatisch« (Lebovici, 1986) mit unerwünschten Erlebnissen verknüpft (zum Beispiel mit einem ungeliebten Mann, einer Vergewaltigung oder mit einem anderen auf sie ausgeübten Zwang), die sie ungeschehen machen wollte, ohne das Kind ganz abzulehnen – dies im Gegensatz beispielsweise zu einem Hass auf das Kind als Zerstörer ihres Körpers oder ihres Lebensentwurfs, was zu viel direkteren Todeswünschen und realen Vernichtungs- und Ausstoßungs-Versuchen geführt hätte. Die ignorierende Ablehnung sollte zudem aus verschiedenen Gründen nicht offensichtlich werden – sei es, weil der gute Ton in der Familie es verlangte, weil sonst von dritter Seite Sanktionen gedroht hätten oder weil die Mutter das Kind noch zu anderen Zwecken brauchte. Das Kind wurde also oberflächlich versorgt, vielleicht wurde sogar ostentativ Liebe beteuert, und die Ablehnung wurde verborgen beziehungsweise unterlag einem Tabu.

Das Kind spürte aber im Umgang mit der Mutter in vielen kleinen und größeren Anzeichen die Ablehnung, zum Beispiel in einer schnell aufflammenden aggressiven Ungeduld oder in häufiger geistiger oder körperlicher Abwesenheit, im Versuch des mütterlichen Objekts, sich den Bindungswünschen des Kindes möglichst schnell immer wieder zu entziehen. Das Kind machte die Erfahrung der Ablehnung insbesondere durch seine eigene Verlassensangst, konnte sie aber nicht repräsentieren, nicht in sein symbolisches System aufnehmen und verarbeiten, da die Mutter ihre Ignoranz und die Angst des Kindes wie nicht geschehen behandelte (zum Beispiel das Kind nicht beruhigte, seine Angst als »unerklärlich« und »unsinnig« hinstellte) und später auch nicht darüber sprach. Das Bild vom Objekt blieb für das Kind widersprüchlich und unverständlich. Die Bezugsperson wurde als materiell versorgende wahrgenommen und repräsentiert (und geliebt sowie idealisiert), ihre ablehnende Ignoranz blieb verborgen, beziehungsweise wurde wie etwas selbstverständlich Vorhandenes, Nicht-Befragbares hingenommen. Etwas fehlte, aber das Kind wusste nicht, was. Die Ablehnungserfahrung blieb im prozeduralen Unbewussten des Kindes verborgen.

Unbewusst reagierte es so, dass es sich an die ignorierende Ambivalenz als Vorgabe des mütterlichen Objekts quasi imitierend anpasste und die darin enthaltene Ablehnung nicht durch eigene aggressive Proteste oder Trotz aus der Latenz lockte. Es musste Angst haben, dass die Mutter (und in der Fortsetzung auch andere Bezugspersonen) sich ganz abwenden würde, wenn es aggressiv fordern würde. Das Kind blieb »brav« an die von der Mutter »geforderte« Problemlosigkeit »harmonisch« angepasst. Damit blieb es auch unselbstständig. Es konnte durch sein »Nein« die Mutter nicht zurückweisen und sein Selbst trainieren (Spitz, 1978 [1957]; siehe auch Kapitel 14). Dadurch, dass kein offen affektiver, spontaner Austausch mit der mütterlichen Bezugsperson zustande kam, wurde das Selbst des Kindes zu wenig beantwortet, konnte sich selbst zu wenig spüren (Bauriedl, 1988, S. 35–40). Die fehlende affektive und auch symbolische *Spiegelung* seiner Verhaltensweisen und Eigenschaften erschwerten es dem Kind weiterhin, sich als konturierte Gestalt mit bestimmten Fähigkeiten und charakterlichen Merkmalen zu erfahren, sich damit angenommen zu fühlen und sich schließlich selbst zu mögen und seine Fähigkeiten zu genießen. Die Kontakt- und Haltlosigkeit, die gespürte Ablehnung und die daraus resultierende permanente Unsicherheit ließen das Selbst so schwach bleiben, dass es sich einerseits von dem latent ablehnenden primären Bezugsobjekt umso abhängiger fühlte, andererseits seine eigenen Impulse und Fähigkeiten nicht genügend libidinös besetzen und aus ihrer Betätigung »Sinn« ziehen konnte.

Bei dieser Variante der Abhängigkeit entwickelt sich im Kind eine Initialverstimmung, die sich durch ein Gefühl der Leere und Distanz auszeichnet, eine große Vorsicht gegenüber dem (sich entziehenden) Objekt bei gleichzeitiger Sehnsucht nach ihm, eine starke Unsicherheit des Selbst und ein entsprechendes Gefühl der Hilflosigkeit und des Ausgeliefert-Seins angesichts der äußeren Realität (zu dem das unbewusste Tabu, affektive Beziehungsrealität wirklich wahrzunehmen, seinen Beitrag leistet). Die Abwehr der *passiven Überlassung* an das mächtige, ersehnte, aber distanzierte primäre Bezugsobjekt erhält eine besondere Betonung auf dem Aspekt der Anpassung (Adaption) an die vorgegebene Distanz und Tabuisierung, um den geringen Objektkontakt zu erhalten. Bei der Kontaktaufnahme zu Personen des erweiterten sozialen Bezugs (Verwandte, Kindergarten- und Schulkameradinnen) zeigt sich die Anpassung in der Ausrichtung auf Erwartungen, in der Übernahme klischeehafter Rollen, um überhaupt einen Halt zu haben und der Gefahr von Ausstoßung zu entgehen.

Die durch die tabuisierende Kommunikation angelegte Unfähigkeit der realistischen Beziehungswahrnehmung beziehungsweise die Rätselhaftigkeit des Verhaltens des oder der wichtigen Bezugsobjekte verweist das Kind auf seinen Fantasieraum. Auch seine als Einsamkeit empfundene Orientierungslosigkeit und Hilflosigkeit im Umgang mit anderen Kindern, seine Kontaktschwierigkeiten lassen es nach diesem *sicheren Raum* suchen. Hier kann es Ruhe finden, Expressionen und Zeichen für seine Gefühle finden (Bewegungen, Geräusche, Musik, Farben, Formen und Worte), sich ein Stück weit als »Selbst« empfinden und sehnsüchtige, traurige, manchmal auch wütende wunscherfüllende Fantasien entwickeln.

Der fehlende emotionale Kontakt zum Objekt verweist zudem auf die materiellen Gaben, speziell die der oralen Versorgung als Ersatz für die Zuwendung (donale Verschiebung).

Die basalen Negativaffekte werden, wenn die Sucht sich etabliert hat, durch periodischen Suchtmittelgebrauch immer wieder verleugnet – sei es durch Betäubung, durch künstliche Stimulation des gegenteiligen Affekts (zum Beispiel Resignation und Hilflosigkeit durch agitierte »Lebenslust« per Kokain-Gebrauch) oder durch Externalisierung, das heißt Zuschreibung der Verantwortung für den negativen Affekt an die Droge selbst. Hierzu eignen sich besonders halluzinogene und aufputschende Drogen oder Spielautomaten: Ängstlich erregte und deprimierte oder aggressive Gefühle entstammen dann direkt deren Wirkungen, zum Beispiel als »Horrortrip« oder Wut über Verluste beim Spiel, und hätten nichts mehr mit drohendem Objektverlust oder einer Ablehnungserfahrung zu tun.

Überhaupt nutzt die adaptive Suchtvariante je spezifische Wirkungen der verschiedenen Suchtmittel: Alkohol mit seiner dämpfenden und wärmenden Wirkung beruhigt Angst, Aggression und Unsicherheit. Ähnlich kann Cannabis mit seiner Verlangsamung und seinen Leichtigkeitsgefühlen wirken. Nikotin dämpft die motorische Unruhe bei »Nervosität« (Unsicherheit und Anspannung) und wirkt gleichzeitig anregend, hilft also dem ängstlichen Ich, aufmerksam zu bleiben und »die Kontrolle zu behalten«. Cannabis und Halluzinogene erzeugen eine von der Realität gelöste Vorstellungswelt, fördern somit den Rückzug in einen sicheren Fantasieraum. Auch Kokain kann mit seiner konzentrationsfördernden Wirkung eine Art Versenkung erzeugen, die unerträgliche Affekte zeitweise suspendiert. Bei der Spielsucht findet eine Verschiebung von der Selbst- beziehungsweise Identitäts-Unsicherheit zur Unsicherheit und Spannung über Gewinn und Verlust statt.

Auch im nüchternen Zustand setzt bei dieser Suchtvariante Verleugnung ein – nicht der Affekte selbst, sondern der Zusammenhänge und Gründe, aus denen sie entstehen. Das liegt nahe, weil die Ablehnung durch die nahestehenden Bezugspersonen, welche Angst, Ohnmacht und Wut erzeugt, nicht erkannt werden darf, einem Tabu unterliegt, wie schon die Ablehnung durch das ursprüngliche Objekt. Außerdem existiert eine von der sozialen Außenwelt übernommene Forderung, »normal« zu sein, das heißt, sich nach bestimmten Rollenanforderungen zu richten, um nicht unangenehm aufzufallen. Die spontan auftretenden Affekte müssen folglich in »normale«, sozial akzeptable Zusammenhänge verschoben beziehungsweise konvertiert[4] werden, oder ihre Qualität, Affekt zu sein, muss bestritten werden:

- Deprimierte Angst sowie aggressive Spannungen können »völlig unmotiviert« und »frei flottierend« auftreten wie sinnlose Signale des Nervensystems.
- Es werden nur somatische Sensationen, »Affektkorrelate« wie Magen- oder Darmbeschwerden, Kälte oder Schwindel, Schmerzen oder Unruhe und Muskelverspannungen empfunden und können in einem konversiven Kurzschluss lokalen körperlichen Signalen oder Funktionsstörungen zugeschrieben werden. Ein esssüchtiger Patient verwechselt scheinbar unmotiviert auftauchende Leeregefühle immer mit Hunger. Diese Konversion hat nicht nur den Vorteil, die Angst, Verlassenheitsleere oder reaktive Wut als Bedeutung unkenntlich zu machen, sondern auch den, die Möglichkeit von seelischen Ursachen in toto zu verleugnen. Das Problem ist damit für das Bewusstsein des Kranken gelöst und er hat auch noch die Gewissheit, sich damit in Übereinstimmung mit dem »gesunden Menschenverstand« der Volksseele und dem Mainstream der empiristischen Medizin zu befinden.
- Angst und Hoffnungslosigkeit können einer anderen drohenden Gefahr zugeschrieben werden – Krankheit oder einer gefährlichen Situation –, und der Zusammenhang mit einer viel schwerwiegenderen Trennungsdrohung wäre für das Bewusstsein gelöscht. Ein ess- und alkoholsüchtiger Grundstücksmakler verstrickte sich immer wieder in sehr risikoreiche Geschäfte und erlebte dabei viel Angstspannung, während er angesichts der Suizid- und Trennungsdrohungen seiner depressiven Ehefrau keine Angst verspürte.

4 In den Anfängen der Psychoanalyse wurde die Konversion als Abwehrmechanismus im Rahmen der weiblichen Hysterie benannt, wenn zum Beispiel eine »hysterische Blindheit« als ins Körperliche konvertierter Ausdruck eines Schamgefühls gegenüber Nacktheit gedeutet wurde. Inzwischen wird die Konversion als in vielerlei psychischen Zusammenhängen auftretender Abwehrmechanismus betrachtet (siehe Rangell, 1969; Mentzos, 1984, S. 68).

- Die Angstspannung, die Wut und das Verlorenheitsgefühl können einer aktuell drohenden, aber relativ unwichtigen Erfahrung der Missachtung oder Trennung zugeschrieben werden. Der genannte Patient verspürte im Straßenverkehr besonders gegen Lastwagenfahrer übertriebene Ohnmachts- und Wutgefühle und fing auch öfter Streit mit ihnen an. Die Beziehung zu seiner ihn mit ihrer Depression ohnmächtig machenden Ehefrau bezeichnete er dagegen als »unproblematisch«.

Die adaptive Sucht bricht wahrscheinlich dann aus, wenn vom späteren Süchtigen ein selbstverantwortliches und zugleich empathisches Verhalten im Beruf oder in der Partnerschaft verlangt wird und er seine Halt- und Hilflosigkeit spürt, sowohl was den Umgang mit den eigenen Emotionen als auch die emotionale Einschätzung der Objekte betrifft. Er findet in sich nur die unerklärliche ambivalente Spannung zwischen Sehnsucht, Enttäuschung und Hass auf der einen und ängstlichem Wohlverhalten auf der anderen Seite. Es bietet sich die Verwendung eines unbelebten, Affektkorrelate erzeugenden Objekts an. Dessen positive Wirkungen erlebt er als von ihm im Sinne einer »Selbstmedikation« autonom initiiert. Das Suchtmittel ist ihm bewusst nur Instrument und lässt ihn sich unabhängig fühlen. Die negativen Wirkungen des Mittels wie die Entgleisungen des Rausches oder die Leiden des Entzugs sind nur unangenehme physische Folgeerscheinungen, mit denen zu rechnen ist. Unbewusst erlebt er die positiven Wirkungen des Suchtmittels als die des zugewandt anwesenden frühen Objekts, kann mit ihm die kurzen Zeiten und die oberflächliche Harmonie des Zusammenseins wiederholen. In den negativen Wirkungen erlebt er unbewusst das schmerzhafte Fehlen, die Leere und Verzweiflung des Objektverlustes.

In der Beziehung zum unbelebten Objekt wiederholt der adaptiv Süchtige unbewusst Aspekte der Beziehung zum Primärobjekt: Das Suchtobjekt ist nur dann gut, wenn es gerade anwesend ist und wirkt. Wenn es fehlt, geht es dem Süchtigen schlecht. Das entspricht der abwechselnden Zuwendung und Ablehnung vom Mutterobjekt. Wenn das Suchtmittel nur ganz schwach affektverbessernd wirkt, wie beim Spiegeltrinker oder bei vielen Medikamentenabhängigen, die durch die konstante Einnahme eine besondere Wirkung ihrer Droge kaum noch spüren, für die fast nur noch wichtig ist, zu wissen, dass sie sie in sich haben, entspricht das der schwachen, kaum spürbaren und trotzdem wichtigen Zuwendung des Primärobjekts.

Auch den Aufnahmeakt der Drogen bei den Substanzsüchten kann man zusammen mit dem frustrierenden Nachlassen der Wirkung als verschobene Wiederholung einer Beziehungserfahrung interpretieren: Wiederholt werden die vergeblichen Versuche der Introjektion und des Festhaltens einer positiven Objekterfahrung. Es konnte keine permanente Vorstellung von einem dem eigenen Selbst konstant freundlich zugewandten Objekt gebildet werden, das als innerer Halt und Trost dienen kann. Es fehlt eine »Objektkonstanz«.

Die adaptive Sucht halte ich für die häufigste Variante einer »frühgestörten« Sucht. Die Mehrzahl der Kettenraucher gehört dazu, die leichteren Pegeltrinker, die immer einen bestimmten Alkoholspiegel im Blut haben müssen, um sich sicher zu fühlen, sowie alle Süchtigen, die im Wachzustand einen relativ konstanten Medikamenten-, Drogen- oder Zucker-Spiegel brauchen, denen es nicht so sehr auf die Rauscherlebnisse ankommt. Selbstverständlich gehören auch die Rauschsüchtigen dazu, die Zeit und Gelegenheit der Rauschinitiierung kontrollieren, sich zum Beispiel nur am Wochenende oder nur bei Partys betrinken, ohne die eskapistische Gewohnheit aber nicht leben können. Diese Süchtigen funktionieren meist recht gut im Beruf, in der Ausbildung oder in der Familie. Mir begegnen zum Beispiel immer häufiger Jugendliche und junge Erwachsene, die täglich Cannabis rauchen, sich am Wochenende in einen Amphetamin-, Ecstasy-, LSD-, oder Kokain-Rausch begeben, aber »alles auf die Reihe kriegen«, das heißt, die Kontrolle über die Menge des Konsums behalten und Beruf, Ausbildung und in einem gewissen Maß auch Freundschaften aufrechterhalten. Ihr nüchternes Leben halten sie allerdings für sinnlos und leer, sind von Misstrauen und Hilflosigkeit erfüllt, was zwischenmenschliche Beziehungen betrifft, und kommen aus Familien, in denen sie emotional früh alleingelassen wurden. Ihnen geben die Drogen gerade genug seelische Balance, um durchzuhalten: Partydrogen zum Beispiel dienen häufig dazu, die Illusion der Anwesenheit freundlicher Selbstobjekte und eines anerkannten Selbst zu stützen (Spohr, 1996; vom Scheidt, 1984). Viele Adipöse, viele gemäßigte Alkoholiker (Konflikttrinker zum Beispiel) und Kiffer gebrauchen die adaptive süchtige Abwehrformation gegen die basalen Affekte der Verlassenheit und Selbstunsicherheit und können sich darauf aufbauend sozial integrieren.

Ich nenne diese Variante der Sucht in Anlehnung an die von dem Schweizer Psychoanalytiker und Ethnologen Paul Parin postulierten sozialen »Anpassungsmechanismen« (Parin, 1977) »adaptiv«, weil sie den

Kranken in den Industriegesellschaften die Möglichkeit verschafft, sozial angepasst zu leben, indem sie mithilfe ihrer Suchtmittel die prekäre Halbdistanz zu ihren aktuellen Lebenspartnern und anderen relevanten Lebensbereichen halten und fortsetzen können, in der sie als Kinder und Jugendliche zu ihren primären Bezugspersonen gelebt haben.

Fallbeispiele[5]

Der Bankangestellte

Ein 30-jähriger hochgewachsener Mann trug am Beginn der Therapie bei einer Kollegin mit Vorliebe einen schwarzen Ledermantel und trat in steif aufrechter Haltung mit militärischem Haarschnitt auf. Er sprach wenig und markig »kurz angebunden« *(Männlichkeits-Fassade, Verleugnung von Unsicherheit)*. Er hatte keine nahen Freunde, sondern nur Bekannte vom Arbeitsplatz, einer Bank *(Vermeidung von Objektnähe, Pseudo-Autarkie)*. In seiner Freizeit fuhr er oft ziellos mit seinem BMW durch die Stadt. Die Abende verbrachte er in Kneipen, wo er sich einsam am Tisch sitzend langsam mit Bier betrank *(Ersatz für das haltende Objekt)*.

Kurze Zeit vor Aufnahme der Therapie begann er eine Beziehung zu einer Arbeitskollegin, einer unscheinbaren, ordentlichen (aber anscheinend auch ziemlich zwanghaften und affektarmen) Frau. Er hatte vorher gelegentlich Kontakt mit Prostituierten, war aber bis zu diesem Zeitpunkt keine Partnerbeziehung eingegangen. In der neuen Beziehung kam es gelegentlich zum Geschlechtsverkehr, am wohlsten fühlte sich der Patient aber nach seinen eigenen Angaben, wenn er schweigend mit der Freundin zusammensaß oder sie – ohne sich zu rühren – nebeneinander im Bett lagen *(Kontaktangst und Halbdistanz)*. Mit Aufnahme der Beziehung und der Therapie ging der Alkoholkonsum deutlich zurück *(Hinweis auf die Droge als Objektersatz und auf die Abnahme der Nähe-Angst beziehungsweise auf die Regression von der Sucht auf die Abhängigkeit von einem dirigierenden*

[5] In die Schilderungen der Fallbeispiele dieses Kapitels sind Klammern mit Stichworten in kursiver Schrift eingefügt. Die Stichworte stellen Kommentare dar, die am konkreten Material auf die oben entwickelte Theorie verweisen.

Objekt, in diesem Fall von der Freundin und der Therapeutin als Übertragungsobjekt).

Wenn er zusammen mit Kollegen nach der Arbeit in der Kneipe saß, verstummte er und hatte Angst, sich am Gespräch zu beteiligen, weil ihm nichts einfalle, er nichts Besonderes sei *(Selbstunsicherheit).* Zugleich berichtete er von maßlosen Wutgefühlen, die er mit Mühe unter Kontrolle halte, wenn zum Beispiel die Straßenbahn nicht rechtzeitig komme oder die Toilette im Büro besetzt sei *(Verschiebung der narzisstischen Wut über das Nicht-Beachtet-Werden).*

Der Patient war als jüngster von fünf Brüdern auf einem Bauernhof geboren, er war mit fünf Jahren Abstand zum letzten Bruder ein »Unfall«. Der Vater hatte keinerlei Interesse an ihm gezeigt, die Mutter hatte ihn versorgt, war aber sehr in die Arbeit auf dem Hof eingespannt gewesen. Sie habe auf ihn immer erschöpft und leidend gewirkt. Schon früh habe sie ihm immer geklagt, wie schwer das Leben, wie hart und kalt der Vater sei, wie unfolgsam die Brüder. Solche Klagen habe sie »zwischen Tür und Angel« vorgebracht, bevor sie zur nächsten Arbeit davongestürzt sei. Er habe sich sehr abhängig von seiner Mutter gefühlt, sie sei die einzige gewesen, auf die er sich verlassen konnte. Von einer liebevollen Haltung der Mutter oder von Interesse an ihm berichtete er nichts. Zu Beginn der Therapie wird in mehreren Träumen, in denen andere Männer seine Geldbörse oder sein Auto stehlen oder er sich ein Auto und Geld leiht, deutlich, wie unsicher er sich seiner »Potenz« (Geld) oder seines »Selbst« (Auto) fühlt, beziehungsweise wie er das als nur »geliehen«, also nicht als sein Eigenes, empfindet. Er träumt mit zunehmender Beziehungsdichte in der Therapie, dass er angstvoll Hilfe suchend seinen Vater anrufe, dieser aber nicht da sei *(das heißt, er suchte den triangulierenden und ihn in seiner Männlichkeit stärkenden Vater, um der Neuauflage der frustrierenden und wütend machenden Beziehung zur Mutter in der Übertragungsbeziehung zur Therapeutin zu entgehen).*

Der Grundstücksmakler

In einem anderen Fall handelte es sich um einen (oben schon erwähnten) 40-jährigen adipösen Mann mit energischem Auftreten, verheiratet und Vater zweier Kinder. Er klagte über seine Esssucht, dass er zu viel Alkohol trinke und rauche. Schnell wurde deutlich, dass sein

Auftreten eine Fassade war, die der Abwehr einer tiefen Unsicherheit diente. Seine auf den ersten Blick beeindruckenden Millionenprojekte auf dem Immobilienmarkt waren alle gefährdet, er hatte sich von seinen Finanzpartnern zu Risikoinvestitionen verleiten lassen, die fehlschlugen, und balancierte am Rande des Bankrotts. Seine Frau war depressiv, zugleich ihm gegenüber wenig verständnisvoll *(fehlender Kontakt)*, die Kinder zeigten gravierende Verhaltensauffälligkeiten. Er schlingerte »ohne Kompass«, wie er immer wieder sagte, durch sein Leben.

Er war als uneheliches Kind einer angstneurotischen Mutter aufgewachsen, die ihn schon in den ersten Lebenswochen in ein Heim gegeben hatte, weil sie sich die Pflege und Erziehung nicht zutraute. Danach kam er zu diversen Tagesmüttern, wo er teilweise misshandelt wurde, und schließlich in ein Internat. Zwischendurch hatte die Mutter ihn immer wieder nach Hause geholt, ihn monatelang verwöhnt, sich bei ihm entschuldigt, was für eine schlechte Mutter sie sei, sich bei ihren Angstattacken an ihn geklammert und ihn dann wieder weggegeben. Der Vater führte ein von der Familie getrenntes Eigenleben. Das Fehlen des zuverlässig antwortenden Objekts hatte ihm früh das Gefühl von Einsamkeit vermittelt. Er glich dies durch Aktionismus aus, und durch seine orale Sucht, die sofort einsetzte, wenn es eine Pause im Tageslauf gab, in der er seine Einsamkeit und die angstvoll zurückgehaltene Aggressivität in sich hätte spüren können. Er meinte, dass seiner Esssucht ein Gefühl zugrunde liege, etwas nicht bekommen zu haben, was ihm das Leben eigentlich schulde *(die frühe, Selbstsicherheit gebende Begleitung)*. Beim Nachdenken über seine Beziehung zur Mutter ging es immer wieder um ein Gefühl von Ohnmacht (und dahinter spürbar werdender Wut) gegenüber ihren Beteuerungen, ihn immer nur zu seinem eigenen Besten weggegeben und aus ihrer eigenen Zwangslage heraus nicht anders gekonnt zu haben. (*Sein Hass gegen die Mutter durfte ihm selbst nicht offenbar werden, erstens, weil sie ja selbst ein Opfer war, und zweitens, weil er sie brauchte*). Die Suchtmittel, kann man sagen, dienten ihm als Füllung der Leere, die die elterlichen Objekte gelassen hatten, verhalfen ihm zu einer fassadären Selbstständigkeit halfen ihm, seine Ohnmacht und Wut zu verleugnen, und verhinderten aber auch seine Trauer um die nicht gehabten Objekte.

Die Erzieherin

In einem dritten Fall kam eine 38-jährige adipöse Frau in die Therapie, nachdem sie durch »Intrigen« der Mitarbeiter aus ihrer Arbeitsstelle, einem Kindergarten, »geekelt« worden sei. Sie fühlte sich niedergeschlagen und verstand den ganzen Vorgang nicht. Während der ersten Stunden stellte sich heraus, dass sie neben der Ess-Problematik ein erhebliches Alkoholproblem hatte. Sie lebte ohne Beziehungspartner. Ihre sozialen Bezüge waren erstens die Kindergartenkinder (die sie auf keinen Fall »bemuttern« wollte, von denen sie viel Selbstständigkeit verlangte), zweitens die Kolleginnen und drittens eine Gruppe von Männern und Frauen aus der Nachbarschaft, alle ohne Kinder, mit denen sie regelmäßig in der Kneipe saß, am Wochenende Ausflüge machte und gelegentlich in Urlaub fuhr – alles mit Alkoholkonsum verbunden *(Halbdistanz: Vermeiden von Einsamkeit durch Einbindung plus Vermeiden von Nähe durch Oberflächlichkeit)*.

In der Therapie hielt sie die anfängliche Frequenz von drei Terminen wöchentlich nicht aus und reduzierte sie auf ein Treffen pro Woche *(Kontaktangst)*. Sie kam anfangs immer mit einem »hoheitsvollen« Lächeln ins Behandlungszimmer, ließ alle Türen hinter sich offen, sodass ich sie schließen musste, und ging davon aus, dass ich die Blumen im Zimmer nur für sie hingestellt hatte. Sie erzählte, dass sie sich als Kind als Prinzessin fantasiert hatte und dass sie fliegen könne und heute immer noch »irgendwie« daran glaube *(Rückzug in den Fantasieraum zur Verleugnung der Einsamkeit)*. Dass dieses hochfahrende Auftreten andere stören könnte, war ihr nicht klar *(keine Empathie, weil selbst nicht erlebt und wegen zu großer Distanz zu den Objekten)*. Umgekehrt fühlte sie sich schnell von anderen angegriffen, ohne zu verstehen, warum *(Wiederholung der Ablehnung durch die Primärobjekte)*. Wenn sie sich allein fühlte oder von anderen im Stich gelassen – Freunde riefen nicht an usw. – betrank sie sich am Abend mit Schnaps, hatte am nächsten Morgen einen Kater und betrachtete dann das Problem als »erledigt« *(Droge als Verleugnungshilfe)*.

Sie war als einzige Tochter zwischen vier Brüdern aufgewachsen. Die Mutter wollte sie nicht (möglicherweise war sie das Produkt einer Vergewaltigung durch den alkoholisierten Ehemann) und ließ sie das auch immer durch eine deutlich lieblose, gleichgültige Behandlung spüren. Verbal behauptete sie, dass die Tochter ein Wunschkind sei *(die versteckte Ablehnung)*. Der Vater war Alkoholiker, der die Kinder regelmäßig verprügelte. Als schönste Zuwendung vonseiten des Vaters berichtete sie, dass sie seine Brotbüchse, die er halbgefüllt von der Arbeit wieder mitbrachte, immer leeressen durfte *(Essen als Zuwendung, die donale Verschiebung)*. Ihre Konflikte am Arbeitsplatz erwiesen sich einerseits als Folgen ihres arroganten Auftretens, andererseits als Reinszenierungen der Angriffe der Mutter und der mit der Mutter verbündeten Brüder gegen sie in Kindheit und Jugend. Nachdem diese Zusammenhänge klar waren, suchte sie sich einen neuen Arbeitsplatz und kam dort gut zurecht. Obwohl sie die analytische Therapie weiter in Anspruch nahm, änderte sie an ihrem Leben nichts mehr. Gefühle und Gedanken gegenüber dem Therapeuten verleugnete sie *(der Therapeut als distanziertes Objekt, das dirigieren soll, das aber keinen tieferen Einfluss haben, das gefundene Gleichgewicht nicht gefährden soll)*. Die Genügsamkeit mit oberflächlichen Beziehungen, der Verzicht auf Sexualität, die Adipositas und der (verringerte) Alkoholmissbrauch blieben.

Der Regisseur

Ein adipöser, mittelgroßer blonder Mann begegnet mir im Erstgespräch mit freundlichem Lächeln. Er ist 50. Bis vor fünf Jahren hatte er als Drehbuchautor und Regisseur von Fernsehspielen im In- und Ausland gearbeitet, dann seien die Aufträge zurückgegangen, und er erstelle jetzt mehr schlecht als recht Werbeclips im Internet, liefere gelegentlich kleinere Beiträge für Magazinsendungen im Fernsehen usw.. Er sei die ewige Unsicherheit satt, fühle eine Ermüdung, könne dauernd schlafen. Er erlebe sich als Versager und denke öfter an Selbstmord. Er frage sich, wieso er immer wieder gute Projekte abgebrochen habe, keinen dauerhaften Erfolg habe. Er halte es nicht aus, allein zu sein. Dann kämen die Selbstmordgedanken. Der Patient lebt seit zwölf Jahren mit einer Skandinavierin zusammen, einer Malerin, die monomanisch in ihre Arbeit versenkt sei. Es gebe wenig Zärtlichkeit zwischen ihnen, auch Sexualität gebe es seit einigen Jahren nicht mehr, es sei eine »sachliche Beziehung«. Sie benutze ihn als ihren »Diener«. Freunde habe er nicht. Er sei schon als Kind dick gewesen, und wenn er nicht rauchen würde, wäre er noch dicker. Wenn er sich tagsüber allein fühle, esse er automatisch ein, zwei Stück Torte und trinke »zwei bis drei Likörchen«. Er trinke allabendlich eine Flasche Wein, es könne auch mehr werden. Er kümmere sich wenig um seine Gesundheit, sei aber andererseits sehr hypochondrisch, habe dauernd Angst vor Krebs oder Herzinfarkt. Der Patient hat etwas Beflissenes, will Mitleid erzeugen und kreist nur um sich und sein ihm unverständliches Unglück. Am Telefon hatte er formuliert, dass er »therapiert werden« wolle. Ich erlebe das als Abgeben von Verantwortung und es führt bei mir dazu, dass ich innerlich etwas auf Distanz gehe.

Der Patient ist in einer westdeutschen Stadt in einem großen Haushalt aufgewachsen. Die Familie war vermögend. Es gab vier ältere Geschwister, er ist mit einem Abstand von sechs Jahren der Jüngste. Im Haus lebten außer den Eltern eine Großmutter und zwei Großtanten. Um ihn hätten sich hauptsächlich die Oma und wechselnde Hausmädchen gekümmert. Er hätte immer in der Nähe des Hauses bleiben müssen, hätte nicht mit den Straßenkindern spielen dürfen, wäre viel allein gewesen. Schön habe er die Festtage erlebt, wenn die ganze Familie um den großen Tisch gesessen habe und geredet wurde.

Der Vater war Professor für Literatur, »den durfte man nicht belästigen«. Wenn etwas war, sei er als Kind in das Arbeitszimmer zitiert worden. Später, als der Vater im Ruhestand war, habe er ihn als einen pedantischen und ängstlichen Menschen erlebt, einen, der Kreuzworträtsel löste, lange vorm Fernseher saß, sich nicht für den Sohn interessierte, nur in der Vergangenheit lebte.

Die Mutter sei eine schöne Frau gewesen, elegant, literarisch belesen. Sie sei immerhin zu seinen Filmpremieren erschienen (im Gegensatz zum Vater), aber auch sie habe er als »weit weg« erlebt, es habe kaum Körperkontakt gegeben, abends war sie immer auf gesellschaftlichen Veranstaltungen. Er erinnert sich, aus der Geldbörse der Mutter Geld gestohlen zu haben, um sich Süßigkeiten zu kaufen. Die Mutter habe auf solche Dinge immer moralisch reagiert: »Ich bin sehr traurig, dass du …«.

Er sei als Kind »cholerisch« gewesen. Nur Musik habe ihn beruhigen können, er habe dann stundenlang vor dem Plattenspieler gesessen und Bach gehört. Die Musik sei überhaupt sein Refugium in der Kindheit gewesen, wenn er sich traurig und allein fühlte. Im Vergleich seien seine Probleme immer als sekundär betrachtet worden, die Geschwister seien wichtiger gewesen. Im Haus gab es ein Kommen und Gehen, er blieb unbeachtet, er habe sich gefühlt, als sei er seinen Eltern egal. Ab dem sechsten Lebensjahr habe er immer mehr gegessen, vor allem Süßes, und sei immer dicker geworden. In der Schule habe er nicht gelernt, da seine Erfolge sowieso niemanden gekümmert hätten, er habe sich so durchgemogelt. Er blieb zweimal sitzen, kam mit 14 auf ein weit entferntes Internat. Er sei immer ein Einzelgänger gewesen, vor Mädchen hatte er eher Angst.

Er brach das Gymnasium kurz vor dem Abitur ab – er hatte die Idee, dass er »zum Film« wollte und bekam bei einem bekannten Regisseur sofort eine Regieassistenz. Im Ausland besuchte er eine Filmakademie und brachte dort mit 25 seinen ersten Spielfilm heraus, der auf einigen kleineren Festivals Preise als beste »Nachwuchsarbeit« bekam. Er arbeitete ein paar Jahre lang ununterbrochen und intensiv als Drehbuchautor und Regisseur von Reportagen und kleineren Spielfilmen, wobei er nie viel Geld verdiente. Er bediente jeden Auftrag, der an ihn herangetragen wurde. Schließlich gingen ihm die Ideen aus beziehungsweise wurde er immer unzufriedener mit sich. Er konnte auch auf Erfolge nicht stolz sein. In dieser Zeit habe er neben der vielen Arbeiterei viel getrunken und habe wechselnde Beziehungen gehabt. Bei der Gelegenheit sagt er, dass er gegenüber anderen Menschen eigentlich keine Gewissensbisse kenne, skrupellos fremdgegangen sei und auch heute noch tue, was die Gelegenheit ihm anbiete. Mit Mitte 30 sei er zusammengebrochen, habe Angstzustände bekommen und sich »ausgesaugt« gefühlt, und habe dann zwei Jahre lang ohne zu arbeiten wieder im Elternhaus gelebt, bis er seine jetzige Lebensgefährtin kennengelernt habe, eine besessene Arbeiterin, die ihn angetrieben habe, auch wieder zu arbeiten. Er habe Aufträge bekommen, aber die Angebote von längerfristigen Verträgen nicht annehmen können, da er sich nach einer Weile immer orientierungslos gefühlt habe und sich auch nie »richtig einrichten wollte«. Sein eigenes leibliches Wohl sei ihm gleichgültig: Er hat zum Beispiel keine eigene Wohnung, lebt in der Wohnung der Freundin, isst schlecht, hat ein schlechtes Bett, lässt in seinem Zimmer den Müll herumstehen. Heute komme er sich vor, als stehe er vor einem Leben voller verpasster Chancen.

Am Patienten imponiert zunächst sein umfassendes narzisstisches Schwächegefühl (Selbstverachtung), zu dem die Unfähigkeit gehört, stolz auf sich zu sein und dauerhaft Erfolg zu haben. Die regressiven Abhängigkeitswünsche gehören dazu, die Versorgungsansprüche (zwei

Jahre Nichtstun bei den Eltern) und die Unfähigkeit, allein zu sein, sowie die Unfähigkeit, gut für sich selbst zu sorgen, sprich: das eigene Selbst für wichtig und wertvoll genug zu halten. Das unsichere Selbst zeigt sich auch darin, dass der Patient sich von anderen bestimmen lässt (seine Lebensgefährtin macht ihn zu ihrem »Diener«, treibt ihn zur Arbeit an, er folgt jedem Arbeitsangebot, wählt nicht selbst aus), zur Hypochondrie neigt und zur Affektlabilität (aggressive Durchbrüche als Kind, heute Attacken von resignativer Verzweiflung). Bei allen Abhängigkeitswünschen fällt die grundsätzliche Unfähigkeit auf, in einen engeren, vertrauensvollen Kontakt zu einem anderen Menschen zu treten (sichtbar auch an seiner Skrupellosigkeit). Die Selbstschwäche bezieht sich auch auf die Fähigkeit, an einem eigenen Willen festzuhalten und diesen durchzusetzen: Der Patient ist Schwierigkeiten entweder aus dem Weg gegangen oder hat sich von äußeren Anforderungen treiben lassen. Der Selbstwertmangel und die Kontaktunfähigkeit sind auf die ungenügende narzisstische und affektive Spiegelung durch die distanzierten Eltern und die wechselnden Ersatzobjekte (Hausmädchen, Großmutter) zurückzuführen. Als Kind ist der Patient im großen Haushalt quasi »verlorengegangen«, hat nicht genug bezogenes Kümmern erlebt. Dass ihm der Umgang mit anderen Kindern verboten und er später beim Schulversagen auf ein Internat abgeschoben wurde, zeigt, dass es sich nicht um eine »versehentliche« Vernachlässigung, sondern um eine verdeckte Ablehnung handelte. Die prinzipielle Distanz und Einsamkeit wurden auch später nicht behoben. Gemäß der Enttäuschung, mit der der Patient auch heute noch über den Vater spricht, scheint er in der Pubertät große Hoffnungen auf seine Anerkennung gesetzt zu haben, die die Ignoranz durch die Mutter hätte ausgleichen sollen.

In einer ersten Abwehr der Einsamkeit und des Mangelempfindens hat sich der Patient als Kind den Forderungen seiner distanzierten Objekte gefügt, nahm seine Einsamkeit an, blieb brav, protestierte nicht (die gelegentlichen Durchbrüche aggressiver Verzweiflung sind nicht als gezielter Protest zu werten), um nicht noch mehr im Stich gelassen oder weggegeben zu werden. Der Patient lernte, auf Distanz zu bleiben, andere nicht an sich herankommen zu lassen und sich so weitere Enttäuschungen zu ersparen. Er ging nur oberflächliche Beziehungen ein, kurzdauernde Affären, oder wenn eine länger dauernde Beziehung, dann zu einer Frau, die ihm fremd blieb, die sich nicht wirklich für ihn interessierte, die er aber als Antreiberin, als direktives Objekt benutzen konnte. Freunde hat er keine. Er wiederholte auf diese Weise seine Kindheitserfahrungen, nun aber in der aktiven Rolle: Er stellte die Distanz her, manipulierte andere (der Regisseur!), zeigte sich unabhängig und großartig. In der Distanzierung steckte auch ein Anteil Wut gegen die anderen, von denen er annahm, dass sie nichts mit ihm zu tun haben wollten.

Diese aktive Distanzierung verband sich in ihm mit der dritten Abwehr, nämlich der Tagträumerei als seelischem Rückzugsraum. Die Musik spielte schon früh eine entscheidende Rolle. In den Träumereien konnte er sich sicher fühlen und sich beruhigen, und er konnte Verlassenheit kompensierende Größenfantasien entwickeln, die dann später zu seinen inszenatorischen Fähigkeiten führten. Die Größenfantasien und die aktive Distanzierung erlaubten dem Patienten auch, seine Selbstwertzweifel durch eine »Umwertung der Werte« zu verleugnen, die Rolle des genialischen Verweigerers zu spielen, der sich an Konventionen nicht hält und auf Stabilität pfeift. Diese Abwehr hat in den letzten Jahren an Kraft verloren – und die ursprüngliche Initialverstimmung bestehend aus Einsamkeit und Unsicherheit wurde wieder spürbarer.

Dazu gebrauchte der Patient ab dem Auszug von zu Hause das Essen, Rauchen und Trinken (abwechselnd mit dem maßlosen Arbeiten) zur Betäubung und zum Überspielen von Einsamkeits-, Enttäuschungs- und Unsicherheitsaffekten. Er überließ sich der Wirkung der oralen beziehungsweise donalen Ersatzobjekte. Die Suchtmittel halfen ihm, die Illusion von Autarkie aufrechtzuerhalten, die Illusion, keine Bezugsobjekte zu brauchen, und sie erleichterten qua künstlicher Ruhigstellung das ausweichende Tagträumen. Am glücklichsten fühlt er sich, wenn er im leichten Alkoholnebel Musik hört.

Zweite Variante: Fusionäre Sucht

Bei der zweiten Variante der Sucht kann man sich vorstellen, dass die primäre Bezugsperson das Kind nicht begrenzt und damit gehalten hat, zum Beispiel, weil sie Angst hatte, sich als eigenständige Person zu positionieren, sich für zu unerfahren hielt und von ängstlicher Hilflosigkeit erfüllt war, oder weil sie befürchtete, das Kind zu sehr abzulehnen, und sich deshalb in eine Art nachgiebige Indifferenz flüchtete. Je weniger greifbar das Kind das mütterliche Objekt erlebte, umso stärker wird es versucht haben,

Reaktionen, »Antworten« zu erzeugen, umso aggressiver wurde es. Die Bezugsperson reagierte ihrerseits mit verstärkter Angst und Nachgiebigkeit (und möglicherweise hintergründiger Ablehnung nach dem Motto »Lass mich bloß in Ruhe!«). So entstand eine Dynamik zwischen einem sich verlassen und haltlos fühlenden Kind, das, um in Kontakt zu kommen, expansiv agiert, und einer Bezugsperson, die den Expansionen immer mehr Raum gibt beziehungsweise ihnen ausweicht, um eine eigene Stellungnahme und Konfrontation zu vermeiden. Die Bezugsperson gerät durch ihre Nachgiebigkeit gegenüber dem Kind in eine passive, dienende Position. Das Kind wird immer expansiver und anspruchsvoller, um eine Zuwendung zu erzwingen. Es läuft der sich abwendenden Mutterperson quasi hinterher (obwohl es nach außen genau andersherum aussieht). In dieser Rolle des expansiv Fordernden wird es bestätigt, indem ihm Hindernisse und drohende Frustrationen der Realität aus dem Weg geräumt werden. Es entwickelt ein fragiles, »falsches« Größenselbst mit der Vorstellung eines mit ihm symbiotisch beziehungsweise *fusionär* (in Anlehnung an Jacobson, 1978 [1964], S. 44–59) verbundenen, nur durch eine schwache Grenze getrennten Bezugsobjektes. Es kann damit seine eigenen Grenzen, die Grenzen seiner Kräfte und Möglichkeiten, nicht spüren, und nicht lernen, sie zu akzeptieren und damit umzugehen. Die Position des mütterlichen Bezugsobjekts als getrenntes »Grandiositätsobjekt«, an dem das Kind sich orientiert, wird aufgelöst und in die Funktion eines Instruments für sein »Größenselbst« hineingezogen. Die Mutter wird zur Erweiterung des Selbst mit dienenden Aufgaben (»Verschmelzung durch Erweiterung des Größenselbst« [Kohut, 1976, S. 139]) und geht als unabhängiges Objekt verloren.

Ohne es zu merken, verliert das Kind die Möglichkeit, sich als konturiertes Selbst mit bestimmten und damit eben auch beschränkten Eigenschaften zu fühlen. Die Grundlage seiner späteren Identität schwindet. Aus dem Gefühl, in einer allmächtigen Symbiose zu leben, entstehen Größenideen, die Realität wird nur noch als Material und Spielfeld der eigenen Wunschfantasien betrachtet. Anforderungen der äußeren Realität, die nicht im Machtbereich des fusionären »Doppel-Selbst« beziehungsweise des Größenselbst liegen, werden vermieden oder verleugnet. Die Aneignung von Realitätskompetenz verlangsamt sich oder kommt zum Stillstand. Man kann sagen, dass die psychische Energie, die in die Bewältigung von Frustration, in die Verarbeitung von Trennungsschmerzen und in den Ausbau der Fähigkeiten des Selbst gesteckt werden sollte, in die Verleugnung der

Trennung und die Herstellung und Aufrechterhaltung von Grandiositäts- und Verschmelzungsfantasien gesteckt wird.

Auf ein Versagen des Erweiterungsobjekts, ein Nicht-Funktionieren des fusionären Größenselbst reagiert ein solches Kind wahrscheinlich mit heftiger, angstunterlegter Wut, die den störenden Eigenwillen des Selbstobjekts beseitigen, die Fusion wiederherstellen soll. Das Erweiterungsobjekt soll gute symbiotische Gefühle garantieren und immer unauffällig anwesend sein.

Die Verleugnung des getrennten Anteils der Mutter, die Verleugnung ihrer selbstständigen »Grandiosität« oder Überlegenheit beinhaltet übrigens, dass ihre Idealisierung in eine Idealisierung der symbiotischen Einheit beziehungsweise des grandiosen erweiterten Selbst umgewandelt wird. Vom »gesunden«, getrennten Standpunkt aus betrachtet, bedeutet die vom Primärobjekt in Gang gesetzte Verleugnung seiner Getrenntheit und Stärke für das Kind den Verlust der Instanz, an die es Verantwortung abgeben kann, auf die es sich stützen kann und die ihm erlaubt, schwach zu sein und unerfahren, also einen wesentlichen Teil der Realität seines Kind-Seins entspannt leben zu dürfen.

Trennung und realistische Erfahrung der eigenen Grenzen finden für dergestalt fusionierte Kinder nur in Form von Unfällen statt: Das Kind kollidiert schmerzhaft mit Gegenständen und Personen der Außenwelt, mit denen umzugehen, denen gegenüber sich zurückzunehmen es nicht gelernt hat. Die Symbiose bedingt somit eine spezifische Form der Spaltung, nämlich die in ein gutes, frustrationsfreies Größen-Selbst-System und eine schmerzhafte, ohnmächtig machende feindliche Außenwelt. Vor dem Hintergrund dieser Spaltung können sowohl dissoziale, kriminelle Tendenzen als auch schizoid-paranoide entstehen.

Eine zweite, triangulierende Beziehung, die eine Trennung zwischen Selbst und Erweiterungsobjekt möglich gemacht hätte, konnte in der Entwicklung zur fusionären Sucht nicht oder nur ungenügend aufgenommen werden. Wenn die Mutter-Kind-Fusion einmal bestand, schwebte der Vater oder ein anderes Objekt, das eine Alternative zum Mutterobjekt hätte darstellen können, immer in der Gefahr, der ernüchternden oder demütigenden Außenwelt zugeschlagen zu werden. Ein väterliches Objekt hätte sich schon hochgradig bewundernswert darstellen und sehr präsent sein müssen, um dem Kind oder Jugendlichen Ich-Fähigkeiten wie Realitätsprüfung und Frustrationstoleranz schmackhaft zu machen und zur Identifikation zu reizen. Vorstellbar ist auch, dass ein Vater die Mutter-Kind-Symbiose aus eigenen Motiven heraus (zum Beispiel Schuldgefühle, siehe erstes Fallbeispiel unten) nicht durchbrechen konnte.

Besteht die Dynamik des fusionären Doppel-Selbst einmal, kann auch die mütterliche Person davon psychisch profitieren, indem sie ihr »großartiges« Kind idealisiert (was nicht notwendigerweise geschehen muss), eventuell Teile ihres eigenen Selbst, die sie sich nicht auszuleben traut, in seine Grenzenlosigkeit hineinprojiziert, um sich anschließend parasitär mit diesen »großartigen« Anteilen zu identifizieren, die Charakterzüge und Taten des Kindes in ihrer Fantasie wie eigene *by proxy* zu genießen. Es würde sich dabei um eine Form der »projektiven Identifizierung« handeln (Kernberg, 1998 [1983], S. 51f.).

Für das Kind würde die explizite Bewunderung durch seine Bezugsperson wie ein zusätzliches, über die Auswirkung ihrer dienenden Unterordnung hinausgehendes Anabolikum zur Aufblähung seines Selbst wirken.

Man kann die nachgiebige Vermeidungshaltung des mütterlichen Objekts, das die fusionäre Dynamik einleitet, auch aggressiver beziehungsweise unbewusst stärker auf Machtgewinn gerichtet interpretieren, wenn man das von Bollas entwickelte Erklärungsmodell der »extraktiven Introjektion« benutzt: Diese liegt vor, wenn eine mütterliche Bezugsperson es ablehnt, ihr Kind zu begrenzen, es auf bestimmte Fähigkeiten hin zu erziehen und ihm dabei bestimmte Enttäuschungen zuzumuten. Sie entzieht (»extrahiert«) damit dem Kind die Alltagsfähigkeiten, die Frustrationstoleranz und den Respekt für andere, den es bräuchte, um im sozialen Leben selbstständig zu bestehen, und verleibt sich selbst alle entsprechende Macht ein (»introjiziert« sie), indem sie die Fähigkeiten für sich behält und auf übertriebene und verzerrte Weise selbst ausübt, zum Beispiel mit unendlicher Geduld, Anstrengung und Leidensfähigkeit dem Kind die Alltagsschwierigkeiten vom Leibe hält (Bollas, 1997 [1987], S. 168f.). Man kann sich auch ein Ineinandergreifen dieser beiden psychischen Operationen vorstellen: Die mütterliche Person verhält sich dann gleichermaßen projektiv identifizierend und extraktiv introjizierend gegenüber dem Kind.

Obwohl das Selbst, welches das Kind nach außen präsentiert, so megaloman wirkt, handelt es sich doch um eine abhängige Persönlichkeit: Das Kind muss sich den Vorgaben der selbstbezogenen Vermeidungshaltung seines Bezugsobjekts *fügen* und in expansiver Haltlosigkeit delirieren, um wenigstens etwas Aufmerksamkeit zu erhalten und nicht in Verlustangst zu geraten. Auch bei diesem Kind finden sich die beiden zusätzlichen Abwehroperationen des Rückzugs in den sicheren Raum und der donalen

Verschiebung. Bei der donalen Verschiebung geht es um den Konsum von materiellen Gütern und Versorgungsleistungen – einerseits als Demonstration des Funktionierens der fusionären Einheit und Empfang der Dienste des Ergänzungsobjekts, andererseits aber auch als Ersatz für die »richtige«, das heißt kindgerechte Zuwendung. Der sichere Raum zeichnet sich dadurch aus, dass das Kind immer wieder ein passives, manchmal dumpfes, manchmal mit Musik oder vagen Fantasien gefülltes »In-Ruhe-Gelassen-Werden« genießt – als Residualform kindlicher Freiheit und kindlichen Geschützt-Seins.

Wenn die Fusion von großartigem Selbst und Erweiterungsobjekt durch äußere Umstände (zum Beispiel Ortswechsel wegen Aufnahme einer Ausbildung, Gefängnisaufenthalt, Krankheit oder Tod des Bezugsobjekts) gestört wird, und/oder das Fusionsobjekt durch die immer größer werdenden Anforderungen des jugendlichen oder erwachsenen Abhängigen in seinen dienenden Funktionen überfordert wird und sich zurückzieht, wenn also *Separation* einsetzt, dann entsteht im fusionär Abhängigen Angst vor der eigenen Hilflosigkeit in der sozialen Realität, Scham über den Absturz der Größenvorstellungen, Angst vor der drohenden Selbstverachtung wegen des geschrumpften Rest-Selbst und seiner realen Minderwertigkeit, und schließlich entsteht tatsächlich Selbstverachtung, oft gefolgt von psychischem Rückzug, Einsamkeitsängsten und Handlungslähmung, also Depression. Manchmal wird die Selbstverachtung noch durch narzisstische Wut auf das versagende Erweiterungsobjekt verstärkt und schlägt – wegen der Vorstellung, eine Einheit zu sein – in Selbstdestruktivität (bei der immer das Objekt mitgemeint ist) und Suizidalität um. In der Separationssituation entsteht also eine mächtige, aus Angst, Scham, Wut, Selbstverachtung und Depression je spezifisch zusammengesetzte Initialverstimmung, die umso erschreckender ist, als sie – im Gegensatz zu den Leidenserfahrungen bei den anderen Abhängigkeitsvarianten – erst jetzt auftaucht.

Der Suchtmittelgebrauch bietet hier den Ausweg:

- Durch die Affektmanipulation werden die Unlust-, Wut- und Angstaffekte gegen die schwierige, fordernde Realität gedämpft oder bis zur Unkenntlichkeit verändert.
- Die enttäuschende Realitätswahrnehmung wird insgesamt gedämpft, sodass der Raum für die Grandiositätsfantasien bestehen bleibt und keine Schamgefühle ertragen werden müssen.
- Das Suchtmittel tritt an die Stelle des verlorengehenden Erweiterungsobjekts und erlaubt die illusionäre Annahme, es habe dessen

Funktion übernommen, dem Selbst in jeder Hinsicht unauffällig zu dienen (dafür eignen sich besonders halluzinogene sowie erregende Suchtmittel). Dabei wiederholt sich der oben skizzierte Zusammenhang: Die Wirkung des Suchtmittels ist kurzfristig gut und langfristig schädlich, so, wie das mütterliche Objekt auf kurze Sicht Macht- und Großartigkeitsgefühle des abhängigen Kindes erzeugt und gefördert und auf lange Sicht seine Selbstbehauptung in der Realität verhindert hat.

- Das Suchtmittel füllt mit seinen Wirkungen ersatzhaft die innere Leere, die entsteht, wenn das Erweiterungsobjekt fehlt (Kohut, 2003 [1984]) beziehungsweise es verhindert, dass das Selbst sich seiner wahren Kleinheit bewusst wird.
- Wenn das Suchtmittel vom Süchtigen als bloßes Mittel zur Affektverbesserung angesehen wird, das er selbst kontrolliert, dann kann er damit zumindest oberflächlich so tun, als sei er nicht abhängig – weder von seinem Erweiterungsobjekt noch vom Suchtmittel selbst.

Vom Suchtmittel abhängig zu sein, markiert das Ende der lebendigen Dyade und soll zugleich die affektive Erfahrung dieses Endes – Verlustschmerz, Angst, Verzweiflung und Hilflosigkeit – verhindern. In dem Maße, wie das durch die Sucht gelingt, wird auch die psychische Weiterentwicklung verhindert.

Bei den wenigen Fällen fusionärer Sucht, die ich persönlich genauer kenne, handelt es sich um männliche Jugendliche beziehungsweise junge Männer. Eine Kollegin, die lange als Gefängnispsychologin gearbeitet hat, berichtete mir von einer Reihe von kokainabhängigen jungen Männern, deren Vita und psychische Struktur recht genau der von mir skizzierten entsprochen habe. Lehrerinnen und Erzieher aus (Berlin-)Kreuzberger »Brennpunktschulen« berichteten von männlichen Jugendlichen aus Familien aus dem türkisch-kurdischen oder arabischen Kulturraum, die gewohnheitsmäßig kifften, in Spielsalons gingen oder auch Kokain konsumierten. Bei Familienbesuchen beobachteten die Mitarbeiterinnen des Projekts immer wieder Dynamiken zwischen den Söhnen und Müttern, die große Ähnlichkeit mit den oben beschriebenen aufwiesen. Ich kann mir vorstellen, dass diese Suchtform auch bei jungen Frauen auftritt, aber eher selten.

Die Mittel, ob Kokain, Haschisch, Alkohol oder Glücksspiel, erleichtern es mit ihren dissoziativen, realitätsverleugnenden oder erregenden

Wirkungen den Süchtigen *im ersten Stadium* ihrer Sucht, ihre Größenideen und die damit verbundenen gehobenen Affektzustände sowie die Angstfreiheit aus der imaginierten Fusion mit dem Erweiterungsobjekt zu behalten. Sie müssen nicht mehr tun, als sich den Wirkungen und den von ihnen ermöglichten Fantasien passiv hinzugeben. Der Rausch ermöglicht, die äußere Realität mit ihren Anforderungen und Regeln zu missachten, skrupellos oder naiv zu sein, sich für unverwundbar zu halten und erregende Risiken zu suchen (»Parzival-Komplex«) beziehungsweise generell Triebimpulsen oder Affekten ungehemmt zu folgen und damit das haltlose Ausagieren aus der Kindheit fortzusetzen. Die Rauschmittel werden kaum zur Sedierung benutzt. Diese Form der Sucht dürfte die Vorlage für bestimmte Schreckensbilder von Süchtigen liefern, wie sie in populären Dramatisierungen in den Medien gezeichnet werden: die durch Drogenkonsum zu aggressiven Monstern mutierenden freundlichen jungen Männer.

Im zweiten Stadium der Sucht, in dem die Separation trotz aller Widerstände langsam als real erkannt werden muss, geht es um das Betäuben und Überspielen von Leere-, Hilflosigkeits- und Minderwertigkeitsgefühlen, um die Abwehr von Ansprüchen auf Schutz und Hilfe, die keinen Adressaten mehr finden, um die Verleugnung von verzweifelter Wut auf das sich entziehende Objekt und schließlich um die Betäubung des Hasses auf ein Selbst, das nicht mehr großartig ist, das versagt hat. Hier wird mehr die sedierende, dumpf machende Wirkung der Rauschmittel gesucht. Alkohol, Kokain, manchmal Heroin, aber auch Cannabis, Benzodiazepine oder automatisierte Glücksspiele werden zur komatösen Abstumpfung benutzt. Manchmal wird der verzweifelte Selbsthass stärker als der betäubende Rausch (beziehungsweise die Betäubung reicht nicht aus, Voigtel, 2001b), sodass das ehemals »grandiose« Risikoverhalten in Selbstschädigung oder gar Versuche der Selbstvernichtung umschlägt.

Fallbeispiele

Der Traum der Mutter

Ein 18-jähriger, kräftig und hübsch aussehender Jugendlicher wird von den Eltern, die Mutter ist Arzthelferin, der Vater Handwerker, wegen heftigen Haschischkonsums und Schulversagens mit in die Beratung gebracht. Wenn die Mutter über die Misserfolge des Sohnes spricht, sagt sie: »Wir haben die Prüfungen nicht geschafft.«

Die Mutter wollte als Jugendliche Fotografin werden, ihre Eltern wollten ihr diese Ausbildung aber nicht ermöglichen, sie konnte sich nicht durchsetzen. Der Vater des Jugendlichen kommt aus einer sehr gewalttätigen Familie, wurde oft geschlagen. Sein (durchgehaltenes) Erziehungsideal bestand darin, dies seinem Sohn nicht zuzufügen. Auch er hatte zu Beginn seiner beruflichen Laufbahn künstlerische Ambitionen. Sein bewusstes Lebensmotto bestand aber darin, dass man sich unterordnen müsse und das Leben hart sei. Heirat und Schwangerschaft zerschlugen endgültig die Selbstbestimmungs-Wünsche der Mutter. Die Endphase der Schwangerschaft und die Geburt waren für sie sehr schmerzhaft. Verlegen meint sie: »Ich habe ihn [man ergänze: den Sohn, R. V.] oft verflucht.«

Der Sohn wird von Anfang an von beiden Eltern »bewundert«. Er darf anstellen, was er will, Sachen willkürlich zertrümmern, im Kindergarten andere Kinder quälen, gewagte akrobatische Aktionen unternehmen (und sich dabei öfter verletzen) – auf alles reagieren die Eltern mit einem bewundernd-erschreckten, hilflosen Lachen: »Was der sich alles traut!« *(fehlender Halt, zugleich Installierung des Größenselbst)* Der Vater gibt zu, öfter innerlich weißglühend vor Wut gewesen zu sein, aber nicht eingegriffen zu haben, weil er eben kein gewalttätiger Vater sein wollte. Er bewunderte die Unbekümmertheit des Sohnes, die in so krassem Gegensatz zu seiner eigenen Kindheit und seinen Lebensmaximen stand. Die Mutter ließ dem Sohn zum einen aus einem Schuldgefühl heraus wegen ihrer anfänglichen Ablehnung alles durchgehen; zum anderen fühlte sie sich hilflos und – wie schon gegenüber ihren eigenen Eltern – zu schwach, um seinen Forderungen zu begegnen; drittens sollte er das »freie« Genie sein, das sie nicht sein durfte: Damit zog sie aus ihrer Hilflosigkeit einen (kleinen) narzisstischen Gewinn.

Der Sohn war in der Grundschule ein »Überflieger«, konnte alles, ohne viel arbeiten zu müssen. Mit dem Übergang ins Gymnasium kam der Absturz: Er konnte nicht mehr alles ganz leicht, sondern hätte sich anstrengen müssen. Das verweigerte er. Die Eltern verstanden seinen »Absturz« nicht, konnten ihn nicht trösten. Andererseits machten sie nur halbherzig Druck nach dem Motto: »Na, wenn er nicht will, dann kann man ihn doch nicht zwingen.« Nach einem Jahr hatte er nur Fünfen und Sechsen auf dem Zeugnis und blieb sitzen. Er unternahm einen Selbstmordversuch mit Schlaftabletten.

(Der Selbstmordversuch ist so zu verstehen, dass sein grandios erweitertes Selbst durch die Härte der äußeren Realität mit dem Versagen der Erweiterungsobjekte, der Trennung von ihnen konfrontiert wurde und er seine wahre Selbst-Schwäche sowie Einsamkeit wahrnehmen musste, was ihn in Verzweiflung stürzte.) Die Eltern reagierten weiter hilflos. Er wechselte zweimal die Schule. Inzwischen 15 Jahre alt, schwänzte er den Unterricht, fälschte Krankschreibungen und Entschuldigungen und trieb sich mit einer Jugendbande herum, in der er bald der bewunderte Anführer war. Von den Eltern zur Rede gestellt, meinte er nur, das sei alles seine eigene Entscheidung und ihm werde schon nichts passieren.

Ein schwerer Unfall beim überschwänglichen »S-Bahn-Surfen« ernüchterte ihn kurzfristig und ließ ihn ein halbes Jahr lang an familientherapeutischen Sitzungen teilnehmen. Aber schon während dieser Zeit nahm er heimlich das Schwänzen und Fälschen wieder auf, kiffte exzessiv und nahm gelegentlich Ecstasy und Kokain. Er knackte zusammen mit den Kumpels Autos, um die Autoradios zu klauen und zu verkaufen, und fing an, mit Haschisch zu dealen. Auf der Straße riss er auf dem Gehsteig fahrradfahrend einmal eine alte Frau und einmal ein kleines Kind um, die beide nur mit Glück nicht schwerer verletzt wurden. Zur Rede gestellt, zeigte er keinerlei Schuldgefühle, sondern reagierte nur mit Rechtfertigungen. Zu Hause verhielt er sich unverschämt fordernd: verlangte Essen, wann immer er nach Hause kam, forderte, dass die Sachen, die er gerade anziehen wollte, immer gewaschen seien, erwartete Toleranz gegenüber lauter Musik und dem Besuch von Freunden zu jeder Tag- und Nachtzeit, ging und kam, wann er wollte und erwartete von seinen Eltern Deckung gegenüber der Schule und der Polizei. Die Mutter kam seinen Wünschen immer wieder nach, wenn auch zunehmend widerstrebend. Der Vater stellte sich quer, verlangte eine bestimmte Ordnung, verbot den Drogenkonsum in der Wohnung, warf die gläsernen Wasserpfeifen und zwei Gasrevolver des Sohnes aus dem Fenster. Es kam zu heftigen Streitsituationen. Der junge Mann widersetzte sich dem Vater das eine Mal und stimmte ihm das andere Mal verbal zu und gelobte Besserung, ohne dass dies an seinem Verhalten irgendetwas geändert hätte. *(Eine Identifikation mit dem Vater und seinen Forderungen konnte nicht stattfinden, weil dessen Mann-Bild im Vergleich mit den Allmachtsversprechungen der frühen Kindheit zu de-*

mütigend ist.) Taschengeldentzug berührte den Jugendlichen nicht – er hatte genug Geld. Berufspläne interessierten ihn nicht mehr, den Schulabschluss am Ende der zehnten Klasse schaffte er nicht. Eine Androhung des Vaters, ihn aus der Wohnung zu werfen, beantwortete er lächelnd: »Ich gehe einfach nicht.« Außerdem drohte er Gegenmaßnahmen an, falls die Eltern ihr Vorhaben wahrmachen würden. Als seine Mutter ihn mehrmals zur Rede stellen wollte, ließ er sie jeweils stehen, und als sie sich ihm einmal in den Weg stellte, stieß er sie so heftig beiseite, dass sie sich eine Platzwunde zuzog. Andererseits umschmeichelte er sie, wenn er etwas wollte. Meistens konnte sie seinem Charme nicht widerstehen.

Nachdem mehrere Versuche, ihn unter Drohung des Rauswurfs dazu zu bewegen, sich an ein paar grundsätzliche Regeln des Zusammenlebens zu halten, misslungen waren, setzten die Eltern ihn schließlich vor die Tür mit dem Angebot, ihm einen Platz in einer Wohngemeinschaft oder eine kleine eigene Wohnung zu bezahlen. Der Sohn war verblüfft, als er plötzlich mit zwei Koffern und der Adresse einer Wohngemeinschaft in der Hand vor der Tür stand. Er blieb dort eine Stunde lang stehen und fing dann an zu schreien. Als die Eltern hart blieben, kroch er zunächst bei einem Freund unter und kam immer zum Essen. Nach ein paar Wochen hatte er eine kleine Wohnung. Zunächst setzte er seinen Lebenswandel fort, immer in der Erwartung, dass seine Eltern, speziell die Mutter, ihn wieder aufnehmen würden. An entsprechende Bedingungen, die die Eltern stellten, (Wiederaufnahme des Schulbesuchs beziehungsweise Bewerbung um eine Lehrstelle), hielt er sich nicht. Schließlich realisierte er wohl, dass die Mutter ihm nicht mehr half. Er verstärkte den Rauschmittelgebrauch und war kaum noch nüchtern *(Versuch, die manische Illusion zu halten)*. Er wurde sowohl beim Auto-Knacken als auch beim Rauschgifthandel erwischt und kam für einige Monate ins Jugendgefängnis. Dort bricht er depressiv zusammen, wird apathisch und spricht bei Familienbesuchen von Selbstmord. *(Psychodynamisch ist der Absturz so zu verstehen, dass durch äußeren Zwang die Separation als Realität wahrgenommen und akzeptiert werden muss. Ein schwaches Selbst einschließlich mangelhafter Ich-Fähigkeiten und ein entwertetes Selbstbild bleiben übrig sowie ein hohes Selbst-Ideal als Repräsentanz des einmal mit den Eltern geteilten grandiosen Selbstbildes. Dessen uneinlösbare Forderungen lassen das Selbst noch schwächer und wertloser erscheinen. Die Repräsentanz des Erweiterungsobjekts, die vorher als eng verbunden, wenn nicht verschmolzen wahrgenommen worden war, wird nun als getrennt und damit sehr enttäuschend, wenn nicht gar zerstörend wahrgenommen. Die Wut gegen sie darf aber nicht bewusst und geäußert werden, um nicht den letzten Rest an Unterstützung zu verlieren. Es entsteht Selbst-Lähmung, also Depression.)*

Eine Familientradition

Bei einem anderen, ähnlich gelagerten Fall handelte es sich um einen jungen Mann, 17, der noch zur Schule ging. Die Mutter, eine fein und zerbrechlich wirkende Frau, hatte sich, als er vier Jahre alt war, vom Vater, einem Alkoholiker und Schläger, getrennt und war zu ihrer eigenen Mutter ins Haus gezogen. Die beiden Frauen verwöhnten den einzigen Sohn, der ebenfalls zunächst ein »Überflieger« war und mit Besuch des Gymnasiums »abstürzte« und schwer zu kiffen anfing, Halluzinogene und Aufputschmittel nahm und dealte, und eine grenzenlose Anspruchshaltung gegenüber Mutter und Großmutter an den Tag legte. Als die Mutter schließlich so weit war, ihn der Wohnung zu verweisen und in eine Wohngemeinschaft zu schicken, weigerte sich der junge Mann und die Großmutter kam ihm dabei zu Hilfe. Sie erlaubte ihm, sein Zimmer zu behalten, und versorgte ihn mit Geld und Lebensmitteln. Das Gespräch mit der Großmutter verlief einigermaßen kurios: Sie erklärte mir, dass sie aus einem reichen Haus stamme und es eigentlich nicht nötig gehabt hätte, ihren Mann, einen seinerzeit mittellosen Akademiker, zu heiraten. Dann zeigte sie mir einige Narben am Kopf, am Arm und am Bein und sagte, dass sie im Alter von drei Jahren von ihrem eigenen Vater, als der den Wagen rückwärts aus der Garage fuhr, versehentlich überfahren worden sei. »Von dem Zeitpunkt an habe ich alles von ihm bekommen, was ich wollte«, meinte sie mit hörbarem Stolz in der Stimme. Dann erzählte sie ungeniert, dass sie es gut finde, dass ihr Enkel in ihrem Haus die Nächte durchmache, Drogen nehme und laute Musik höre, da sei »wenigstens Leben im Haus«. Sie würde den jungen Leuten dann immer Sandwiches machen und sich oft dazu setzen. Sie sehe zwar, dass das falsch sei, aber sie könne ihrem Enkel eben »keinen Wunsch abschlagen« *(eine familiäre Tradition der Funktionalisierung des Kindes für egoistische Zwecke des Erwachsenen, beginnend beim Vater der Großmutter, der durch grenzenlose Wunscherfüllung seine Schuld-*

gefühle loswerden wollte. Die Kinder entwickelten jeweils ein grandioses, auf einem Erweiterungsobjekt basierendes Selbst).

Der Traum des Vaters

Ein 28-jähriger, schlaksiger, jungenhaft wirkender Mann kommt in die Sprechstunde, weil er »möglicherweise« ein Alkoholproblem habe und seine Freundin und sein Vater ihm geraten hätten, sich an einen Fachmann zu wenden. Er berichtet lächelnd, dass er vor Kurzem seinen Master in Volkswirtschaft gemacht habe und ihn seine Freundin ein paar Tage danach hilflos betrunken in der gemeinsamen Wohnung aufgefunden habe, als sie abends nach Hause gekommen sei. Er könne sich daran nicht erinnern. Sie habe ihn in eine Entzugsklinik gebracht, woran er sich auch nicht erinnern könne. Nach vier Tagen sei er aus der Klinik »abgehauen«, obwohl die Ärzte ihn noch dabehalten wollten.

Die Freundin, eine angehende Lehrerin, kennt er seit zwölf Jahren, noch aus der Schule. Sie sei »Familie«, gehe bei seinen Eltern ein und aus. Auch er habe eine gute Beziehung zu seinen Eltern. Sie machten sich alle Sorgen um ihn. Er sehe das Ganze aber »nicht so verbissen«. Er trinke halt gerne einen oder kiffe auch mal, und bekomme dann nicht so richtig mit, wann es genug sei. Er liebe aber den »Exzess« durchaus und komme gut damit klar. Mit dem Kiffen, Benzos (Benzodiazepine) und Alkohol, manchmal auch LSD oder Ecstasy, habe er mit 18, kurz vor dem Abitur, angefangen. Sie seien eine Clique gewesen, die halt gern auf Droge Musik gehört und in Clubs gegangen sei. Er hätte aber auch gern mal zu zweit, mit der Freundin, »einen durchgezogen« – oder allein. Er habe weder in der Schule noch im Studium »Probleme gehabt«, habe immer alles schnell verstanden und seine Klausuren und Hausarbeiten ohne viel Nachdenken runtergeschrieben. Wenn er mal »versackt« sei, habe ihn die Freundin angetrieben, sich an den Schreibtisch zu setzen und zu lernen. Wenn er im Studium einen Vortrag halten musste, oder vor den Prüfungen, sei es schon mal schwieriger geworden, da habe er oft keine Lust gehabt, habe sich auch mal krankschreiben lassen, aber dann hätten sie oder sein Vater ihn angetrieben, und dann hätte das schon geklappt. Das halte er für nichts Besonderes, das sei bei anderen auch so.

Seinen Vater, Filialleiter einer Bank, schildert er als einen fleißigen, recht erfolgreichen Menschen, der immer große Stücke auf ihn gehalten und ihn in jeder Hinsicht unterstützt habe. Sie hätten in seiner Kindheit und Jugend viel unternommen, der Vater hätte ihn in Konzerte und Museen mitgenommen, ihm Klavierunterricht ermöglicht, und auch heute noch sei er immer da, wenn er ihn brauche. Erst kürzlich habe er ihm einen Halbtagsjob bei einer gemeinnützigen Organisation besorgt, wo er sich um die Finanzen kümmere, und mit dem er sich, wenn er sich jetzt an seine Dissertation mache, über Wasser halten könne. Seine Mutter, eine ehemalige Bankangestellte und seit seiner Geburt Hausfrau, schildert er als eine Frau, die die Kinder immer gut versorgt habe (es gibt noch einen drei Jahre älteren Bruder), »bodenständig und ordnungsliebend« sei. Sie sei eng mit seinem Bruder verbunden, einem Juristen, der kürzlich geheiratet habe.

Es wurde deutlich, dass der junge Mann keinerlei Leidensdruck verspürte, folglich auch kein Interesse an einer längerfristigen Therapie hatte und eigentlich nur zur Beruhigung seiner Freundin und des Vaters (von der Mutter war keine Rede) gekommen war. Ich erwartete nicht, noch einmal etwas von ihm zu hören.

Ein halbes Jahr später meldete sich die Freundin und bat dringend um eine Beratung für sich und den Vater des jungen Mannes. Er habe wieder schwer getrunken und danach drei Tage lang halb bewusstlos in der Wohnung gelegen. Sie sei sich nicht sicher gewesen, ob außer Alkohol noch eine andere Droge im Spiel gewesen sei. Er habe sich – angeblich um seine Konzentration zu verbessern – vor Wochen Ritalin besorgt. Er habe immer wieder erbrochen, nichts essen können, nur Wasser getrunken. Er habe sich strikt geweigert, ins Krankenhaus zu gehen oder den Bereitschaftsarzt kommen zu lassen. Als sie den schließlich doch holte, sei es ihrem Freund schon wieder besser gegangen, sodass der Arzt nichts unternahm. Seine zunehmende Alkohol- und Drogenproblematik sei ihr unheimlich. Sie wisse nicht, wie sie damit umgehen solle. Sie beide seien früher immer so »locker und lustig« gewesen. Sie habe ihn gern, weil er ein »lieber großer Junge« sei, der mit staunenden Augen, etwas naiv und nur an das Gute glaubend durch die Welt gehe und sich schnell für etwas begeistern könne. Sie selbst sei »eher der ernsthafte Typ«, vielleicht ein bisschen schwermütig, und seine Heiterkeit habe sie oft mitgezogen. Umgekehrt habe sie ihn »durchs Studium gecoacht«. Vor den Prüfungen sei er immer misslaunig geworden, habe das Schreiben der

Abschlussarbeit endlos hinausgezögert, obwohl er die Kapitelentwürfe in Stichworten fertig hatte. Sie habe ihn beaufsichtigen, antreiben und ihm immer wieder sagen müssen, dass er das schaffe – wie bei einem unwilligen Schuljungen. Wenn sie längere Zeit nicht in der Wohnung war, habe er angefangen zu trinken oder Joints zu rauchen. Wenn sie zurückkam, habe er meistens gut gelaunt dagesessen und Musik gehört. Die Arbeit habe er als Bagatelle abgetan.

Gelegentlich zu trinken oder Drogen zu nehmen, sei für ihn noch nie ein Problem gewesen. Sie selbst habe es lange auch nicht problematisch gesehen, zumal sie sich ihm öfter angeschlossen habe – aber seit einem Jahr, also nach dem bestandenen Master, würden die heftigen Räusche häufiger. Der Ablauf sei immer ähnlich: Er sitze da, habe ein paar Bier oder Joints oder beides »in der Mütze«, höre Musik und strahle vor sich hin. Er trinke oder rauche weiter, und wenn sie sage, dass er jetzt damit aufhören könne, weil es ihm doch gut gehe und er morgen wieder fit sein müsse, erwidere er, das ginge nicht, er müsse die gute Musik und die gute Stimmung noch intensiver genießen: »nicht nur 100, sondern 150 Prozent!« *(Angst, dass der triumphale Kick nicht ausreichen könnte, die Initialverstimmung zu überdecken)* Er werde dann regelrecht euphorisch, schreie herum, wie toll die Musik sei, die er gerade höre, wie toll der Sternenhimmel vorm Fenster sei oder wie toll sie rieche und sich anfühle. Manchmal folge dann eine kurze Wutphase: Er brauche sie nicht, sie solle ihn in Ruhe lassen. Meistens verliere er nach der Euphorie aber abrupt die Kontrolle, wanke und lalle hilflos herum, sei desorientiert und begebe sich auch in gefährliche Situationen *(schneller Übergang aus der euphorischen Illusion der Fusion des Größenselbst mit dem Erweiterungsobjekt in die komplette Überlassung an das Suchtmittel)*. Vor ein paar Wochen sei er einfach auf die Straße hinaus zwischen die Autos gelaufen und habe Glück gehabt, nicht überfahren zu werden. Sie fühle sich von diesen »Anfällen« überfordert, habe auch schon Gedanken, sich trennen zu müssen. Wenn sie ihm das mitteile, werde er ganz weinerlich, sage, dass sie das, was er da tue und sage, nicht so ernstnehmen solle und das auch wieder vorbeigehe. Er könne doch nichts dafür *(Verleugnung psychischer Wirklichkeit: als sei die Sucht eine Krankheit, die mit ihm als Person nichts zu tun hat)*.

Der Vater, ein nachdenklich wirkender weißhaariger Mann im grauen Anzug, ergänzte, dass er dieses Alkohol- und Drogenproblem gar nicht verstehe: Sein Sohn sei so begabt und vielseitig interessiert, er habe die Schule und den Beginn des Studiums mühelos geschafft – oft genug habe er ihn, den Vater, mit seiner Leichtigkeit und Begeisterung aus seinen eigenen trüben Gedanken gezogen. Er habe (mit einem Blick zur Freundin) eine hübsche und liebevolle Partnerin, sein Professor habe ihn nach der Masterarbeit ermuntert, diese zu einer Dissertation auszubauen, er habe einen guten Job, wo er zum Schreiben genug Zeit habe, ihm stehe eine große Zukunft offen, er könne Professor werden oder was immer er wolle, es gebe doch gar keinen Grund zum Unglücklich-Sein.

Ich meinte, dass der junge Mann in der Tiefe seines Herzens wohl schon irgendwie unglücklich oder zumindest verunsichert sei, ich die Gründe aber auch nicht verstehen würde. Er brauche sicherlich eine Behandlung, aber wenn er nicht wolle, könne man ihn nicht zwingen. Was sie tun könnten, wäre, ihn bei seinem Alkohol- und Drogenkonsum nicht zu unterstützen und ihm deutlich zu machen, dass sie sich Sorgen machen, dass sie ihn für krank halten und er weitergehende Hilfe brauche und sie nicht dabei zusehen wollten, wie er sich selbst schadet.

Ein weiteres Jahr später meldete sich der Vater allein und wollte beraten werden: Sein Sohn sei vor ein paar Wochen, als er und seine Frau übers Wochenende verreist waren, im berauschten Zustand in ihr Haus quasi eingebrochen (er hatte einen Schlüssel), hatte im Wohnzimmer Möbel umgeworfen, in der Küche Gläser und Teller zerschlagen, sich erbrochen, sich anscheinend geschnitten und anschließend das Blut im ganzen Erdgeschoss verteilt. Dann habe er wohl auf der Couch geschlafen. Als die Eltern am Sonntagabend wiederkamen, war er nicht mehr da, war auch telefonisch nicht zu erreichen. Der Vater fuhr zu seiner Wohnung, wo er ihn schlafend beziehungsweise betäubt vorfand und die Schnittwunde an der Hand versorgte. Der Sohn konnte sich an nichts erinnern. Der Vorfall schockierte den Vater sehr. Er dachte zum ersten Mal, dass mit dem Sohn grundsätzlich psychisch etwas nicht in Ordnung sei. Er machte sich Vorwürfe, das nicht schon früher bemerkt zu haben.

Als ich meinte, dass der »Einbruch« einerseits ein aggressiver Akt sei, andererseits wie ein hilfloses Schutzsuchen im Haus der Eltern wirke und das Blutvergießen wie ein dramatischer Appell, schwer verletzt zu sein und Hilfe zu brauchen, entgegnete der Vater, dass man in diese betrunkenen Taten doch keinen Sinn hineinlegen könne, zumal der Sohn sich ja hinterher an nichts erinnere. Ich hielt dagegen, dass man in dem betrunkenen Agieren, ähnlich wie in einem Traum, sehr wohl einen versteckten Sinn entdecken könne. Vorausgegangen war dem »Einbruch«, dass die Freundin sich vor drei Monaten vom Sohn getrennt hatte, nachdem sie ihm noch geholfen hatte, das Konzept für seine Dissertation niederzuschreiben. Der Professor hatte es gut gefunden und wollte die Dissertation für ein Stipendium vorschlagen. Ich sagte dem Vater, dass sein Sohn anscheinend große Schwierigkeiten mit der Selbstverantwortung habe – damit, allein, ohne eine anleitende und antreibende Person *(direktives Objekt beziehungsweise Erweiterungsobjekt)* ein Projekt zu verfolgen, und dass sein dramatischer Absturz etwas mit dem Verlust der Freundin zu tun habe und mit der großen Anforderung an seine Selbstständigkeit die die Dissertation darstelle.

Der Vater wurde nachdenklich und berichtete über das Bild, das er von seinem Sohn hatte und von der Beziehung, die sie in dessen Kindheit und Jugend gehabt hatten. Dieser Bericht, der für den Vater wohl die Funktion hatte, sich von Schuldgefühlen zu befreien beziehungsweise Klarheit über seine eigene Rolle zu bekommen, zog sich mit langen Unterbrechungen über zwei Jahre hin. Die Besuche des Vaters wurden meistens durch Rückfälle, die der Sohn erlebte, ausgelöst. Ich fasse die erzählten Bruchstücke hier in biografischer Abfolge zusammen:

Der Vater begann damit, dass er selbst aus einer mittelständischen Unternehmerfamilie aus dem Ruhrgebiet komme, Vater und Großvater die Firma aufgebaut und erfolgreich gemacht hätten, und sein älterer Bruder die Firma übernommen habe und sie ebenfalls sehr erfolgreich leite. Ihm, als dem jüngeren Bruder, habe der Vater und in seinem Gefolge der ältere Bruder nie etwas zugetraut. Er sei wohl früh etwas schüchtern und verträumt gewesen, und das sei in der Familie, wo es immer um harte Arbeit, Leistung und Erfolg gegangen sei, um Verkaufszahlen, Produktionsmaschinen, Umgang mit Personal und Kampf gegen die Konkurrenz, nicht so gut angekommen. Der Vater habe ihn immer zu besseren Noten angetrieben und aus seiner Verachtung, wenn etwas schlechter als eine Eins war, keinen Hehl gemacht. Der ältere Bruder habe Jura studiert und sei schnell in die väterliche Firma eingestiegen. Auch seine ältere Schwester sei auf ihre Art erfolgreich gewesen: eine tolle Sportlerin, gutaussehend, habe Betriebswirtschaft studiert und einen reichen Hotelier geheiratet. Seine Mutter habe sich immer schützend, tröstend und versorgend vor ihn, den Jüngsten, gestellt, aber auf ihre Art hätte sie ihn auch nicht ernstgenommen. Er selbst habe sich wenig zugetraut und zugleich davon geträumt, Professor zu werden und »es allen zu zeigen«. Von akademischen Titeln sei in der Familie mit Respekt gesprochen worden. Aber er sei durchs Abitur gefallen, und dann sei nur noch eine Banklehre übriggeblieben. Auf dem Gebiet habe er auch eine gewisse Karriere gemacht, aber nichts Glänzendes – und seine Familie habe auf ihn immer herabgeschaut, während er selbst sich in seiner Freizeit mit Philosophie, fernöstlicher Kultur und grüner Politik beschäftigt habe – Dinge, die ganz außerhalb des Horizonts seiner Herkunftsfamilie lagen.

Nach der Lehre hat er seine Frau kennengelernt, die in der gleichen Bank angestellt war wie er. Sie sei sehr hübsch gewesen, er habe auch ihre bodenständige, nüchterne Art geschätzt und dass sie sich auf seine Anflüge, in Melancholie zu versinken, nie eingelassen habe, sondern ihn immer wieder in den Alltag zurückgezogen habe. Allerdings habe er sich auch oft unverstanden gefühlt und ihr Desinteresse an allem Kulturellem und ihr kontrollierendes Planen als spießig empfunden. Als der erste Sohn kam, habe sie sich ganz rührend um ihn gekümmert, die beiden hätten bis heute eine enge Beziehung, wo er als Vater »kaum dazwischengekommen« sei. Als zweites Kind habe sie sich sehr ein Mädchen gewünscht, und als klar war, dass es ein Junge wird, war sie enttäuscht, während er sich gefreut habe. Als der Sohn auf der Welt war, habe sie ihn deutlich weniger liebevoll behandelt als den Bruder und ihm, dem Vater, gerne alle möglichen Aufgaben überlassen, zum Beispiel das nächtliche Fläschchen-Geben oder das Herumtragen zur Beruhigung *(Ablehnung durch die Mutter als primäres Verlassen-Werden).* Das habe er auch gern gemacht. Je größer der Junge wurde, umso mehr wurde er zu »Vaters Sohn«. Er habe viel mit ihm unternommen, sie seien in den Zoo, ins Museum, ins Kino gegangen, auch mal zu zweit in den Urlaub gefahren. Allerdings habe er immer viel gearbeitet, sei erst spätabends nach Hause gekommen, habe oft auch am Wochenende gearbeitet, sodass der Sohn auch oft allein gewesen sei, da weder seine Mutter noch der Bruder viel mit ihm anfangen konnten *(der Vater als ungenügendes Ersatz-Objekt).*

Er habe seinen Sohn immer als lachend und lustig, als »Sonnenschein« erlebt und sich sehr darüber gefreut. Er sei im Kindergarten und in der Schule sehr beliebt gewesen wegen seiner lustigen Art und Begeisterungsfähigkeit. Er habe, wenn andere etwas ausgeheckt hatten, »allen Scheiß mitgemacht« *(fremdbestimmtes Selbst als Abwehr von Verlassenheitsangst)*, sei auch manchmal erwischt und bestraft worden, weil er in seiner naiven Art immer alles zugegeben habe *(geringer Selbstschutz)*. Sobald es größere Schwierigkeiten gegeben habe, sei er als Vater auf den Plan getreten und habe das mit den Lehrern oder dem Direktor geregelt. Er habe in seinem Sohn oft das Gegenteil von sich selbst in seiner eigenen Kindheit gesehen: ein heiteres, sorgloses Kind im Gegensatz zum bedrückten und einsamen Kind, das er selbst war. Die Leistungsanforderungen, besonders in der Grundschule, habe der Sohn mit Leichtigkeit geschafft, sie hätten sich überlegt, ihn eine Klasse überspringen zu lassen, aber er, der Vater, wollte ihm die kindliche Freiheit nicht zu früh nehmen. Er habe den Sohn auch immer darin bestärkt, dass er Schwierigkeiten ohne Weiteres meistern könne und sich keine Sorgen machen müsse.

Bei den Mädchen sei er mit seiner Art gut angekommen, bis er sich dann recht früh auf seine Freundin festgelegt habe *(Suche nach dem direktiven oder ergänzenden Objekt)*. Materiell hätte es ihm an nichts gefehlt. Er habe immer die angesagten modischen Klamotten bekommen, ein großzügiges Taschengeld, Zuschüsse zu Reisen, sie hätten ihm das Haus für große Partys zur Verfügung gestellt, und er, der Vater, habe sich gerne dazugesetzt und die jugendliche Ausgelassenheit genossen, auch wenn es manchmal überbordete und seine Frau ihm Vorwürfe machte, dass er das zugelassen habe *(wenig Grenzen und Halt)*. Als der Sohn dann studierte und im Studium gelobt wurde, habe er, der Vater, sich schon gewünscht, dass er seinen Doktor mache und vielleicht Professor werde und ein bekannter und geachteter Mann – auch wenn er ihn nie in eine bestimmte Richtung gedrängt habe, sondern immer wollte, dass er bei dem bleibe, was ihm Spaß mache. *(Der Vater konstellierte mit seiner Bewunderung und Unterstützung den Sohn als das leichtlebige und unbeschwerte Genie, das er selbst hätte sein wollen. Mit dieser positiven projektiven Identifizierung enthielt er ihm notwendige Enttäuschungserfahrungen vor sowie den Erwerb von Fähigkeiten, mit realen Hindernissen und Frustrationen umzugehen. Er selbst, der Vater, konnte sich – gemäß dem Modell der »extraktiven Introjektion« – mit seiner Verwöhnung großartig dabei fühlen, einen solchen Sohn »geschaffen« zu haben. Der Sohn konnte sich der Projektion, wie großartig er sei, nicht entziehen, und entwickelte unbewusst ein entsprechendes Selbstbild.)*

Nach dem »Einbruch«, den der Sohn schnell vergessen hatte *(Verdrängung des in Abwesenheit des Erweiterungsobjekts erfolgten Zusammenbruchs des Größenselbst und des Versuchs, wieder Verbindung mit dem Objekt aufzunehmen sowie die Verlustangst zu betäuben)*, folgten im Lauf des nächsten halben Jahres fünf oder sechs schwere Räusche jeweils mit Kontrollverlust (Weitertrinken bis zur Ohnmacht, ungesteuertes Agieren) und anschließender Amnesie (»Filmriss«). Meist rief der Sohn, wenn er wieder aufwachte, seinen Vater an, der ihn dann in irgendeiner Kneipe oder bei der Polizei abholte oder in die Wohnung kam (wo der Sohn inzwischen allein lebte) und ihn dort versorgte und den Schmutz beseitigte. Auf Drängen der Eltern begab sich der Sohn in eine zweiwöchige Entzugsbehandlung, blieb danach aber nur weitere zwei Wochen »trocken« und setzte sein »Leben im Rausch« dann mehrere Monate lang mit höherer Frequenz fort, das heißt mit ein bis zwei »Abstürzen« pro Woche. Seinen Job konnte er nur noch mit Mühe durchhalten. Als sein Arbeitgeber ihm die Entlassung androhte, begab er sich in eine sechswöchige Entzugs- und Entwöhnungstherapie und blieb danach einige Wochen trocken. Er wurde von seinem Professor gebeten, für das angestrebte Stipendium sein Dissertationskonzept auf einem Kolloquium vorzustellen. Er erschien nicht zum Termin, sondern hatte einen Rückfall in Form einer mehrtägigen haltlosen Sauftour, an deren Ende er mit über vier Promille Alkohol im Blut im hilflosen Zustand aufgefunden und in die Rettungsstation gebracht wurde *(Durchbruch der Angst vor der geforderten Autonomie seines falschen, nur mit Stützung lebensfähigen Selbst sowie schwere Scham, Betäubung der unerträglichen Affekte)*. Ihm wurde gekündigt. Der Vater zahlte die Miete und unterstützte ihn finanziell. Der Sohn verwendete das Geld aber nur zu Schnapskäufen, sodass der Vater zur Versorgung mit Naturalien überging. Der Sohn lieh sich Geld – vom Bruder, von Freunden, schließlich von Kredithaien, wurde zusammengeschlagen, weil er seine Schulden nicht zahlen konnte, geriet wegen des notgedrungenen Entzugs in ein lebensbedrohliches Entzugsdelir und landete wieder in der Klinik *(selbstschädigendes Verhalten aus Scham beziehungsweise Selbsthass)*.

Dort blieb er, mit anschließender Entwöhnungstherapie, acht Wochen. In diesem Rahmen fand eine Gruppenpsychotherapie statt. Als der Vater ihn in der Klinik besuchte, zeigte der Sohn ihm ein Blatt Papier, auf dem er, in Erfüllung eines Arbeitsauftrages aus der Therapie, aufgeschrieben hatte, woran er seines Erachtens im Leben gescheitert sei. Er schrieb, dass er es nicht geschafft habe, ins erwachsene Arbeitsleben einzusteigen und das jugendlich-unverbindliche Dasein loszulassen – dies sei seine »Lebensschuld«. Wir besprachen in der Beratung, was der Sohn damit wohl meine, und es wurde deutlich, dass er sich für etwas die Schuld gab, was der Vater von ihm in gewisser Weise »gefordert« hatte: ein leichtes Leben zu führen. Im nüchternen Zustand hatte er erkannt, dass er an den Anforderungen eines auch Anstrengung und Frustrationstoleranz fordernden Erwachsenenlebens scheitern musste, weil er nichts anderes kannte, als die (vom Vater geförderte) »jugendliche« Lebenshaltung. Aus dem Scheitern erwuchs ein Gefühl von Selbstverachtung und Schuld, das er nüchtern kaum ertrug. Der Vater erkannte zunehmend, dass er, es gut meinend, den Sohn als Stellvertreter seiner eigenen Leichtigkeits- und Großartigkeits-Wünsche quasi missbraucht und ihm dadurch wichtige Fähigkeiten und Haltungen, ohne es zu wollen, vorenthalten hatte. Er bekam seinerseits Schuldgefühle und wurde traurig. Als vorläufige Konsequenz zog er für sich daraus, den Sohn nicht weiter »aufzumuntern« und ihm großartige Fähigkeiten zuzuschreiben, sondern ihn in seiner tatsächlichen Schwäche anzunehmen und nicht mehr von ihm zu erwarten. Er versuchte, sich bei seinem Sohn zu entschuldigen, was dieser aber kaum verstand.

In der Entwöhnungsklinik lernte der Sohn, inzwischen 32 Jahre alt, eine zehn Jahre ältere, alleinstehende Krankenschwester kennen, die kurz davor war, nach Süddeutschland zu ziehen und dort einen ambulanten Pflegedienst aufzuziehen. Der Sohn ging mit ihr eine sexuelle Beziehung ein, zog ihr einige Wochen nach seiner Entlassung hinterher und wohnte bei ihr. Das Dissertationsprojekt gab er auf. Von seinen Eltern hielt er Abstand. Soweit die Familie in Erfahrung bringen konnte, lebte er nach einigen kleineren Rückfällen abstinent, wurde aber über zwei Jahre sehr depressiv. Die als Krankenschwester arbeitende Freundin, anscheinend eine pragmatische und robuste Person, hielt zu ihm. Als es ihm etwas besser ging, kümmerte er sich in ihrem neu gegründeten Pflegedienst um die Organisation und

Abrechnung. *(Der Sohn rettet sich, indem er den fremdinduzierten großartigen Berufsentwurf aufgibt. Er geht eine Beziehung mit einem dirigierenden Objekt ein, von dem er sich nicht überfordert fühlt und das einen positiven Mutter-Ersatz darstellt. Die Depression ist als Rückzugs- und Trauerphase über die verlorene Großartigkeit zu verstehen).* Ein Jahr später nahm der Vater seinen letzten Beratungstermin bei mir wahr. So viel er wusste (der Sohn hielt nach wie vor Abstand), lebte der Sohn stabil und einigermaßen zufrieden.

Dritte Variante: Resignative Sucht

Diese Variante zeichnet sich in ihren Anfängen durch die unverhüllte Ablehnung des Kleinkindes als eines besonderen Menschen aus. Die Funktionalisierung des Kindes für die Zwecke der erwachsenen Bezugsperson tritt in ihrer destruktivsten Form auf: »Ich will Dich in meinem Leben nicht haben und ich versorge und pflege Dich nur, weil äußere Zwänge (zum Beispiel Strafverfolgung) mich hindern, Dich zu verlassen oder zu töten. Du bekommst keinerlei emotionale Zuwendung von mir und sollst meine Lebenspläne und Interessen so wenig wie möglich stören beziehungsweise, wenn Du schon da bist, Dich gelegentlich als Mittel für meine Zwecke gebrauchen lassen.« Im Rahmen dieser harten Beschreibung geht es um keine Frage der Schuld, sondern lediglich um die Frage der Verursachung. Die Ablehnung des Kindes kann anfänglich außerhalb des Willens der Bezugsperson liegen. Beispielsweise kann sie selbst durch irgendein Ereignis so traumatisiert sein, dass sie keine Kapazitäten für altruistische Zuwendung oder intime Nähe mehr besitzt (Raskovsky, 1997, S. 314).

Bei dem in Kapitel 15 angeführten trockenen Alkoholiker zeigte sich die Ablehnung von vornherein in den Abtreibungsversuchen der Mutter und in ihrer strikten Ablehnung von Körperkontakt, als das Baby auf der Welt war (Voigtel, 2015, S. 72f.). Bei anderen zeigt sich die Ablehnung im Babyalter darin, das Kind gemäß den eigenen, erwachsenen Vorstellungen davon, wie es sich zu verhalten habe, zu behandeln, also seine spontanen Bedürfnisäußerungen und affektiven Signale immer wieder zu ignorieren. Es wurde zum Beispiel stundenlang alleingelassen, auf sein Angst- oder Hungergeschrei wurde nicht reagiert, auf seinen protestierenden Wutaffekt wurde mit Gewalt oder mit Weggehen reagiert. Das Kind geriet immer wieder in starke Spannungen, Schmerzen und schmerzähnliche Zustände, in Wut und Verzweiflung, die es nicht anders als durch Schreien abführen konnte. Durch die Unberechenbarkeit der Zuwendung entstand zunächst immer wieder wütender Protest, dann innere Verwirrung, dann zunehmend Resignation, Passivierung.

Im Kleinkindalter mag die Ablehnung des Kindes als eigene Person so ausgesehen haben, dass es gleichgültig allein gelassen wurde, kaum beachtet wurde beziehungsweise sich den alltäglichen Abläufen und Ordnungen der Erwachsenen anzupassen hatte, nichts Eigenes (zum Beispiel eigenes Spielzeug, eine eigene Spielecke, dass auf seine Essens- oder Kleidungsvorlieben Rücksicht genommen wurde) erwarten oder gar fordern durfte (ebd.). Es konnte willkürlich, wenn es den erwachsenen Bezugspersonen gerade in den Sinn kam, geschlagen, mit Körperkontakt bedrängt oder in erwachsene Handlungen sexueller Art hineingezogen werden. Sein spontanes »Nein« wurde ignoriert. Ihm wurden unkindliche Fähigkeiten abverlangt, zum Beispiel vorzeitig Kontrolle über seine Ausscheidungen zu haben oder sich sein Essen selbst zu besorgen (Vernachlässigung). Für seine kindlichen Unfähigkeiten wurde es beschimpft und bestraft und musste in dauernder Angst leben, zu versagen. Im sprachfähigen Alter äußerte sich die Ablehnung durch die Bezugspersonen auch in wiederholten negativen Wertungen und Zuschreibungen, wie schlecht das Kind sei, und in Vorwürfen, was es alles falsch mache. Entscheidend ist dabei das durchgängige Klima der Ignoranz und Ablehnung, des Nicht-Wahrnehmens und Nicht-Anerkennens der kindlichen Selbstäußerungen, die überwältigende erwachsene Unbezogenheit. Väter oder andere alternative Bezugspersonen treten als Triangulierungspartner in einem solchen Fall abgelehnter Abhängigkeit nicht auf. Sie sind abwesend, selbst suchtkrank, zu schwach in der Familie, sehen der Feindseligkeit der Mutter untätig zu oder setzen sie selbst fort. Vorstellbar ist auch, dass ein Vater die Mutter an einer Beziehung zum Kind hindert, indem er sie stört, ihre Bemutterung als »sentimental« verhöhnt oder sie eifersüchtig zwingt, ihre Aufmerksamkeit ihm zuzuwenden.

Das Kind spürt die grundsätzliche Ablehnung als potenzielles Verlassen-Werden, als Schutzlosigkeit respektive Lebensgefahr. Es macht andererseits im Lauf der Zeit die Erfahrung, dass es das bedrohliche Objekt besänftigen und seine eigene Todes- oder Verlassenheitsangst mildern kann, wenn es sich »unsichtbar« macht, pflegeleicht und problemlos, und herauszufinden versucht, wie das Objekt es haben will, um sich entsprechend zu verhalten. Diese aus der Interaktion entstehende unbewusste Strategie führt dazu, sich gegenüber dem Objekt als eigenständiges Selbst weitgehend aufzugeben. Um der Ablehnung und der Angst zu entgehen, versucht das Kind, seine spontane Affektivität, seine Wünsche und Motive zu unterdrücken, zu verleugnen und sich ganz dem Willen des Objekts zu überlassen, das damit – aus der Sicht des Kindes – zu einem sehr mächtigen und alles bestimmenden, willkürlich gebenden und nehmenden, kalt-großartigen Objekt wird, das durch das kindliche Selbst und dessen Liebeswünsche und enttäuschten Hass nicht bewegt werden kann. So wird das Objekt auch in der Psyche des Kindes repräsentiert. Sein eigenes Selbst wird als zwar affektiv, aber isoliert und unwirksam, als passiv ausgeliefert und fügsam intrapsychisch repräsentiert.

In einem gewissen Widerspruch zur emotionalen Unerreichbarkeit des Bezugsobjekts und zu der von ihm erfahrenen Ablehnung nimmt das Kind wahr, dass es am Leben gehalten und versorgt wird, wenn es sich den Direktiven des Objekts passiv überlässt und seinen Eigenwillen unterdrückt. *Passive Überlassung* ist also ein überlebens- und bindungssicherndes Verhalten. Das Kind passt sich mit seiner Selbst-Zurücknahme an die Forderungen des Objekts an, vermeidet Konflikt und Trennungsangst und erreicht, dass es geduldet wird beziehungsweise eine minimale Harmonie entsteht. Dieses Verhalten bedeutet nicht, mit den diskrepanten Angriffen des Objekts einverstanden zu sein. Vielmehr muss das Kind seine Selbst-Zurücknahme erst lernen, reagiert zwischenzeitlich immer wieder mit wütendem Protest oder Rückzug in Schlaf und Dämmerzustände. Ab dem dritten Lebensjahr, wenn die Vorstellungsfähigkeit, die Fähigkeit, assoziative Verbindungen herzustellen, und die Fantasietätigkeit stärker geworden sind, interpretiert das Kind die durch seine Selbst-Zurücknahme oder Resignation hergestellte relative Konfliktlosigkeit oder Duldung durch das Objekt als eine *kleine Zuwendung*. Ein komplettes Desinteresse des Objekts an ihm ist für das Kind nicht vorstellbar. Man kann aber annehmen, dass das Kind die Bezugsperson wegen der ungenügenden Zuwendung nicht liebt, sondern eher sehnsüchtig hasst (siehe die Erinnerung des trockenen Alkoholikers aus dem Fallbeispiel zur Abwehroperation der passiven Überlassung aus Kapitel 15).

An der Fantasie von der kleinen Zuneigung muss das Kind schon aus Gründen des psychischen Selbsterhalts, der Abwehr des Gefühls, ungewollt zu sein, mit aller Kraft festhalten. Der englisch-pakistanische Analytiker Masud Khan, Lehranalysand und Mitarbeiter von Donald Winnicott, sprach im Zusammenhang seiner Überlegungen zum Masochismus von einer »*manischen Abwehr*, die das Ich benutzt, um das Selbst vor einem seelischen Schmerz zu schützen, der das Selbst [...] auszulöschen droht.« Die manische Abwehr besteht in einem »Affekt [...], den das Ich mit wirklichen oder imaginären Gestalten im Raum der Phantasie schafft« (Khan, 1989, S. 304f., Hervorhebung R.V.). Jessica Benjamin sprach im gleichen Zusammenhang davon, dass »Unterordnung ein stets verfügbarer Ersatz« ist, wenn Hingabe an ein tatsächlich liebendes Objekt nicht möglich erscheint (Benjamin, 1990, S. 72). Das Subjekt kann sich so mithilfe der eigenmächtigen, auch ohne Zutun des Gegenübers möglichen Selbst-Zurücknahme immerhin einbilden, minimal geliebt zu werden. Es gibt ein Narrativ aus der Religionsgeschichte, in dem diese Haltung zugespitzt wird: die hoffnungsvolle, ekstatische Freude des Flagellanten oder des sich selbst erniedrigenden und züchtigenden Jesuiten gegenüber einem nicht-antwortenden, unerreichbaren Gott. Ein schwieriger Schritt in der psychoanalytischen Therapie von sich-selbst-aufgebenden Süchtigen ist die Enttäuschung der hintergründigen Fantasie der Unterwerfungs-Bindung, das heißt der Fantasie, dass das Objekt (in der Übertragung: die Analytikerin) einen im Falle kompletter Auslieferung (am Leben) hält wie ein Baby.

Zur Wahrnehmung der materiellen Versorgung durch die Bezugspersonen gehört – wie in Kapitel 15 beschrieben – die libidinöse Über-Besetzung der Gegenstände der Versorgung als Teile des (sich ansonsten emotional entziehenden) Objekts, die *donale Verschiebung*. Auch hier entsteht ab einem bestimmten Alter die Fantasie, die Nahrungsmittel, Geschenke oder was auch immer seien Ausdruck der affektiven Zuwendung.

Ähnlich kann das Kind die Oberaufsicht beziehungsweise Verantwortung seiner Eltern als eine Art Schutzschirm interpretieren. Wenn es sich Gelegenheiten sucht, bei denen es in Ruhe gelassen wird, Orte, wo es sich sicher fühlen kann, um sein »fortdauerndes Sein zu genießen« (Winnicott), um seine Gefühle und Gedanken zu erleben, dann kann es eben diese *beruhigenden Räume* als unter dem Schutz guter, wenn auch ferner Objekte stehend erleben.

Man erkennt, wie das Kind mit seinen Abwehrmöglichkeiten versucht, sich *Teile* eines guten Objekts zu verschaffen: Duldung, Gaben und geschützter Raum als Zeichen der Zuwendung, die es braucht, um psychisch leben zu können. Dazu unternimmt es Anstrengungen: Es lässt mit sich geschehen, um geduldet zu werden; es konzentriert sein Begehren auf die Dinge, die es bekommt, und versucht damit, die ihm entgegengebrachte emotionale Kälte nicht wahrzunehmen; es sucht sich einen objektfernen geschützten Raum als Ersatz für den nahen Schutz durch das Gefühl des

Geliebt-Werdens. Es ist in seiner unbewussten Abwehr ausgesprochen flexibel und kreativ. Die Abwehr steht im Dienst der *psychischen Selbsterhaltung* – zu der immer die Verbindung zum unterstützenden, haltenden Objekt gehört. Parallel zu dieser unbewussten »Konstruktion« eines guten Objekts wird das ablehnende, vernichtende Objekt verleugnet beziehungsweise abgemildert, wobei die »Operationen«, die das Kind vollzieht, einem äußeren Objekt gelten, das heißt, es stellt sich ein in der Außenwelt existierendes Objekt vor, das imposant und mächtig ist und dem bestimmte Zuwendungen (Duldung, Gaben, Schutz) abgerungen werden müssen und dessen Ablehnung durch Gegenmaßnahmen kontrolliert und gedämpft werden muss.

Die viele Energie, die in dieses Abwehrsystem der Willfährigkeit und Ersatzbildung investiert werden muss, fehlt bei der Ausbildung des Eigenwillens, der autonomen Realitätsprüfung (das heißt der Realität in Bezug auf das, was mir, dem Selbst guttut, was ich will), der inneren Orientierungssicherheit (zwischen Eigenwillen, Realitäts- und sozialer Normenwahrnehmung) und der autonomen Realitätsgestaltung.

Bei der *Separation* erlebt das Subjekt die Ablehnung, die es bis dahin mit aller Kraft versucht hat, vor sich selbst zu verleugnen, in unverhüllter Form: Die dirigierende Bezugsperson stößt es aus. Bei Jugendlichen wirkt nicht selten eine traumatisierende Erfahrung wie eine schwere körperliche Misshandlung oder ein sexueller Missbrauch in der Familie »augenöffnend«: Die Ablehnung als Mensch mit eigenem Wert wird sinnlich erfahren. Der getrennte, alleingelassene Jugendliche muss nun das Fehlen seiner Autonomiefähigkeiten wahrnehmen. Er kann die Illusion der lebenserhaltenden (Teil-)Zuwendung seitens des Objektes nicht mehr halten. Das Objekt steht als externes nicht mehr zur Verfügung, er kann nicht mehr (manisch imaginierend) mit ihm umgehen. Was er behält, ist die innere Repräsentanz des Objekts und seiner Beziehung zu ihm. Was in ihm von nun an repräsentiert ist, ist ein abweisendes Objekt, das ihn nicht haben will. Diese introjizierte Objektinstanz, die er als Autorität in sich spürt, verachtet sein (schwaches) Selbst und will seine Vernichtung. Er leidet, wenn er allein ist, unter einer mörderischen *Selbstverachtung*. Das ist seine Initialverstimmung.

Um dieser zu entgehen, sucht er sich eine Droge beziehungsweise ein Suchtmittel, das den negativen Affekt auf chemischem Weg oder durch Induktion eines betäubenden oder ablenkenden Gegen-Affekts von außen zeitweilig lindern oder verleugnen kann. Aufbauend auf diese affektmanipulierende Wirkung kann der Jugendliche mithilfe seiner (partiell unbewussten) Fantasie die Teilobjekte aus der Beziehung zum Primärobjekt (schützender Raum, gute Gaben, minimaler Halt für Überlassung) auf das Suchtmittel übertragen. Es wird selbst zu einer guten Gabe, es stellt per Rauschwirkung einen geschützten Fantasieraum her und man kann sich passiv seiner minimal haltenden Wirkung überlassen: Es wird einen schon nicht umbringen. So kann man für eine begrenzte Zeit die überfordernde Autonomie und die Selbstverachtung suspendieren – die *manifeste Sucht* entsteht. Wichtig ist auch, dass das Suchtmittel, wie das Primärobjekt, außen, »externalisiert« bleibt, sodass man mit ihm als einer Sache instrumentell und kontrollierend umgehen kann. Der externalisierende Umgang ist eine agierende Verleugnung des gesamten psychischen Bereichs der Internalisierung, das heißt der inneren Szene, in der ein übermächtiges Objekt einem schwachen Selbst ablehnend gegenübersteht.

Der Rausch, dem die Süchtige sich überlässt, eröffnet durch seine affektive Erleichterung und das Ausschalten der Realitätsprüfung einen *Freiraum* der Gefühle und Fantasien. Die Inhalte der Fantasien reichen von einer bildlosen, leeren Freiheit und Unbedrängtheit, über ozeanische und wohlige Ausbreitung und Verschmelzung mit Umgebungen und Objekten zu Träumen, in denen Wünsche erfüllt werden. Alle spontanen Emotionen, die im nüchternen Zustand aus Schwäche und aus Angst unterdrückt bleiben, dürfen hervorbrechen: Verzweiflung, Wut, Trauer, Sehnsucht nach Hilfe und Schutz, Wünsche nach Zuwendung und Bewunderung. Entweder werden sie namenlos und körperlich gefühlt und agiert (man denke an die unbeholfenen Annäherungsversuche von Betrunkenen, ihre Wutausbrüche, ihre Weinerlichkeit, man denke an die Spannungs- und Triumphschreie der Automatenspieler) oder sie heften sich an die Ausdruckssysteme, die zur Verfügung stehen: Musik, Farben und Formen, Bewegungen, Sprache (man denke an das Aufgehen in Melodien und Rhythmen von Cannabis- und Ecstasy-Berauschten, ihren selbstvergessenen Tanz, den hemmungslosen Redeschwall von bestimmten Süchtigen im Alkohol- oder Kokain-Rausch). Auf jeden Fall kann in dem vom Realitätsdruck und der Selbstverachtung befreiten Raum ein Teil eines authentischen Selbst leben, was diesen psychischen Innenraum für den Süchtigen zu etwas sehr Wertvollem macht.

Die Idealisierung des Suchtmittels von der »guten Gabe« der donalen Verschiebung zu einem *überwertigen Fetisch* erklärt sich also hauptsächlich aus seiner Funktion, sowohl einen Teil des authentischen Selbst zu bewahren als auch vor der vernichtenden Selbstabwertung zu schützen, indem man sich ihm wie einem minimal haltenden Objekt überlassen kann. In dieser Variante der Sucht ist es ein notwendiges Hilfsmittel, um psychisch zu überleben.

Patienten der psychiatrischen Kliniken in Deutschland mit der Diagnose eines »Abhängigkeitssyndroms« gehören zum großen Teil in die Kategorie der resignativ Süchtigen. Ihnen gelingen die labil balancierten Lebensläufe der adaptiv Süchtigen nicht. Ziel ihrer Sucht sind auch keineswegs die egomanischen Höhenflüge der fusionär Süchtigen, sondern hauptsächlich die Entlastung von ihrem ungeliebten Selbst. Sie imponieren durch progrediente Zerstörung ihrer sozialen Bezüge und ihrer Gesundheit. In ambulanten Psychotherapie-Praxen tauchen sie selten auf. Für sie gibt es viele Beispiele in der Literatur, im Film und in der Prominenz. Die Medien schildern von Zeit zu Zeit die elenden Lebensläufe von Junkies (Christiane F., 1978), schweren Alkoholikern oder Spielern.

Fallbeispiele

Der Roadie

Ich lernte den 40-jährigen, hager und etwas verbraucht aussehenden Mann mit Pferdeschwanz und tätowierten Armen beim Besuch einer Suchtstation in einer psychiatrischen Klinik kennen. Er berichtete mir bei mehreren Treffen seine Lebens- und Suchtgeschichte, die ich hier biografisch geordnet wiedergebe (wobei ich, wie bei den anderen Fallbeispielen auch, äußere Merkmale verändert habe, um seine Anonymität zu wahren).

Herr D. wurde als erster von zwei Söhnen einer 21-jährigen Kosmetikerin in einer westdeutschen Großstadt geboren. Sein Vater war ein 26-jähriger Lehrer. Die Eltern trennten sich, als der Junge drei Jahre alt war. Der Kontakt zum Vater brach nach einer Weile ab. Herr D. hat keine Erinnerung an ihn. Noch während der Ehe hatte die Mutter eine Weiterbildung zur Maskenbildnerin begonnen und nach deren Ende verstärkt bei Film- und Theaterprojekten gearbeitet. Der Sohn war früh in einen Ganztagskindergarten gekommen, an den Herr D. sich auch kaum erinnert. Als er vier Jahre alt war, zog die Familie in die Wohnung eines Schauspielers, den die Mutter bei einem Filmprojekt kennengelernt hatte. Sie bekam einen zweiten Sohn. Der Stiefvater sei kaum zu Hause gewesen, und Herr D. erinnerte sich nicht, dass dieser sich einmal mit ihm befasst habe. Er habe sich auch geweigert, ihn »Papa« zu nennen. Er erinnerte sich, dass die Mutter in der Zeit, als sie wegen des Babys zu Hause war, viel geweint habe. Herr D. kam in die Schule und nachmittags in einen Hort. Dort habe es einen Erzieher gegeben, der viele spannende Sachen mit den Kindern unternommen und sich auch gelegentlich mit ihm persönlich unterhalten habe. Den habe er gemocht *(ein ersehnter Vater-Ersatz)*. Als er acht Jahre alt war, kam es neuerlich zur Scheidung, und die Mutter zog mit den beiden Söhnen in eine andere Wohnung. Kurze Zeit später heiratete sie einen weiteren Schauspieler und die Familie bezog eine neue Wohnung in einem anderen Stadtteil. Auch dieser Stiefvater war wegen unterschiedlicher Filmprojekte viel unterwegs, und auch ihn akzeptierte der Sohn nicht *(viele Orts- und Personenwechsel mit einer entsprechenden Verunsicherung des Kindes und einem verstärkten Anklammern an die einzige halbwegs konstant anwesende Person, die Mutter)*. Von Herrn D. wurde erwartet, dass er, wenn abends die Eltern noch nicht von der Arbeit zurück waren, den Halbbruder vom Kindergarten abholte und sich um ihn kümmerte.

Seine Mutter beschrieb Herr D. als eine kleine, ängstliche Frau, die immer mit ihrem Schicksal haderte und sich immer nach einem »starken Mann« sehnte. Seine Beziehung zu seiner Mutter sei »sehr eng« gewesen. Sie habe ihm ihre Sorgen erzählt, sich bei ihm ausgeweint und nach Ratschlägen gefragt. Zugleich habe es aber wenig Körperkontakt und kaum zärtliche Berührungen gegeben *(eine von den eigenen Verlassenheitsängsten absorbierte Mutter, die den Sohn als Stütze für sich funktionalisierte, ohne auf seine Bedürfnisse und Gefühle einzugehen)*.

In der Schule sei Herr D. durchschnittlich gewesen. Er habe Tobsuchtsanfälle bekommen, wenn ihm etwas nicht gelungen sei *(hoher Anspruch an sich selbst – in Fortsetzung der hohen Erwartung seiner Mutter an seine Selbstständigkeit und Verantwortungsübernahme – mit dem entsprechenden narzisstischen Zusammenbruch bei Misserfolgen und einer geringen Frustrationstoleranz)*. Rechtschreibung sei ein Problem gewesen und auch »Mathe war nicht meins«. Er sei wohl ein eher verträumtes Kind gewesen und habe gern gemalt und gezeichnet *(Rückzug gegenüber den überfordernden Erwartungen)*. Ab dem Gymnasium, mit zehn Jahren, sei er Schlüsselkind geworden.

Die Mutter habe für ihn und den sechsjährigen Bruder Geld für Mittagessen dagelassen und sie seien zum Imbiss oder McDonalds gegangen. Nachmittags habe er sich – mehr schlecht als recht – um die eigenen Hausaufgaben und später auch die des Bruders gekümmert. Auf dem Gymnasium faszinierten ihn die »coolen« Sportarten der älteren Jungs. Da er selbst recht groß war, trat er mit zwölf der Rugby-Mannschaft bei. Das gab er aber schnell wieder auf, da er mit seinen langen Haaren und dem kindlichen Gesicht wohl wie ein Mädchen ausgesehen habe und öfter verspottet wurde *(Kränkung)*.

In dieser Zeit habe sich seine Mutter nach einer langen Phase des Streits auch von seinem zweiten Stiefvater getrennt. Sie habe oft abends verzweifelt schluchzend auf ihrem Bett gesessen und sich nicht beruhigen können. Er habe das als besonders quälend empfunden, weil er nicht wusste, wie er ihr helfen sollte und sich dafür schämte. Von da an habe die Mutter ihn mit dem Bruder oft allein zurückgelassen, wenn sie für Tage und Wochen bei weit entfernten Filmproduktionen tätig war. Sie habe ihm jeweils reichlich Geld hinterlassen *(donale Verschiebung)* und gelegentlich angerufen, ob alles in Ordnung sei. Er fand die »zugemutete Autonomie« (Dornes, 2012, S. 305) damals selbstverständlich beziehungsweise war auch stolz, weil seine Mutter ihm die Selbstständigkeit zutraute *(Förderung von Größenideen)*. Er erinnerte sich aber auch, immer wieder hilflos verzweifelt gewesen zu sein, wenn er für irgendein alltägliches Problem (der Bruder hatte einen Fleck aufs Sofa gemacht oder er selbst hatte sich verletzt und blutete) keine Lösung fand. Für seine gelegentlich manifest werdenden Ängste und die Hilflosigkeit schämte und hasste er sich *(Selbstverachtung; Hintergründig dürfte er sich von der Mutter und den Vätern im Stich gelassen und auf eine verdeckte Weise verachtet gefühlt haben – als hielten sie ihn für ihrer Fürsorge nicht wert)*. Seine mehr oder minder bewussten Gefühle von Überforderung und Angst, seine Wünsche nach Anlehnung und Fürsorge verbarg er hinter einer Maske von Coolness und Souveränität und entwickelte notgedrungen erhebliche organisatorische und Durchhalte-Fähigkeiten.

Mit 13 begann er, regelmäßig Cannabis zu konsumieren *(um seine quälenden Affekte zu betäuben und sich einen Raum für entspannte Träumerei und Freiheit von Verantwortung zu eröffnen)*. Er habe auch häufig onaniert und pornografische Fantasien gehabt. Ältere Mädchen hätten ihn hübsch gefunden. Er habe viel geknutscht und seinen ersten Geschlechtsverkehr gehabt. Mit 15 hatte er die erste längere (ein Jahr andauernde) Beziehung. Er habe sich immer leidenschaftlich verliebt – habe aber die Namen der Freundinnen nach dem Ende der jeweiligen Beziehung sofort vergessen, könne sich auch heute nicht mehr daran erinnern *(was vermuten lässt, dass in die Verliebtheit heftige Bindungswünsche eingeflossen waren sowie die Vorstellung, dass durch die Bindung sein fragiler männlicher Selbstwert gestützt werde. Das Namen-Vergessen nach der Trennung könnte ein wütend-enttäuschtes Auslöschen darstellen).* Ab 15 sei er »nur noch bekifft gewesen« und habe sich, wann immer es seine häuslichen Pflichten zuließen, »draußen herumgetrieben«. Da er ziemlich viel Taschengeld hatte, sei es »kein Problem gewesen, sich Dope, Klamotten und CDs zu kaufen und in Rockkonzerte zu gehen«. Die Musiker habe er als »frei« und »männlich« bewundert, sei in den hart rockenden Rhythmen aufgegangen und habe auch die Nähe der Bands gesucht, indem er schon nachmittags vor einem Auftritt auftauchte und ungefragt beim Bühnenaufbau mithalf.

Nach dem Abitur, das er mit Ach und Krach schaffte, begann er, weil er gern zeichnete, Architektur zu studieren. Die Mutter hatte sich in der Zwischenzeit mit einem neuen Mann zusammengetan und war mit diesem in eine andere Stadt gezogen. Herr D. und sein (17-jähriger) Halbbruder wurden zurückgelassen. Für sie wurde eine kleine Wohnung angemietet und sie wurden mit Geld für den Unterhalt ausgestattet. An der Uni fand Herr D. keinen Anschluss und verlor das Interesse *(weil es kein direktives Objekt gab, für das er sich hätte anstrengen können, und niemanden, der sich für seine Erfolge oder Misserfolge interessierte).* Die Brüder verwahrlosten, versanken im Cannabis- und Kokain- und zunehmend auch im Alkoholrausch. Herr D. bekam irgendwann das Angebot einer bekannten Band, sie als »Roadie« bei ihren Tourneen zu begleiten. Die folgenden acht Jahre zog er mit dieser Band immer wieder durch Europa und nach Übersee. Er arbeitete viel, fühlte sich für alles – vom Bühnen-Aufbau bis zum Catering – verantwortlich, wurde von der Band geschätzt und verdiente gut. Er mochte das Zugehörigkeitsgefühl, die gemeinsamen Kiff- und Saufabende nach den Auftritten, die Möglichkeit, an Frauen heranzukommen und das Abenteuerliche des Lebens *on the road.*

Nach der Qualität seines Rauscherlebens gefragt, berichtete er, dass er sich am liebsten »abschoss«, das heißt, unter schnell einsetzendem Kontrollverlust trank, kiffte und kokste, im Rausch Frauen anmachte, sich mit anderen Männern anlegte, gefährliche Kletterpartien und Ähnliches unternahm und diesen ungesteuerten Exzess als »Freiheit« genoss, als Abgabe von Verantwortung und Hingabe an eine steuernde, fremde Macht. Nach dem Rausch wachte er oft in irgendeinem Hinterhof oder Park wieder auf und erinnerte sich an kaum etwas.

Im weiteren Verlauf lernte er eine »sehr schöne Frau« kennen, eine Mitarbeiterin einer Veranstaltungsagentur, die es zunächst auf ein Mitglied der Band abgesehen hatte. Sie trafen sich öfter, für Herrn D. war es »die große Liebe«. Die Frau wurde schwanger. Herr D. fühlte den Wunsch, »eine Familie zu haben«. Eine Tochter wurde geboren. Die Familie bezog eine gemeinsame Wohnung im Wohnort der Freundin. Herr D. versuchte, von »seiner« Band unabhängiger zu werden und mehr Jobs im näheren Wohnumkreis zu bekommen. Das ging etwa zwei Jahre lang gut, dann wurde die Freundin unzufrieden, dass er zu wenig anwesend wäre, zu wenig Geld verdiene, keine Karriere anstrebe und überhaupt nicht »cool« genug sei. Schließlich ging sie fremd und kündigte ihm die Trennung an. Ungefähr zur gleichen Zeit kündigte ihm »seine« Band und ersetzte ihn durch einen anderen (billigeren) »Roadie«. *(An dieser Stelle seines eher nüchtern gehaltenen Berichts wurde eine Kränkung spürbar und eine große Hilflosigkeit.)* Statt sich zu wehren, wütend zu werden oder depressiv, erhöhte Herr D. seinen Alkohol- und Drogenkonsum drastisch. Er »schoss« sich jeden Abend ab und wurde eines Nachts als »hilflose Person« von der Polizei aufgegriffen und in eine psychiatrische Klinik eingeliefert.

Dort durchlief er auf eigenen Wunsch einen Entzug und eine Entwöhnung. Sein Motiv war, wieder arbeitsfähig zu werden und Vater seiner Tochter zu sein. Er wollte Unterhalt zahlen können und strebte ein geteiltes Sorgerecht an. Das Gericht räumte ihm aber lediglich ein Besuchsrecht ein. Er wollte sich um eine feste Anstellung am Ort kümmern. Der Sozialarbeiter der Klinik stellte eine Verbindung zum Arbeitsamt sowie zu einer (Verhaltens-)Therapeutin her. Das Arbeitsamt bot ihm eine Ausbildung als Veranstaltungstechniker an, die er auch antrat. Parallel dazu suchte er sich eine kleine Wohnung und ging zu den wöchentlichen Therapiesitzungen. Als inzwischen 35-jähriger Auszubildender verdiente er deutlich weniger als vorher, musste aber für seine Tochter Unterhalt zahlen, sich also sehr einschränken. Er musste wieder die Schulbank drücken und sich einem rigiden Tagesablauf unterwerfen. Am meisten störte ihn – so ergab ein intensiveres Nachfragen meinerseits – dass es für seine Anstrengungen keine »Belohnung« gab: Den Lehrern und Ausbildern war er als Mensch egal und auch die Therapeutin empfand er als eine, die nur ihren Job machte und nicht an ihm interessiert war *(Übertragung der desinteressierten Mutter).* Wenn er sich für seine Bands angestrengt hatte, dann hatte die Belohnung darin bestanden, dass er mit zur Crew gehörte, man zusammen arbeitete, aß und feierte *(Übertragung des direktiven Objekts, dessen Funktionalisierung er sich passiv überlassen hatte, um minimal geliebt zu werden).*

Nach einigen Monaten der strengen Selbstdisziplin meldete sich der Wunsch nach einem rauschhaften Ausbruch immer drängender. Herr D. suchte wieder den Kontakt zur Band-Szene, wo es Kokain, Marihuana und Alkohol gab, und nutzte jedes Wochenende, bald auch die Tage dazwischen, für einen exzessiven Rausch. Er empfand sowohl die Ausbildung als auch die Therapie immer mehr als »sinnlos« und gab beides schließlich auf. *(Nach der Enttäuschung am direktiven Objekt wird das Suchtmittel zum alles beherrschenden Fetisch.)* Er lebte von Grundsicherung, konnte keinen Unterhalt mehr zahlen und empfand sich als »komplett gescheitert«. Als »Perspektive« sah er für sich nur noch, bei Veranstaltungen als Aushilfskraft zu arbeiten und sich ansonsten so oft wie möglich rauschhaft zu betäuben.

Als ich ihn kennenlernte, verbrachte er gerade »zur Erholung« ein paar Wochen in einer Suchtstation nach einer schweren Alkoholvergiftung. Seine Leber und der Magen waren in Mitleidenschaft gezogen. Er war abgemagert und seine Finger zitterten leicht. Sein Bericht war ungewöhnlich ehrlich und ohne Beschönigungen. Für ihn war klar, dass es in seinem Leben nicht mehr »aufwärts« gehen würde. Er war resigniert und wollte nur noch so oft und intensiv wie möglich »das Leben genießen« – sprich: im Rausch sein.

Der Lehrer

Ein 45-jähriger Lehrer für Deutsch und Musik an einer Gesamtschule, ein großer, leicht verwahrlost wirkender Mann, kommt zu einer psychoanalytischen Therapeutin, die ich bei der folgenden Therapie als Supervisor begleite. Er beklagt, dass er sich immer wieder mit Alkohol »abschieße,« das heißt, bis zur Amnesie betrinke, wichtige Arbeiten so lange aufschiebe, bis er Ärger mit den Kollegen oder der Direktorin bekomme. Er fühle sich in seinem Leben »desorientiert herumschwimmend«. Er suche sich in Clubs und auf Konzerten immer wieder Frauen, um sich an ihnen »festzuklammern«, was diese aber nicht lange ertrügen. Wenn sie dann gingen, fühle er sich verlassen und wütend, halte das aber nicht aus und betrinke sich tagelang. Der Patient spricht monologisierend und gefühlsarm, nimmt kaum Blickkontakt mit der Therapeutin auf.

Er ist der einzige Sohn einer Musikerin und eines Musikers, die in zwei verschiedenen klassischen Orchestern spielten. In seinen ersten Lebensjahren wurde er von der Mutter, wenn sie mit ihrem Orchester auf Tournee ging, beim Vater »geparkt«, und wenn der seinerseits unterwegs war, bei den Großeltern oder anderen Verwandten. Diese Tourneen dauerten zwischen drei und zehn Wochen. Als er vier war, trennte sich der Vater von der Mutter, weil ihm die Zeiten des Zusammenseins zu kurz waren und er sie auch als emotional beziehungsweise sexuell nicht erreichbar empfand. Die Mutter heiratete daraufhin einen zehn Jahre jüngeren Musiker, der sein Stiefvater wurde. Dieser lebte als Geigenlehrer und Honorarmusiker eher ortsfest in einer Stadt. Der Kontakt zum leiblichen Vater bestand sporadisch weiter.

Der Patient schilderte seine Mutter als eine schöne, »sehr liebevolle und sich aufopfernde« Frau, die körperlichen Kontakt aber mied und gefühlsmäßig »nicht zugänglich« war. Sie lebte einerseits in ihrer Musik, andererseits in ihrem katholischen Glauben. Der Vater, ein großer, kräftiger Mann, habe sich notgedrungen und unwillig um ihn gekümmert, wenn er auf den Patienten als Kind aufpassen sollte. Wenn er nicht »funktionierte«, sei der Vater zornig geworden. Der Patient hatte Angst vor ihm. In der späten Kindheit und Jugend war der Stiefvater hauptsächlich für ihn zuständig, ein zurückhaltender Mensch, der viel arbeitete, sodass der Patient als Schlüsselkind allein zu Hause war, wenn die Mutter gerade wieder unterwegs war. Der Stiefvater erledigte die notwendigen Sachen mit ihm: Arztbesuche, Kleiderkauf. Materiell habe ihm an nichts gefehlt, er bekam auch ein gutes Taschengeld. Der Stiefvater traf die Entscheidungen, welche Schule er besuchen sollte, dass er Musikunterricht bekam und in einen Judoverein ging. Ansonsten gab es je nach Anwesenheit der Mutter Babysitter, eine Haushaltshilfe für das Abendessen und Nachhilfelehrer. Zwischen dem sechsten und dem 15. Lebensjahr zog die Familie zweimal in eine andere Stadt, wodurch der Sohn jeweils seine Freunde und den schulischen Zusammenhang verlor. An diese Zeit zurückdenkend, meinte der Patient, er sei »umhergestoßen« worden, niemand habe sich wirklich um ihn gekümmert und er habe sich nie irgendwo zu Hause gefühlt, wisse eigentlich gar nicht, wie das sei. Heute sei er wütend auf die Welt beziehungsweise auf die anderen Menschen, dass sie ihm keine Heimat gäben. Bei diesem Thema wird er deutlich affektiver, Stimme und Mimik drücken Wut und Enttäuschung aus.

Der Patient durchlief die Schule als mittelmäßiger Schüler. Er strengte sich nur so weit an, dass keine Gefahr entstand, dass seine Eltern ihn in ein Internat geben würden, was sie gelegentlich erwogen hatten. Ganz gerne mochte er den Deutschunterricht, wenn Gedichte, Geschichten und Romane besprochen wurden, und den Musikunterricht, der ihm leichtfiel. In der Freizeit hörte er viel Popmusik und spielte selbst Gitarre. Darin sei er »versunken«. Was das Studium betraf, habe er keine Vorlieben gehabt, und der Stiefvater habe ihm das Lehramtsstudium empfohlen, das sei »etwas Sicheres«. Das Studium durchlief er ähnlich gleichmütig und problemlos wie die Schule. Allerdings hatte er schon in den letzten Jahren des Gymnasiums angefangen, sich auf Partys zu betrinken und sich mit Kumpels zum gemeinsamen Musik-Hören, Kiffen und Biertrinken zu treffen. Zeitweise spielte er auch bei einer Band mit. Gegen Ende des Studiums lernte er eine »nette« Frau kennen. Was ihn anzog, war, dass sie hübsch war und wusste, was sie wollte. Sein Stiefvater riet ihm, sie zu heiraten und Kinder mit ihr zu zeugen, was er auch tat. Zur Welt kamen ein Sohn und zwei Jahre später eine Tochter, während die Eltern beide ihr Referendariat ableisteten. Von nun an war seine Frau neben seinem Stiefvater der wichtigste Mensch für ihn, der ihm sagte, was er tun sollte. Nach der Geburt der Kinder gab es kaum noch Sex mit der Frau. Sie kümmerten sich beide zu gleichen Teilen um die Kinder. Während er seinen Familienalltag hatte und an der Schule arbeitete, stieg sein Alkoholkonsum langsam an. Meistens trank er am Wochenende bei Partys mit Freunden und Kollegen, ging aber auch immer regelmäßiger nach Arbeitsende einen »Absacker« trinken. Mit 34 verschuldete er unter Alkoholeinfluss einen Autounfall und erhielt eine hohe Geldstrafe sowie einen einjährigen Führerscheinentzug. Zwei Jahre später trennte sich seine Frau von ihm. Sie wollte sein Alkoholproblem nicht mehr mittragen und sich nicht mehr für ihn verantwortlich fühlen. Außerdem hätte sie gesagt, dass er ihr »fremd« geworden sei. Die Analytikerin hatte den Eindruck, dass der Patient nicht verstand, was seine Frau damit wohl gemeint hatte. Kurze Zeit später verlangte sie, dass er ausziehe, was er auch tat. Sie behielt das Sorgerecht für die Kinder, was ihm ganz recht war. Die Analytikerin wunderte sich, wie wenig er die Kinder vermisste. Nun, da er allein wohnte, nahm sein Trinken deutlich zu. Seine Arbeit verrichtete er weiterhin – von einigen Ausfällen abgesehen – ordnungsgemäß, stieg auch die Karriereleiter hoch, wurde Fachbereichsleiter.

Im 40. Lebensjahr des Patienten wurde der Stiefvater, mit dem er immer weiter in Verbindung gestanden hatte, schwer krank und kam für mehrere Monate zuerst in eine Klinik und dann in eine Reha-Einrichtung. In dieser Zeit wurde das Trinken des Patienten zunehmend impulsiv und maßlos. Er betrank sich immer wieder bis zur Bewusstlosigkeit, vernachlässigte sich, erschien auch betrunken zur Arbeit und machte schwere Fehler. Er schilderte der Therapeutin, dass er einen unwiderstehlichen Impuls gespürt habe, »auszubrechen und alles zu zerstören«. Er habe ja »beruflich alles erreicht«, aber habe die Verantwortung nicht mehr ertragen. Eigentlich habe ihn der Unterricht, hätten ihn die Schüler gar nicht interessiert, das sei alles zu viel gewesen, er hätte sich nur noch dem Rausch – Alkohol in Verbindung mit lauter Musik – hingeben wollen. Die Schule habe seine wochenlangen Ausfälle und Krankschreibungen lange toleriert. Irgendwann sei die Direktorin auf ihn zugekommen und habe ihm gesagt, dass er etwas unternehmen müsse. In der Zwischenzeit sei auch sein Stiefvater wieder gesünder geworden und habe ihn gedrängt, eine Entziehungskur zu machen. Das habe er vor drei Jahren auch gemacht und eine anderthalbjährige Verhaltenstherapie angeschlossen. Das habe ihn etwas stabilisiert und wieder arbeitsfähig gemacht, aber er fühle sich immer noch haltlos und habe immer wieder den Drang, sich »abzuschießen«.

Die psychoanalytische Kollegin nahm den Patienten in Therapie, mit der Auflage, das Trinken ganz sein zu lassen. Daran hielt er sich zunächst. Die Therapeutin wusste, dass sie mit dieser Forderung in einer Linie mit den ihn vorher dirigierenden Objekten (Ehefrau, Stiefvater) stand und seine Abstinenz auf äußerem Gehorsam und Verlassenheitsangst beruhte. In dem Maße, wie er Vertrauen gewinnen und ihre verständnisvollen Seiten kennenlernen würde, würde seine Angst nachlassen und der Suchtdruck hätte wieder leichteres Spiel. So kam es auch. Aber die Rückfälle wurden weniger heftig und weniger häufig. Ihre Anlässe und Gründe wurden besprechbar. Die psychische Dynamik des Patienten schälte sich heraus:

In der Kindheit »umhergestoßen« worden zu sein, war sein Ausdruck für das Erleben der vielen Ortswechsel und Bindungs-Zerreißungen, der wechselnden Bezugspersonen, des häufigen Verlassen-Werdens von der Mutter und des Zwangs, sich den Vorgaben der Eltern anpassen zu müssen. Seine Schilderung der Mutter spricht für eine Frau, die sich – ihrer katholischen Ethik verpflichtet – um die äußere Versorgung kümmerte, wenn sie da war, aber »Kuscheln« und Umarmungen ablehnte und so in ihrer eigenen Musik- und Glaubenswelt lebte, dass sie keinen empathischen Raum für die Erlebenswelt eines kleinen Jungen herstellen konnte. Dem Vater war er eher lästig, für den Stiefvater war er so etwas wie ein Objekt, das verwaltet und dirigiert werden musste. Seine eigenen Beziehungswünsche kümmerten niemanden. Seine Art, in der Therapie affektisoliert zu monologisieren und Blickkontakt zu vermeiden, zeigt, dass er sich an diesen Umgang mit ihm gewöhnt hat und ein emotionales Sich-aufeinander-Beziehen nicht erwartet und vielleicht auch gar nicht kennt.

Er hat als Kind auf das funktionale Herumschieben einerseits mit dem Versuch reagiert, sich an den jeweils für ihn zuständigen Erwachsenen zu klammern, was bis zum heutigen Anklammern an die kurzfristig eroberten Frauen aus den Clubs reicht. Andererseits hat er ein passives Geschehen-Lassen entwickelt, das sowohl die Resignation gegenüber der Macht der Erwachsenen enthält als auch den Glauben, durch die Gefügigkeit sich ein Stück Wohlwollen erkaufen zu können. In seiner Ohnmacht hat er die Verfügungsmacht über sich selbst an die dirigierenden Erwachsenen abgegeben – bis heute sichtbar an der Abhängigkeit vom Stiefvater und der Ehefrau, und auch in der Übertragung auf die Psychoanalytikerin erkennbar. Indem er den Anweisungen der direktiven Objekte folgte und keine Eigenwilligkeit entwickelte, war seine ganze soziale und berufliche Existenz fremdgesteuert, ein »fremdes Selbst«.

Dies wird zum Beispiel am geringen Interesse für seine Kinder deutlich, an der Austauschbarkeit der Frauen, die nur die Funktion haben, bei ihm zu bleiben, ihn zu halten und zu dirigieren, und an der Lustlosigkeit, mit der er seinen Beruf ausübt: Die Schule ist ihm nicht der Ort zur Realisierung eines eigenen Anliegens, sondern nur ein ihn haltendes und ihm Ausrichtung gebendes Gerüst. Besonders deutlich wird sein fremdes Selbst in dem Augenblick, als Frau und Stiefvater als dirigierende Bezugspersonen wegfallen, mit dem exponierten Posten in der Gesamtschule von ihm eine eigenständige Verantwortung erwartet wird, und er als einer, der keine eigene Haltung und keine eigenen Ziele kennt, diese Erwartung nicht erfüllen kann. Er fühlt sich nur noch unter Druck und regrediert vollständig in die Sucht: Er gibt alle Verantwortung ab und überlässt sich passiv den körperlichen Wirkungen des Alkohols, wie er sich in der Kindheit dem passiven »Herumgestoßen-Werden« überließ (in einer beziehungslosen Abart von »Hingabe«). Er nimmt den Alkohol als eine tröstende mütterliche Liebesgabe, wie er in der Kindheit die materielle Versorgung als eins der wenigen Zeichen von Zuwendung auffasste. Und er benutzt den Rausch als einen Schutzraum, wie er ihn in der Kindheit in der Musik fand. Die Sucht hatte in der Jugendzeit angefangen und in dem Maß zugenommen, als die Wirkung der direktiven Objekte abgenommen hatte beziehungsweise diese und die weitere Umwelt von ihm erwartet hatten, »selbstverantwortlich« zu sein.

Die Studentin

Frau L. kam auf Empfehlung ihrer Psychiaterin zu mir in die Praxis. Sie war 25 Jahre alt, hatte eine Ausbildung zur Sozialarbeiterin angefangen und klagte darüber, dass sie oft morgens nicht aus dem Bett komme und deshalb schon eine Reihe von Seminaren und Klausuren versäumt und einige Hausarbeiten nicht geschafft habe. Sie fühle sich niedergeschlagen und mutlos, gehe ungern aus dem Haus, sei immer müde, schlafe aber schlecht. Außerdem habe sie immer wieder starke Kopfschmerzen. Ihr Vater und ihr Freund würden sich Sorgen um sie machen und hätten sie deshalb gedrängt, eine Psychotherapie zu beginnen. Sie brauche Hilfe, um ihre Ausbildung zu schaffen. Sie verstehe nicht, weshalb sie nicht aus dem Bett komme, sie *wolle* doch im Leben weiterkommen. Auf Nachfrage zu ihren Schlafstörungen berichtete sie, dass sie gern die ganze Nacht wach bleibe – da sei es ganz still und niemand wolle etwas von ihr. Sie könne gut vor sich hinträumen und zeichnen (sie zeichne gern seit ihrer Kindheit) oder ihre Musik hören. Morgens sei sie dann müde und verschlafe den halben Tag.

Frau L. ist eine große, schmale Frau mit halblangen, glatten Haaren, die ihr oft ins Gesicht hängen. Sie läuft etwas vornübergebeugt und hält den Kopf gesenkt. Sie spricht meistens leise, mit einer hohen Kleinmädchen-Stimme. Ihre Kleidung ist hippiehaft *second hand*. Auf mich wirkte sie hilflos und verloren und weckte einen väterlichen Beschützerimpuls. Sie wohnte allein in einer Ein-Zimmer-Wohnung, hielt sich aber meistens bei ihrem zwölf Jahre älteren Freund auf. Sie lebte von staatlicher Ausbildungsförderung und erhielt zusätzliche Unterstützung von ihrem Vater. Nach Drogen befragt, berichtete sie von einer »Kiffer-Phase« in ihrer Jugend, die aber vorbei sei. Jetzt rauche sie gelegentlich am Wochenende ein oder zwei Joints, habe das aber »im Griff«.

Ich nahm Frau L. mit der Diagnose einer Depression und einer sozialen Angststörung in Therapie. Ihre Lebensgeschichte gewann erst nach und nach an Kontur. Ergänzende Fakten erfuhr ich von ihrer Psychiaterin, von ihrem Vater und aus dem Bericht einer jugendpsychiatrischen Klinik, in der Frau L. in Behandlung gewesen war.

Als Baby sei Frau L. pflegeleicht gewesen, habe viel geschlafen. Die Mutter habe sie zum Füttern immer wecken müssen. Das Stillen – so die Aussage des Vaters – habe »nicht geklappt«. Die Mutter, damals 24, sei schnell gereizt gewesen und habe sich mit der Versorgung der beiden Kinder – es gab noch einen drei Jahre älteren Bruder – überfordert gefühlt *(früher Rückzug des Kindes in den Schlaf und die Passivität angesichts einer gereizten mütterlichen Bezugsperson)*. Mit gut einem Jahr wurde die Tochter in die Kinderkrippe gegeben, da beide Eltern arbeiteten *(früher Verlust einer konstant haltenden Umgebung)*. Die Mutter war gerade mit ihrem Studium des Chinesischen fertig geworden und arbeitete als Übersetzerin. Der Vater, drei Jahre älter als die Mutter, hatte eine Stelle als Informatiker in einer großen Firma für Elektrotechnik. Als Frau L. zwei Jahre alt war, ging die Mutter für ein knappes Jahr im Auftrag einer Firma nach China *(langdauernder früher Objektverlust)*. Der Vater versorgte neben seiner Arbeit beide Kinder, und es kam häufig vor, dass sie als letzte vom Kindergarten abgeholt wurden. Ein Jahr nach der Rückkehr der Mutter zog die Familie innerhalb Berlins in ein »besseres Viertel« in eine größere

Wohnung. Frau L. war im ersten Kindergarten schon ein unsicheres und schüchternes Kind gewesen. Im neuen Kindergarten fand sie nur schwer Anschluss und weinte über Monate beim täglichen Abschied zu Hause *(Trennungsangst eines unsicher gebundenen Kindes)*. Anders war es in der Grundschule, da sie mit ihren Kindergarten-Freundinnen zusammen in eine Klasse kam *(Beruhigung der Trennungsangst durch Bewahrung der haltenden Umgebung)*.

Frau L. bezeichnete ihre Mutter als »eine starke und schöne Frau«. Sie sei sehr schlank und sportlich gewesen, leistungsbewusst und streng. Im Beruf sei ihr wichtig gewesen, gut zu verdienen und in der Welt herumzukommen. Sie habe viel Wert auf gutes Aussehen gelegt und »dass man sich was leisten kann«. Taschengeld, Geld für Kleidung und anderes habe es immer reichlich gegeben *(donale Verschiebung)*. Zärtlichkeit und »Rumschmuserei« habe die Mutter nicht gemocht. Von den Kindern habe sie gute Noten in der Schule erwartet und dass sie »keine Zicken« machten. Ihren Vater charakterisierte Frau L. als einen »Macher«, der kaum zu Hause gewesen sei. Wenn er da war, habe es auch Momente gegeben, in denen sie aneinander gekuschelt Chips essend vorm Fernseher saßen. Auch ihm seien schulische Leistungen wichtig gewesen. Er fand es aber auch gut, dass Frau L. zeichnete und Musik mochte. Er kaufte ihr ein Klavier und ermöglichte ihr sowohl Klavier- als auch Zeichenunterricht. Was die Kinder betraf, hatte er kaum eine eigene Meinung, sondern folgte den Vorgaben der Mutter. Sich selbst bezeichnete Frau L. als ein stilles und verträumtes Kind *(Rückzug in den sicheren Raum)*. In der Schule war sie unauffällig, schloss sich der jeweils tonangebenden Mädchengruppe und brachte immer gute Leistungen *(Erfüllung der Forderungen der Eltern, Verzicht auf Eigenwilligkeit, Abhängigkeit von direktiven Bezugspersonen)*.

Als sie zehn war, kam es zur Trennung der Eltern. Der Vater zog aus, sie blieb bei der Mutter und dem Bruder zurück, besuchte aber den Vater häufig. Sie vermisste ihn sehr *(Verlust des die mütterliche Zurückweisung kompensierenden Objekts)*. Die Mutter sprach entwertend über den Vater. Der ältere Bruder, der sie auch früher schon gelegentlich körperlich und verbal attackiert hatte, tat dies nun immer häufiger. Wenn die Tochter sich dazu durchrang, sich bei der Mutter darüber zu beschweren, spielte diese es herunter beziehungsweise behandelte es als »lästigen Kinderkram«. Sich beim wenig durchsetzungsfähigen Vater zu beschweren, war zwecklos *(Verlust des positiv spiegelnden Ersatzobjektes, verstärkte Erfahrung von Ablehnung, Anwachsen des negativen Selbstwerts).* Zur gleichen Zeit kam Frau L. aufs Gymnasium. Dort fühlte sie sich allein und verunsichert. Sie reagierte mit verstärkter Anpassung und hatte immer Angst, »nicht gemocht zu werden«. Zuhause zog sie sich in ihr Zimmer zurück *(Verstärkung der passiv-dependenten Abwehr).*

Frau L. war zwölf, als die Eltern sich offiziell scheiden ließen. Der Vater heiratete wieder und hatte nicht mehr viel Zeit für sie. Die Mutter verliebte sich neu, ein Stiefvater zog in die Wohnung, die Mutter wurde schwanger. Kurze Zeit nach der Geburt der Halbschwester setzte bei Frau L. die erste Menstruation ein. Sie fand sich dick und hässlich, begann ihr Essen zu kontrollieren und verlor sichtbar an Gewicht *(beginnende Anorexie als Abwehr der körperlichen Veränderungen der Geschlechtsreife, ein »Kind-bleiben-Wollen« und ein Appell an die Bezugspersonen, sich um sie zu kümmern; zugleich aber auch das Agieren der Fantasie, sich selbst kontrollieren zu können und auf [mütterliche] Nahrung nicht angewiesen zu sein).* Die Mutter reagierte auf die Essstörung mit der Aussage: »Glaub ja nicht, dass ich mich um dich kümmere. Wenn du jetzt magersüchtig wirst, bringe ich dich sofort in die Klinik.« Der Vater reagierte besorgt, aber hilflos *(das heißt, die Tochter fand mit ihrem Konflikt, einerseits selbstständig sein zu wollen und andererseits Zuwendung zu brauchen, bei keinem Elternteil Resonanz).* Parallel zum Erleben in der Familie geriet Frau L. in der Schule in die von ihr schon befürchtete Außenseiterposition: Die »coole« Mädchenclique, zu der sie gern dazugehören wollte, machte sich über ihre Schüchternheit, ihre kindliche Kleidung und ihr »Strebertum« lustig. Sie fühlte sich beschämt *(Selbstverachtung)* und nun auch aus dieser haltenden Struktur ausgestoßen.

In dieser Situation nahm sie, inzwischen 14-jährig, in der Schule zu einer Gruppe kiffender älterer Jungs Kontakt auf und versorgte sich dort mit Cannabis, Amphetaminen und Psychedelika. Sie wurde nun »cool«, veränderte ihren *style* entsprechend und ließ in ihren schulischen Anstrengungen nach. Sie genoss es, einen sexuellen Reiz auf bestimmte Jungs auszuüben, und machte ihre ersten sexuellen Erfahrungen. Am wichtigsten war ihr aber der intensive Drogengebrauch zur Betäubung ihrer Unsicherheits-, Verlorenheits- und

Selbsthass-Affekte. *(Das Suchtmittel wird zentrales Abwehrelement.)* Sie verliebte sich in einen fünf Jahre älteren jungen Mann. Sie zog mit ihm durch die Clubs und Bars, teilte seinen Musikgeschmack und hatte Sex mit ihm. Die sexuelle Intimität nahm sie als Zeichen dafür, dass er nun für sie zuständig wäre, sie immer zusammenbleiben würden *(Übertragung der Abhängigkeit von einem dirigierenden Objekt)*. So, wie Frau L. über ihre Sexualität damals und auch über ihre aktuelle Sexualität sprach, hatte ich den Eindruck, dass sie die sexuellen Handlungen, ähnlich wie ihre Leistungen in der Schule, als eine Dienstleistung für den Anderen betrieb, als einen Preis, den sie bezahlte, um gemocht zu werden beziehungsweise dazuzugehören. Es war nichts von einem körperlichen Genuss aus ihrem Bericht herauszuhören.

Als ihr Partner nach einigen Monaten das Interesse an ihr verlor, geriet sie in eine Krise, in der sie einen Selbstmordversuch mit Benzodiazepinen und Alkohol unternahm, der sie allerdings nur in einen eintägigen komaähnlichen Schlaf fallen ließ (was in der Familie niemand mitbekam). Wieder aufgewacht, brachte sie sich im Badezimmer mit einem Küchenmesser mehrere Schnitte am Unterarm bei. Sie berichtete, dass sie eine Art Triumph über ihre »starke« Tat verspürt habe und fasziniert davon gewesen sei, wie tief sie schneiden konnte. Nach den Schnitten verband sie sich den Arm und beseitigte die Blutspuren im Bad *(Selbstmordversuch und Selbstverletzung nicht als Versuche, das eigene Leiden nach außen zu zeigen und die Bezugspersonen aufzurütteln, sondern als Versuch, das leidende Selbst abzutöten oder zu bestrafen, außerdem als Versuch, der Selbstverachtung gegenzusteuern durch den Stolz, etwas Schmerzhaftes und Bedrohliches auszuhalten)*.

Als Frau L. einige Tage später bei ihrem Vater zu Besuch war, bemerkte dieser den Verband und insistierte darauf, dass sie ihm erzählte, was geschehen war. Er geriet in Sorge und machte für sie beide einen Termin bei einer Psychiaterin aus. Auch diese reagierte alarmiert und schlug vor, Frau L. in einer jugendpsychiatrischen Klinik behandeln zu lassen. Nach einigem Widerstreben gab Frau L. dem Drängen der Psychiaterin und des Vaters nach. Gegen Ende des Aufenthalts (inzwischen war sie 16 Jahre alt) schlugen der Klinikarzt und die Psychiaterin ihr vor, im Anschluss in eine betreute Jugend-Wohngemeinschaft zu ziehen und eine ambulante Psychotherapie bei einem Verhaltenstherapeuten zu beginnen. Die Therapie sollte ihr helfen, ihre Sozialangst loszuwerden, ihren Tageslauf zu strukturieren und Arbeitsdisziplin zu entwickeln. Das Suchtproblem wurde bei den Therapiezielen nicht erwähnt. In der WG fand sie Anschluss an die anderen Jugendlichen und gewöhnte sich an die Abläufe und ihre Pflichten. Sie wechselte die Schule und kam in eine Klasse, in die auch eine ihrer Mitbewohnerinnen ging. Mithilfe der Betreuerinnen und des Therapeuten ging sie wieder regelmäßig zum Unterricht und holte das Versäumte im Wesentlichen nach. Je mehr das Leben in der WG und die Therapie zur Routine wurden, umso mehr fühlte sich Frau L. auf sich allein zurückgeworfen, resignierte gegenüber den Leistungsansprüchen, schwänzte die Schule, kiffte wieder heimlich und brach in der 13. Klasse schließlich sowohl die Schule als auch die Therapie ab. Die WG-Betreuer, die mehr Selbstständigkeit von ihr erwarteten, setzten sie unter Druck, entweder die Schule wieder aufzunehmen oder eine Lehre anzufangen, sonst würden sie sie aus der WG ausschließen. Sie entschloss sich daraufhin, ein Freiwilliges Soziales Jahr (FSJ) zu beginnen.

In dem Altenheim, in dem sie arbeitete, lernte sie einen zwei Jahre älteren Mann kennen, der eine Lehre als Koch abgebrochen hatte. In ihm erkannte sie sich wieder: Er sei »auch ein Versager«. Außerdem sei er »mordsmäßig hässlich« (er hat eine Gaumenspalten-Narbe, schlechte Zähne und eine sehr schiefe Nase). Die beiden fanden sich in ihrer Neigung zu Cannabis und psychedelischen Drogen. Da er sich nicht an Absprachen hielt und jähzornig war, kündigte ihm das Altenheim. Frau L. solidarisierte sich mit ihm, brach das FSJ ab, verließ ihre WG und zog mit ihm zusammen in eine kleine Wohnung. Die beiden lebten von Grundsicherung. Der Mann handelte zusätzlich mit Cannabis und Drogen und prostituierte sich gelegentlich. Die beiden lebten in einer weitgehend entsexualisierten Beziehung, in der sie sich abwechselnd hassten und als Versager beschimpften und dann wieder tröstend in den Arm nahmen und gemeinsam »auf Trip« gingen *(der Freund als negatives Spiegel- beziehungsweise Zwillingsobjekt. Er entspricht ihrem Selbstbild, daher muss sie sich vor ihm nicht schämen. Da er fast noch ein größerer Versager ist als sie, kann sie sich über ihn eher aufwerten).*

Nachdem sie ungefähr drei Jahre lang so gelebt hatten, wurde ihr Freund während eines Ketamin-Rausches von einem Auto überfahren, als er unvorsichtig auf die Straße trat. Er erlitt schwere Verletzungen und kam auf unabsehbare Zeit ins Krankenhaus. Frau L. versank daraufhin in schweren Räuschen *(Verlassenheitspanik nach Verlust des stabilisierenden Objekts).* Ihr Vater fand sie verwahrlost vor und brachte sie in eine Suchtklinik, wo sie einen Entzug und eine mehrmonatige Entzugsbehandlung durchlief. Der Vater besorgte ihr eine neue Wohnung. In der Klinik stabilisierte sie sich und formulierte Pläne für ihre weitere Zukunft: Sie wolle Sozialarbeiterin werden. Nach der Klinik bot ihr die Psychiaterin wöchentliche Gespräche und ein Antidepressivum als Bedarfsmedikation an. Sie empfahl die erneute Aufnahme einer Psychotherapie. Frau L. lehnte zunächst ab: Es gehe ihr gut und sie wolle die Ausbildung anfangen *(Verleugnung ihrer Krankheit).* Ihr Vater bot ihr an, die Ausbildung zu bezahlen. Er fand eine Fachhochschule mit günstigen Bedingungen. Sie schaffte die Aufnahmeprüfung. Im Studium präsentierte sie sich mit ihrer schüchternen und intelligenten Art als eine begabte, aber unter einer schweren Vergangenheit leidende Studentin. Einige Mit-Studentinnen nahmen sie unter ihre Fittiche, und auch einige Ausbilder begegneten ihr mit Wohlwollen und drückten bei Fehlzeiten oder »nicht geschafften« Hausarbeiten ein Auge zu *(passive äußere Versorgung und Direktive als Ersatz für eine intrinsisch autonome Orientierung).* Mit der Zeit ließ die Unterstützung der anderen nach.

In dieser Situation besann sie sich auf die Empfehlung der Psychiaterin und meldete sich bei mir. In den ersten Wochen der Therapie (einmal pro Woche) wirkte sie sehr bemüht. Die Therapie hatte für sie, wie ich später erfuhr, nicht zuletzt den Sinn, ihrer Umgebung zu zeigen, dass es ihr schlecht gehe und sie sich Mühe gebe, daran etwas zu ändern, damit die Unterstützung der anderen nicht nachlasse. Mir stellte sie sich als passives Opfer der Umstände und anderer Personen dar. Sie verschwieg Fakten, von denen sie dachte, dass sie sie in einem ungünstigen Licht dastehen lassen würden (zum Beispiel das Ausmaß ihrer Sucht oder den Umstand, dass ihre nächtlichen Rückzüge immer unter Drogeneinfluss stattfanden), und sagte Dinge, von denen sie glaubte, dass ich sie erwarten würde. Im Fortgang der Therapie ließ ihre Kontrolle nach und ich erfuhr auf Nachfrage immer mehr Einzelheiten und Zusammenhänge. Es wurde deutlicher, dass Frau L. kein eigenes Ziel für ihr Leben hatte, außer zu irgendeiner Gemeinschaft dazuzugehören, angeleitet und in keiner Weise persönlich gefordert sowie in ihren Tagträumereien in Ruhe gelassen zu werden. Am meisten wünschte sie sich, dass ihre Mutter sie wieder bei sich aufnehmen würde. Obwohl sich die Mutter so oft ablehnend gezeigt hatte, äußerte Frau L. in der ganzen Therapiezeit kein Wort der Kritik an ihr *(Idealisierung, um angesichts des negativen Selbstbildes wenigstens ein positives Objektbild in sich zu haben und sich nicht »durch und durch« schlecht zu fühlen).* Mir fiel auf, dass sie ihre Affekte – seien es Angst, Sehnsucht, Hass oder Triumph – nicht wirklich kannte und sie eher als etwas auffasste, was ihr zustieß und womit sie sich nicht befassen mochte. Eine vertrauensvolle Bindung entstand nicht zwischen uns. Ich blieb für sie, ähnlich wie ihr Vater, ein äußeres Objekt, das sie für eine praktische Unterstützung verwendete.

Als das Ende des Studiums in Sicht kam, ließ Frau L. immer häufiger die Therapie-Termine ausfallen. Auch an der Hochschule wurden ihre Fehlzeiten und versäumten Arbeiten immer mehr. Der Drogenkonsum, der nie aufgehört hatte, nahm wieder massiv zu, ebenfalls der Kontakt zur Drogenszene. Schließlich blieb sie ganz weg. Ich vermute, dass sie auch das Studium abgebrochen hat. (*Angesichts der drohenden Prüfung ihrer sozialen Selbstständigkeit treten das negative Selbstbild und die Angst vor Verlassen-Sein wieder in den Vordergrund und müssen süchtig abgewehrt werden. Zugleich lässt das Unbewusste der Patientin die Hilfsangebote der Bezugsobjekte – des Vaters, der WG-Betreuer, der Kiffer-Clique, des Freundes, der Psychiaterin, der Mitstudentinnen, der Therapeuten – scheitern. Psychoanalytisch ist das auch als* Identitätswiderstand *zu begreifen, als ein letzter Beweis der Macht, die eigene Identität hochzuhalten – und sei diese noch so leidvoll oder schädlich.)*

Die Handballerin

Eine 20-jährige Frau kommt zum Erstgespräch zu einer Psychoanalytikerin. Beim Eintreten hat sie ein mürrisches, abweisendes Gesicht. Die Therapeutin hat den Impuls, sie am liebsten gleich wieder wegzuschicken. Ziemlich schnell wird ein schweres Alkoholproblem deutlich: Die Patientin trinkt sich jeden Abend mit mehreren Bieren »müde« und bei frustrierenden Erlebnissen oder schlechten Stimmungslagen bis zur Bewusstlosigkeit. Sie streitet ab, dass das ein Problem sei. Sie komme, weil sie keine Freunde habe, bei ihrer Erzieherausbildung im Unterricht nicht mehr gut mitkomme und »unerklärliche« Weinanfälle habe. Sie spricht mit tonloser, leiser Stimme.

Sie lebt im Haushalt mit ihrer Mutter und ihrer zwei Jahre älteren Schwester. Die Mutter ist, seit die Patientin sich erinnern kann, Alkoholikerin, aktuell in einem verwahrlosten Zustand *(das heißt, eine ungenügende Bezogenheit des Objekts und lediglich funktionalisierender Bezug auf das Kind ist auch schon für die frühe Kindheit zu vermuten)*. Vater und Mutter haben sich getrennt, als sie vier war, zum Vater hat sie keinen Kontakt. Nach der Trennung hatte die Mutter einen Freund, den die Patientin als nett, aber unauffällig beschreibt *(schwaches Objekt, fehlende Triangulierung)*. Auch er hat die Mutter nach einigen Jahren verlassen. Die Mutter schildert sie als unberechenbar aggressiv, brutal, dann wieder selbstmitleidig. Sie sei als Kind oft von ihr geschlagen worden. Die Schwester ist magersüchtig und terrorisiert sie verbal mit Beschimpfungen, spioniert ihr nach und schlägt sie, wenn sie sich zaghaft verbal wehrt. Die Mutter hat sich mit der älteren Schwester verbündet. Das kränkt die Patientin am meisten. Sie gibt aber die Hoffnung auf die Zuwendung der Mutter nicht auf und hält dafür alle Erniedrigungen aus. Sie nimmt die Quälereien durch Schwester und Mutter wie selbstverständlich hin *(passive Überlassung für Duldung)*. Sie bedauert es, keinen Freund zu haben, und gibt an, dass sich noch nie jemand für sie interessiert habe. Sie selbst habe schon den einen oder anderen jungen Mann interessant gefunden, diesen Gedanken aber immer schnell als »zwecklos« weggeschoben *(fehlender Selbstwert plus Passivität ergibt Resignation)*.

Bis zu ihrem 18. Lebensjahr betrieb sie, um sich selbst zu beweisen, dass sie »Disziplin« habe und nicht so sei wie die Mutter, Handball als Leistungssport *(Versuch, die Selbstverachtung zu kompensieren)*. Sie trainiert nach wie vor gelegentlich im Verein. Der Trainer und die Mitspielerinnen sind ihr einziger Kontakt außerhalb der Familie. Nach dem Training wird in der Kneipe exzessiv getrunken. Kurz vor Beginn der Therapie wird sie in völlig betrunkenem Zustand vom Trainer vergewaltigt. Sie weiß davon am nächsten Tag nichts mehr, rekonstruiert den Abend nach den Angaben einer Sportkameradin, die – ebenfalls betrunken – dabei war. Sie ist schwer beschämt und ekelt sich vor sich selbst *(traumatische auslösende Situation für die massive Selbstverachtung)*. Bei einem weiteren Besäufnis ein paar Wochen später (schon während der Therapie) ist sie weniger betrunken und beginnt in der Kneipe in Anwesenheit der anderen Spielerinnen um sich zu schlagen, zu treten und zu schreien, als der Trainer sie anfasst. Sie »weiß auch nicht, warum« und es ist ihr sehr peinlich *(mit der Therapie im Rücken und etwas Alkohol können ihre spontanen Wut- und Ekelaffekte sich zeigen, aber sie kann noch nicht glauben, dass sie wertvoll genug ist, um sich wehren zu dürfen).* Die Therapeutin hat bei der Erzählung die Vermutung, dass es schon in früherer Jugend- oder Kinderzeit sexuellen Missbrauch gegeben haben könnte *(der gegebenenfalls zur Überzeugung, eine Person zu sein, die es nicht verdient, respektiert zu werden, beigetragen hat).* Einziger Freiraum der Patientin innerhalb der Familie ist ihr Tagebuch, in das sie außer nüchtern wiedergegebenen Alltagserlebnissen zaghafte Tagträume von einem besseren Leben in der Zukunft hineinschreibt. Dieses Tagebuch findet die Schwester, liest es und macht sich zusammen mit der Mutter darüber lustig *(Beschämung und Entwertung durch Angriff auf den geschützten Raum).* Die Patientin erlaubt sich erstmals, gegenüber der Schwester offen gekränkt über diesen Übergriff zu sein. *(Durch die beginnende positive Übertragung wirkt die Therapeutin wie ein mächtiges Gegen-Objekt auf der Seite der Patientin, mit dessen Unterstützung sie sich besser wehren kann.)*

In die Therapie (einmal pro Woche) kommt sie nach den ersten Malen nicht mehr. Sie kommt zu einer weiteren Stunde, nachdem die Therapeutin sie angerufen und eingeladen hat. In der Stunde wird deutlich, dass sie sich schämt, sich für unzumutbar hält und nicht glauben kann, dass die Analytikerin mit ihr eine Therapie machen will *(negative Übertragung als ablehnendes mütterliches Objekt).* Diese erklärt ihr daraufhin kategorisch, dass sie wolle, dass sie kommt. Die Patientin nimmt die nächsten Stunden wahr und beginnt dann wieder, manchmal mit, manchmal ohne Entschuldigung, Termine ausfallen zu lassen. Die Therapeutin reagiert so, dass sie ihr erklärt, dass ihre Suchtkrankheit der Patientin noch nicht erlaube, eine langfristige Perspektive für sich zu entwickeln, daher werde sie die Termine mit ihr jetzt von Woche zu Woche ausmachen, erwarte aber von ihr, dass sie komme *(Therapeutin übernimmt die ihr von der Patientin übertragene Rolle als direktives Objekt).* Sie, die Therapeutin, wolle das, egal für wie unzumutbar die Patientin sich selbst halte. Diese Regelung, die alle Verantwortlichkeit zunächst bei der Therapeutin fixiert, hält mehrere Monate, in denen es der Patientin gelingt, ihre Ausbildung durchzuhalten, zu Hause auszuziehen und sich mit einer Frau aus dem Handballtraining etwas mehr anzufreunden. In dem Maße, wie die Therapie sich mehr dem Thema der Selbstverachtung beziehungsweise der seitens der Mutter erfahrenen Verachtung nähert, sich der Fokus also auf die innerliche emotionale Beziehungserfahrung verschiebt, kommt die Patientin wieder weniger, bis sie nur noch alle paar Wochen kommt, in den Stunden fast nur noch äußere Geschehnisse nacherzählt und die Therapie (scheinbar?) stillsteht *(Angst vor der durch das Bewusstmachen aktivierten Scham und Selbstverachtung sowie davor, den imaginierten Rest an mütterlicher Sympathie zu verlieren, wenn sie Kritik an der Mutter zulässt).*

Die Achterbahn-Fahrerin

In einer Gesprächsgruppe für Jugendliche im Rahmen eines schulischen Suchtpräventionsprojekts berichtete eine Jugendliche, dass sie vor zwei Jahren, mit 13, von zu Hause ausgezogen sei, weil sie so schlecht sei, immer weglaufe, klaue und Drogen nehme, und dies ihrer Mutter, die »die beste Mutter der Welt ist«, nicht zumuten wolle. Bei näherem Nachfragen stellte sich heraus, dass die (sehr junge) Mutter viel über die missratene Tochter klagte, aber schon früh keinerlei Interesse an ihr gezeigt, sie oft alleingelassen hatte und ihren eigenen Interessen nachgegangen war. Die Tochter, Cannabis- und Ecstasy-abhängig, war in einer Jugend-Wohngemeinschaft untergekommen und meinte: »Die [Erzieher, R. V.] da können mich aushalten, die werden ja dafür bezahlt« *(Überzeugung vom eigenen Unwert, Selbstverachtung)*. Sie idealisierte ihre Mutter, wie das viele schwer Süchtige tun. *(Die Idealisierung ist eine massive Verleugnung der Ablehnung und Vernachlässigung und dient der Erhaltung eines kleinen Teils eines »guten Objekts« in der Fantasie. Weglaufen und Stehlen sind äußere Handlungen zur Regulierung unaushaltbarer Affekte – in diesem Fall von Wut und Zuwendungssehnsucht.)* Sie kannte kein größeres Vergnügen, als zusammen mit einer Freundin einen Pillencocktail aus Speed und Ecstasy oder LSD (oder beides) zu sich zu nehmen und dann auf dem Jahrmarkt Achterbahn zu fahren. Es ging den beiden um das Gefühl, völlig ohne Kontrolle innerlich und äußerlich herumgeschleudert zu werden, sich den Drogen und Geräten komplett auszuliefern und daran nicht zu sterben, sich also einbilden zu können, »gehalten« zu werden und sich hingeben zu können. Auf das Angebot eines weiteren Gesprächs reagierte das Mädchen eindeutig ablehnend mit dem Satz: »Da hab ich doch nichts von. Das ist doch nur Gequatsche.« *(Das Feld der inneren Emotionen und Motive muss vermieden werden.)* Sie betrachtete ihren täglichen rauschhaften Drogenkonsum auch keineswegs als problematisch oder gar krank, sondern ganz selbstverständlich als einzig mögliche Lebensweise: »Zusein ist einfach geil!« *(Die im nüchternen Zustand auftauchenden unerträglichen Affekte müssen auf jeden Fall und am besten ununterbrochen betäubt werden, und der Rausch erscheint als Schutzsphäre oder sicherer Raum.)* Einen Schulabschluss anzustreben, einen Freund haben zu wollen, überhaupt Zukunftspläne zu haben, interessierte sie nicht: »Ist doch alles egal!« *(umfassende Resignation angesichts einer Selbstwahrnehmung als unfähig und schlecht).*

An diesem Beispiel (und auch an den vorangehenden) wird vorstellbar, warum bei der resignativen Sucht oft der extreme Rausch mit möglichst vollkommenem *Kontrollverlust* gesucht wird: Es geht um eine erlösende Abgabe der Steuerung an Fremdes, Unbezogenes, an die Drogenwirkung, an äußere Objekte, an eine minimal »haltende Welt«, die für die unbezogenen, aber minimal haltenden frühen Objekte steht. Der Kontrollverlust reproduziert die Bindung versprechende passive Überlassung an das mächtige Objekt und er beseitigt die unerträglichen Affekte einer überfordernden Autonomie. Der Kontrollverlust muss nicht immer spektakulär sein, er kann auch ganz alltäglich auftreten. Ich erinnere mich an eine esssüchtige Teilnehmerin einer Fortbildung, die beim gemeinsamen Mittagessen den neben ihr Sitzenden zu verstehen gab, dass sie nur aufhören könne zu essen, wenn diese ihr die Schüsseln wegnehmen oder verbieten würden, sich etwas aufzutun.

Vergleich

In den beschriebenen drei Varianten der Sucht ersetzt die Droge beziehungsweise das Suchtmittel ein Bezugsobjekt, das in der Vorgeschichte unbrauchbar oder ungenügend in den emotionalen Kontakt mit dem Selbst, das heißt dem eigenständigen Persönlichkeitsanteil des abhängigen Kindes, getreten ist.

- Bei der *resignativen* Sucht lehnte das Objekt das kindliche Selbst offen ab und hätte gegen eine eventuelle Beseitigung nichts einzuwenden gehabt.

- Bei der *adaptiven* Sucht lehnte das Objekt das kindliche Selbst in einer verdeckten oder verleugnenden Weise ab, indem es sich emotional auf die Beziehung nicht einließ, auf Distanz blieb (weil es mit sich selbst beschäftigt war oder von anderen Problemen absorbiert wurde), ohne das Kind offen abzulehnen.
- Bei der *fusionären* Sucht benutzte das Objekt das Kind als Stellvertreter zur Erfüllung eigener Wünsche und ignorierte so dessen authentischen Persönlichkeitsanteil.

Damit sich das kindliche Selbst, dem auf verschiedene Weise eine entwicklungsadäquate Verwendung des spiegelnden, begrenzenden und steuernden Bezugsobjekts verwehrt wurde, trotzdem am Leben erhalten konnte, nicht in vernichtende Einsamkeit und Selbstablehnung fiel, musste es sich der Behandlung, die ihm sein Bezugsobjekt angedeihen ließ, so anpassen und sie so verwenden, so mit Imaginationen ergänzen, dass es sie als emotionale Zuwendung auffassen und sich damit stabilisieren konnte (psychische Selbsterhaltung).

- Bei der *resignativen* Sucht erzeugte das Kind in sich den Glauben, dass das Bezugsobjekt es ein wenig liebe, wenn es sein Selbst, das heißt seine spontanen Gefühle und seinen Eigenwillen, aufgebe.
- Bei der *adaptiven* Sucht erzeugte das Kind in sich den Glauben, dass das Bezugsobjekt es ein wenig liebe, wenn es auf Distanz bliebe, nicht störe, seine Nähe-Wünsche unterdrücke und sich mit Ersatz zufriedengebe.
- Bei der *fusionären* Sucht erzeugte das Kind in sich den Glauben, dass das Bezugsobjekt es liebe, wenn es sich so verhalte, dass das Objekt begeistert ist.

Die vernichtende Einsamkeit und die Selbstablehnung durch das negative Introjekt drohen wieder bei der Separation, wenn das Bezugsobjekt sich tatsächlich trennt. Dann braucht der getrennte Abhängige ein Mittel, das von außen die positiv erlebten Affekte aus der Beziehung mit dem direktiven Objekt annähernd herstellt, imitiert oder ersetzt. Da die Erfahrung mit einem hilfreichen lebendigen Objekt nicht existiert und auch kaum vorstellbar ist, und ein direktives Nachfolgeobjekt nicht in Sicht ist (nach der Erfahrung des »Verrats« der Separation vielleicht auch als unzuverlässig gefürchtet wird), bleibt nur ein unbelebtes Objekt, mit dem man Affekte künstlich hervorrufen kann, die Ähnlichkeiten mit den ursprünglichen Affekten aufweisen (und damit die Fantasie stützen, nicht getrennt zu sein oder sich selbst genügend positive Gefühle verschaffen zu können). Der Übergang zum unbelebten Mittel als Objektersatz fällt umso leichter, als das ursprüngliche Bezugsobjekt als emotional unbezogen, das heißt auf dieser Ebene als nicht vorhanden oder tot empfunden wurde.

- Die Mittel der *resignativen* Sucht sollen erlauben, sich passiv und entspannt zu fühlen, auf eine Weise geborgen, wie man sich vielleicht im Schlaf fühlt. Zugleich sollen sie eine starke Eigenwirkung haben, der man sich überlassen kann. Opiate und Alkohol bieten diese Wirkung, auch Halluzinogene in Kombination mit sedierenden oder stimulierenden Mitteln sowie monotone, automatische Tätigkeiten, die betäuben und die Kontrolle komplett an die äußeren Vorgaben abgeben (zum Beispiel bei Automatenspielsucht im fortgeschrittenen Stadium).
- Die Mittel der *adaptiven* Sucht sollen die Einsamkeitsangst beruhigen, donalen Ersatz für Nähewünsche bieten und/oder fantasie- und denkanregend wirken, um den (narzisstischen, schizoiden) Rückzug auf sich selbst zu verstärken und von dem heimlich ersehnten Objektkontakt abzulenken. Übermäßige Nahrung, Alkohol und Nikotin können so benutzt werden, ebenfalls Cannabis, Halluzinogene und Kokain.
- Die Mittel der *fusionären* Sucht sollen die hintergründige Angst vor Objektverlust eher überspielen als beruhigen, und sie sollen Fantasie und Tätigkeit anregen, verstärken und beschleunigen, um den Glauben an die eigene Großartigkeit und die Verbindung mit dem Erweiterungs-Objekt hochzuhalten. Kokain, Crack, Speed, Cannabis, Ecstasy, Glücks- (beziehungsweise Risiko-)Spiel und im geringeren Ausmaß auch Alkohol können dafür verwendet werden.

Die drei Varianten süchtiger Persönlichkeitsstörung sind als empirische Erscheinungen nicht klar voneinander abgegrenzt und es gibt Zwischenzustände. Daher spreche ich lieber von »Varianten« als von festen »Formen« (Voigtel, 2000): Der Unterschied zwischen der adaptiven und der resignativen Sucht ist graduell. Traumata, die ein adaptiv Süchtiger erfährt oder Erlebnisse des Scheiterns können seine Initialverstimmung so verstärken, dass er sich nur noch betäuben und seine Selbststeuerung ganz an das Suchtmittel abgeben will. Ähnlich kann ein fusionär Süchtiger nach dem Zusammenbruch seiner manischen Großartigkeitsvorstellung in einer resignativen oder einer adaptiven Sucht landen. Vorstellbar ist auch, dass eine resignativ Süchtige durch eine positive Veränderung ihrer Lebensumstände zu einer adaptiv Süchtigen mutiert.

17 Zur Therapie

Die strukturelle oder »frühgestörte« Sucht, so wie sie in den vorangegangenen Kapiteln dargestellt wurde, stellt ein Abwehrensemble dar, wie andere auch, etwa die Depression oder die Zwangsneurose. Als dieses Abwehrensemble ist sie ein zwar zentraler Teil der psychischen Gesamtproblematik eines Patienten, aber auch nur ein Teil, der in seiner Ausdehnung und Relevanz variieren kann. Je umfassender und ausschließlicher die Suchtstruktur die Gesamtdynamik einer Psyche bestimmt, umso schwerer ist sie zu behandeln – bis hin zur Unmöglichkeit, ihr ambulant zu begegnen. Sie unterscheidet sich unter diesem Gesichtspunkt nicht von einer schweren Depression oder Zwangserkrankung, die auch nicht ambulant, sondern nur stationär behandelt werden kann – oft mit massiver Medikamentengabe und gelegentlich nur noch palliativ, das heißt ohne wesentliche Verbesserungsmöglichkeiten. Bei *leichterer Ausprägung*, in der noch eine gewisse soziale Integration und Beziehungsfähigkeit bestehen, ist die Sucht ambulant behandelbar. Mit der psychoanalytisch ausgerichteten ambulanten Therapie möchte ich mich im Folgenden hauptsächlich befassen.

Nicht anders als bei anderen Patienten, steht bei Suchtpatienten am Anfang der Behandlung eine Beurteilung ihres Leidensdrucks und ihrer Motivation, ihrer Fähigkeit, sich an bestimmte Rahmenbedingungen der Therapie zu halten, zum Beispiel die, zuverlässig und nüchtern zu den Sitzungen zu erscheinen. Außerdem muss eine gewisse Introspektionsfähigkeit bestehen.

Darüber hinaus als *Eingangsbedingung* zu verlangen, komplett suchtmittelabstinent zu leben, wie es die Richtlinien der krankenkassenfinanzierten Psychotherapie in Deutschland nahelegen, ist so, als verlange man vom Zwangskranken, er solle seine Zwangshandlungen erst einmal loswerden, bevor man ihn behandeln könne. Wenn man das tut, dann spaltet man das Symptom der psychischen Krankheit künstlich und äußerlich von ihrer Struktur und Eigenart ab und verlangt vom Patienten genau den Verzicht, den er aus unbewussten Gründen nicht leisten kann. Er wird dahin gedrängt, mit einer zusätzlichen Anstrengung seine gewachsene süchtige Abwehr noch einmal (per zwanghafter Kontrolle) abzuwehren und damit unkenntlich zu machen. Dies verstößt gegen die normalen Bedingungen psychodynamischer Behandlung, die Krankheit als solche erscheinen zu lassen, um sie verstehen zu können. In den meisten Fällen hält dieses falsche Arrangement auch nicht lange und es kommt zu Rückfällen.

Besonders in der *Anfangsphase* einer Therapie sollte der Therapeut damit rechnen, dass der Süchtige bei aller Motivation doch Angst davor hat, sein zentrales Beruhigungsmittel zu verlieren. Es ist wichtig, in der *Gegenübertragung* nicht allzu gekränkt darüber zu sein, dass der Patient sich nur zögerlich und ungeschickt auf eine persönliche Beziehung und ein geregeltes Arbeitsbündnis einlassen kann und im Fall andrängender Affekte eher in den Widerstand geht und auf sein bewährtes Mittel zurückgreift (Leikert, Brock & Dörner, 2000; Ebi, 2000). Der Patient ist misstrauisch und zurückhaltend. Er erwartet, besonders was die Abstinenz betrifft, überfordert, und im Falle des Versagens schnell wieder ausgestoßen oder verachtet zu werden. Er *überträgt* die Verständnislosigkeit seiner familiären Bezugsobjekte und auch vieler anderer Menschen, denen er begegnet ist. In der Gegenübertragung empfindet man als Therapeut oder Therapeutin eine gewisse Hilflosigkeit. Man kann mit diesem Menschen nichts recht anfangen, empfindet ihn als fremd und ein wenig unsympathisch. Was sich angesichts der »Weigerung« des Patienten, sich mit seinen Gefühlen und Problemen anzuvertrauen, gerne breitmacht, ist Gleichgültigkeit und Langeweile. Man findet sich in einer negativ »komplementären Gegenübertragung« (Racker, 1993 [1959]) wieder, das heißt, man empfindet ein ähnliches Desinteresse am Patienten wie seine Primärobjekte an ihm als Kind. Der tiefere Grund dafür ist die Unfähigkeit des Süchtigen, in seiner Übertragung eines desinteressierten Objekts lebendigen Kontakt herzustellen. Hier ist – im Gegensatz zur »Standard-Zurückhaltung« der Analytiker mit ihrem Reagieren auf das Material des Patienten – ein vorangehendes Interesse nötig, ein aktives Explorieren, das der Therapeutin auch aus der eigenen Gleichgültigkeit heraushilft. Die Biografie des Patienten sollte so weit wie möglich anamnestisch erforscht werden, seine Suchtgeschichte, seine aktuelle Lebenslage, seine Beziehungen und Emotionen. Wichtig ist auch der sinnliche Eindruck, den die Therapeutin von ihm gewinnt, von seiner Mimik, Gestik, Körperhaltung, Kleidung usw.. Es geht darum, eine

Vorstellung von den Objekterfahrungen und der Entwicklung der inneren Haltung des Patienten zu gewinnen und ein eigenes, gefühlsgetöntes Bild vom Patienten entstehen zu lassen, mit dem man ihm innerlich gegenübertreten kann. Das ist nicht so ganz einfach, weil er sich an vieles nicht erinnert und negative Affekte gern verleugnet (»War alles normal«, »Meine Mutter war in Ordnung, hat sich um alles gekümmert, hat uns Kinder gut versorgt«). Daher darf bei Leerstellen auch die eigene Fantasie benutzt werden, um Vermutungen zu generieren, die im weiteren Verlauf verifiziert oder falsifiziert werden. Was auch gegen die schleichende Gleichgültigkeit (und damit das Absterben als wirksamer Therapeut) hilft, ist ein Training in einer Haltung des freundlichen Nicht-Wissens, das offen und neugierig bleibt, dem Patienten einen emotionalen Kontakt anbietet, auch wenn man nicht weiß, wie der aussehen oder gelingen kann.

Die Übertragung des direktiven Objekts

Wenn die Patientin – ob mit oder ohne fortgesetzten Suchtmittelgebrauch – nach einer Weile *beginnt, sich einzulassen*, dann überträgt sie zunächst ein sie dirigierendes Objekt. Sie bietet sich als motiviert (»Ich will ja Therapie machen!«) und fügsam an (»Sagen Sie mir, was ich tun soll!«), kann aber Vereinbarungen ohne dauernde Beaufsichtigung oder Strafandrohung nicht eigenständig einhalten. Diese Unfähigkeit ist ein Dauerthema in Suchtkliniken. In der Regel wird darauf mit Überwachung und Sanktionen reagiert, was den Übertragungen der Patienten am Anfang der Behandlung auf eine passende Weise entgegenkommt und sie da abholt, wo sie sind. Auf Dauer wird dadurch aber die Bearbeitung der Passivität und Verantwortungsabgabe erschwert.

Die ambulante Therapie hat es in dieser Hinsicht etwas leichter, da sie nicht den Anspruch hat, das Leben der Patientin außerhalb des Therapieraumes zu kontrollieren. Dafür muss der Therapeut sich mit unangenehmen Gefühlen der Gegenübertragung herumschlagen: Es ist enttäuschend, von der Patientin gar nicht als empathisch verstehendes, sondern als autoritär bestimmendes Objekt verwendet zu werden. Da, wo sich der Therapeut darauf einlässt und mit der Patientin zum Beispiel bestimmte Abstinenzvereinbarungen trifft, muss er erleben, dass die Fixerin es trotz Vereinbarung nicht geschafft hat, übers Wochenende clean zu bleiben, muss sich ihre zerknirschten Bekenntnisse anhören und sich hilflos fühlen. Er hat mit ihr einen offenen Bericht über Rückfälle vereinbart, und muss erleben, dass sie zwei Monate später berichtet, sich nach einem Streit mit dem Freund so »scheiße« gefühlt zu haben, dass sie doch wieder »abgestürzt« war. Der Therapeut fühlt sich bezüglich der Ehrlichkeit als Grundbedingung einer verstehenden Psychotherapie betrogen. Es fällt ihm schwer, einzusehen, dass die süchtige Patientin wegen der frühen Überlassungsabwehr und der daraus folgenden Ich-Schwäche nur schwer in der Lage ist, Eigenverantwortung zu übernehmen. Es fällt ihm auch schwer, zu verstehen, dass die scheinbaren Vertragsbrüche der Süchtigen keine Verletzungen eines gemeinsam geschlossenen Bündnisses sind, keine Beziehungstaten im engeren, gefühlten Sinn also – dazu besteht viel zu wenig mentalisierte Beziehung –, sondern das rohe Durchsetzen eines unmittelbar empfundenen Bedürfnisses der Affektbetäubung oder der Angstvermeidung. Auch das Wegbleiben und die massiven Verspätungen haben mit Angst zu tun: Sich auf eine lebendige Beziehung einlassen, heißt für Süchtige, dass sie sich einem übermächtigen Objekt ausliefern, das sie auch willkürlich wieder fallenlassen oder ausstoßen kann – was sie ja erlebt haben und wogegen sie sich durch die Abhängigkeit vom Suchtmittel geschützt fühlen. Sie wehren sich gegen das Bindungsangebot durch äußeres Agieren, weil ihnen eine innere Abgrenzung, das heißt, die Vorschläge und Deutungen des Therapeuten nicht für absolute Befehle und Wahrheiten halten zu müssen, sondern einen persönlichen Prüfungsvorbehalt haben zu dürfen, noch nicht möglich ist. Süchtige sind nicht auf eine persönlich bezogene und intendierte Weise aggressiv. Sie wollen einen nicht kränken. Die meisten ablehnenden Einstellungen von Therapeuten zu Süchtigen beruhen auf dem verständlichen Irrtum, sie seien persönlich »gemeint« (Voigtel, 2015, S. 136–138; Ebi, 2000).

Es ist wichtig, dass der Therapeut die ihm von der Patientin angetragene Rolle des dirigierenden Objekts annimmt – im Sinne der »Bereitschaft zur Rollenübernahme« nach Sandler (1976) beziehungsweise des »Arbeitens *in* der Übertragung« nach Körner (1989), und die damit verbundenen Belastungen, die ihm die Patientin zumutet, die Enttäuschungen, die Wut und die Resignation *aushält und mitteilt*. Er sollte ihr bei gegebenem Anlass auch sagen, warum ihr unverbindliches und misstrauisches Verhalten ihn kränkt, wütend macht oder resignieren lässt: weil er sich seinerseits eine nähere und vertrauensvollere Beziehung *wünscht*. Das sollte er nicht vorwurfsvoll sagen, sondern eher realistisch: Sie seien vielleicht beide noch nicht so weit, sich vertrauen zu können. Die Patientin ist in der Übertragung, sich ihm einerseits passiv überlassen zu wollen und andererseits noch an ihrem unbelebten Übertragungsobjekt zu hängen, das sie vor Frustration bewahrte und ihr eine gewisse affektive (Pseudo-)Autonomie gewährte. Sie präsentiert durch ihr Agieren in der Therapie also eine Art Loyalitätskonflikt, und es ist wichtig, dass der Therapeut darauf deutlich wahrnehmbar mit Gefühlen reagiert. Seine gezeigte Enttäuschung signalisiert ihr: »Du hast etwas bei mir bewirkt, Du bist mir nicht gleichgültig.« Und: »Ich will Dich (in meiner Obhut) haben, will Dich nicht wegstoßen.« Was die Emotionalität der Beziehung betrifft, macht er den ersten Schritt.

Dadurch, dass die Patientin kommt und dem Ziel der Suchtmittelabstinenz und der Herangehensweise des Therapeuten (verbindliche Verabredungen, ehrlicher Bericht, Arbeit am Selbst-Verstehen) zustimmt, überlässt sie sich ihm gemäß ihrer Übertragung kritiklos (auch wenn sie seinen »Forderungen« noch nicht ganz nachkommen kann und ein Teil von ihr dagegen protestiert). Diese Überlassung ist das Einfallstor für die Beziehungsaufnahme. Der Therapeut *benutzt* seine Dominanz, um sich anders zu verhalten als das Ursprungsobjekt, nämlich um Interesse am Innenleben des leidenden Subjekts zu zeigen und der Patientin dadurch ihren Wert zu demonstrieren. Er gibt der Süchtigen quasi die Erlaubnis, ihre Gefühle wichtig und ihr Leiden ernstzunehmen, sich zu ihrem Selbst zu bekennen.

Das Ringen um die Abstinenz

Wenn man gemeinsam den Sinn der Sucht aktuell und rekonstruktiv verstanden hat, wenn für die Patientin klar ist, dass da jetzt für einen längeren Zeitraum ein direktives Objekt zum Schutz zur Verfügung steht, dann wird es wichtig, sich mit der Frage einer ernsthaften und haltbaren Suchtmittelabstinenz zu befassen. Vorher ist es sinnlos. Die Begründung für ein weitgehend abstinentes Leben ist die, dass die Affekte, zu deren Verleugnung die Sucht dient, auftreten müssen, um erkannt, verstanden und als aushaltbar erlebt zu werden. Die Affekte (zum Beispiel Verlassenheitsangst, Scham und Wut) geplant gemeinsam »in den Fokus« zu nehmen, sie bei ihrem *Erleben* gleichzeitig auch zu *beobachten*, also in eine *therapeutische Ich-Spaltung* einzutreten, ist schon ein Stück Distanzierung, reduziert die Angst vor ihnen. Die Identifizierung mit der einerseits mitfühlenden, andererseits keine Angst zeigenden Haltung des Therapeuten ermöglicht noch mehr Aushalten und Annehmen. Die Patientin gewinnt immer mehr Raum gegen den Suchtdruck, der unmittelbare Affektbeseitigung verlangt.

Die meisten Patienten (nicht alle!) brauchen die Erfahrung eines gänzlich abstinenten Lebens über einen längeren Zeitraum, um sich selbst in diesem Modus ausreichend kennenzulernen, um nüchterne Affekttoleranz entwickeln zu können, um die Erfahrung von Selbstwirksamkeit zu machen, einen basalen Selbstwert entstehen zu lassen, und um die Möglichkeit überhaupt erst herzustellen, sich später bewusst für oder gegen einen weiteren Suchtmittelgebrauch zu entscheiden. Die Therapie bietet den Schutz für dieses Selbst-Experiment.

Wie die Abstinenz im Einzelfall zu bewerkstelligen ist, ist zu einem guten Teil Verhandlungssache. Zunächst ist klar, dass die Abstinenz nur für den Zeitraum der Therapie vereinbart werden kann. Gelöbnisse der Art, dass man nie wieder Alkohol anrühren wolle, gehören nicht in ihren Rahmen. Man muss sich eher gemeinsam darum kümmern, dass das Projekt realistisch genug geplant wird, dass es auch gelingen kann. Ich tendiere bei längerfristigen Vereinbarungen zum Beispiel von mir aus zu dem Angebot, die Therapieferien aus der Vereinbarung herauszunehmen. Wenn der Patient sich eine längerfristige Abstinenz noch nicht zutraut, treffen wir Vereinbarungen von Woche zu Woche oder von Sitzung zu Sitzung. Dann wird in jeder Sitzung besprochen, wie schwer oder leicht es gefallen ist, die Vereinbarung einzuhalten, welche Gefühle aufgetreten sind und in welchen Situationen der Suchtdruck besonders groß war. Sollte der Patient die Vereinbarung nicht habe einhalten können, sprechen wir über die Gründe und überlegen, wie wir weiter damit umgehen. Es kann auch sein, dass der Patient für den Sprung in die Abstinenz mehr Hilfe braucht, eine tägliche Betreuung, Tagesstruktur und Trainingsprogramme. Dann wird über eine Entziehungs- oder Entwöhnungskur gesprochen und die Therapie gegebenenfalls für die Zeit der Kur unterbrochen. Psychoanalytisch fundierte Therapie und Verhaltenstherapie lassen sich hier sinnvoll kombinieren. Beispielsweise können viele Esssüchtige die innerkörperlichen Signale für Sättigung oder Hunger beziehungsweise Appetit nicht mehr wahrnehmen oder konnten sie noch nie wahrnehmen. Diese Fähigkeit fehlt ihnen, auch nachdem sie den süchtigen Impuls, sich ganz der Sache »Essen« zu überlassen beziehungsweise jegliche Selbststeuerung aufzugeben, in die bewusste Bearbeitung genommen haben. Sie brauchen Hilfestellungen, dies neu zu lernen.

Wichtig ist, dass der Therapeut seinen Teil der Verantwortung übernimmt und das Thema geduldig immer wieder einbringt. Das Ringen um die Abstinenz ist bei einer Reihe von Patienten die *Krise* beziehungsweise die *Entscheidungsphase* der Therapie. Der Therapeut stellt sich der Sucht in den Weg und sagt zur Patientin: »Ich weiß, dass Sie das auch anders können!« Er sagt damit auch: »Sie sind mir wichtig und ich will, dass unsere Therapie funktioniert.« Natürlich ist der Drogenverzicht auch ein Verlust. Es entstehen Angst und Trauer. Trotz aller Empathie muss der Therapeut standhaft bleiben. Er sagt:

> »Ich weiß, dass Ihre Wut, Angst oder Scham *schwer* auszuhalten ist, aber ich glaube, dass Sie sie – mit mir zusammen – aushalten *können*. Ich weiß, dass Sie jetzt gerne wieder zu ihrer Droge greifen würden, aber ich glaube, dass Sie der Gier – mit mir zusammen – standhalten können. Wenn Sie sich wieder zurückfallen lassen, dann habe ich mich getäuscht und wir müssen unsere Therapie unterbrechen oder gar abbrechen.«

Der Patientin muss die Ernsthaftigkeit dieser Alternative deutlich werden, sie muss merken, dass der Therapeut nicht endlos mit ihr Geduld haben wird und die Therapie ohne ihren Eigenwillen nicht funktioniert.

Schon während und noch mehr nach der Krisenphase geht es in der Therapie um die Probleme, die unter beziehungsweise hinter dem Suchtdruck beziehungsweise der unmittelbaren Suchtmittelabhängigkeit liegen.

- Das ist zum einen die mangelnde Fähigkeit, negative (und positive) Affekte, Missbehagen, innere Konflikte überhaupt differenziert zu spüren und sie zu formulieren. Ziel ist es, die Initialverstimmung der Patientin und ihren negativen Selbstwert gemeinsam zu verstehen und zu modulieren.
- Zum anderen ist da die mangelnde Fähigkeit der Selbststeuerung, die sich zusammensetzt aus ausreichend realistischen, freundlichen und sozialen Selbst-Idealen, nach denen ein Mensch sich orientieren kann, und einer Übung im Fühlen und Zulassen von spontanem Begehren, von »wahrem Selbst«. Ziel ist es, sich im zwischenmenschlichen Kontakt besser positionieren zu können, sich sowohl abgrenzen als auch selbst gewollt binden und verabreden zu können. Das Selbst und die Beziehungsfähigkeit sollen stärker werden, die Notwendigkeit süchtiger Abwehr schwächer.

Was die mangelnde Affektdifferenzierung betrifft, so wird der Therapeut zunächst, zum Beispiel während des Ringens um die Abstinenz, Affekte *spiegeln*, das heißt bei Ereignissen in der Erzählung der Patientin, in denen er, sich in sie hineinversetzend, ein bestimmtes Gefühl – ein Erstaunen, eine Angst, einen Ärger, eine Rührung – verspürte, dieses (mimisch, gestisch, lautlich, mithilfe von Zeichnungen oder anderem symbolischem Material) artikulieren und benennen. Beispielsweise könnte der Therapeut etwas bedrohlich Näherrückendes mit der folgenden Fluchtbewegung des Angegriffenen gestisch darstellen und sagen: »Wenn ich mich an Ihre Stelle versetze, dann wäre für mich Wegbleiben im Augenblick die einzige Möglichkeit, meinem Therapeuten zu zeigen, dass er mir zu nahe rückt. Was ich da spüre, ist ein Gefühl von Angst. Könnte das auch Ihr Gefühl sein?« Bei einem Abgleich mit dem, was die Patientin fühlte oder nicht fühlte, können Unterschiede festgestellt, Differenzierungen herausgearbeitet oder Leerstellen entdeckt werden.

Sodann wird es darum gehen, gemeinsam mit der Patientin *Sinn herzustellen*, das heißt, von ihren Affekten ausgehend nach deren Ursprüngen zu suchen und sie in Szenen mit Objekten oder fehlenden Objekten zu platzieren und Verbindungen zwischen der familiären Vergangenheit und der Gegenwart der Süchtigen herzustellen. Insbesondere gilt es, die Initialverstimmung aufzuschlüsseln und ihre Elemente mit Beziehungserfahrungen zu verknüpfen. Dazu gehört auch, die *Schutzfunktion der Abwehrbewegungen zu würdigen*, also den Sinn der passiven Überlassung, des seelischen Rückzugs und später der Sucht zu verstehen. Sucht-Patienten, die alle von ihrer quasi-natürlichen Wertlosigkeit überzeugt sind, nehmen die psychoanalytische Botschaft, dass es sich bei ihrer Krankheit um eine unbewusste Reaktion auf frühe Ablehnungen, denen sie ausgeliefert waren, für die sie nichts konnten, mit einer Art Befreiungsgefühl auf. Sie können sich mit dieser Narration ihre eigenen Gefühle und Motive aneignen. Ihre Initialverstimmung wird benennbar, erklärbar, differenziert sich und wird dadurch erträglicher.

Wenn die Verleugnung der emotionalen Mangelerfahrungen in der Kindheit aufgehoben ist, kann sich ein mehr oder minder langer Prozess anschließen, bei dem die Gefühle von Schmerz, Leere, Sehnsucht, Hilflosigkeit und Wut auftauchen können, geteilt und verstanden werden, und schließlich auch die Unmöglichkeit, die Vergangenheit ungeschehen zu machen, akzeptiert werden kann. Die Folgen der frühen emotionalen Vernachlässigung, nämlich das Fehlen von »Urvertrauen«, die basale Verlassenheitsangst und die Tendenz, sich schwach zu fühlen und sich von einem mächtigen Anderen, ob Mensch oder Droge, abhängig zu machen, können als eine Art psychische Behinderung akzeptiert werden, die modifiziert werden kann, von der aber etwas bleiben wird, womit man realistisch umgehen muss. In diesem Trauerprozess kann – vermittelt über die Identifikation mit dem sich zuwendenden Therapeuten – ein Mitgefühl mit dem abgelehnten und verlassenen Kind der Vergangenheit entstehen und damit zusammenhängend ein Mitgefühl mit sich selbst beziehungsweise mit dem »inneren Kind«, das nach wie vor existiert und das es als unschuldig und gut imaginiertes verdient, dass man sich um es kümmert. (Einige Süchtige fangen während der Therapie an, sich um Tiere, Kinder oder überhaupt um andere Menschen zu kümmern, was man gut als eine verschobene Form einer neu entwickelten Fürsorge-Fähigkeit verstehen kann.) Das symbolische und sprachliche Aufarbeiten der eigenen Geschichte mit all ihren Schrecknissen hat auch das Ziel, zu einer Identität zu kommen, das heißt, sich als bestimmten Menschen mit bestimmten Gefühlen, Denk- und Handlungsweisen zu begreifen, die alle in einer bestimmten Geschichte wurzeln.

Im Herausarbeiten des spontanen Selbstschutz-Aspekts des süchtigen Abwehr-Ensembles liegt bereits eine Betonung des Eigenen. Das weist die Richtung für die weitere Arbeit: Keime eines aktiven Selbst zu finden. Die Betonung liegt auf dem »Finden« von etwas, was schon da ist, nicht darum, etwas »aufzubauen«, was die Patientin wieder als defizitär dastehen lassen würde. Es geht darum, ihr ihre persönlichen Eigenschaften und Fähigkeiten widerzuspiegeln, ihr zum Beispiel zu zeigen, dass sie eine bestimmte Hartnäckigkeit besitzt, dass sie kreativ oder sensibel sein kann, dass sie an bestimmten Dingen oder Tätigkeiten spontan Freude empfindet oder dass sie Bevormundung und Missachtung wütend machen. Es geht darum, ihr ihre eigenen Eigenschaften als positive, als »Kräfte«, schmackhaft zu machen und sie zur bewussten Aneignung zu ermuntern.

Eine Hürde besteht dabei darin, dass viele Süchtige bestimmte eigene Fähigkeiten und Eigenschaften geringschätzen, weil sie im Rahmen eines fassadären Selbst benutzt wurden (Tress, 1985). Ein Patient kann zum Beispiel gut rechnen, hat es aber nur im Rahmen eines ungeliebten, aufgezwungenen Berufs benutzt. Mit ihrer Geringschätzung haben die Patienten aber zunächst recht. Therapeuten können durch eine Fassade von realem Erfolg geblendet werden und die Notwendigkeit für den Patienten, diese Fassade abzulehnen, wenn er zu einem authentischen Lebensgefühl kommen will, unterschätzen.

Die Identifikation mit der Therapeutin

Was das Ziel einer besseren Selbststeuerung betrifft, so kann ein Ich nur dann ein Selbst-Ideal entwickeln und die darin niedergelegten sozialen Verbindlichkeiten und Regeln in die eigene Regie übernehmen und sich dafür verantwortlich erklären, wenn es sich mit einem geliebten Objekt, das diese Werte vertritt, *identifiziert* – im Fall der psychodynamischen Therapie eben auch mit der Therapeutin oder dem Therapeuten.

Der Identifikation geht voraus, dass die Patientin an ihrer Therapeutin bestimmte (in ihren Augen) positive Verhaltensweisen und Eigenschaften wahrgenommen hat, insbesondere das persönliche Interesse und das bezogene Engagement, die Verbindlichkeit und Konstanz der Zuwendung sowie das Halt und Sicherheit vermittelnde Bestehen auf bestimmten Regeln und gemeinsamen Abmachungen. Im Lauf der Zusammenarbeit, aber auch des Ringens mit der Therapeutin entsteht ein Vertrauen in der Patientin und ein Selbstbild, wichtig und wertvoll genug zu sein, dass sich eine andere so mit ihr beschäftigt. Sie muss auch erleben, dass die Therapeutin sie (zum Beispiel in ihrem passiven Überlassungswunsch) enttäuscht – ohne sie fallenzulassen. Sie fordert bestimmte Eigenaktivitäten von ihr und fördert ihre Selbstwirksamkeit, indem sie ihr die Fähigkeiten dazu zutraut. Die Therapeutin zeigt sich aber auch als ein begrenzter, teilweise ohnmächtiger Mensch, der auf ihre Mitarbeit angewiesen und keineswegs so allmächtig ist, wie ihr ursprüngliches Objekt (noch so unerreichbar). Alle diese Eigenschaften ihrer Therapeutin, die sie in ihrem Repräsentanz-Speicher aufnimmt, liefern die Matrix für eine Identifizierung. Sie kann im Idealfall ein Selbstideal in sich herstellen (beziehungsweise ihr Unbewusstes tut das für sie), das ihr sagt, dass es gut ist, an etwas oder jemandem Interesse zu haben, verbindlich zu sein, sich an bestimmte Regeln zu halten, das ihr erlaubt, sich selbst wichtig zu nehmen und sich um sich selbst zu kümmern, das ihr erlaubt, von anderen etwas zu fordern und ihr auch erlaubt, Grenzen zu haben und Fehler zu machen.

Die Behandlung eines strukturell gestörten Süchtigen zeigt, wie wichtig eine ausreichend lange und ausreichend intensive therapeutische Beziehung ist. Nur durch sie kann der Süchtige bestimmte Eigenschaften der Therapeutin als Gegengewicht zur inneren Wirkung der ursprünglichen versagenden Objekte verinnerlichen –, ohne dass man der Illusion verfallen müsste, dass die negativen Erlebnisse damit ausgelöscht werden könnten. Die Länge und Intensität der Beziehung kann eigentlich nur eine langjährige ambulante Therapie, sei sie einzeln oder in der Gruppe, bieten. Auch eine Therapie mit Unterbrechungen (die sogenannte »fraktionierte Therapie«) ist möglich, wenn sie bei derselben Therapeutin durchgeführt wird. Stationäre Therapien sind meistens zu kurz, und die Patienten erleben immer wieder Therapeutenwechsel, sodass hier die Chancen für das Entstehen hilfreicher Identifikationen geringer sind. Erfahrenen Kliniktherapeuten ist dieses Problem bewusst und sie versuchen, bei den stationären Suchtbehandlungen auf Beziehungskontinuität zu achten (Diekmann & Albertini, 2008).

Entsprechend der Länge der ambulanten Therapie und der grundlegenden Schwierigkeit, die Süchtige mit starken Affekten haben, muss der *Abschied* gut vorbereitet werden. Die Patientin sollte die Gelegenheit bekommen, den Trennungsschmerz vorwegnehmend zu erleben und mit ihrem Therapeuten zumindest teilweise noch bearbeiten zu können. Was das Suchtmittel betrifft, so empfehle ich meinen Patientinnen und Patienten, nach dem Ende der Therapie noch etwa ein Jahr zu warten, bis sie darüber nachdenken, ob sie einen kontrollierten Gebrauch probieren wollen. Sie sollten sich zuerst im therapiefreien Zustand sicher fühlen.

Bei den meisten Patienten erhält sich nach dem Ende der Therapie irgendeine Art von *Sucht-Rest*, ähnlich wie bei einem Depressiven eine Neigung zu Selbstbeschuldigung oder Resignation bleibt oder bei einem Zwanghaften eine Neigung zu Ordnung und Affektisolation. Dieser Rest kann so aussehen, dass es bei starken affektiven Problemen zu einem kleineren Rückfall kommt, oder so, dass die alkoholische Rauschsucht mit Kontrollverlust zwar aufgehört hat, die parallel bestehende Nikotinsucht als Pegelsucht aber bestehen bleibt. Ein Patient von mir, alleinstehender Rechtsanwalt, begann ungefähr ein Jahr nach Ende der Therapie damit, alle paar Abende ganz bewusst und kontrolliert ein bis zwei Bier zu trinken und dabei drei Zigaretten zu rauchen, weil ihm manchmal der Übergang von der Betriebsamkeit seiner Kanzlei zur Einsamkeit zu Hause zu schaffen machte und er die dann auftretenden Verlorenheits- und Versagensgefühle abdämpfen wollte. Andere mit einer süchtigen Persönlichkeitsstörung leben zwar abstinent, leiden aber weiter unter einer gewissen Selbstunsicherheit oder Verletzlichkeit und tendieren dazu, sich Objekte zu suchen, die ihnen etwas Führung und Sicherheit geben sollen. Es kann sich mithin ergeben, dass die Therapie nicht ganz aufhört, sondern nach dem Ende der intensiven Arbeitsphase der Therapeut die Patientin in langen Abständen (alle 14 Tage, einmal im Monat, im Vierteljahr), als eine Rezidiv-Prophylaxe noch trifft – sofern er das persönlich gut tragen kann.

Vielleicht gehört an diese Stelle noch eine grundsätzliche Bemerkung zur Psychotherapie der Sucht als struktureller Störung: Eine »Heilung« in dem Sinne, dass die grundlegende psychische Verletzlichkeit und die dagegen entstandene Abwehrstruktur verschwindet, so wie eine Infektionskrankheit verschwindet, gibt es nicht. Die psychische Grundstruktur der schweren Sucht bleibt auch bei optimaler Therapie bestehen. Es wäre auch unvernünftig und unmenschlich, zu erwarten, dass eine seelische Struktur, die im Lauf von Jahrzehnten gewachsen ist und den Menschen in seiner Besonderheit ausmacht, sich einfach auflöst. Eine solche Vorstellung grenzt an Gehirnwäsche-Fantasien. Erreichbar ist eine Milderung der Zwanghaftigkeit dieser Struktur, ein mit ihr Umgehen-Können, der Ausbau von anderen psychischen Strukturen, die bis dahin relativ verkümmert geblieben sind und das Nutzen der positiven Seiten der Suchtstruktur, zum Beispiel der Fähigkeit, sich gegebenen Verhältnissen anzupassen, der Fähigkeit, Materielles mit Libido zu besetzen und zu genießen oder der Fähigkeit, bis zu einem gewissen Grad unbezogen gegenüber anderen Menschen immer wieder einen von den eigenen Fantasien besetzten inneren Rückzugsraum aufzusuchen und sich dort sicher und frei zu fühlen.

18 Manische Abwehrsysteme

Neben der Sucht gibt es noch andere Verhaltensweisen, zu denen sich die betroffenen Personen innerlich gedrängt oder gezwungen fühlen. Bekannt sind Zwangsrituale wie der Drang, sich wiederholt die Hände waschen, oder eine sogenannte Hypersexualität mit dem Drang, sich permanent Orgasmen verschaffen zu müssen. Andere Menschen verspüren den unabweisbaren Drang, immer wieder gefährliche Situationen aufzusuchen, wieder andere müssen hungern. Manche dieser Handlungsweisen werden populär oder auch im Fachjargon als »Sucht« bezeichnet (»Sexsucht«, »Magersucht«), einige werden einer Kategorie »Verhaltenssüchte« oder »substanzungebundene Süchte« untergeordnet (Batthyány & Pritz, 2009; Gross, 2003).

Auf einer theoretischen Ebene gehört die frühgestörte Sucht zur Gruppe der *manischen Abwehrsysteme*, zu der bestimmte Ausprägungen von Perversionen gehören sowie bestimmte kontraphobische Handlungen und Haltungen, die sich gegen die Gefahr des Selbstwerteinbruchs richten. Die Abwehroperationen dieser Gruppierungen enthalten sehr oft impulsive oder dranghafte Handlungen. Im Folgenden sollen die Ähnlichkeiten und Unterschiede zwischen den Varianten der manischen Abwehr herausgearbeitet werden.

Aber zunächst noch einmal zurück zum Begriff selbst: Masud Khan schreibt bei seiner Analyse des Masochismus, das Ich benutze die manische Abwehr, »um das Selbst vor einem seelischen Schmerz zu schützen, der das Selbst – und damit das Ich – auszulöschen droht«. Das masochistische Leiden sei dabei ein Affekt, »den das Ich mit wirklichen oder imaginären Gestalten im Raum der Phantasie schafft«, und der seiner Kontrolle unterliege (Khan, 1989, S. 304f.; Kapitel 16 zur *resignativen Sucht*).

Khan bezieht sich einerseits auf Freuds klassische Definition der Manie, wonach es sich um den vom eigenen Wunschdenken generierten Glauben handelt, so zu sein wie das Ideal, das man von sich hat, also eine Identifikation des Ich mit dem Ich-Ideal (S. Freud, 1921c, S. 148), andererseits auf Winnicott, der mit der manischen Abwehr hauptsächlich die Fantasien und Gefühle der »Gehobenheit« gegenüber dem Niedergedrückt-Sein der Depression meinte (1983 [1958], S. 244–266). Winnicott bezog sich wiederum auf Melanie Klein, die von der »manischen Abwehr depressiver Ängste« sprach. Sie meinte damit die Verleugnung der frühkindlichen Angst, das Selbst könnte beschädigt werden, wenn es auf dem Weg von der frühen »paranoid-schizoiden Position«, auf der es seine eigenen feindseligen, aus dem Todestrieb stammenden Gefühle in die äußeren Bezugsobjekte hineinprojizierte und sich so davon befreite, zur reiferen »depressiven Position« das Böse wieder in sich aufnimmt und sich selbst nun für (zumindest teilweise) böse halten muss (Klein, 1983, S. 76–79). Klein hielt die manische Abwehr für etwas zur »depressiven Position« Gehöriges beziehungsweise deren Ängste bereits ansatzweise progressiv Überschreitendes (ebd.), während Winnicott sie eindeutig für etwas in der psychischen Entwicklung vor der »depressiven Position« Liegendes und gegen ihr Erreichen Gerichtetes hielt (Winnicott, 1983 [1958], S. 262f.). Khan geht noch weiter, in dem er die manische Abwehr aus dem Zusammenhang der Entwicklungspsychologie herauslöst und als ein Konzept definiert, bei dem es um den Schutz des Selbst geht, um Verleugnung von Realität beziehungsweise den Einsatz von etwas Illusionärem – unabhängig von »gehobenen« Affekten (denn die Affekte beim Masochismus sind oft alles andere als »gehoben«).

Die manische Abwehr der frühgestörten Sucht liegt in der Illusion, dass das direktive und minimal haltende Bezugsobjekt in Gestalt des Suchtmittels und seiner Wirkungen weiter anwesend sei.

- Auf die Ebene der frühkindlichen Dependenz bezogen wird dadurch das Bewusstsein abgewehrt, als unfertiges und abhängiges Selbst ohne ein bezogen haltendes äußeres Objekt existieren zu müssen und in der Gefahr tödlicher Einsamkeit und der Hilflosigkeit beziehungsweise des Zerfalls zu schweben. Das in Kapitel 15 als Fallbeispiel für resignative Sucht beschriebene pubertäre Mädchen demonstriert diesen Aspekt sehr deutlich: Mittels hoher Dosen von Amphetaminen, Halluzinogenen und Achterbahnfahren stellt sie künstlich und kontrolliert eine weitgehende Haltlosigkeit her und wehrt durch die Kontrolle und die Externalisierung die Angst vor innerer Haltlosigkeit und vor Selbstzerfall ab. Dieser Aspekt existiert in jedem rauschhaften Kontrollverlust. Die abgewehrten Affekte entsprechen denen der Überschwemmung mit einem entdifferenzierten Gemisch aus Panik und wütender Verzweiflung, wie sie in einem Kleinkind entstehen, das mit hoher Affektspannung alleingelassen wird (»Uraffekt« nach Krystal & Raskin; siehe Kapitel 8).

- Auf die Ebene der Autonomie-Herausforderung im Zuge der Separation vom direktiven Objekt bezogen handelt es sich um die Abwehr beziehungsweise das Stehenbleiben vor der psychischen Entwicklungsaufgabe, die Haltungen der Primärobjekte zum Selbst im Selbst-Ideal zu verinnerlichen und sie auf diesem Wege zu eigenen Selbst-Bewertungen zu machen sowie ein flexibel Orientierung gebendes Über-Ich auszubilden und nicht auf *attunement* mit dem äußeren Objekt angewiesen zu bleiben. Diese Hereinnahme löst verschiedene Arten von Sorge im Kind aus, weshalb Winnicott, dem es widerstrebte, für eine normale Entwicklungsphase eine pathologische Bezeichnung, nämlich »depressive Position« zu benutzen, überlegte, sie als »Stadium der Besorgnis« zu bezeichnen (1983 [1958], S. 280). Die berechtigte Sorge beim Süchtigen ist, dass die ins Selbst-Ideal introjizierte Objekt-Repräsentanz *zu ablehnend* ist und er sich vor sich selbst schlecht fühlen muss – so schlecht, dass er kaum existieren kann. In diesem Fall wäre der Schritt der Verinnerlichung tatsächlich der in die Selbstverachtung beziehungsweise den Selbsthass.

Kontraphobische Selbstbehauptung (Antechie)

Immer häufiger treten im Alltag der Industrienationen seit einigen Jahrzehnten in Gestalt des fanatischen Fastens, Bodybuildings oder -shapings, der übermäßigen Arbeit, des übermäßigen Sporttreibens (»Sportsucht«), des risikoreichen Spiels sowie überhaupt des getriebenen Aufsuchens riskanter Situationen psychische Pathologien auf, die auf eine bestimmte Weise der Sucht ähnlich sind, andererseits aber wieder ein Gegenbild zu ihr darstellen. Viele Beispiele für das riskante *sensation seeking* schildert der US-amerikanische Psychologe Michael Apter in seinem Buch *Im Rausch der Gefahr* (1994). Am deutlichsten tritt das Krankheitsbild bei den sogenannten »Extremsportlern« zutage.

Ob es sich um einen Freeclimber handelt, der nur mit Händen und Füßen, ohne angeseilt zu sein, lebensgefährlich steile Felswände bezwingt, um einen Triathleten, der stolz darauf ist, die letzten 20 Kilometer seines Langlaufs mit gebrochenem Schienbein durchgehalten zu haben, um einen Fallschirmspringer, der möglichst kurz überm Boden die Reißleine zieht, eine Marathonläuferin, die es für großartig hält, die zweite Streckenhälfte mit heftigen Koliken und Durchfall zu Ende gelaufen zu sein, oder einen Bergsteiger, der einen Achttausender nach dem anderen besteigen muss, auch wenn ihm der Frost schon eine Reihe von Fingern und Zehen abgefressen hat – in allen Fällen stehen hier Menschen unter dem Zwang, gegen ihre eigene Gesundheit, ihr Wohlbefinden und ihre Angst Durchhaltevermögen, Mut und Härte zu zeigen. Ich spreche hier nicht von den lustvollen Formen des Sports oder der Körpererfahrung, auch nicht vom Rausch an gelegentlichen Extremerlebnissen, sondern von eindeutig getriebenen Verhaltensweisen, die eine Abwehr gegen ein unbewusstes psychisches Leiden darstellen. Ein Patient, der täglich mindestens 20 Kilometer joggte, beschrieb mir, dass es ihn jedes Mal in den Beinen jucke, wenn er einen schwierigen Arbeitsauftrag habe oder es eine Auseinandersetzung mit seiner Frau gebe: Er müsse dann seine Sorgen »weg-rennen«.

Nach allem, was ich in den Medien an Interviews, Reportagen und biografischen Angaben zu Extremsportlern erfahren habe, schienen mir oft heftige Probleme mit Beziehungspartnern und eine Selbstwertproblematik vorzuliegen sowie Konflikte zwischen Autonomie und Abhängigkeit gegenüber Elternfiguren. Die *riskanten Verhaltensweisen* – von der Anorexie über den Workaholismus bis zum Fallschirmspringen – scheinen für die, die sich unter dem persönlichen Zwang fühlen, sie auszuüben, eine Selbstbehauptung darzustellen, ohne die sie sich vernichtet fühlen würden. Grundlage könnte, ähnlich wie bei der Sucht, ein Selbst sein, das im frühen affektiven Kontakt nicht gehalten und beantwortet wurde, das entsprechend positive Objektrepräsentanzen nicht verinnerlichen konnte, das sich im Hinblick auf seine Fähigkeit zur affektiven Selbstannahme und -steuerung leer und hilflos und von andrängenden Affekten grundsätzlich bedroht und labilisiert fühlen musste. Oder es könnte sich um ein Selbst handeln, das in einem späteren Entwicklungsstadium, wo es schon der Symbolisierung und Sprache mächtig war, immer wieder heftiger Entwertung oder Überforderung durch die wichtigsten Bezugspersonen ausgesetzt war und mit entsprechend starken Selbstzweifeln zu kämpfen hat. Da, wo der adaptiv oder resigniert Süchtige eine passive Abwehrformation ausgebildet hat, sein Selbst ausschalten und sich ganz einer beziehungslosen Außensteuerung überlassen will, da hat der sich Selbstbehauptende eine aktive Abwehrformation ausgebildet, indem er versucht, sich und anderen zu beweisen, dass seine Affekte und hier speziell die, die in Beziehungen entstehen, ihn nicht verunsichern können, dass er keine Selbstzweifel hat und nicht verletzlich ist. Seine besondere Tätigkeit steht ihm dabei symbolhaft verdichtet für das ganze Leben: »Ohne meinen Sport, ohne meine Arbeit, ohne mein Hungern könnte ich nicht leben.« Die verdichtende Partialisierung hat ihrerseits wieder Ähnlichkeit mit der des Süchtigen, dem sein Sucht-Fetisch für alle Bezugspersonen steht. Eine weitere Ähnlichkeit zwischen den beiden Krankheitsformen ist die Verschiebung (und damit das Unkenntlich-Machen) der frühen Beziehungsproblematik auf ein anderes Gebiet. Beim Süchtigen ist es sein Verhältnis zum Suchtmittel, beim kontraphobisch Selbstbehauptenden die Auseinandersetzung mit einer Anforderung.

Der kontraphobisch sich selbst Testende versucht, seine kindliche narzisstische Illusion der Unverletzlichkeit und Unabhängigkeit, die dem Süchtigen zu früh zerstört wurde und die im Normalfall im Lauf der Kindheit und Jugend unter Schmerzen Stück für Stück aufgegeben wird, zu behalten, indem er sich ein Gebiet schafft, auf dem er immer wieder beweisen kann, dass er es ganz allein und ungebunden meistert.

Auch er setzt, wieder dem Süchtigen vergleichbar, Affektmanipulation ein, um unaushaltbare verunsichernde Gefühle nicht haben zu müssen. Er setzt den Endorphinschub des Langstreckenläufers, der Hungernden oder dessen, der Schmerzen erträgt, gegen die Bilder und Affekte von Begrenzung, Ohnmacht und Angst. Er überspielt diese Gefühle durch den Adrenalinstoß des lebensgefährdeten Kletterers oder Glücksspielers. Aber er tut es aktiv und mit dem Ziel, sein gefährdetes Selbst zu erhalten, er gibt nicht auf (wiewohl auch die Extrembelastung, ähnlich der Sucht, in ihrem Risiko ein suizidales Element enthält). Kohut spricht bei den narzisstisch Erkrankten allgemein davon, dass diese Masturbation, Drogen und gefährliche Tätigkeiten benutzen, um ihr Selbst zu stimulieren und sich vor dem Gefühl depressiver Leere zu retten (Kohut, 2003 [1984]). Hier werden zwei spezifische Wege, das zu tun, deutlich: der eine, süchtige, mit der Betonung auf den *Mitteln*, welche die Stimulierung übernehmen sollen, der andere mit der Betonung auf dem *Selbst*, das sich stimuliert. Die beiden verwandten Abwehrmethoden können sich durchaus abwechseln: Der »geheilte« Junkie wird zum fanatischen Marathonläufer; der Vielarbeiter kippt nach Erreichen seiner körperlich-seelischen Belastungsgrenze (Burn-out) in den Kokainismus oder Alkoholismus; der hart arbeitenden und viel verdienenden Shopping-Queen, die ihre frisch erworbenen Luxuskleidungsstücke (»Belohnungen«) in narzisstischem Triumph vor den Freundinnen oder im Internet auspackt *(unpacking)*, gehen die finanziellen Mittel aus und sie wird zur Kaufsüchtigen, die sich andauernd billige Sachen kaufen und bestellen muss, um die passive Illusion zu bewahren, beschenkt zu werden. Auch die Grenze zwischen einem geschickten Pokerspieler, der immer wieder das Risiko sucht, um sich zu beweisen, und einem Glücksspieler, der sich schicksalsergeben dem Lauf der Roulettekugel oder der Automatenwalzen überlässt, kann dünn sein.

Ich benutze als Ergänzung oder Erweiterung der »kontraphobischen Selbstbehauptung« den Begriff der »Antechie« (griech. *αντεχειν*, »sich behaupten« beziehungsweise – wörtlich übersetzt – »dagegenhalten«), um eng verwandte Abwehroperationen, die nicht auf den ersten Blick als kontraphobisch erscheinen (zum Beispiel Anorexie, Workaholismus oder das getriebene Verfolgen eines Ideals), mitzuerfassen. Die Antechie lässt sich folgendermaßen in die manische Abwehr einordnen: Ausgangspunkt ist wie bei der Sucht die frühe Erfahrung eines fehlenden affektiven Gegenübers, eines haltenden Objekts mit dem dazu passenden Gefühl der Verlassenheit und Selbst-Dekonturierung und der Angst davor beziehungsweise der ängstlichen Lähmung.[6] Zur Angst des nicht-gehaltenen und zerfallsbedrohten Selbst gehört auch die vor der drohenden Depression, wenn der Reifungsschritt der identifikatorischen Verinnerlichung der Objektbeziehung (siehe oben und Schafer, 1968) einmal getan werden sollte. Gegen die doppelte Selbstangst und den dazugehörigen Wunsch, die Dyade zu behalten, setzt der Antechet nun die Illusion vom autarken Selbst beziehungsweise vom Kohut'schen Größenselbst. Das spiegelnde und schützende Selbstobjekt und der Wunsch danach werden verleugnet. Zur Stärkung der Illusion vom autarken Selbst wird etwas Reales agiert (zum Beispiel gehungert, Schmerz ausgehalten, Gefahr gesucht oder exzessiv gearbeitet). An die Stelle der pri-

6 Sehr nahe an dieser Angst, oft mit einer Konversion ins Somatische (»Herzangst«), liegt die *Angstneurose*, die wegen ihrer Hartnäckigkeit und frühen Genese von manchen Autoren mehr den Psychosen zugeordnet wird (siehe Mentzos, 1984, S. 174f.). Auch die reifere eingegrenzte *Phobie* geht auf einen Mangel an haltgebenden Objekt-Antworten bei (aggressiven beziehungsweise überbordenden) frühkindlichen Verhaltensweisen zurück, ein Mangel, der die Internalisierung eines »steuernden Objekts« verhindert, welche es dem Subjekt ermöglichen würde, autonom mit den Impulsen umzugehen. Der Mangel führt späterhin zum Vermeiden bestimmter Trigger-Situationen beziehungsweise erfordert die Anwesenheit einer Begleitperson als äußeres »steuerndes Objekt« (siehe König, 1991, S. 18–22, 37–40).

mären Angst, emotional zu verhungern, fallengelassen zu werden, Trennungsschmerz zu erleiden oder sich selbst verachten zu müssen, wird, wie man das von den Phobien kennt, eine ähnliche, aber bewusste und (damit) schwächere Angst gestellt, die man nun nicht phobisch vermeidet, sondern der man sich kontraphobisch aussetzt und die man bewältigt. Die Angst beim Fallschirmabsprung ausgehalten zu haben oder die Mühen und Schmerzen beim Marathon, ergibt ein hochloderndes Triumphgefühl (es werden viele entsprechende Neurotransmitter im Belohnungssystem ausgeschüttet) aus der Bestätigung der selbstgeschaffenen Illusion der Autarkie und der Wirksamkeit. Das gehobene Gefühl der Magersüchtigen oder des Workaholic unterscheidet sich als *slow burner* davon nur quantitativ.

Die Partialsituation, die an die Stelle der Selbst-Objekt-Beziehung gesetzt wird, muss natürlich mit möglichst viel sozialer Realität ausgestattet werden, damit das Subjekt und seine Umgebung das Reale daran für das Wichtigere halten als die Illusion. Dazu gehört die Einbettung in ein sozial anerkanntes Normen-Gefüge mit der Aufblähung der dazu passenden Ich-Ideale: schlank sein, leistungsfähig und kreativ sein, unkonventionell und mutig sein. Dazu gehört auch die Bildung von Gruppen- und Subkulturen, der verschworenen Gemeinschaft der Fallschirmspringer, der Triathleten und der Freeclimber.

Auch bei diesen kontraphobisch-manischen Abwehrkonstellationen gibt es die Rückkehr des Traumas im Symptom, die »Wiederkehr des Verdrängten«, um mit Freud zu sprechen: Die Magersüchtige hungert sich klein und schwach, zeigt, dass ihr innerlich etwas fehlt und appelliert unbewusst über ihre äußere Erscheinung fortgesetzt an ihre Umgebung, ihr zu helfen, beziehungsweise klagt die Objekte ostentativ an. Der Fallschirmspringer »fällt« wie ein Baby vom Wickeltisch, fällt ins Leere und erzeugt in den Zuschauern Angst um ihn. Ähnlich der Freeclimber, der allein und nur mit Fingern und Zehen wie ein Affenbaby im Fell der Mutter sich festklammert, um nicht abzustürzen, weil niemand ihn festhält. Die Langstreckenläuferin und der Manager strengen sich mit unendlicher Energie an – wie Kinder für die Aufmerksamkeit und Zuwendung der Eltern, die sie niemals bekommen –, sodass sie nie zufrieden und ruhig sein können.

Ideal-Anspruch

Eine Unterart der Antechie, welche auch eine Sucht oder eine Depression in Schach halten kann, ist der Versuch, per realer Handlung die Identifikation mit einem hohen Selbst-Ideal (wie ein »guter« Mensch sein soll im Sinne eines inneren Vorbilds) herzustellen. Die Realisierung der Fiktion, dem Ideal vollständig zu genügen, ergibt einen Dauer-Stolz beziehungsweise »erhabene« Gefühle und erlaubt, andere zu verachten. Die Abwehr, die ich hier meine, ist aber keine Manie mit der wahnhaften Überzeugung von der eigenen Großartigkeit. Vielmehr handelt es sich um die in der Realität angesiedelte *Anstrengung*, dem Ideal zu genügen. Das Ideal stellt, ähnlich wie der Berg für den fanatischen Kletterer oder die Arbeit für den Workaholic, eine das Leben zwanghaft bestimmende Anforderung dar. Sie bildet, solange sie funktioniert, auch eine gute Einbindung für ein rigide forderndes und entwertendes Über-Ich: Selbstkritisch und hart gegen sich zu sein, ist gerade »gut« und kann zur narzisstischen Aufwertung benutzt werden. Die »Prinzipienreiterei« dieser Abwehrform ist dann hauptsächlich für die Mitmenschen nervtötend. Die Einbindung des Über-Ich bedeutet auch, dass es nicht mehr so destruktiv gegen das Selbst wüten kann. Das Selbst-Ideal kann auch einige regressive Vergnügen und Genüsse erlauben beziehungsweise sogar fördern und somit einem selbstfeindlichen Über-Ich entgegentreten. (Beispielsweise kann es erlauben, ja vorschreiben, ein sexuell aktiver Ehemann zu sein – aber auf keinen Fall »nur« für die eigene Lust, sondern um die Frau zu befriedigen, weil das Ideal »guter Ehemann« heißt.) Entscheidend ist dabei, dass die Orientierung am Ideal der Abwehr von Selbstzweifeln und Affektunsicherheit dient und Lust oder Aggression nur zugelassen werden dürfen, wenn sie dem Erreichen des Ideals dienen. Sie dürfen nicht als Selbstzweck zugelassen werden und vielleicht in einen Konflikt mit dem Über-Ich oder Ideal treten. Die agierende Orientierung am Ideal wird vom Selbst auch als Halt empfunden. Dieses »Gegenhalten« ist durch Affektdurchbrüche und speziell durch den Durchbruch der Selbstentwertung beziehungsweise -verachtung gefährdet. Das Resultat eines Verstoßes ist *Scham*, nicht in der Lage gewesen zu sein, den eigenen Ansprüchen zu genügen. Diese Scham gegenüber dem hohen Ideal kann zu autodestruktiven (Straf-)Aktionen sowie zu dem Wunsch, sich zu betäuben, führen, also eine Suchtepisode auslösen.

Eine besondere Variante der Ideal-Anstrengung ist das »Helfersyndrom« (Schmidbauer, 1977). Beispielsweise bilden Kinder, die von hilflosen, süchtigen oder kalten Eltern instrumentalisiert wurden, oft eine fürsorgliche Haltung (gegenüber den Eltern oder Geschwistern) aus. Sie konnten ihre Anlehnungs- und Weichheitswünsche selbst nie leben, mussten immer »stark« und für andere da sein, und haben als »starke« Helfer aus dieser Zwangslage eine Tugend gemacht. Daraus ziehen sie narzisstische Bestätigung (»das ist etwas, was ich kann«). Indem sie die Mühen des Helfens, das nicht belohnt wird, auf sich nehmen, bestrafen sie sich selbst und fühlen sich zugleich moralisch anderen Menschen überlegen. Sie wehren auch ihre Wut auf die anderen, die ihre Fürsorglichkeit ausgenutzt haben, damit ab. Zugleich leben sie Größenideen, »bessere Menschen« zu sein, und verachten insgeheim die »Schwachen« – also sowohl die, denen sie helfen, als auch die, die nicht so »gut« sind wie sie selbst. In dieser Art der Helferrolle spielen viele fantasierte Szenarien mit. Die *Verkehrung der passiven Opferrolle in die aktive Helferrolle* dient der Vermeidung von psychischem Schmerz, Wut und Trauer über die frühen Versagungen. Der Ausgangspunkt ist der gleiche wie bei der Sucht: das unbezogene Objekt und das nicht-gehaltene Selbst, die beide verleugnet werden müssen. Nicht nur haben oft Menschen in helfenden Berufen eine Sucht, sondern oft finden auch Süchtige und Menschen mit einem Helfersyndrom zusammen, was dann »Co-Abhängigkeit« genannt wird.

Die meisten Selbsthilfeorganisationen von Süchtigen und viele Therapieeinrichtungen für Süchtige versuchen, die manische Abwehr der Identifikation mit dem Selbst-Ideal gegen die eigentliche Sucht zu stärken. Sie bauen eigene Ideologien auf und schwören ihre Teilnehmer und Patienten darauf ein. Der Inhalt der Ideologien ist die Abstinenz. Abstinent zu sein, ist dann die Identifikation mit dem Ideal und sorgt gelegentlich für die »erhabenen« manischen Affekte. Das Abstinenz-Ideal gibt den vom Süchtigen vermissten Halt, und die Betroffenen-Gemeinschaft verstärkt ihn. Das Ideal tritt außerdem zusammen mit der es realisierenden Gemeinschaft als Strafinstanz auf und droht mit Sanktionen und Rauswurf bei Verletzungen. Das Abstinenz-Ideal bindet das rigide Über-Ich des einzelnen (ursprünglich) Süchtigen in seine Forderungen ein. Die Abstinenz ist dann eine manische Abwehrform wie die Magersucht, bei der der Abstinente sich seine psychische Unabhängigkeit vom Objekt immer wieder dadurch beweist, dass er den Objekt-Ersatz beziehungsweise das Objekt-Symbol – hier die Nahrung, da die Droge – nicht nimmt.

Ein Problem dieser Simili-Therapie, also der Bekämpfung einer Krankheit, der Sucht, durch eine ähnliche, die Antechie, ist die häufige Sperrung einer tiefergehenden Therapie. Schwer Süchtige, die den Weg in die Abstinenz geschafft haben, müssen mit aller Kraft daran festhalten, müssen zwanghafte Kontrollmechanismen und phobische Vermeidungen nutzen, um ihrem Ideal zu entsprechen und nicht in die Nähe der Verführung zum anstrengungslosen Erleichterungsgefühl ihrer Droge zu gelangen. Eben diese Nähe, das heißt die Offenheit für das Erinnern und Erleben der traumatischen Affekte und Situationen und der entsprechenden Sucht-Wünsche fordert aber die analytische Therapie, weshalb sie, zumindest in der Anfangszeit, immer am Rande des Rückfalls balanciert und diesen auch in Kauf nehmen muss.

Selbstverletzung

Eine Zwischenposition zwischen Sucht und kontraphobischer Selbstbehauptung nimmt die Selbstverletzung ein. Bei suizidalen oder süchtigen Jugendlichen kommt es vor, dass sie sich die Haut an Armen oder Händen mit einem scharfen Messer oder einer Rasierklinge aufschneiden und dabei einerseits von Blut und Schmerz fasziniert sind, andererseits die Grenze aufsuchen, an der sie den Schmerz nicht mehr aushalten, wo er sie überwältigt. Blut und Schmerz können hier viele Bedeutungen haben: Sie können Ankündigungen einer suizidalen Handlung sein, der Erpressung von Objekten dienen (Kind, 1996, S. 87ff.), es können Symbole für seelischen Schmerz und innerseelischen Kampf sein, sie können eine Selbstbestrafung darstellen, auch die Ablehnung und Bestrafung von Körperlichkeit und Sexualität, sie können aber auch positive körperliche Lebenssymbole darstellen, etwas, was unter einer depressiven oder zwanghaften Oberfläche nach wie vor existiert: Das eigene Blut zu sehen, den eigenen Schmerz zu spüren, wäre dann eine Selbstvergewisserung, ähnlich den intensiven Körpererfahrungen und Schmerzen eines Extremsportlers. Was einige dieser Jugendlichen aber berichten, hat noch eine andere Tönung: Sie suchen in Krisen, in denen sie weder ein noch aus wissen, in denen sie das Gefühl haben, sie müssten gleich zerspringen oder verrückt werden, und in denen eine starke Angst sie überflutet, den Schmerz auf, und zwar den, der so heftig ist, dass sie ihn kaum aushalten. Dieser Schmerz wirkt als »Antidissoziativum« (Sachsse, 1998). Er ist wie eine äußere Macht, die sie überwältigt, wie ein Objekt, dem sie sich überlassen müssen, und das sie – wie ein Stein, an dem man sich stößt – sich, ihren Körper spüren lässt und damit die Panik sofort beruhigt (Sachsse, Schilling & Eßlinger, 1997). Oder wie es die bekannte Performance-Künstlerin Marina Abramović ausdrückt: »Wenn man sich Schmerzen zufügt, um sich von der Angst zu befreien, dann ist Schmerz in Ordnung« (J. Fischer, 2018, S. 26). Hirsch (1998) rückt die Doppelfunktion des verletzten Körpers in den Mittelpunkt der Betrachtung: einerseits der Selbstvergewisserung zu dienen durch das Schmerzgefühl und das Wissen, den Schmerz selbst erzeugt zu haben, also autonom über sich bestimmen zu können, und andererseits wie ein äußeres Objekt beruhigend zu wirken. Hier besteht also eine starke Analogie zum Suchtmittel in seiner Doppelfunktion.

Perversion

Beim *sexuellen Fetischismus*, beispielsweise der Liebe eines Mannes zu Frauenschuhen oder einem Pornofoto (Fetischismus ist, wie die meisten Perversionen, zu 90 Prozent Männersache) tritt der Fetisch an die Stelle der ganzheitlichen sexuellen Wahrnehmung (von Geruch, Aussehen, Anfühlen usw.) sowohl beim Objekt als auch beim eigenen Körper. Diese Wahrnehmung war dem Kind zum Beispiel durch subtile Ekelreaktionen seiner erwachsenen Bezugsperson »verboten« worden oder wurde durch erschreckende Erfahrungen blockiert (siehe das Fallbeispiel unten). Es hat dann bezüglich des gesamten lustvoll besetzten Körpers und speziell des Genitales ein »sensorisches Loch«. Die Faszination bleibt aber, und es bleibt eine elementare Unsicherheit darüber, was es denn nun mit der libidinösen Qualität des eigenen Körpers auf sich habe, und vor allem, welche Bedeutung sie im Hinblick auf andere Menschen und die eigene Identität hat. Wenn in der Jugendzeit der genitale Trieb anflutet, tritt der Fetisch wie eine »Plombe« an die Stelle dessen, was da nicht wahrgenommen werden durfte oder verdrängt werden musste (Morgenthaler, 1984; Krause, 1993). Durch die fehlende Wahrnehmung des sexuellen Körpers, des Originals, ist der realitätsfernen Illusion und der verzerrenden Verkennung, was der Fetisch alles sei und bedeute, Tür und Tor geöffnet. Das Verbot der Wahrnehmung der unmittelbaren sexuellen Qualität des eigenen Körpers existiert weiter, das heißt, der Fetisch erfüllt in seiner Verschobenheit sowohl die Bedingungen des Verbots als auch die eines Zieles für eine (illusionäre) libidinöse Besetzung.

Sexueller Fetisch und Suchtmittel sind sich ähnlich, was die überwertige, verschobene Bedeutung und Anziehungskraft dieses unbelebten Gegenstandes betreffen. Der sexuelle Fetisch wird anstelle des Genitales beziehungsweise des libidinös besetzten und den eigenen Körper entsprechend erregenden Körpers des Objektes begehrt. Das Suchtmittel wird bei der frühgestörten Sucht mit seinen physiologischen und äußeren Wirkungen begehrt wie »normalerweise« nur ein persönliches Objekt mit den Gefühlen, die dieses im Selbst auslöst. Man kann das Suchtmittel also – im Gegensatz zu dem auf Sexualität eingegrenzten Fetisch – einen umfassenden *Beziehungsfetisch* nennen. Die Ähnlichkeit geht noch weiter: So wie das Begehren des sexuellen Fetischs eine aus Trieb und Abwehr (durch die Verschiebung) gemischte Symptomhandlung ist, so ist ja auch das Begehren des Suchtfetischs aus Trieb und Abwehr zusammengesetzt. Wie in Kapitel 15 erläutert, trifft die von Sigmund Freud (1930a [1929]) für den Fetischismus formulierte Abwehroperation der Verwerfung auch für die Sucht zu: Sie ist eine Kombination aus einer Verleugnung (beim Fetischismus einer Kastrationsangst, bei der Sucht eines Selbsthasses) und einer imaginativ aufgeladenen Ersetzung (beim Fetischismus des ängstigenden weiblichen Genitales durch ein anderes Körperteil oder ein Kleidungsstück, bei der Sucht des ängstigenden inneren Objektbildes durch ein affektverbesserndes äußeres Mittel).

Beim Fetischismus beziehungsweise generell bei der Perversion wird – ähnlich wie in der Sucht – die *Affektmanipulation* als Teil der jeweiligen Abwehr eingesetzt: In der Sucht wird eine »triebhafte Endhandlung«, zum Beispiel Essen, benutzt, um einen (nicht zum Trieb gehörigen) unerwünschten Affekt, zum Beispiel Trauer, »zu übersteuern oder zu sedieren«, so wie bei der Perversion eine »triebhafte Endhandlung«, nämlich die sexuelle Lust, benutzt wird, um einen unerwünschten Affekt, nämlich Angst vor sexuellem Identitätsverlust, zu überdecken oder zu beruhigen (Krause, 1993).

Hier hört die Ähnlichkeit allerdings auch auf – und der wesentliche Unterschied setzt ein: Der perverse Akt (zum Beispiel mit einem Fetisch) wird als magische Bestätigung der sexuellen Identität empfunden, ist Ich-synton und erfüllt mit narzisstischem Stolz beziehungsweise Triumph. In seinem Tun hat der Perverse nicht, wie der Süchtige, das Gefühl, sein Selbst, seine Identität zu schonen, ruhigzustellen, die Steuerung einem unbelebten Objekt zu überlassen beziehungsweise sich durch ein solches schützen zu lassen. Im Gegenteil: Die sadistischen, masochistischen oder ekelhaften Praktiken, der Exhibitionismus und der Fetischismus führen zur sexuellen Erregung und damit zur sexuellen Selbstvergewisserung, weil etwas Verbotenes oder Bizarres getan wird und Mut dazu erforderlich ist beziehungsweise weil die Praktiken in verkleideter Form »seelische Wut und Qual« darstellen und ungeschehen machen (Khan, 1989, S. 293). Die aggressive

Affektabfuhr, die Selbst-Herrschaft und der Wille werden gegen Schamaffekte, Schuld und Ekel durchgesetzt. Das Ergebnis ist eine anale *Macht-Erregung*. Diese bezieht sich oft auch auf Objekte: Beim Exhibitionismus ist es wichtig, dass das angegriffene Objekt erschreckt oder verängstigt reagiert oder der Exhibitionist sich das zumindest einbilden, beim Voyeur oder Frotteur ist wichtig, dass das Objekt sich dem Zugriff nicht entziehen kann. Bei diesen Formen der Perversion geht es um das Aufzwingen eines Machtkampfes, den das Objekt nicht kennt, mit dem es nicht rechnet, bei dem es nicht mitmacht und bei dem das Subjekt demzufolge sicher sein kann, zu gewinnen. Das (zum Beispiel) voyeuristische Subjekt braucht ein Objekt, mit dem es eine (zumindest imaginierte) Dominanzbeziehung eingehen kann. Es geht nicht um die passive Auslieferung an ein unbelebtes Objekt wie bei der Sucht.

Die einmal hergestellte Machterregung ist dann die Voraussetzung für die genitale Erregung, mit der sie sich vermischt: Ich sorge dafür, dass ich mich abgegrenzt, identisch und mächtig fühle, und kann mit diesem Beweis im Rücken sexuell erregt sein. Die ganze perverse Aktion dient der Rehabilitation des sexuell fühllos gewordenen Körper-Selbst, der (sexuellen) Identität, keineswegs der Ersetzung eines verlorengegangenen Objekts. Die Perversion hat von ihrem Kern her viel mehr Ähnlichkeit mit der kontraphobischen Selbstbehauptung (Antechie) als mit der Sucht. Der US-amerikanische Analytiker Robert Stoller sieht als Ziel perversen Agierens »kontraphobische Triumphe« (Stoller, 1998 [1975], S. 112). In der Kindheit habe der Perverse ein Trauma gegen das eigene Geschlecht oder die Geschlechtlichkeit erlitten und seine Perversion sei als »über die Jahre allmählich aufgebautes Abwehrsystem zur Rettung erotischer Lust« zu verstehen (S. 17).

Fallbeispiel Exhibitionismus

Ein 28-jähriger, unauffälliger Mann bringt zum Erstgespräch die Kopie eines Gerichtsbeschlusses mit, der für ihn die Auflage enthält, sich in Psychotherapie zu begeben. Grund ist eine Verurteilung wegen Erregung öffentlichen Ärgernisses. Der Mann hatte im Sommer in mehreren Freibädern in der Stadt, in der er lebt, und in der Umgebung Gelegenheiten abgepasst, um Mädchen zwischen neun und 13 Jahren seinen erigierten Penis zu zeigen und vor ihnen zu masturbieren. Er berichtet, dass er das in den Jahren davor auch schon getan habe, in diesem Jahr aber »etwas unvorsichtig geworden« sei. Auffällig ist die ungenierte Art, in der er über alle Umstände seines exhibitionistischen Agierens erzählt. Er fühle irgendwann am Nachmittag eine innere Unruhe und stelle sich vor, sich einem Mädchen nackt zu zeigen. Er werde sexuell erregt, unterbreche seine Arbeit (er arbeitet als LKW-Fahrer) und fahre zum nächstliegenden Freibad. Dort kenne er alle etwas blickgeschützten Ecken hinter den Umkleidekabinen und Toiletten. Er verstecke sich hinter einer Ecke, sei schon so erregt, dass sein Penis »gewaltig dick« sei, und wenn er ein Mädchen oder eine Gruppe sehe, trete er hervor und beginne zu masturbieren. Dabei sehe er dem Mädchen in die Augen und finde es besonders erregend, den Wechsel vom Unbeteiligt-Sein zum Erstaunen oder Erschrecken zu beobachten *(die Macht-Erregung)*. Er komme dann schnell zum Orgasmus und laufe danach auf einer vorher erkundeten Route weg, verstecke sich in einer Toilette oder einer Kabine, ziehe sich an und gehe zum Ausgang. Er finde es sehr erregend, gerade weil es so »pervers« oder verboten sei. Aber es sei im Grunde auch nicht anders als bei Leuten, die im Aufzug oder auf der freien Wiese Sex haben, er sehe nicht ein, wieso er sich das abgewöhnen solle, schließlich schade »ein kleiner Schreck« den Mädchen doch nicht. Wenn er nicht die Auflage vom Gericht bekommen hätte, hätte er keinen Grund gesehen, »deshalb zum Arzt zu gehen«.

Nach seinen Lebensumständen befragt, berichtet er, er sei verheiratet, seine Frau wolle ein Kind, aber bis jetzt seien »die Umstände ungünstig gewesen« –, wenn er Verkehr wollte, wollte seine Frau gerade nicht und umgekehrt. Es sei auch vorgekommen, dass er »zu früh gekommen« oder »keinen hochgekriegt« habe *(Angst vor Koitus mit erwachsener Frau)*. Seine Frau schildert er als willensstarken Menschen. Sie sei die Geschäftsführerin des Fuhrunternehmens ihres Vaters (wo er als Fahrer arbeitet). Sie beide wohnten in einer Wohnung auf dem Betriebsgelände, aber bald sollte ein Haus gebaut werden. Der Schwiegervater würde sie dabei unterstützen. Seine Frau verstehe sich gut mit seiner Mutter, die auch »eine starke Frau« sei *(er als schwacher Mann beziehungsweise Junge gegenüber einer starken Frau)*.

Nach seiner Kindheit und Jugend, und dort besonders nach allem befragt, was mit Sexualität zu tun hatte, berichtet er, dass darüber in der Familie nicht gesprochen wurde, obwohl die Eltern in einem Freikörperkultur-Verein gewesen und zu Hause am Wochenende gern nackt herumgelaufen seien *(sexualisierte Atmosphäre)*. Er habe das nie mitgemacht, habe immer seine Sachen anbehalten, worüber seine Eltern sich lustig gemacht hätten *(Demütigung)*. Aufgeklärt wurde er nicht, höchstens durch ein paar Sprüche von Kumpels in der Schule, was ihn aber nicht interessiert habe *(Blockade des sexuellen Interesses)*. Er war das dritte Kind nach einem Bruder und einer Schwester vor ihm. Der Vater habe viel gearbeitet, sei wenig zu Hause gewesen. Die Mutter habe neben dem Haushalt und der Versorgung der Kinder noch durch die Arbeit als Sekretärin dazuverdient, sei umtriebig gewesen. Wenn er an sie denke, höre er sie immer schreiend die Kinder zur Eile antreiben *(unzufriedene, wütende Mutter)*.

Die zweite Sitzung eröffnet er damit, dass ihm noch etwas eingefallen sei: Mit fünf oder sechs habe er sich einmal mit der gleichalten Nachbarstochter in der Toilette eingeschlossen. Er dachte, seine Mutter sei in einem anderen Teil der Wohnung mit Putzen beschäftigt. Sie hätten sich beide untenherum ausgezogen und wollten »mal gucken oder anfassen«. Bevor es aber dazu gekommen sei, habe die Mutter, die wohl etwas gehört hatte, an der Tür gerüttelt und geschrien, dass er aufmachen sollte. Er habe einen Schreck bekommen und nicht sofort reagiert. Da habe sie sich mit voller Wucht (sie war eine massige Frau) gegen die Tür geworfen und sie aufgebrochen. Sie habe ihn nicht geschlagen, aber er erinnere sich an ihr »fuchsteufelswildes Gesicht« und seine Angst vor ihr. Von da an bis in die späte Jugendzeit habe er alles, was irgendwie mit Sex zu tun hatte, »einfach ausgeblendet« *(Verbot der Wahrnehmung des sexuellen Körpers; das kindliche Objekt als nicht-ängstigend im Vergleich zum erwachsen-ödipalen Objekt; die spätere exhibitionistische Szene als Verleugnung und Ungeschehen-Machen der [Kastrations-?]Angst durch Umkehrung des Täterin-Opfer-Verhältnisses)*.

»Sexsucht«

In psychiatrischen Diagnosemanualen taucht unter Begriffen wie »Hypersexualität«, »übermäßig gesteigertes sexuelles Verlangen«, »Störung der sexuellen Impulskontrolle«, »Satyriasis« (bei Männern) oder »Nymphomanie« (bei Frauen) eine Störung auf, die von einigen Autoren auch als »Sexsucht« bezeichnet wird und die deutlich weniger psychisch strukturiert und mit Fantasien unterlegt ist im Vergleich zu einer elaborierten Perversion, wie der im Fallbeispiel beschriebene Exhibitionismus (auch wenn einige Autoren, wie zum Beispiel Carnes, 1992, hier wenig Unterscheidungen treffen). Es geht um das zwanghafte Erzeugen von Orgasmen, ohne dass diese als befriedigend empfunden werden, ein leerlaufender Drang, unter dem die Betroffenen subjektiv leiden. Die Selbststimulation erinnert an die Jaktationen und rhythmischen Schmerzzufügungen aus bestimmten Formen des Hospitalismus und Autismus, lässt an sexuelle Selbstversicherung zur Abwehr von Angst vor Verlust der Körperkontur oder des Spüren-Könnens oder der Option auf Körperkontakt mit einem Objekt denken. In der Literatur wird auf ein Trauma als Ursache der hypersexuellen Störung verwiesen (Roth, 2009; Clement, 1997).

Die Objekte, die für die hypersexuelle Betätigung benutzt werden, sind, wie das Suchtmittel für den schwer Süchtigen, unbezogene Dinge. Personen sind austauschbar, sie werden nur in ihrer Qualität der Eignung für eine bestimmte Handlung gebraucht. Oft werden die Personen oder ihre Eigenschaften nur vage fantasiert, wie beim Zwangsonanieren, dem Gebrauch von Pornografie oder beim Fetischismus. Es sei ein wesentliches Merkmal der »sexuell Süchtigen«, dass ihre Fantasien wenig differenziert, brüchig, wechselhaft und wenig objektbezogen seien. Die »Sexsucht« sei eine »Phantasiestörung« (Clement, 1997).

Dies erinnert an das desymbolisierte, somatoforme Erleben, das vielen schwer Süchtigen zugeschrieben wird (Krystal & Raskin, 1983 [1970], S. 22; Burian, 1994, S. 44–47). Man könnte die körperlich-sexuelle Erregungssuche und Erregung auch als desymbolisierten Ersatz für die Affekte in einer Beziehung auffassen. Auf jeden Fall werden die unbezogenen Objekte beziehungsweise Gegenstände rein instrumentell zur Erzeugung von Erregung und Ablenkung von Angst und seelischem Schmerz benutzt. Das Element der imaginierten passiven Überlassung an ein (zwar unbezogenes, aber) mächtiges äußeres Objekt fehlt, weshalb die Hypersexualität wohl in den Formenkreis der manischen Abwehr gerechnet werden kann, aber nicht zu den Süchten.

19 Symptomatische Sucht – eine ergänzende Abwehroperation

Sucht kann, nicht anders als Depression, Zwang oder Perversion, den strukturellen Kern einer psychischen Krankheit bilden oder ein Symptom sein, also einen Teil der Abwehrformation bei einem psychischen Leiden darstellen. Kernberg drückt es bei der Perversion so aus, dass es einerseits das »Syndrom der Perversität« gebe und andererseits die »Perversion als Symptom in einem breiten Spektrum an Persönlichkeitsorganisationen« (Kernberg, 2006, S. 288f.). Bekannt ist, dass Sucht als symptomatische Abwehr häufig bei frühen strukturellen Störungen des Borderline-, narzisstischen und depressiven Spektrums auftritt, bei vielen Angststörungen sowie bei Psychosen. Sie kann aber auch bei allen Neurosen auftreten, also bei Störungen, die in einem späteren beziehungsweise reiferen Stadium der psychischen Strukturentwicklung wurzeln. Als eine Operation, die von recht vielen Persönlichkeitsformen adaptiert werden kann, stellt die symptomatische Sucht gegenüber der strukturellen, die mit einer dependenten Persönlichkeitsstörung quasi verschweißt ist, bei Weitem die Mehrzahl der auftretenden Suchtfälle. Außerdem ist die symptomatische Sucht geeignet, situationsabhängig einzusetzen, das heißt, auf bestimmte äußere Zwangslagen und die mit ihnen verbundenen (inneren) Hilflosigkeitsaffekte abwehrend zu reagieren.

Sie ist eine Abwehroperation, auf die dann zurückgegriffen wird, wenn die typischen Abwehroperationen der jeweiligen psychischen Krankheit nicht ausreichen, um übermäßig negative und unerträgliche Affekte zu bewältigen. Sie kann auch helfen, wenn die originären Abwehroperationen ihrerseits unerwünschte Nebenwirkungen hervorbringen: Zum Beispiel dienen bei einer Zwangsstörung die ausgeprägte Affektisolierung und Handlungshemmung der Abwehr schulderzeugender aggressiver Affekte, behindern aber auch die spontane Intentionalität. Alkohol kann hier Schuld- und Schamgefühle dämpfen und den Weg für eine spontane Aggression oder ein spontanes sexuelles Begehren freimachen. Die Sucht setzt in solchen Fällen als zusätzliche beziehungsweise *ergänzende Abwehroperation* ein, ohne das zentrale Abwehrsystem außer Kraft zu setzen.

Daher ist bei der Behandlung immer nach der *Funktion* des Suchtsymptoms im Rahmen des übergeordneten Abwehrsystems zu fragen. Das Suchtsymptom sollte als funktionaler Bestandteil des gesamten Abwehrsystems (man kann auch sagen: des zentralen psychischen Konflikts) wahrgenommen und nach Möglichkeit mitbehandelt werden. Es sollte nicht kategorisch als isolierte, ausgestanzte Einheit wahrgenommen und getrennt behandelt werden, etwa als eine der psychodynamischen Therapie vorgelagerte, von einer anderen Gesundheitsinstitution durchzuführende Entwöhnungstherapie, als hätte das Suchtsymptom mit der zentralen oder »eigentlichen« psychischen Erkrankung nichts zu tun.

Pathologischer Narzissmus

Bei der narzisstischen Persönlichkeitsstörung entdeckten psychoanalytische Forscher unter einer Oberfläche von rastloser Selbstdarstellung Gefühle von Langeweile, Freudlosigkeit und getriebener Reizsuche, ein nagendes Gefühl des Mangels, der inneren Leere mit dem entsprechenden Groll und Neid auf andere, denen es nicht so geht (Kernberg, 1998 [1983], S. 262). Wir können davon ausgehen, dass der narzisstisch Gestörte als Kind einen Ansatz von Bewunderung erlebt hat – vielleicht, solange er ein strahlendes Baby war, auf das die Mutter als eigenes »Produkt« stolz war –, und diesen Ansatz vorzeitig verloren hat, vielleicht als er anfing, einen eigenen Willen gegen die Mutter zu zeigen. Dieser Absturz aus der Erwartung des stolzen »Glanz[es] im Auge der Mutter« (Kohut, 1976, S. 141) in das Erleben der Ignoranz lässt Scham entstehen. Der indifferente Blick der Bezugsperson wird vom Kind als Ablehnung seiner selbst erlebt. In ihm entsteht der Verdacht, im Kern nichts wert zu sein. Es droht eine »existentielle Scham« (Tiedemann, 2016, S. 38), die sein bewundertes, das heißt wertvolles Selbst zerstören könnte. In einer ersten Abwehrbewegung verstärkt das Kind seinen aus dem primären Bindungswunsch und der kurzfristig erlebten Bewunderung entspringenden, quasi natürlichen Anspruch, vom Objekt beachtet und geliebt zu werden. Der Satz des schottischen Mitbegründers der britischen Objektbeziehungstheorie Ronald Fairbairn,

»Das Ich – und somit die Libido – sucht primär das Objekt« (2000 [1963]), gilt für dieses Kind gleichsam doppelt stark. Es setzt nun das Objekt unter Druck, sich ihm zuzuwenden, indem es sich besonders bemüht, auffallen will, oder auch, indem es anklagt und sein Leiden, seinen Opferstatus betont. Die Energie für dieses aktive Bemühen zieht es teilweise aus der Wut über die Weigerung des Objekts, seinem (als selbstverständlich empfundenen) Bewunderungsanspruch zu folgen, teilweise aus der Angst vor der drohenden Liebes-Leere. Es will, dass das Objekt seine Missachtung zurücknimmt oder wiedergutmacht, es will das Desinteresse und die Verachtung des Objekts ungeschehen machen, es will dem interaktiven Ohnmachtsgefühl und der Kränkung entgegenwirken und damit auch die drohende destruktive Scham vermeiden. Zugleich wendet es sich im Zuge der Reifung und Differenzierung seiner Fähigkeiten (Laufen, Feinmotorik, Sprechen, Kontaktaufnahme) verstärkt seiner Umwelt und Alternativobjekten zu, die ihm vielleicht die Resonanz und damit psychische Anerkennung geben können, die es vom mütterlichen Objekt nicht (mehr) bekommt. In dieser »Triangulierung« (Rotmann, 1978) ist bereits ein Abzug der Libido vom ersten Bezugsobjekt enthalten sowie eine Portion selbstbehauptender Trotz. Die Kränkung und Vulnerabilität, die das Kind mit sich herumträgt, erzwingen zudem eine permanente Beschäftigung mit dem verletzten Selbst, implizieren also auch eine Selbstbezüglichkeit und den entsprechenden Abzug von Interesse von den Objekten.

Bei anhaltender Erfahrung von Missachtung baut das Kind und später der Jugendliche seine Abwehr des Ungeschehen-Machens und des manipulierenden Drucks auf seine Bezugsobjekte aus. Er benutzt dabei insbesondere seine wachsende Unabhängigkeit von den Objekten. Einen Höhepunkt erlebt diese Entwicklung in der adoleszenten Separation. Der von Erdheim beschriebene Zuwachs an narzisstischer Selbstbesetzung in der Adoleszenz (1988, S. 198f.; siehe auch Kapitel 15) wird von den narzisstisch Gekränkten aggressiv verstärkt in Richtung auf einen ostentativen Abzug der Libido von den Objekten, auf eine Verachtung der Objekte und einen Hochmut des unabhängigen Selbst. Die Überbesetzung des eigenen Selbst kann nur mittels angestrengter Größen- und Allmachtsfantasien gelingen. »Das antisoziale Verhalten dieser Patienten besteht in einer ich-syntonen, rationalisierten Ansprüchlichkeit und in der Gier eines pathologischen Größen-Selbst« (Kernberg, 2006, S. 271f.; siehe auch Kohut, 1973). Eine Steigerung der narzisstischen

Selbstbesetzung stellt der schizoide (die äußere Realität abspaltende) Rückzug dar, in welcher der Kranke seine gekränkte Aggression benutzt, um die Mitmenschen quasi sterben zu lassen. Er zieht alles Interesse von ihnen ab und beschäftigt sich nur noch mit sich und seinen Fantasien.

Im Rahmen des narzisstischen Abwehrsystems kann fortgesetzter Kokainmissbrauch genauso wie das Wagnis des Glücksspiels die Funktion erhalten, fragile Großartigkeitsgefühle zu verstärken und zu sichern. Halluzinogene können das Schwelgen in wunscherfüllenden Fantasien erleichtern. Sie können aber auch die narzisstische oder schizoide Beziehungsabwehr verstärken: Ein 40-jähriger, wenig erfolgreicher, alleinlebender Architekt verbrachte seit Jahren jedes Wochenende, von Freitagabend bis Sonntagmittag, im LSD-Rausch. In der Therapie schwärmte er von den großartigen Erfahrungserweiterungen und Selbsterkenntnissen, die die Räusche ihm ermöglicht hätten. Er benutzte die halluzinogene Droge als Ersatz für ein sogenanntes »Spiegel- oder Zwillingsobjekt« (Kohut, 1976, S. 140–151), das heißt, er fasste die veränderten Wahrnehmungen, Affekte und Vorstellungen, die die Droge ihm bot, wie einen Dialog auf, in welchem ein anderer (Zwillings-)Teil von ihm selbst ihm Seiten von sich zeigte und spiegelte, die er noch nicht kannte. Auf diese Weise war er permanent mit Anteilen von sich selbst beschäftigt, besetzte sich selbst libidinös und wehrte Beziehungen zu anderen Menschen ab.

Sedativa einschließlich Alkohol können zum Betäuben eventueller Reste von Hilflosigkeits-, Scham- und Kränkungsgefühlen benutzt werden. Alkohol, Kokain, Speed, halluzinogene und entaktogene (gefühlsverstärkende) Drogen wie LSD und Ecstasy (MDMA) können dem »Füllen« beziehungsweise Überspielen von Leeregefühlen dienen. Alkohol und andere enthemmende Drogen können spannungsreduzierende Wutausbrüche erleichtern. Riskanter Drogengebrauch kann ein großartig-tragisches Grenzgängertum demonstrieren und zugleich einen provozierend anklagenden Hilferuf darstellen. Alkohol, Cannabis und andere Entspannungsdrogen können dazu dienen, die wütende Anstrengung, die die gelingende narzisstische Abwehr kostet, gelegentlich zu lockern, ohne dabei auf die Entwertung der Objekte als wichtigem Abwehrmittel verzichten zu müssen. Schließlich kann jedes betäubende Mittel benutzt werden, um unaushaltbaren Kleinheits-, Demütigungs- und Hilflosigkeitsgefühlen zu begegnen, wenn das narzisstische Abwehrsystem angesichts einer überstarken Evidenz von Versagen einmal zusammenbricht.

Borderline-Zustand

Die Borderline-Persönlichkeitsstörung wird gemäß dem *Lehrbuch der Psychodynamik* des deutsch-griechischen Psychiaters Stavros Mentzos deskriptiv

> »durch eine vermehrte Impulsivität, [...] vielfache und stark ausgeprägte Ängste, Intoleranz [gegenüber der Angst, R. V.] [...] charakterisiert. Es besteht [...] eine ständig abrupt wechselnde Werteinschätzung von sich und dem Objekt. [...] Beziehungen [werden] von dramatischen Auseinandersetzungen und unbegründet erscheinenden Wutausbrüchen und Raserei sowie einem ständigen Stimmungswechsel gestört. [...] Trotz dieser Instabilität und trotz der sich wiederholenden Angriffe auf das Objekt ist das heftige Bemühen bemerkenswert, reales oder vorgestelltes Verlassenwerden durch das Objekt auf jeden Fall und mit allen Mitteln zu verhindern« (2009, S. 168).

Im näheren Kontakt zeigt sich eine permanente unspezifische Angstanspannung, die mehr oder weniger versteckt wird (Hoffmann, 2000, S. 228), eine oft paranoid anmutende Wachsamkeit, eine »Übersensibilität, mit der die emotionalen Reaktionen der Anderen wahrgenommen werden« (Bateman & Fonagy, 2014, S. 141), spezifische Ängste, vom Gegenüber zurückgewiesen, verlassen oder angegriffen zu werden, sowie eine von Lebenspartnern oder auch Therapeutinnen besonders gefürchtete Neigung, das Gegenüber (quasi präventiv) heftig anzugreifen – durch Forderungen, Beschuldigungen, Entwertungen oder körperliche Attacken.

Empirische Untersuchungen und klinische Beobachtungen der vergangenen drei Jahrzehnte konvergieren in der Aussage, dass es sich bei diesen Zuständen um Aktualisierungen frühkindlicher Traumen handelt, in denen eine Vernichtungsangst erlebt wurde, sodass man die Borderline-Störung mithin als »eine Art chronifizierte posttraumatische Belastungsstörung« bezeichnen kann (Dulz & Jensen, 2000, S. 193; siehe auch Reddemann & Sachsse, 2000). Klinische Forscher finden in der Frühgeschichte von Borderline-Fällen regelhaft gewalttätige Misshandlungen, physische sexuelle Missbräuche, verbale sexuelle Missbräuche und schwere Vernachlässigungen sowie Verlusterfahrungen (Dulz & Jensen, 2000, S. 185, 168; Bateman & Fonagy, 2014, S. 56–58). Der Hamburger Psychiater Birger Dulz und die Psychotherapeutin Maren Jensen halten nach eigenen Untersuchungen und Sichtung der neueren Forschungen diese »Realtraumatisierungen« für die zentrale Ursache für die Entstehung einer Borderline-Störung: »Der einzige empirisch nachgewiesene, ätiologisch wirksame Faktor für die Entstehung einer Borderline-Störung ist eine Realtraumatisierung (sexueller Missbrauch, körperliche Misshandlung, schwere Vernachlässigung)« (Dulz & Jensen, 2000, S. 193).

Was empfindet ein kleines Kind, wenn seine Bewältigungsmöglichkeiten angesichts von Hunger, Überreizung und Einsamkeit massiv überschritten werden und niemand hilft? Es entwickelt Panik, das heißt, es erlebt eine Überschwemmung mit ungerichteter, massiver Angst, die bei einem Erwachsenen ohne Weiteres als »Todesangst« bezeichnet werden würde. Es entwickelt zunächst Wut (über das nicht-helfende Objekt), schreit, strampelt, schlägt um sich, gerät immer mehr in einen ungerichteten Bewegungssturm beziehungsweise eine *fight-or-flight-reaction*, merkt, dass es nichts ausrichten kann und niemand kommt, und verzweifelt schließlich, Selbstbild und Objektrepräsentanz brechen zusammen. Es wird am Ende apathisch und überlässt sich wehrlos dem Geschehen, wenn es sein muss dem Tod (»anaklitische Depression« nach Spitz, 1985 [1965], S. 280–288; »Verlassenheitsdepression« nach Masterson, 1980, S. 83f.). Dieser Ablauf bewegt sich an der Grenze zwischen Psyche und Instinkt. Er folgt, auch wenn er vom Kind *empfunden* wird, einem physisch verankerten Programm von Neurotransmitter-Ausschüttungen (Adrenalin, Cortisol und anderen) und Bewegungsmustern, das, wenn es nicht durch sehr starke Maßnahmen des Haltens und der Reparatur von außen unterbrochen wird, in der völligen Erschöpfung endet.

Ganz ähnliche Affekte entwickelt ein Kleinkind, das sich körperlichem Zwang, Anschreien oder körperlicher Gewalt (einschließlich sexuellem Missbrauch) ausgesetzt sieht, und den aggressiven Kontrollverlust, die destruktive Gleichgültigkeit, den despotischen Missbrauch oder den Vernichtungswillen des Objekts wahrnimmt. Auch hier entwickelt es zunächst Panik und Wut, versucht, sich zu wehren, merkt, dass es keine Chance hat, wird hilflos, verliert das Objektvertrauen und das Vertrauen in seine eigenen Kräfte, verzweifelt schließlich, resigniert und lässt geschehen. Opfer solcher Angriffe in der Kindheit berichten oft (wie übrigens auch erwachsene Traumatisierte) von einer Abspaltung der beobachtenden Instanz vom Schmerz und Angst fühlenden Körper, einer Depersonalisation beziehungsweise Derealisation (Rohde-Dachser, 1989, S. 94) oder von einer Art psychischem Totstell-Reflex, bei dem sie nichts mehr spüren, nicht mehr anwesend sind.

> »Wenn mein Vater oder meine Mutter mich geschlagen haben, dann bin ich meistens rausgegangen an die Decke, bis sie mit dem Schlagen fertig waren. Dann bin ich wieder rein in den Körper. Ich habe es nicht ertragen, in meinem Körper zu sein, während sie mich geschlagen haben. Ich wurde dann völlig gleichgültig, habe sie gewähren lassen und ihnen meinen Körper da gelassen. Danach habe ich dann geschaut, ob ich überlebt habe« (Tiedemann, 2010, S. 473).

Um der traumatischen Situation zu entgehen, entwickeln die Kinder, von der Zeit an, in der sie die »Katastrophe« als eine sich wiederholende affektive Gesamtszene mit der Beteiligung von Selbst und Objekt repräsentieren können (als »RIG« nach Stern oder als »Schema«, siehe Kapitel 14), eine hohe Wachsamkeit gegenüber allen Vor- und Anzeichen der Katastrophe und aktivieren alle ihre Fähigkeiten motorischer (Schreien, Festhalten, Weglaufen, Stoßen, Treten, Schlagen) und kognitiver Art (Verhalten und Emotionen der Objekte erkennen, Flehen, Nach-Auswegen-Suchen, später auch aggressives Anklagen und Argumentieren), um sie zu vermeiden. Mahler spricht bei vergleichbaren Bemühungen psychotischer Kleinkinder, sich gegen die Übergriffe der Objekte zu schützen, von (Selbst-)»Erhaltungsmechanismen« (1986 [1968], S. 58).

Durch die Fähigkeit, die Katastrophe vorstellend zu antizipieren, wird auch die Vernichtungspanik zeitlich vorgezogen und treibt als undifferenzierte Angst-Aggression die Selbsterhaltungsmaßnahmen an. Man könnte die Mischung aus alarmierter Anspannung, Hypervigilanz, Panik, Misstrauen, Anklammerungswunsch, Wut und Aktionsbereitschaft (diese Differenzierungen geschehen alle im Nachhinein, von einem objektivierenden Standpunkt, das Kind empfindet nur eine undifferenzierte Überschwemmung) auch als »Überlebensaffekt« bezeichnen, der sich aus der traumatischen Gesamtsituation herausdifferenziert und gegen die absolute Hilflosigkeit, Verlassenheit und die resignative Verzweiflung wehrt. Die Vorstellungsfähigkeit des Kleinkindes ist in dieser Zeit noch wenig entwickelt. Das Vorgestellte unterscheidet sich kaum vom Realerleben – Bateman und Fonagy sprechen vom »Modus« der »psychischen Äquivalenz« (2014, S. 122). Das bedeutet für die Antizipation der traumatischen Situation, dass die Vernichtungspanik aus der Vorstellung gegenüber der real erlebten kaum abgeschwächt ist. Der Borderline-Zustand zeichnet sich mithin durch eine panisch-aggressive Affektüberschwemmung mit hoher Wachsamkeit, Bezogenheit auf das Objekt und Aktionsbereitschaft aus. Das am Ende der Realtraumatisierung stehende Kippen in die Verzweiflung und den psychischen Zusammenbruch wird durch die Verstärkung von Wachsamkeit und Aktion gelegentlich bis häufig verhindert, da die Objekte im Vorfeld ihrer Handlungen durch die kindlichen Trauma-Signale unter Umständen erreicht werden können und dann mitunter einlenkend reagieren (wohlgemerkt: Wir sprechen hier von den Kindern, die die Realtraumatisierungen überlebt haben, nicht psychotisch geworden sind und stattdessen eine Borderline-Störung entwickelt haben). Durch diese »Belohnung« und »intermittierende Verstärkung« im Sinne der Lerntheorie festigt sich im Laufe einer genügend hohen Anzahl von Wiederholungen das vom Überlebensaffekt getriebene Abwehr- beziehungsweise Selbsterhaltungssystem.

Die Wachsamkeit, die Empfindlichkeit und die Fähigkeit, Gefahrsignale vom äußerlich wahrnehmbaren Verhalten der Bezugspersonen abzulesen, entwickeln sich weiter und differenzieren sich aus. Gleiches gilt für die Lernfähigkeit, für Grob- und Feinmotorik. Der Überlebensaffekt treibt das Kind in eine Flucht in die Progression: Laufen, Handeln, Wahrnehmen, Sprechen dienen der Verminderung der Hilflosigkeit gegenüber den unberechenbaren und gefährlichen Verhaltensweisen der Objekte durch steigende Kontrolle und die Fähigkeit, sich zu wehren. Mit der Sprachfähigkeit entsteht aber auch eine neue Verletzbarkeit: In dem Maße, in dem im Kind ein sprachlich vermitteltes Bild von ihm selbst entsteht, ist es auch den verbalen Entwertungen, Demütigungen und negativen Zuschreibungen durch seine Bezugspersonen ausgeliefert. Der Berliner Psychoanalytiker Jens Tiedemann zitiert die Worte seiner (oben schon zitierten) Patientin aus einer Therapiestunde:

> »Es fällt mir schwer, das vor Ihnen zu sagen: Ich habe das Gefühl, ich bin grundsätzlich schlecht. Ich entblättere mich ja vor Ihnen. Ich schäme mich so für diese Gefühle, wenn mich meine Eltern geschlagen haben. [...] Wenn man geschlagen wird, dann kann man sich das nur so erklären, dass man ›Scheiße‹ ist. [...] Meine Mutter hat immer gesagt, dass meine Fresse sie zur Weißglut gebracht hat, deshalb hat sie mich geschlagen. Sie wollte oft danach, dass ich mich bei ihr entschuldige. Da wird mir ziemlich übel, wenn ich das sage. [...] Hinter mir steht Schuld, dass ich es verdient habe« (Tiedemann, 2010, S. 473).

Das Kind hat in seiner engen Bindung an seine Bezugspersonen keine Chance, deren Entwertungen *nicht* in sein Selbstbild aufzunehmen, es muss sie introjizieren. Früher wurde auch von einer »erzwungenen Identifikation« gesprochen (Wolberg, 1973, zitiert nach Rohde-Dachser, 1989, S. 168).

Zugleich gibt es im Kind eine gewisse Empörung und Angst, die entwertende Zuschreibung anzunehmen, denn es möchte positiv gesehen werden und fürchtet, bei Zustimmung seiner eigenen Vernichtung oder dem Verlassen-Werden zuzustimmen. Es gerät also in ein starkes Dilemma: Auf der einen Seite stehen der Wunsch und Versuch, sich und das positive Selbstbild zu erhalten, auf der anderen Seite wird der Glaube an die eigene Schlechtigkeit mit der entsprechenden »selbst-destruktiven Scham« (Fonagy et al., 2004, S. 167) sichtbar, wobei diese Scham als nicht ganz Ich-synton, als fremd implantiert und (anders als bei der Depression, siehe unten) daher »nicht als vollständig zum Selbst gehörig empfunden« wird (Bateman & Fonagy, 2014, S. 150). Diese Schwäche der Introjektion gibt dem Kind die Möglichkeit, mit seinen antitraumatischen, vom Überlebensaffekt angetriebenen Abwehroperationen auch gegen die symbolischen Entwertungen anzugehen. Darin unterscheidet sich die Borderline-Störung im Übrigen von den zur Schizophrenie führenden Störungen, bei denen es dem Kind *nicht* gelingt, die Traumatisierungen und negativen Zuschreibungen der Bezugsobjekte genügend häufig abzuwehren, sodass es keine deutliche Grenze zwischen seinem Inneren und der Außenwelt entwickeln kann, und die Urteile der Objekte mit seinem Selbstbild verschmelzen (Matakas, 2008, S. 752f.). Sowohl gegen die agierten als auch gegen die verbalen, sowohl gegen die unmittelbaren als auch gegen die antizipierten Angriffe der Objekte aktiviert sich im Kind der Überlebensaffekt mit seiner panischen-wütenden Aktionsbereitschaft und seinem appellierenden Anklammerungsverhalten. Mehr oder minder häufig hat es damit Erfolg und es gelingt ihm, die befürchtete Traumatisierung zu vermeiden oder zu verhindern. Die notgedrungene, automatisch ausgelöste Reaktion kann immer mehr in eine *aktiv* ausgelöste abwehrende beziehungsweise selbsterhaltende Reaktion verwandelt werden – ein Vorgang, der aus der Abwehrlehre als »Wendung vom Passiven ins Aktive« bekannt ist.

Mit dem Heranwachsen wird das Kind sowohl körperlich als auch geistig kräftiger, und seine Chancen, sich mithilfe seiner (Überlebens-)Affektausbrüche erfolgreich zu wehren, wachsen. Außerdem kann es auf Objekte außerhalb der engeren Familie treffen, von denen es nicht angegriffen wird beziehungsweise die ihm wohlwollend begegnen. Es kann seine Inseln von Sicherheit vermehren oder vergrößern. Viele Borderline-Kinder schätzen zum Beispiel den Kindergarten, die Schule oder Peergroups als sichere

Zonen. Es entsteht eine scharfe kognitive Unterscheidung zwischen einem zu vermeidenden Zustand der Traumatisierung im Zusammenhang mit »bösen« Objekten und einem erstrebenswerten friedlichen, nicht-traumatischen Zustand im Kontakt mit »guten« Objekten. Die überdeutliche, traumatisch eingebrannte Unterscheidung in gute und schlechte Zustände mit den dazugehörigen Objekten wird in eine »aktive Spaltung« (Kernberg, 1998 [1983], S. 45) als Abwehroperation gedreht: Ein Bezugsobjekt wird anhand bestimmter auslösender Anzeichen (zum Beispiel eine gerunzelte Stirn, die anhand der frühen Erfahrungen mit der Mutter als »kalt« oder »wütend« empfunden wird) aktiv als »böses Objekt« bestimmt, und alle widersprechenden Wahrnehmungen und Erinnerungen bezüglich dieses Objekts werden zum Zweck der eindeutigen Zielbestimmung ausgeblendet beziehungsweise als unwesentlich verleugnet. Der unbewusste Sinn dieser Operation ist der, das bedrohliche Objekt früh, im Vorfeld einer möglichen Traumatisierung, zu erkennen und Gegenmaßnahmen ergreifen zu können. Solche Gegenmaßnahmen können darin bestehen, sich zu unterwerfen und so ein »Gnadengesuch« an das Objekt zu richten, einen Gegenangriff zu starten oder zu fliehen und so Ohnmacht und Demütigung zu vermeiden.

Auf der anderen Seite wird ein Objekt, mit dem ein friedliches Zusammensein möglich erscheint, im Kontakt aktiv idealisiert und störende, negative Seiten von ihm werden verleugnet – um das Objekt zum »Gut-Sein« zu drängen beziehungsweise es qua magischer Beschwörung dort festzuhalten. Die Spaltung hält »böse« und »gute« Objekte strikt getrennt, um überschaubare und handhabbare Situationen zu schaffen.

Zu dem antitraumatischen, vom Überlebensaffekt bestimmten Zustand der Konfrontation mit dem »bösen Objekt« gehört auch die sogenannte »projektive Identifizierung«, in der nach kleinianischer oder auch Kernbergs und teilweise auch noch Fonagys Auffassung schlechte, unerträgliche *Selbstanteile* (schwach sein, böse sein, dumm sein usw.), mit denen das Kind sich gezwungenermaßen identifizieren, die es für sich annehmen müsste, mit großer, angstgetriebener Aggressivität in das gegenüberstehende Objekt (sei es die Mutter, ein Lebenspartner oder eine Therapeutin) hineinprojiziert werden. Dort werden die schlechten Selbstanteile quasi festgehalten und bewacht, indem das Objekt vom Kind nach Merkmalen abgesucht wird, die sein Böse-Sein real beweisen können, und indem das Objekt manipulativ dahin gedrängt wird, sich so zu verhalten, dass es das Bild vom »bösen Objekt« real bestätigt (Klein, 1983, S. 131–163; Kernberg, 1998 [1983], S. 51f.; Bateman & Fonagy, 2014, S. 150).

Vom Überlebensaffekt her gesehen, handelt es sich aber zunächst weniger um eine Projektion schlechter oder nicht-integrierbarer Selbstanteile in das Objekt, das dadurch zu einem »bösen« gemacht wird, sondern eher um eine von Angst getriebene vorgreifende Projektion des traumatisierenden Objekts, um eine forcierte Übertragung im Rahmen der aktiven Spaltung. Der Mensch im Borderline-Zustand versucht in starker Erregung und Wut, seinem Gegenüber Angst und Schuldgefühle einzujagen, und greift es im eskalierenden Fall auch körperlich an oder verletzt sich selbst, um es dadurch anzuklagen. Um sich von der Angst vor Verurteilung und Vernichtung durch das als feindlich erlebte (Übertragungs-)Objekt zu befreien, geht der sich als Opfer erlebende Mensch in den Gegenangriff: »Nicht ich bin schlecht, sondern Du!« oder »Ich bin nur so aggressiv, weil Du mich zuerst angegriffen hast, weil Du mich angreifen willst!«

Zusammenfassend kann man sagen, dass der panisch-aggressive Alarmzustand gegenüber Bezugsobjekten mit seiner Hypervigilanz und Angriffserwartung, der zunächst Bestandteil einer traumatischen Situation des Misshandelt- oder Vernachlässigt-Werdens war, im Lauf der Reifung des Kindes beziehungsweise Jugendlichen sich ein Stück weit von der unmittelbar traumatischen Situation gelöst und tendenziell in einen kontratraumatischen Zustand verwandelt hat, dessen Elemente geeignet sind, gegen eine drohende physische oder psychische Vernichtung als Selbsterhaltungs- oder Abwehrmittel eingesetzt zu werden. Der von Überlebensaffekten geprägte kontratraumatische Zustand hat auch die beiden auffälligen Abwehroperationen der Spaltung und der forcierten Übertragung hervorgetrieben: die kognitiv-emotionale *Spaltung* des Selbstzustandes in einen überakzentuiert positiven Zustand mit idealisierten, friedlich-haltgebenden Objekten und einen überakzentuiert negativen Zustand mit gefürchteten und gefährlichen Objekten sowie die *forcierte Übertragung* eines gefährlichen Objekts mit präventiven, passiv in aktiv wendenden Angriffen auf dieses.

Im Rahmen der kontratraumatischen Abwehr kann der Suchtmittelgebrauch zusätzliche Funktionen als »autoregulativer Mechanismus« für die instabilen Affekte übernehmen (Reinert, 2006, S. 266):

- Bestimmte Drogen können die von den alarmierten Überlebensaffekten getragene Abwehr zeitweise entlasten. Die Borderlinerin kann in ihrer permanenten Wachsamkeit etwas nachlassen, kann sich etwas entspannen, wenn sie sich eine Weile der aufmerksamkeits- und konzentrationsverstärkenden Wirkung von Mitteln wie Nikotin, Koffein, Kokain, Ritalin oder Speed überlässt.

- Andere Drogen können die Angst- und Bedrohungsgefühle dämpfen, insbesondere das Gefühl der hilflosen Überschwemmung mit Panik oder mit Verlassenheitsangst. Hierzu sind alle Sedativa einschließlich Alkohol, Cannabis oder Morphin geeignet, aber auch »Entaktogene« wie Ecstasy, die besonders das kognitiv-emotionale Empfinden von Entgrenzung anregen sowie die Realitätsprüfung und Vorsicht dimmen und damit Fantasien von Zusammengehörigkeit und Nähe erleichtern. Auch wenn ein Mensch in bestimmten Situationen einen unsteuerbaren Wutanfall befürchtet oder herannahen spürt, kann er sich angewöhnen, diesen mit Alkohol oder anderen geeigneten Mitteln präventiv zu betäuben. Umgekehrt kann er Alkohol oder andere enthemmende Mittel benutzen, um den drohenden Wutanfall auszulösen, und kann auf diese Weise die Verantwortung imaginär der Droge zuschieben und sich selbst von Schuld- und Schamgefühlen freihalten.
- Der Versuch, sich vor dem traumatischen Bedrohungszustand in Sicherheit zu bringen, kann dazu führen, zeitweilig einen Drogenrausch (mittels Alkohol, Cannabis, Morphin oder Halluzinogenen) aufzusuchen oder auch einen Glücksspiel- oder Aktionsrausch. Die Räusche werden als intensive Reize zum Überspielen oder Betäuben der anders nicht handhabbaren Angst-, Scham- oder Wutaffekte oder auch schmerzhafter Leeregefühle eingesetzt. Sie können aber nicht in dem Maß als objektfreie Schutzräume fantasiert und geschätzt werden, wie bei der strukturellen Sucht, da zum Borderline-Zustand immer auch der Impuls des Anklammerns gehört, die enge Bezogenheit auf das Objekt.

Depression

Bei der Depression (Niedergedrücktheit) oder Dysthymie (Verstimmung) wird auf den Verlust an Lebendigkeit, auf das unerträgliche Gefühl der »Erstorbenheit« (Kierkegaard) als Leitaffekt schon im Namen hingewiesen. Die Hauptsymptome der unipolaren Depression sind laut ICD-10 die gedrückte Stimmung, die Unfähigkeit zur Freude, der Verlust von Interesse an äußerem Geschehen und Tätigkeiten verbunden mit einer Verminderung des Antriebs und einer erhöhten Ermüdbarkeit. Somatisch fällt oft auch noch eine motorische Verlangsamung auf, Appetit-, Gewichts- und Libidoverlust (ICD-10, 2015, S. 181). Zugleich bestehen aber auch Unruhe (Schlaflosigkeit ist oft das erste Symptom) und Angst. Die quälende Bedrückung geht einher mit Gedanken, dass das Leben sinnlos sei, mit Pessimismus und einer Selbstverachtung beziehungsweise Selbstverurteilung wegen eigener Mangelhaftigkeit sowie mit Suizidgedanken.

Als Auslöser benennen alle Autoren eine Erfahrung von Beziehungsverlust im weiteren Sinne – ob eine wichtige Bezugsperson tatsächlich aus dem Leben des Betroffenen verschwindet oder sich »lediglich« abwendet, ihre Zuwendung oder eine erwartete Unterstützung entzieht (siehe die verschiedenen Typen von Objektverlust bei Küchenhoff, 2017, S. 68–78), in allen Fällen ist das Subjekt nicht in der Lage, den Verlust mit all seinen Schmerz- und Angstaffekten anzunehmen und zu verarbeiten. Es kann die Trauerarbeit nicht leisten, weil es dazu nicht reif genug ist, nicht genügend separiert und mit einer genügend stabilen Abwehr und Affekttoleranz versehen und/oder weil es keine haltgebende Begleitung hat, die ihm hilft, die schmerzhaften und ängstigenden Gefühle auszuhalten und die Leere des Verlusts durch psychische Umstrukturierung langsam wieder zu füllen. Sein Rückzug ist »zunächst als Schutzmechanismus zu verstehen« (Mentzos, 2009, S. 126), eine Abwehrreaktion gegen den Zusammenbruch des überforderten und alleingelassenen Selbst. Woher kommt die übermäßige Angewiesenheit auf ein stützendes Objekt?

In seiner vorsprachlichen Zeit ist ein Kleinkind sehr auf die Resonanz und Spiegelung seiner Gefühle und lustvollen Bewegungen und Rhythmen (der »Vitalitätsaffekte« nach Stern, 1992 [1985], S. 83–88) durch seine mütterliche Bezugsperson angewiesen, sowie auf das Modulieren und Begrenzen unlustvoller oder überschießender Affekte oder affektiver Handlungen (siehe dazu ausführlicher Kapitel 14). Wenn das mütterliche Objekt nur eine eingeschränkte Kontaktfähigkeit und Resonanz zur Verfügung stellt, zum Beispiel weil es selbst depressiv ist, dann wird der »Tanz« zwischen ihm und dem Kleinkind entsprechend eingeengt, karg und freudlos werden. Das Kind sendet Signale, sucht Blickkontakt, lächelt, gibt Laute von sich, bewegt sich auf die mütterliche Bezugsperson zu, versucht, ihre Aufmerksamkeit zu erwecken und Reaktionen von ihr zu bekommen. Erst ihre Reaktionen bestätigen, formen und verfestigen seine eigenen Impulse (hier spielen – neurophysiologisch ausgedrückt – seine Spiegelneuronen eine wichtige Rolle) und es bleibt ihm nichts anderes übrig, als sich mit dem Resonanzangebot des Objekts abzustimmen. Ist dieses Angebot beschränkt, dann wird es seine spontane Lebhaftigkeit, seine noch wenig geformte Aggressivität im Sinne eines Auf-etwas-Zugehens (lat. *ad-gredi*) schließlich herunterregulieren und sich an das Angebot anpassen. Es kann sein, dass die mütterliche Resonanz in den ersten Wochen und Monaten besteht, aber mit steigender Expansivität des Kindes, deutlicher werdendem Eigenwillen und gerichteteren Aufmerksamkeitsforderungen nachlässt, weil die Bezugsperson sich zunehmend überfordert fühlt. Es kann sein, dass äußere Umstände ihre Resonanzfähigkeit beeinträchtigen. Es kann aber auch sein, dass das Kind mit einer gewissen Schlaffheit auf die Welt gekommen ist und eigentlich verstärkte Anregung und Reizvielfalt bräuchte, was wegen der Bequemlichkeit, die seine Lethargie bietet, unterbleibt. Auf jeden Fall bildet die reduzierte Vitalität eines solchen Kindes eine Ausgangsbasis für die Entwicklung depressiver Persönlichkeitszüge.

Egal, ob das Kind bisher in einem umfassenden lebendigen Rapport mit seinem mütterlichen Objekt stand oder in einem reduzierten: Im Zuge der Reifung wird sowohl sein Aktionsradius als auch die Menge des Neuen und Verführerischen, dem es begegnet, weiter werden. Die Triangulierung wird andere Objekte herantragen, die ihrerseits anders resonant sein werden als das Primärobjekt. Es werden neue spontane Impulse entstehen, eine neue Aggression wird erwachen. Mit dieser erneuerten oder erweiterten Vitalität wendet sich das Kind nun an sein primäres Objekt und muss bewusst erleben, dass dieses nicht (mehr) antwortet beziehungsweise sich ablehnend verhält. Dies fasst es als eine szenische Botschaft auf: »Dein Fordern, Deine Lebendigkeit, Dein Eigenwille sind schlecht, sollen weg.« Es installiert die Botschaft als vom übergeordneten Objekt kommende Negativ-Wertung seiner Person oder von Aspekten seiner Person in seiner Selbst-Bewertung: »Meine Aggression, meine Spontaneität, mein Eigenwille sind schlecht, dürfen nicht sein.« Es gerät in einen inneren Konflikt zwischen seinem spontanen Begehren (der Vitalität, der Aggression, der libidinösen Besetzung und dem Es) und dem Wunsch, vom primären Bezugsobjekt angenommen und geliebt zu werden beziehungsweise sich (entsprechend) selbst annehmen und lieben zu können – und dies umso mehr, wenn die Ablehnung des Objekts auch verbal explizit gemacht wird. Penetrant wiederholte und mit hasserfülltem, verachtendem oder leidendem Affekt geäußerte Bemerkungen wie »Du hast gar nichts zu wollen!«, »Du bist zu gar nichts gut!«, »Du bist noch mein Tod!«, »Geh mir nicht auf die Nerven!«, »Sei leise!«, »Zappel nicht so rum!«, »Sei nicht so vorlaut!«,

»Sei nicht so gierig!« oder »Du bist faul!« verstärken den Eindruck beim Kind, dass bestimmte Äußerungen seiner Aggressivität, in manchen Fällen aber auch seine ganze vitale Präsenz unerwünscht und schlecht seien. Der Eindruck, von der wichtigen Bezugsperson nicht gewollt zu werden, ruft das mit starker Angst verbundene Gefühl hervor, ausgestoßen und verlassen zu sein. Die Angst bezieht sich dabei nicht so sehr auf ein tatsächliches äußeres Verlassen, als vielmehr auf die innere Repräsentanz der Bindung, auf die Gewissheit, dem Objekt konstant wichtig zu sein und von ihm unterstützt zu werden. Wenn im Kind das ängstigende Gefühl vorherrscht, verlassen zu sein, keine Bezugsperson zu haben, mit der es seine Lebenserfahrungen teilen kann, deren grundsätzlicher Zustimmung es sicher sein und in deren Obhut es sich aufgehoben fühlen kann, dann beginnt es – ähnlich wie ein trauernder Erwachsener – die Lust an seinem Leben zu verlieren. Appetit, Motilität und Interesse lassen nach.

Die zentrale Abwehr der Verlassenheitsangst besteht paradoxerweise darin, sich mit dem Objekt im Hinblick auf seine Negativ-Wertung der eigenen Spontaneität (oder Teilen davon, seien sie aggressiver oder regressiver Art) zu *identifizieren*. Das kleine Kind übernimmt notgedrungen das negative Urteil der Bezugsperson – man kann auch sagen, dass es dieses »introjiziert« – und muss nun (vielleicht auch nach einer längeren Phase von Protest) sich selbst beziehungsweise bestimmte Verhaltensweisen von sich selbst ablehnen. Es synchronisiert sich gleichsam mit seiner es entwertenden mütterlichen Bezugsperson, wie es das aus vielen gemeinsamen Lernsituationen und aufeinander abgestimmten »Tänzen« kennt. Es stimmt ihr imitativ zu, was die negative Einschätzung seiner Person betrifft und kann die Fantasie entwickeln, durch diese Vereinigung den Konflikt mit ihr entschärft zu haben, nicht mehr in Trennungsangst leben zu müssen. Die Identifikation zieht nach sich, dass das Kind seine unerwünschten (spontanen) Wünsche opfert, indem es sie *verleugnet*, das heißt, in Worten, Taten und Gedanken vor der Bezugsperson und sich selbst ungeschehen, ungewollt oder unwichtig macht: »Ich war gar nicht neugierig!«, »Ich habe von der Schokolade nur ein kleines Stück gegessen!« oder »Ich habe meine kleine Schwester nur aus Versehen geschubst!« Die Verleugnung folgt dem Pfad der depressiven Vitalitätseinschränkung. Wenn das Kind sich so identifiziert, darf es hoffen, dass die Bezugsperson sich angesichts seines Gehorsams und seiner Bravheit erbarmt und ihre Ablehnungen einstellt oder abmildert, es sich selbst dann auch wieder besser akzeptieren kann – und sowohl äußerlich als auch innerlich wieder Harmonie einkehrt.

Auf der anderen Seite muss das Kind, das sich einmal mit der »Kritik« seines Liebesobjekts an ihm (die auch die Gestalt der Abwendung oder des Gekränkt-Seins annehmen kann) grundsätzlich einverstanden »erklärt« hat, jede spontane Gegenwehr gegen diese Kritik, jedes trotzige Beharren, jeden fordernden Anspruch, jede Wut gegen den Vorwurf des Objekts (und des eigenen Selbst-Ideals) sofort massiv bekämpfen und sich selbst Vorwürfe machen – und dies nicht nur, weil jeder Protest eine Äußerung von vitalem Eigenwillen ist und deshalb bekämpft werden muss, sondern auch, weil die Bindung an das Objekt durch den direkten Angriff besonders gefährdet wird. Die Verleugnung wütender Affekte gegenüber wichtigen Objekten ist besonders schwierig, weil so viel Energie im Spiel ist. Die üblichen Varianten der Verleugnung, des Bagatellisierens, Ungeschehen- oder Unwichtig-Machens, reichen hier nicht aus. Die Variante, die ganz auf der Linie der Selbst-Entwertung liegt und schnell genug reagieren kann, ist die *Verschiebung* beziehungsweise die *Wendung gegen die eigene Person*, mit welcher der überschießenden Wutenergie ein anderes Zielobjekt, nämlich das Selbst, zugewiesen wird. Das Ergebnis sind verstärkte Selbstvorwürfe, Suizidalität (schon Freud hatte 1917 bemerkt, dass hinter den Selbstanklagen des Depressiven die Anklagen gegen das Objekt liegen) und das Einsetzen einer depressiven Episode. Diese kann man mit ihrem Erstarren als eine Regression auf die kindliche Angststarre angesichts existenzieller Hilflosigkeit verstehen, aber auch als einen halbinstinktiven »Bremsmechanismus« (Hell, 2012, S. 48), der mit dem Totstell-Reflex mancher Tiere in auswegloser Lage biologisch verwandt ist.

Die Identifizierung mit der Abwertung durch das Objekt enthält auch progressive Aspekte. Die Identifizierung als solche ist zunächst eine im Zuge der psychischen Reifung möglich werdende Operation, mit der das Kind die Instanz des Über-Ich in sich errichtet, eine Urteils-Instanz, die ihm ganz allgemein sagt, was gut und was schlecht sei, und ihm angesichts einer vorgegebenen (Familien-)Kultur mit ihren Wertungen Orientierung gibt. Einen beträchtlichen Anteil des Über-Ich stellt das Selbst-Ideal dar, welches vorgibt, wie das Kind selbst sein soll, zu denken und sich zu verhalten habe. Gemeinsam mit seiner wichtigsten Bezugsperson bewertet (man könnte auch sagen: »misst«) das Selbst-Ideal des Kindes sein eigenes Selbstbild an bestimmten expliziten und impliziten sittlichen und moralischen Idealen (und erkennt meistens eine Diskrepanz zwischen dem Real-Selbst und dem Ideal-Selbst).

Allein durch die Herstellung der *Möglichkeit* einer positiven Selbstbewertung in seinem Vorstellungsrepertoire relativiert das Kind die übermächtige Negativ-Wertung und kann zumindest fantasieren, geliebt zu werden und gut zu sein. Die (von den Bezugspersonen oft geförderte) Einführung der Ideale (zum Beispiel nicht faul oder gierig oder egoistisch, sondern bescheiden oder fleißig oder altruistisch sein) gibt dem Kind einen Grund zu erkennen, weshalb es abgelehnt wird. Es kann sich nun etwas erklären und ist mental nicht mehr ganz hilflos. Aus dem unheimlichen Eindruck, grundlos zurückgewiesen zu werden, anscheinend vom Wesen her schlecht zu sein, aus »bedingungslosem Schlechtsein« wird »bedingtes Schlechtsein« (Fairbairn, 2000 [1943], S. 96f.). Die Erklärung aus dem Versagen gegenüber bestimmten Idealen bedient die (natürliche) narzisstische Tendenz des Kindes, sich selbst für die Ursache von Ereignissen zu halten. An dem gebotenen Grund kann es etwas ändern, das heißt, es kann selbst wirksam werden und das Bedrohliche kontrollieren. Es kann sich nun anstrengen, die Wertschätzung seines Objekts und seines Selbst-Ideals doch noch zu erlangen. Es ist nicht mehr rat- und hilflos und sein Streben nach Zuwendung ist nicht mehr hoffnungslos. Es muss nur seinem Über-Ich beziehungsweise seinem Selbst-Ideal folgen und seine »Moral« in der Pflichterfüllung, Leistungsbereitschaft und Nächstenliebe verbessern (weshalb Fairbairn die Abwehr mithilfe des Selbst-Ideals »Abwehr durch das Über-Ich« oder »moralische Abwehr« nannte, ebd.).

Ein erwachsener Mensch mit einer depressiven psychischen Struktur sucht in einer ersten Abwehr gegen seine Verlassenheitsangst und die diese begleitende vitale Lähmung die Bindung an ein (starkes) Objekt. Dass dieses Objekt (das oft Ähnlichkeiten mit den Bezugsobjekten seiner Kindheit hat) mit ihm zusammen sein will, gibt ihm das Gefühl, »gut genug« zu sein. Von diesem Objekt verlassen zu werden, wird als hochgradig ängstigend und als Beweis der eigenen Minderwertigkeit empfunden. Die zweite Abwehr ist die Identifizierung mit den (vermuteten) Forderungen dieses Objekts beziehungsweise deren Introjektion in sein Selbst-Ideal. Er kann seine Bindung und seinen Selbstwert aufrechterhalten, wenn es ihm gelingt, die Forderungen in der Realität annähernd zu erfüllen. Die Forderungen sind aber oft so überzogen, wie es die Forderungen der elterlichen Bezugspersonen gegenüber dem Kind waren beziehungsweise wie das Kind sie erlebt hat, und können kaum erfüllt werden. Daher droht immer wieder der Absturz in das mit Verlassenheitsangst gekoppelte Versagensgefühl, in die Selbst-Ablehnung und schließlich in die depressive Lähmung. Zur Dämpfung solcher Gefühle können Alkohol, Cannabis oder Benzodiazepine eingesetzt werden, sei es in Form von Räuschen, sei es in Form eines permanent gehaltenen Pegels. Manchmal werden auch stimulierende Drogen wie Kokain, Speed, Koffein und Nikotin benutzt, um dem Lähmungsgefühl entgegenzuwirken, oder es werden halluzinogene Drogen wie LSD oder Ecstasy verwendet, um vor dem Überforderungsgefühl und der Verlassenheitsangst zeitweise in eine Fantasiewelt zu entfliehen, in der es zugewandte Objekte gibt. Drogen wie Alkohol, Cannabis oder Opioide finden auch wegen ihrer sedativ-dissoziativen Mischwirkung Anwendung: Die körperliche Anspannung wird gelöst und zugleich wird ein vom Alltag abgekoppeltes, vom (Bindungs-)Wunschdenken bestimmtes Tagträumen ermöglicht. Wenn im Rausch die Lockerung der strengen Selbstbeurteilung gelingt und Fröhlichkeit, Spontaneität und Triebbejahung freigesetzt werden, folgt nicht selten ein psychogener Kater als Strafe für das Sich-Gehen-Lassen beziehungsweise für die Sünde, mithilfe des Suchtmittels gegen das Selbst-Ideal rebelliert zu haben.

Eine 35-jährige Lehrerin, Tochter ehrgeiziger Eltern, denen viel an ihrem Kind gelegen hatte, von dem sie aber von Anfang an das Bild hatten, dass es sich zu wenig anstrenge, litt an einer phasenweisen schweren depressiven Verstimmung mit entsprechenden Selbstvorwürfen (»Ich habe versagt!«), suizidalen Gedanken und Impulsen und einer heftigen Arbeitsstörung. Sie hatte einen 20 Jahre älteren Mann geheiratet, der sie immer wohlwollend zu beruhigen versuchte und ihre positiven Seiten hervorhob, wenn sie in eine ihrer depressiven Krisen geriet. Jedes Mal, wenn ihr Mann auf Geschäftsreise war, wurde die Frau für genau diese Zeit zur Spiegeltrinkerin: Sie hielt mithilfe von klarem Schnaps einen leichten Alkoholspiegel aufrecht und bewältigte damit ihre chronische Versagensangst, ihre Suizidgedanken sowie ihre Schlaflosigkeit.

Die Frau litt unter einem ablehnenden Selbst-Ideal, dem das akzeptierende Selbst-Ideal als Gegenspieler immer wieder zu unterliegen drohte. In einer regressiven Abwehrbewegung hatte sie das positive Selbst-Ideal durch ein positives äußeres Objekt, ihren Mann, verstärkt. Bei Abwesenheit des zugewandten Objekts benutzte sie ein Suchtmittel, dessen physiologische Wirkung ihre Wut gegen sich selbst, ihre scharfe Autoaggression dämpfte. Zugleich dämpfte es die Verlassenheitsangst mit ihrer allgemeinen Anspannung und Lähmung. Damit gab es ihrem Vertrauen in die Bindung an ihren Mann mehr Raum und damit verbunden ihrer positiven Selbsteinschätzung. Die Überlassung an die Wirkung des Suchtmittels trat an die Stelle der (partiellen) regressiven Abhängigkeit vom positiven äußeren

Objekt. Der Alkohol ersetzte als eine sachliche Gabe die Zuwendung des Objekts und schaffte mit seiner Wärme, Entspannung und Angst-Betäubung einen inneren Schutzraum beziehungsweise erlaubte die Fantasie, dass ein schützendes Objekt anwesend sei.

Neurosen

Als Neurosen bezeichne ich alle leichteren Formen von Depression, Zwanghaftigkeit, Histrionik (Rollenverhalten) oder Narzissmus, bei denen die übergeordneten psychischen Instanzen des Über-Ich (Regel-Einhaltung und Selbst-Ideal), des Ich (Selbstabgrenzung, Realitätswahrnehmung, Handlungs- und Denkfähigkeit, Abwehrfähigkeit) und des Es (spontane Affektivität und Begehren) generell im Zusammenspiel funktionieren und lediglich bestimmte Teile des Ich zu schwach beziehungsweise des Selbst-Ideals zu rigide ausgebildet sind. Bei diesen Menschen besteht eine basale Überzeugung, eine kohärente, selbstwirksame und wertvolle Person zu sein, und sie besitzen ein Mindestmaß an Empathie und Beziehungsfähigkeit.

Die Depression der Patientin in obigem Beispiel liegt ungefähr auf der Grenze zwischen einer Depression als Persönlichkeitsstörung und einer Depression als Neurose. In Richtung der einen Seite ist es vorstellbar, dass das Selbst-Ideal der Lehrerin noch ablehnender wäre und sie permanent mit einer angstvoll-depressiven Lähmung, Suizidalität oder einem Schuldwahn leben müsste. Die Bemühungen des sie stützenden Mannes würden wenig helfen und der Alkohol müsste in höheren Dosierungen und permanenter eingesetzt werden, oder sie würde Räusche aufsuchen, um wenigstens zeitweise eine Entlastung zu spüren. In Richtung der anderen Seite ist es vorstellbar, dass das Selbst-Ideal der Frau gegenüber ihrem autonomen Begehren und ihren spontanen Affekten deutlich freundlicher und anerkennender wäre und sie insgesamt selbstsicherer leben und auch Zeiten des Alleinseins gut aushalten könnte. Die Unterstützung des Mannes gegen ihre selbstentwertenden und verzagenden Tendenzen, die es nach wie vor gäbe, müsste weniger stark sein und auch nicht die Affektaufhellung durch den Alkohol. Den müsste sie nur dann als erleichterndes Mittel benutzen, wenn sie ihre übliche Angepasstheit passager aufgeben wollte, sich zum Beispiel auf der Arbeit unbedingt gegen einen Kollegen wehren wollte und zu diesem Zweck das innere Gebot der Identifikation mit dem Willen der

Anderen und die Verleugnung des eigenen Willens zeitweise außer Kraft setzen müsste.

Neurotiker setzen die Suchtmittel generell zur Betäubung, zum Überspielen oder zur Dissoziation derjenigen Affekte ein, die bedrohlich anwachsen, wenn bestimmte Gebote des Selbst-Ideals oder der vernünftigen Realitätseinschätzung übertreten werden: Scham, Schuld und Angst (manchmal auch Ekel). Sind diese und die hinter ihnen stehenden strengen Selbst-Ideale und Vernunft-Gebote einmal mit chemischer Unterstützung gemildert oder verleugnet, haben die ansonsten sanktionierten Affekte freiere Bahn: Wut, Hass, aggressiver Wille, narzisstische Selbstbehauptung und aktives sexuelles Begehren – wobei es sich nicht um eine Aggressivität soziopathischen Ausmaßes handeln muss, die zur Begehung von »Rohheitsdelikten« (Abraham, 1972 [1908b]) führt, sondern um eine sozial sinnvolle Aggressivität handeln kann, die lediglich zur Überwindung der eigenen Kontakthemmungen gebraucht wird oder zur Verstärkung des eigenen Durchsetzungswillens (weshalb die frühen Psychoanalytiker Freud, Abraham, Simmel den Gebrauch von Alkohol in diesem Sinne nicht für krank hielten).

Wenn ein sich *zwanghaft* kontrollierender Mann Alkohol braucht, um »locker« zu sein, beispielsweise aggressive Witze am Stammtisch zu reißen oder flirten zu können, dann dämpft er mit dem Alkohol die Angst vor seinen hochsteigenden »gefährlichen Trieben« und den entsprechenden Schuldgefühlen ab sowie die Scham der Bloßstellung, und kann seine hemmenden, rigiden Über-Ich-Anteile verleugnen. *Narzisstisch unsichere* junge Club- und Festivalbesucher überspielen mit der Einnahme von Ecstasy oder Kokain die Scham, sich vor anderen enthemmt zu zeigen. Sie überspielen die Angst vor Kontaktaufnahme mithilfe euphorischer Verschmelzungsfantasien sowie durch ein körperliches Aufputschen. Mit Hilfe der Rauschmittel verleugnen sie vor sich selbst, dass sie unter Spontaneität ablehnenden Selbst-Idealen mit den dazugehörigen Scham-, Angst- und Minderwertigkeitsgefühlen leiden.

Menschen mit *Angst* vor Autoritäten, vor Autonomie, vor einem persönlichen Wagnis, mit Angst, alleinzubleiben, wenn sie bei einem Gruppenhandeln nicht mitmachen, benutzen bestimmte Drogen, um ihren Zorn und ihre Befreiungsimpulse in Schach zu halten: Ein Verwaltungsangestellter kann die Demütigungen seines Vorgesetzten nur ertragen und seine Wut gering halten, indem er ständig leicht betrunken ist. Er kommt da nicht heraus, weil er die mehr oder minder realistische Angst hat, ganz arbeitslos zu werden, wenn er dem Vorgesetzten die Meinung sagt oder kündigt, oder weil er seine Wut für etwas grundsätzlich Gefährliches und Abzulehnendes hält. Eine Hausfrau erträgt ihre frustrierende Partnerbeziehung, die tägliche Einsamkeit in der Wohnung und das Gefühl eines sinnlosen Daseins nur mithilfe von Alkohol und Beruhigungsmitteln. Sie kommt da nicht heraus, weil sie keinen Beruf gelernt hat, finanziell vom Partner abhängig ist und meint, dass ihr Unzufriedenheit, Wut und Ausbruchswünsche nicht zustehen. In beiden Fällen wird weniger das Rauscherleben gesucht als eine permanente Ruhigstellung durch das Halten eines Wirkstoff-Pegels der jeweiligen Droge im Blut.

Andere Menschen mit einem eher zwanghaften, ängstlichen oder histrionischen Charakter sind durch ihre täglichen Pflichten und Vollzüge so in Anspruch genommen beziehungsweise können im Alltag so gut verdrängen, dass sie spontanes oder konflikthaftes Begehren in sich kaum spüren. Erst wenn sie abends zur Ruhe kommen, melden sich ärgerliche oder wünschende Gedanken, mit denen sie sich nicht beschäftigen wollen oder können, weil ihr Selbst-Ideal das ablehnt, weil ihre (Ich-gesteuerte) Realitätseinschätzung das für unvernünftig hält beziehungsweise ihr Ich zu schwach ist, um sich mit seinen aggressiven oder sexuellen Gedanken zu beschäftigen. Sie benutzen dann Alkohol oder Cannabis zur Beruhigung und Ablenkung.

Die Mittel wirken nach zwei Seiten: Sie beruhigen *sowohl* die unmittelbar andrängende Angst, Wut, Kränkung oder Sexualität, *als auch* die diese Gefühle und Gedanken ablehnenden, im Dienst des Selbst-Ideals und der Ich-Vernunft stehenden Scham-, Schuld und Angstaffekte. Sie dämpfen also den ganzen innerpsychischen Konflikt. Wenn das zur Gewohnheit geworden ist, wenn die Überlassung an die entspannend-betäubende Drogenwirkung die Verantwortung für die eigenen Gefühle suspendiert hat, dann ist ein Sucht-Symptom entstanden.

Bei den relativ variablen und sicheren Abwehrsystemen der neurotischen Störungen sind die Affekte, gegen die sich das Suchtsymptom richtet, meist nicht in der Intensität »unerträglich« und überschwemmend, wie bei den frühen Störungen, sondern eher bedrückend, hemmend, verwirrend oder einfach störend. Die Anwendung der Suchtmittel wird von den Betroffenen nicht als unmittelbar »notwendig« empfunden, sondern eher als erleichternd. Ein neurotischer Mensch überlässt sich der Wirkung eines Suchtmittels mit der Erfahrung, dass dieses auf eine begrenzte Zeit die Angst-, Schuld- und Schamaffekte dämpft, die Hemmung aufhebt, lustvolles Handeln erlaubt und unter Umständen anschließend per Kater für die dazugehörige Buße sorgt. Oder er überlässt sich der Wirkung eines Suchtmittels zur zeitweisen Suspendierung innerer Konflikte – quasi als Verstärkung der Verdrängungs- oder Verleugnungsleistungen. Es ist für ihn mehr ein der eigenen Steuerung unterliegendes Mittel zur Affektverbesserung, eher eine »Selbstmedikation« als ein mit Beziehungsfantasien (»mit der Flasche verheiratet«, »Verantwortung abgeben«) aufgeladenes Objekt.

Über die Abwehr rigider Selbst-Ideal-Anteile hinaus kann süchtiges Verhalten bei Neurotikern zusätzlich einen *symbolischen Stellenwert* im Zusammenhang innerlich repräsentierter Beziehungskonflikte und Selbstwertunsicherheiten besitzen. Beispielsweise kann exzessives oder gewohnheitsmäßiges Rauchen, Trinken, Spielen oder Drogen-Konsumieren die Angst vor Verselbstständigung betäuben beziehungsweise verleugnen und zusätzlich eine Protesthandlung gegen verinnerlichte Autoritäten und Gebote darstellen oder ein Selbstbild wie »männlich sein« oder »sexuell attraktiv sein« demonstrieren.

Um auf die »Rohheitsdelikte« zurückzukommen: Selbstverständlich kann süchtiger Alkohol- oder Drogengebrauch auch im Rahmen einer *antisozialen*, *soziopathischen*, *sadistischen* oder im weiteren Sinne *perversen Persönlichkeit* mit einer Über-Ich-Pathologie seine symptomatische Rolle spielen. Er kann dazu gebraucht werden, *äußerlich* auferlegte Hemmungen abzulegen, also Ge- und Verbote der Moral, des Anstands und des Geschmacks, die von der Mehrheit der Gesellschaft vertreten, und vom Ich des Betroffenen nur deshalb beachtet werden, weil sonst Nachteile in Form von gesellschaftlichen Ausschlüssen und Sanktionen drohen. Der Alkohol- und Drogengebrauch dient in diesen Fällen der Beruhigung, Betäubung oder manischen Überspielung der (realistischen) Sanktions-Angst und erlaubt das als Ich-synton empfundene Ausleben von Hass, unsublimierter Macht und anderen (analen) Impulsen sowie destruktivem narzisstischem Triumph.

20 Reaktive Sucht

Bei einer besonderen Form der symptomatischen Sucht können bei Menschen mit (im Alltag) ausreichend positiven Objektrepräsentanzen, relativ stabilen Persönlichkeitsstrukturen, Anpassungs- und Abwehrmechanismen und genügenden Ich-Fähigkeiten trotzdem massive süchtige Erlebens- und Verhaltensweisen auftreten. Dies kann dann geschehen, wenn das normale soziale Netz eines Individuums nicht mehr hält, wenn die alltäglichen Objektbeziehungen sich radikal zum Schlechten verändern, nicht mehr genügend narzisstische Zufuhr und Triebbefriedigung gewähren, und die Selbststeuerung für diese dramatisch negativ veränderten Umstände nicht mehr ausreicht beziehungsweise zusammenbricht. Für das subjektiv empfindende Individuum tritt ein Trauma auf, ein »vitales Diskrepanzerleben zwischen bedrohlichen Situationsfaktoren und individuellen Bewältigungsmöglichkeiten« (Riedesser, Fischer & Schulte-Markwort, 1998). Das süchtige Abwehrsystem kann dann als einziges noch übrigbleiben, um den überwältigenden negativen Affekten und dem Verlust der Selbstwirksamkeit entgegenzuwirken.

Traumatische Erfahrungen

Die schockartige, unorganische Zerstörung der tragenden sozialen Umgebung eines Menschen – sei es dadurch, dass er sie verlässt, wie bei einer Flucht oder Auswanderung, oder dadurch, dass eine Bezugsperson dieser Umgebung zu einem überwältigenden Feind wird wie bei einer Vergewaltigung oder bei Folter – mit der Wirkung eines Übererregungszustandes bei gleichzeitiger Hilflosigkeit (Sachsse, Schilling & Eßlinger, 1997) ist geeignet, das gesamte Welt- und Selbsterleben eines Menschen zeitweilig (oder auch für immer) zu vernichten, einen kompletten Vertrauensverlust zu bewirken und als Folge davon positive Objektrepräsentanzen zu zerstören, etablierte Persönlichkeitsstrukturen wieder zu labilisieren und Ich-Fähigkeiten zu beeinträchtigen (Streeck-Fischer, 1998) sowie eine Regression auf frühe Abwehrmechanismen zu bewirken. Das Trauma wirkt so heftig und jenseits aller persönlichen Bewältigungsmöglichkeiten, dass es in der Regel sprachlich kaum mitgeteilt werden kann (van der Kolk, Burbridge & Suzuki, 1998) und wie ein Fremdkörper innerhalb der Psyche abgekapselt wird, der sich gelegentlich in Situationen verminderter Kontrolle (vor dem Einschlafen etwa) als unmotivierte Erregung oder Angst zeigt (Sachsse, Schilling & Eßlinger, 1997), als »Intrusion« des traumatischen Affektzustandes, als halluzinatorischer »Flashback« der traumatischen Situation oder in Gestalt von unerklärlichen Inszenierungen im Leben des Betroffenen (»primärer Wiederholungszwang« nach Wilson & Malatesta, 1989).

Ich betone hier das Versagen der tragenden sozialen Beziehungen – im engeren und im weiteren Sinne – eines Menschen, denn es ist nicht ein physisches Unglück allein, beispielsweise die Verschüttung eines Bergmannes, welches das psychische Trauma bewirkt, sondern das Erlebnis der hilflosen Auslieferung. Mit »Hilflosigkeit« ist zunächst die individuelle Hilflosigkeit gemeint; wenn die aber einmal feststeht, ist damit auch die Überzeugung gemeint, dass jemandem nicht *geholfen wird*, das heißt, das Versagen der Mitmenschen im Fokus steht. Der österreichische Bergmann, der im Sommer 1998 verschüttet wurde, hielt es in seinem Hohlraum unter Tage nicht zuletzt deshalb so lange aus, ohne psychisch und physisch zusammenzubrechen, weil er, wie die Standardformulierung für solche Situationen lautet, »die Hoffnung nicht aufgab«. Mit der Hoffnung ist Hilfe durch andere Menschen, die an ihn denken und nach ihm suchen, gemeint, das Vertrauen dahinein, dass er ihnen wichtig genug ist, dass sie auch wirklich nach ihm suchen werden. Hier deutet sich schon an, dass das Gefühl der Hoffnung, genauso wie das der Hilf- und Hoffnungslosigkeit, eine Wiederauflage der Gefühle ist, die das kleine Kind in vielen Situationen hatte, in denen es sich aufgrund seiner Unreife nicht zu helfen wusste und auf Hilfe der »Großen« angewiesen war. Die bedrohliche, die eigenen Kräfte übersteigende Situation verwandelt uns psychisch wieder in kleine Kinder, die auf Hilfe durch andere Menschen angewiesen sind, und wir erleiden dann ein Trauma, wenn diese Hilfe nicht kommt. So ist die Erfahrung von Bergwachten mit Wanderern und Bergsteigern in den Alpen, die abgestürzt sind und sich verletzt haben, oder von Rettungssanitätern mit eingeklemmten Verkehrsunfallopfern die, dass die Unfallopfer dann psychisch weniger traumatisiert sind, wenn sie vom Zeitpunkt ihres Unfalles an in irgendeiner Art von Kontakt (zum Beispiel in Ruf- oder Körperkontakt) mit anderen Menschen stehen und wissen, dass Hilfe unterwegs ist, als wenn dieser Kontakt nicht besteht. Der Grad der Verletzung oder die Intensität des Schocks beim Unfall sind nach Aussage dieser professionellen Helfer weniger einflussreich.

Das Entscheidende am psychischen Trauma ist nicht eine körperliche oder sonstige materielle Beeinträchtigung, sondern der Verlust an Unterstützung durch die Mitmenschen, zum Beispiel auch das Erleben von Verrat seitens der Objekte, von denen bis dato ein positives Bild verinnerlicht war. Jugendliche und Ältere erfahren bei körperlichen und seelischen Misshandlungen durch nahestehende Menschen, bei einer Vergewaltigung, bei sexuellem Missbrauch, die Zerschlagung ihres Selbstbestimmungsrechtes und die Aufherrschung eines fremden Willens unter der besonderen Bedingung, dass das feindliche Objekt ursprünglich ein freundliches war beziehungsweise die freundlichen Bindungen benutzt, um seinen Willen aufzuzwingen. Das missbrauchende oder misshandelnde Objekt macht Angst oder erzeugt eine angstgelähmte Verwirrung, da das Opfer nicht weiß, worum es geht und keine Verhaltensoption kennt. Bei einem geliebten Objekt ist es schwer, sich zu wehren, da Schuldgefühle entstehen. Die Hilfe von außen, die das Opfer in dieser eingeklemmten Lage erwartet, bleibt aus, da das normalerweise hilfreiche Außen einerseits aus eben diesem Angreifer besteht, andererseits aus Mittätern und tatenlosen Mitwissern (beispielsweise die Mutter bei einem sexuellen Missbrauch durch den Stiefvater).

Im Falle der Misshandlung außerhalb der Familie, beispielsweise bei sexuellen Foltern in Sadistenkreisen oder bei politischer Folter, ist es die Situation kompletter Auslieferung und Hilflosigkeit, die traumatisiert. Das Fehlen jeglichen guten Objekts, die Unerreichbarkeit irgendeiner Hilfe in Situationen der Todesangst lässt den Gedanken an eine unterstützende, gute Welt sowie an die eigene Handlungsfähigkeit wanken oder stürzen. Folterer benutzen oft vertraute Alltagsgegenstände wie Badewannen, Stühle und Teppiche als Instrumente, um dieses Vertrauen in eine »tragende« Welt auch symbolisch gezielt zu zerstören (Scarry, 1992, S. 59–69). Ähnlich verhält es sich, wenn bei einem Unfall oder bei schwerer Krankheit, also in Situationen von hoher Angst, starkem Schmerz und von Hilflosigkeit die soziale Umgebung völlig desinteressiert und kalt reagiert. Auch bei den Kriegserfahrungen (siehe zum Beispiel das hohe Ausmaß, in dem amerikanische Vietnam-Soldaten heroinabhängig wurden, Robins, 1975) ist es die Zerstörung von positiven Beziehungen, die traumatisch wirkt: in Todesangst sein, ohne dass ein anderer Mensch hilft; sadistischen Erniedrigungen durch Vorgesetzte und Kameraden nicht entgehen können; zu nicht gewollten Handlungen wie Mord und Verletzungen gezwungen werden; gegen das eigene Gewissen handeln und sich schuldig machen zu müssen beziehungsweise zur Aufgabe eines kulturellen Standards gezwungen zu werden.

Eine besondere Konstellation stellt das *Redeverbot des heroischen Mannes* dar: In Alkoholiker-Selbsthilfe- oder Therapiegruppen trifft man recht häufig Kriminalbeamte, Feuerwehrleute, Rettungssanitäter, Polizisten oder Söldner, die in Todesgefahr geraten waren, zum Beispiel in eine Schießerei, bei der sie selbst verletzt wurden, ein Freund oder Kollege getötet wurde oder die ihrerseits jemanden körperlich verletzen oder töten, jemanden seelisch verletzen mussten (etwa einer Frau den Tod ihres Mannes mitteilen) oder jemandem nicht helfen konnten – und die mit diesem Erlebnis nicht fertig wurden, sondern zu trinken begannen. Diese Männer (meistens sind es solche) haben eine Vorstellung, ein Ideal von sich selbst, keine Angst zu haben beziehungsweise nicht haben zu dürfen, nicht von Hilflosigkeit, Schmerz oder Mitleid überschwemmt zu werden, keine Gewissensbisse und Zweifel zu haben, jegliche Belastung aushalten zu können und aufgrund ihres Berufs, ihrer Ausbildung und ihres Mann-Seins geradezu »unverwundbar« zu sein. Die heroische Autonomie, die sie sich abverlangen, zwingt sie, zu schweigen, sich mit ihren unaushaltbaren Gefühlen niemandem anzuvertrauen. Damit befinden sie sich psychisch in der gleichen Situation wie der Verschüttete, dem niemand hilft, dessen Zugang zu einer »haltenden Welt« versperrt ist.

Soziale Notlagen

Auch im Alltag der Gesellschaften sind es die (innerlich und äußerlich) hilflos erlebten Verluste von positiven, haltgebenden Beziehungen, die traumatisch wirken. Das können Ehescheidungen sein, der Tod eines Partners, der Verlust des Arbeitsplatzes oder des Heimatortes. Der hohe Alkohol- und Drogenkonsum in Stadtvierteln mit hoher Arbeitslosigkeit und anderen Elendserscheinungen ist diesem Zusammenhang geschuldet, ebenfalls die Suchtentwicklung mancher Auswanderer sowie die historischen Alkohol-

Epidemien. Sowohl die »Gin-Epidemie« im England des 18. Jahrhunderts (Coffey, 1981), als auch die »Branntweinpest« im ländlichen Preußen des ausgehenden 19. Jahrhunderts (Spode, 1993, S. 156–163; siehe auch Kapitel 2) betrafen arme Bevölkerungsschichten, die ihre traditionelle Arbeit mit den entsprechenden dörflichen sozialen Zusammenhängen verloren hatten, keine neue – über einen festen Arbeitsplatz definierte – berufliche Identität entwickeln konnten, nicht in der Lage waren, familiäre Zusammenhänge aufrechtzuerhalten, hilflos von einem Tag zum nächsten lebten und unter lebensgefährlichem Hunger und Krankheiten litten. Bekannt ist auch die Entstehung von Alkoholismus bei kolonialisierten Völkern wie den Indianerstämmen in Nordamerika oder den Maoris in Neuseeland, denen die Möglichkeit genommen wurde, gemäß ihrer Tradition und der entsprechenden Identität zu leben. Aktuell von Bedeutung ist zum Beispiel die Sucht nach inhalierbaren Lösungsmitteln bei den Eltern- und schutzlosen Straßenkindern in den Großstädten Südamerikas oder Afrikas. Die Opioid-Epidemie in den USA (siehe Kapitel 4) kann zu einem großen Teil als reaktive Sucht begriffen werden. Wenn im Gefolge der Corona-Epidemie Arbeitsplätze und materielle Sicherheiten, Zukunftsaussichten und Wohnungen verlorengehen und Menschen darauf mit stark erhöhtem und dauerhaftem Alkohol- und Drogenkonsum oder ruinösem Glücksspiel antworten, so muss man auch das als reaktive Sucht verstehen.

Gegen die traumatischen Erfahrungen subjektiver Hilflosigkeit beziehungsweise von »Entsubjektivierung« im Zusammenhang mit sozialer Verlassenheit oder der Zerstörung tragender Beziehungen bietet sich die Sucht als Abwehr an: Das Suchtobjekt, die Droge beispielsweise, verändert oder betäubt die unaushaltbaren Affekte der angespannten Hilflosigkeit und verzweifelten Verlassenheit durch seine sachliche Wirkung. Es ist da und wirkt auf den Menschen affektmodulierend, ähnlich wie eine tröstende Mutter auf das weinende Baby wirkt. Es soll ein Ersatz für Trost oder menschlichen Beistand sein, manchmal auch die Illusion der Anwesenheit eines guten Objekts ermöglichen. Zugleich ist es nur ein Ding, an dessen Hilfe man nicht glauben muss (wie man es bei einem Menschen muss), ein Instrument, das vom Traumatisierten benutzt wird und ihm das Gefühl geben soll, niemanden zu brauchen, alles selbst im Griff zu haben, das ihm hilft, das Faktum, dass er verlassen ist und seine psychische Autonomie zerschlagen wurde, zu verleugnen. Es soll dem heroischen Mann oder der heroischen Frau die Illusion der Autonomie ermöglichen und sowohl das Gefühl von Hilflosigkeit als auch von Scham abwehren. Die reaktive Sucht ist eine vehemente, sachlich gestützte Verleugnung des stattgefundenen Zusammenbruchs und der darauffolgenden Angst.

Eine gute Chance, die reaktive Sucht *präventiv* zu verhindern, haben *unmittelbar* auf das Trauma beziehungsweise noch in der Notlage erfolgende psychische und materielle Hilfeleistungen, wie sie inzwischen in vielen Gesellschaften bei schweren Auto-, Eisenbahn- und Flugzeugunfällen, bei Naturkatastrophen und den Opfern von Gewaltverbrechen angeboten werden. Bei länger anhaltenden, zum Beispiel sozialen Notlagen, bei denen sich die reaktive Sucht schon entwickelt hat, besteht auch eine Chance, diese *intervenierend* zu beenden beziehungsweise eine Chronifizierung zu verhindern. So können arbeitslosen Jugendlichen der Unterschicht staatlicherseits Arbeitsstellen, Umschulungen, Weiterqualifizierungen, psychosoziale Beratungen oder ein stützendes Umfeld in Gestalt von betreuten Wohngemeinschaften angeboten werden. Die Arbeitsbeschaffungsmaßnahmen der englischen Regierung gegen die erwähnte »Gin-Epidemie« (siehe Kapitel 2) können zumindest teilweise als sinnvolle und auch erfolgreiche Interventionen verstanden werden.

Wenn eine reaktive Sucht einmal besteht und nicht durch materielle und emotionale Hilfestellungen abgefangen werden konnte, ist sie zunächst ein wirksames Mittel zur Bekämpfung von Panikgefühlen, Dissoziations-Erlebnissen und plötzlich einsetzendem Wiedererleben der traumatischen Situation (Flashbacks). Ein Betroffener wird nur dann eine psychodynamische Therapie oder eine spezifische Traumatherapie aufsuchen, wenn er sich nicht ganz der süchtigen Abwehr hingeben will und noch Hoffnung hat, dass es eine helfende Beziehung geben, und er seine Selbstwirksamkeit wiedererlangen kann. Wenn ein Arbeitsbündnis mit der Therapeutin entsteht, wird es um ein vorsichtiges Durcharbeiten der Affekte des Traumas im Schutz der therapeutischen Beziehung gehen. Die Therapeutin wirkt dabei als Vertreterin und Garantin einer immer noch »haltenden Welt«.

In vielen Fällen wird eine scharfe Grenzziehung zwischen einer traumatisch ausgelösten Sucht und einer frühgestörten oder neurotisch-symptomatischen Sucht nicht möglich sein, da das spätere Trauma auf eine Vorschädigung trifft beziehungsweise die seelische Stabilisierung nach den Kindheitstraumata nur ungenügend war. So waren die Soldaten, die in Vietnam heroinabhängig wurden, überdurchschnittlich oft Schwarze oder Puertoricaner, kamen deutlich häufiger aus *broken home*-Familien, aus einem Ghetto, und hatten als Jugendliche schon Straftaten begangen (Robins, 1983) – alles Indikatoren einer schon vorher bestehenden psychosozialen Labilität. Es liegt auf der Hand, dass ein Erwachsener in oder nach einer traumatischen Situation umso eher die süchtige Abwehrformation benutzen wird, als er sie vorher schon benutzt hat.

Punktuelle Vulnerabilität

Ein traumatisches Selbsterleben mit dem Zusammenbruch der üblichen Abwehrstruktur kann auch durch weniger evidente, lediglich für die betroffene Person subjektiv bedeutungsvolle Ereignisse ausgelöst werden. Die Flashbacks und Intrusionen einer posttraumatischen Belastungsstörung (PTBS) können noch lange Zeit nach der primären Traumatisierung durch bestimmte Ähnlichkeiten von Situationen mit der traumatischen Situation ausgelöst werden. Es gibt zudem auch Menschen mit einer wenig stabilen, im Alltag aber einigermaßen funktionsfähigen psychischen Struktur, bei denen schon ein Streit mit dem Ehepartner mit seinen Hilflosigkeits-, Wut- und Angstaffekten oder die schmerzhafte Erinnerung an den Verlust eines wichtigen Objekts zur Dekompensation führen können. Dann kann die symptomatische Sucht als eine *zeitlich begrenzte Krankheit* einsetzen – ein regressives Auffangnetz, wenn alle anderen haltenden Stricke reißen. Das ist zum Beispiel bei den heute sogenannten »Konflikttrinkern« der Fall, die früher »Quartalstrinker« genannt wurden (der Epsilon-Typ nach Jellinek, siehe Kapitel 3) – »Quartalstrinker« deshalb, weil Beobachtern eine gewisse Periodizität aufgefallen war, ein Rauschverlangen anlässlich bestimmter biografisch bedeutungsvoller Daten, dem Todestag der Mutter etwa. In der Zwischenzeit wurde aber bemerkt, dass es auch unregelmäßige Anlässe gibt – einen Streit in der Familie, eine Überforderung am Arbeitsplatz und Ähnliches. Diese Menschen begeben sich in intensive, einem Kontrollverlust unterliegende Räusche, die eine Nacht bis mehrere Tage dauern und oft in einem physischen Zusammenbruch mit Gedächtnisverlust und anschließendem heftigen Kater enden. Nach der Zeit des Rausches, der ihnen ein Freiheitserlebnis gewährte, in dem die überfordernden negativen Emotionen beseitigt waren, können sie sich wieder beherrschen und in ihren Alltag zurückkehren. Das Wissen um die *Möglichkeit* eines rapiden Ausstiegs in die Sucht hilft ihnen beim alltäglichen Funktionieren: »Wenn etwas ›zu schlimm‹ wird, kann ich jederzeit flüchten.«

III Privates Elend

Sozio-Psychoanalyse der Abhängigkeitsbedingungen

21 Eine kurze Geschichte der Erziehungshaltungen

Die Bedeutung des Gefühlsklimas zwischen den frühen Bezugspersonen und dem Kleinkind wird in unserer Gesellschaft nach wie vor massiv unterschätzt. Dies gilt nicht nur in Bezug auf die Entstehung von abhängigen Persönlichkeitsstörungen und Sucht, sondern auch in Bezug auf die Entstehung von Borderline-Störungen, narzisstischen Persönlichkeitsstörungen und Depressionen (wie sie in Kapitel 19 skizziert wurden) sowie in Bezug auf Probleme wie den plötzlichen Kindstod, Schreibabys und kindliche Verhaltensstörungen im Allgemeinen. Viele Eltern und Erzieher meinen immer noch, die materielle Versorgung, das Beibringen von Verhaltensregeln und die schulische Bildung wären ausreichend für die Erziehung eines Kindes. Die Relevanz der kindlichen Emotionen, des kindlichen Beziehungserlebens, die Bedeutung kindlicher Schmerzen und Ängste wird in der Regel noch ungenügend erkannt, und Kinder erleiden durch die fehlende Sensibilität und Kenntnis der Erwachsenen seelischen Schaden. Die desinteressierte, empathielose und funktionalisierende Erziehungshaltung, die (unter anderem) zur Entstehung von abhängigen Persönlichkeiten beiträgt, hat eine Geschichte.

In den Kapiteln 14 bis 17 wurde beschrieben, wie die süchtige Persönlichkeitsstörung in zwei Stufen entsteht – zunächst als eine abhängige oder dependente Persönlichkeitsstruktur infolge einer spezifischen frühen Interaktion zwischen dem primären Bezugsobjekt (oder den primären Objekten) und dem kleinen Kind, sodann ab der Pubertät bei der Ablösung von den familiären Objekten als manifeste Abhängigkeit von einem (oder mehreren) unbelebten Objekt(en) mit affektverändernder Wirkung. Im Folgenden geht es um eine historische Einordnung der Entstehung der ersten Stufe, also der abhängigen Persönlichkeit (die auch beispielhaft für andere frühe psychische Störungen steht). Die Fragestellung lautet, wie die Erziehungshaltungen von Eltern sich vom Ende des Mittelalters bis heute geändert haben und welche Auswirkungen das jeweils auf die Psychen der Kinder hatte. Von besonderem Interesse ist dabei das Entstehen oder Nicht-Entstehen von Abhängigkeit beziehungsweise das Entstehen oder Nicht-Entstehen von psychischer Selbststeuerungsfähigkeit. Beides hängt eng mit den schon öfter erwähnten Begriffen der Anerkennung und der Missachtung zusammen, die zunächst genauer erläutert werden.

Missachtung versus Anerkennung

Mit der passiven Überlassung, der donalen Verschiebung und dem Rückzug an einen sicheren Ort reagierte das Kleinkind auf die hauptsächlich nicht-responsive, bindungsgestörte Behandlung durch die Bezugsperson(en). Damit ist gemeint, dass das fürsorgende Objekt grundsätzlich wesentliche Äußerungen des Kindes, die sowohl seiner Besonderheit, ein Kind zu sein, als auch seiner subjektiven Eigenart geschuldet waren, missachtete. Beispielsweise wurden seine Wünsche nach Körperkontakt, nach freier Bewegung, nach Trost oder nach interessierter Zuwendung weitgehend ignoriert beziehungsweise nicht erkannt; bei undifferenzierten Anzeichen von Unwohlsein oder Schmerzen war die Bezugsperson nicht willens oder in der Lage, teils durch Einfühlung, teils durch Ausprobieren, Abhilfe zu schaffen. Das Kind sollte pflegeleicht sein. Es sollte nicht allzu viel Mühe und Zeit kosten und die Bezugsperson von ihren eigenen bevorzugten Tätigkeiten abhalten beziehungsweise eine Rolle in der Familie spielen, die die Bezugsperson nicht in Anspruch nahm, aber ihren Vorstellungen entsprach. Es sollte sich mit materiellen Gaben als wesentlicher Form der Zuwendung zufriedengeben. Die erwachsenen Bezugspersonen interpretierten und behandelten das jeweilige Kind gemäß ihren eigenen (erwachsenen) Vorstellungen, wie es sein sollte und sich zu verhalten hätte. Sie konnten oder wollten sich nicht in seine subjektive Lage hineinversetzen, seine Perspektive übernehmen oder sich einfühlen. Sie interpretierten und behandelten es der Körperlichkeit und Psyche eines kleinen Kindes unangemessen. Sie interpretierten und behandelten es lediglich funktional, manchmal auch instrumentell für ihre eigenen Zwecke. Das Kind wurde nicht als ein Subjekt mit einem eigenen Wesen »anerkannt«.

Zum Begriff der »Anerkennung«: Winnicott hat es als einen äußerst ängstigenden, schmerzhaften und wutgeladenen Prozess für das Kleinkind beschrieben, seine mütterliche Bezugsperson als eine prinzipiell getrennte, unverfügbare Person, als »Wesen mit eigenem Recht« anzuerkennen. Das Kind möchte die Mutter als nur auf es selbst bezogen, als »subjektives Objekt« behalten (Winnicott, 1984 [1965], S. 106–119, 234–252, 1974, S. 105). Die US-amerikanische Philosophin und Psychoanalytikerin Jessica Benjamin und der deutsche Sozialphilosoph Axel Honneth haben den entsprechenden Prozess der Selbstbehauptung, den eine Mutter gegenüber ihrem sie beanspruchenden Kind, aber auch jeder an der eigenen Emanzipation interessierte Mensch gegenüber seinen sozialen Bezugssystemen durchlaufen muss, in Anlehnung an Hegel als »Kampf um Anerkennung« bezeichnet (Honneth, 2003, S. 315f.; Benjamin, 1990, S. 34–44; siehe dazu auch Altmeyer, 2000). Ich wende hier, wie das Honneth ansatzweise schon getan hat, die Notwendigkeit der Anerkennung in Richtung des Kindes, das heißt, das Kind sollte vorgängig, im Rahmen seiner Abhängigkeit, eine liebevolle Anerkennung seiner unverfügbaren Besonderheit erleben. »Deshalb kann gelten, dass jede Kommunikation mit einem Säugling ebenso wie mit einem Behinderten oder Dementen kontrafaktisch dessen Gleichberechtigung, Autonomie und Intentionalität unterstellen sollte – nicht die Gleichheit der Fähigkeiten, das wäre offenkundig absurd, wohl aber die Gleichheit der Ansprüche« (Dornes, 2012, S. 232). Dornes spricht auch von einer »advokatorischen Position«, die ein Erwachsener gegenüber einem Kind einnehmen sollte, indem er dessen Interessen stellvertretend mitbedenkt (ebd., S. 230f.). Der dänische Lehrer und Familientherapeut Jesper Juul spricht in diesem Zusammenhang von der »Gleichwürdigkeit« von Erwachsenen und Kindern.

Ich bezeichne das Fehlen der Anerkennung auch als fehlende »Responsivität«, als »Funktionalisierung« oder »Missachtung« – andere Autoren sprechen von »Vernachlässigung« und meinen ungefähr das Gleiche. Dieser Begriff wird etwas unschärfer gebraucht. Für manche steht bei »Vernachlässigung« weniger die fehlende psychische Zuwendung als das materielle Verkommen-Lassen, die Deprivation, im Vordergrund, wieder andere verstehen die Vernachlässigung als »kaschierte Form der Misshandlung« (Beiderwieden, Windaus & Wolff, 1986, S. 81). Treffend finde ich die Bezeichnung »emotionale Aussetzung« des Bremer Soziologen Gerhard Amendt (1992, S. 175), die metaphorisch an die bis heute übliche Praxis der Aussetzung ungewollter Kinder anknüpft. Die Gruppe um Stefano Cirillo vom psychoanalytisch-systemisch ausgerichteten Mailänder Familientherapiezentrum beschreibt anhand der Fallverläufe von Heroinsüchtigen, wie bestimmte Beziehungskonflikte im familiären Gefüge mehr oder minder hinterrücks, also ohne bewusste Zielsetzung, die Vernachlässigung der besonderen persönlichen Aspekte der Kinder und Jugendlichen erzeugen, die später heroinabhängig werden. Die Kinder und Jugendlichen werden für bestimmte Machtkonstellationen in der Familie funktionalisiert oder auch in ihrer Subjektivität komplett ignoriert. Die Autoren unterscheiden eine mit einer offen geäußerten Ablehnung einhergehende »offene Vernachlässigung« von einer »verleugneten Vernachlässigung«, bei der keinerlei Einsicht oder Anerkennung gegenüber kindlichen Bedürfnissen besteht (die folglich aus Sicht der Eltern auch nicht vernachlässigt werden können), und von einer »verheimlichten Vernachlässigung«, bei der in der bewussten Kommunikation Zuwendung und Interesse gegenüber dem Kind behauptet, de facto aber nicht praktiziert werden (Cirillo et al., 1998, S. 83–116).

Wir können in unseren Therapien, im Familien- und Bekanntenkreis, aber auch in größeren empirischen Studien beobachten und folgern, dass schwere psychische Störungen bei Jugendlichen und Erwachsenen als Ergebnis fehllaufender Beziehungsinteraktionen in der Kindheit dieser Menschen entstehen, als Ergebnis ungenügender psychischer Zuwendung der elterlichen Bezugspersonen. In der *Adverse Childhood Experience (ACE) Study* beispielsweise wurden über 17.000 nordamerikanische Teilnehmer (meist weiße Mittelschichtsangehörige) nach traumatischen Kindheitserfahrungen befragt, und die Ergebnisse mit ihrem aktuellen Krankheitsstatus in Beziehung gesetzt. Gefragt wurde nach körperlichem, sexuellem und emotionalem Missbrauch, nach körperlicher und emotionaler Vernachlässigung, nach Gewalterfahrung, Eingesperrt-Werden, nach der Trennung der Eltern sowie nach im Haushalt lebenden süchtigen oder psychisch kranken Familienmitgliedern. Je mehr von diesen »ungünstigen Kindheitserfahrungen« ein Teilnehmer hatte, umso stärker wuchs die Wahrscheinlichkeit, dass er als Erwachsener ein »hochriskantes Gesundheitsverhalten« an den Tag legen würde, insbesondere, was Rauchen, Alkohol- und Drogenmissbrauch sowie schwere Fettleibigkeit betraf. Bei vier traumatischen Erfahrungen (ACEs) wuchs die Wahrscheinlichkeit, dass der betreffende Erwachsene Alkoholismus entwickeln würde, gegenüber einem Teilnehmer ohne ACE um das Siebenfache (Felitti et al., 2007, S. 18–32).

Hierbei handelt es sich um eine empirische soziologische Studie, bei der Erinnertes und Evidentes erfragt wurden – Erinnerungslücken, Widerstand gegen Erinnerung, schamhaftes Verschweigen, subtilere Formen von Vernachlässigung und Misshandlung, verstecktere Formen von süchtigem

Verhalten wurden nicht erfasst. Die erwachsenen Sucht-Symptomatiken wurden auch nicht zu psychischen Abwehroperationen oder Persönlichkeitsstrukturen in Beziehung gesetzt. Trotz der vergleichsweise oberflächlichen Datenerhebung und der fehlenden Differenzierung bei der Ursachenforschung zeigen die Ergebnisse einen eindeutigen Zusammenhang zwischen einer ignoranten, funktionalen Behandlung in der Kindheit und der Entwicklung von Sucht-Symptomatiken im Erwachsenenalter.

Bereits an dieser Stelle kann man sich Gedanken machen, wie eine ursachenorientierte Prävention von Sucht aussehen könnte. Der englische Journalist Johann Hari berichtet über den kanadischen Arzt Gabor Maté, der über viele Jahre in einem Elendsviertel von Vancouver in einem Heim für chronisch Süchtige arbeitete und darüber auch ein Buch schrieb (2010):

> »Wollten wir ernsthaft die Zahl der Süchtigen verringern, sagte Gabor, so müssten wir, da Kinderverwahrlosung und Kindesmissbrauch zu den Hauptursachen der Drogensucht zählen, ›beim ersten pränatalen Arztbesuch anfangen, denn der Stress einer Schwangeren kann bereits Auswirkungen auf die Suchtneigung des Kindes haben‹. Wir würden uns um die Mütter kümmern, die besonders gestresst sind, um jene, die am wenigsten zurechtkommen, würden dafür sorgen, dass sie ausreichend betreut und unterstützt werden, und würden ihnen zeigen, wie man ein möglichst gutes Verhältnis zu seinem Kind aufbaut. [...] Nach der Geburt würden wir dann sorgsam darauf achten, welche Mütter Probleme mit der Mutter-Kind-Bindung haben und ihnen eine Rundum-Fürsorge offerieren. Wir hätten ein Auge auf die Eltern, die ihren Kindern kein Zuhause bieten können, die sie beschimpfen und [wir würden] dem Kind notfalls auch zu einem alternativen liebevollen Zuhause verhelfen. Solche Maßnahmen könnten mit der Zeit die Zahl der Süchtigen deutlich reduzieren, statt sie weiter zu erhöhen, wie es dank der heutigen Strategien der Fall ist« (Hari, 2015, S. 201).

Dem stimme ich zunächst zu, frage mich aber, wer dieses »wir«, das da den Müttern hilft, sein soll: Ärzte? Karitative Einrichtungen? Reicht das? Wo findet man die besonders gestressten Mütter, denen man helfen will? Nur in den Slums? Was ist mit den vielen Süchtigen, die aus »ganz normalen« Familien kommen? Wollen die Mütter überhaupt Hilfe in Anspruch nehmen oder muss man sie ihnen aufzwingen? Ich sehe bei der Größe des Problems eine angemessene und nachhaltige Lösung nur dann, wenn zu den hilfreichen Aktionen wohlmeinender Einzelner und gemeinnütziger

Vereine eine Änderung bestimmter Lebensumstände und Erziehungshaltungen auf gesellschaftlicher Ebene hinzutritt.

»Mutterliebe«

Bleiben wir beim Nachdenken über das Problem zunächst bei der Phase, in der die Kinder von ihren Eltern missachtend behandelt werden und darauf mit der Entwicklung einer speziellen abhängigen Persönlichkeitsstruktur reagieren (noch nicht mit der Ausbildung manifester Sucht). Es stellt sich die Frage, warum bestimmten Eltern nicht nur streckenweise – das geschieht natürlicherweise immer wieder –, sondern durchgängig die Empathie und das Interesse gegenüber ihren Kindern fehlt, sie diese skrupellos oder auch mit schlechtem Gewissen, oder auch ohne es überhaupt bewusst zu bemerken, als bloße Statisten oder als seelenlose Verfügungsmasse behandeln. Sind diese Eltern besonders ungebildet, egozentrisch oder gar grausam und böse? Spontan würden wohl viele Menschen in demokratisch zivilisierten Gesellschaften vernachlässigende oder im weiteren Sinne missbrauchende Eltern moralisch verurteilen. Sie halten Fürsorglichkeit und Schutz von Eltern gegenüber ihren Kindern für einen selbstverständlichen, fast schon natürlichen Impuls, auf jeden Fall für einen grundlegenden Bestandteil der sittlichen Bildung erwachsener Menschen. Die moralisch Empörten übersehen, dass ein auf ein Kind als fühlendes Individuum gerichtetes fürsorgliches und förderndes Elternverhalten ein keineswegs selbstverständliches Produkt einer historischen gesellschaftlichen Entwicklung ist.

Zunächst ist festzuhalten, dass fürsorgliches Elternverhalten und Empathie keine Instinkte sind, sondern ein über die sozialen Lebensumstände mimetisch und symbolisch vermitteltes, im weitesten Sinne erlerntes Verhalten ist. Es gibt zwar bestimmte Anlagen für eine nahe emotionale Verbindung zwischen einer Mutter und ihrem Neugeborenen, es gibt das sogenannte »Kindchen-Schema«, mit dem Säuglinge durch ihr Aussehen eine zärtliche Zuwendung bei Erwachsenen auslösen können, es gibt eine genetisch mitgegebene Fähigkeit, sich von Emotionen wie Missbehagen, Wut, Angst oder Freude bei anderen Menschen, auch bei kleinen Kindern, quasi anstecken zu lassen, sie also nachzufühlen und auch erkennen zu können (Krause, 1996), aber diese Anlagen müssen keineswegs zwingend ausgebildet und wirksam werden. Für eine ausgebildete Empathie etwa bedarf es über die Affekterkennung hinaus einer »sozialkognitiven Perspektivenübernahme« (Körner, 1998, S. 13), das heißt der Fähigkeit, die Perspektive, aus der ein Gegenüber (in diesem Fall ein kleines Kind) seine Situation affektiv erlebt, sich vorstellen und diese deutlich von der eigenen Perspektive unterscheiden zu können. Die Ausbildung von Empathie sowie von kindgerechter Fürsorge muss gewollt, gelernt und geübt werden. Dazu bedarf es begünstigender sozialer Umstände.

Die französische Philosophin Elisabeth Badinter hat in ihrer geschichtlichen Studie über die Mutterliebe anschaulich nachgewiesen, dass diese ein über die sozialen Umstände vermitteltes Verhalten ist: Adlige und reiche bürgerliche Damen haben im 17. Jahrhundert in den Städten Frankreichs (und in geringerem Umfang auch in England und Deutschland) das Stillen als eine »schamlose Geste« abgelehnt und wollten sich nicht als »Milchkühe« hergeben. Sie wollten in einer frühen Emanzipationsbewegung Zeit haben, sich ihrem Eheleben, ihren Vergnügungen, der Bildung und ihrem gesellschaftlichen Leben zu widmen. Kinder störten dabei. Die Kinder wurden – meist mit dem Einverständnis der Ehemänner – als Säuglinge an Ammen auf dem Land abgegeben und dort bis zu ihrem vierten Lebensjahr und länger gelassen. Auch wenn sie älter waren, wurden sie von ihren Eltern nachlässig behandelt und an schlecht bezahlte Hausangestellte abgegeben und in billige Internate gesteckt (Badinter, 1984, S. 71–75, 91–107).

Auch am anderen Ende der gesellschaftlichen Skala des Reichtums und Ansehens, bei den Armen, die nur wenig zu essen hatten und all ihre Zeit brauchten, um für den Lebensunterhalt zu arbeiten, sah es für Kinder nicht gut aus:

> »In den ärmsten Familien stellt das Kind durchaus eine Gefahr für das Überleben der Eltern selber dar. Ihnen bleibt daher keine andere Wahl, als sich seiner zu entledigen. Sei es, daß sie es beim Spital abliefern, [...] sei es, daß sie es der Amme überlassen, die am wenigsten fordert, [...] sei es schließlich durch eine Reihe von Verhaltensweisen, die mehr oder weniger toleriert werden und das Kind rasch auf den Friedhof bringen« (ebd., S. 53).

Den vielgebärenden Frauen des Volkes machte damals niemand Vorwürfe, wenn in Zeiten, in denen die Lebensmittel knapp waren und die Säuglingssterblichkeit sowieso hoch, das eine oder andere Baby im gemeinsamen Bett »versehentlich« erdrückt wurde (Ariès, 1978, S. 54f.).

Im 18. Jahrhundert hatte sich in Frankreich die Sitte des Weggebens in fast allen Schichten der städtischen Bevölkerung durchgesetzt. Von den 21.000 Kindern, die 1780 in Paris geboren wurden, wurden 19.000 in Pflege gegeben (Badinter, 1984, S. 47–50). Von diesen starben bis zum Erreichen des ersten Geburtstages 35 bis 66 Prozent (je nach Stadt oder Gegend, wo sie in Pflege gegeben wurden) an Krankheiten und Mangelernährung – gegenüber einer Sterblichkeit von 11 bis 19 Prozent bei den Nicht-Weggegebenen (ebd., S. 108f.; siehe auch Shorter, 1977, S. 203–229).

Kinder wurden in jener Gesellschaft und zu jener Zeit in der Regel nachlässig behandelt. Sie hatten wenig Wert. Über ihren langfristigen Nutzen wurde kaum nachgedacht (Shorter, 1977, S. 197–203; Badinter, 1984, S. 58f.). Sie hatten Glück, wenn sie ihre ersten Jahre lebend überstanden. Über eine spezielle Ernährung, Gesundheitspflege und Erziehung für kleine Kinder machte sich kaum jemand Gedanken. Die Affektbeherrschung der Erwachsenen war dürftig. Körperliche Gewalt gegenüber Kindern war üblich. Wenn sich nicht zufällig eine längerfristige emotionale Bindung zwischen einem Kind und einer Bezugsperson (das kann eine Mutter, eine Amme, eine Tante, ein Geschwisterkind, ein Kindermädchen oder ein Hauslehrer gewesen sein) ergab, erlebte das Kind wenig Einfühlung, entwickelte wenig »Objektkonstanz« (die Vorstellung eines stabil anwesenden und weitgehend positiv erlebten Bezugsobjekts, die innerlich festgehalten wird und Halt vermittelt), wenig »Urvertrauen« und eine geringe persönliche Bindungsfähigkeit. Nach den ersten Monaten der extremen körperlichen Abhängigkeit war das Kind allerdings sofort in das Netz der Sippe, des Dorfes oder des Stadtteils eingebettet. Die Privatsphäre war längst nicht so institutionalisiert wie bei uns (Shorter, 1977, S. 15, 37–71), das heißt, Kinder lebten vermischt mit den Erwachsenen (Ariès, 1978, S. 559) und stießen immer wieder auf Erwachsene, die sich – in einem liebevollen oder einem zurechtweisenden Sinne – auf sie bezogen. Sie lebten zwar kaum in exklusiven persönlichen Bindungen, waren aber auch nie wirklich allein – von heute aus könnte man sagen, dass sie, wie die Erwachsenen auch, in Abhängigkeiten lebten.

Das Interesse der Eltern richtete sich nicht auf ihre Kinder als besonderen Personen, die vielleicht einer spezifischen Erziehung bedurft hätten. Die Kinder waren einfach vorhanden, und es gab ein kollektives, in den Bräuchen und Traditionen, den Machtverhältnissen und Institutionen verankertes implizites Erziehungsverhalten. So war zum Beispiel allen Beteiligten klar, dass der erstgeborene Sohn auf einem Bauernhof, in der Familie eines Zunfthandwerkers oder auf dem Herrensitz eines Adligen für die Eltern, speziell den Vater einen Wert als derjenige hatte, der den Besitz erben und weiterführen, der den Namen und das Ansehen der Familie bewahren und dafür sorgen sollte, dass die Eltern im Alter verpflegt wurden. Der zweite Sohn war als Ersatzmann vorgesehen, falls der erste vorzeitig starb. Eine Tochter hatte den Wert, sie verheiraten zu können und damit die Beziehungen und den Einfluss der Familie zu erweitern. Diese Kinder wurden oft mit einer gewissen Pfleglichkeit behandelt und im Lauf der Zeit mit den notwendigen Kenntnissen für ihre spätere Stellung und Tätigkeit versehen. Kinder wurden, sofern sie gesund waren, (für unsere Verhältnisse) früh als Arbeitskräfte eingesetzt und nützten damit ihrer Familie. Sofern sie dazu oder zu anderen Zwecken nicht taugten oder den Menschen wegen Missbildungen oder »Teufelsmalen« unheimlich waren, wurden sie aber auch gern als »Wechselbälge« verjagt, ausgesetzt oder umgebracht (de Mause, 1980, S. 25). Die Bedürfnisse von Kindern hatten sich grundsätzlich denen ihrer Eltern beziehungsweise der Großfamilie unterzuordnen, sie wurden durchgehend funktional für deren jeweilige Interessen behandelt. Das schließt emotionale Bindungen, eine gewisse Schonhaltung und Zärtlichkeit nicht aus, nur entstanden letztere eher als zufällige Beigabe und wurden nicht für wichtig für das Gedeihen der Kinder gehalten.

Das bürgerliche Privatleben

Den Beginn einer Gegenbewegung gegen die gleichgültige beziehungsweise »bewusstlose« Erziehungshaltung sah der französische Historiker Philippe Ariès in seiner *Geschichte der Kindheit* bei den »Moralisten«, die in Frankreich im 16. und 17. Jahrhundert – beeinflusst vom Reformwillen und der Strenge der deutschen und Schweizer Protestanten – eine »moralische Erziehung« forderten, die propagierte, dass Eltern »vor Gott für die Seele [...] ihrer Kinder verantwortlich waren« (1978, S. 561). Dabei wurde erstmals ein Erziehungsauftrag formuliert, was aber keineswegs hieß, dass auf die individuellen körperlichen und seelischen Eigenheiten eines Kindes Rücksicht genommen werden sollte. Erziehung hieß vielmehr, das Kind in eine von den Erwachsenen vorgegebene Richtung, am Anfang war es hauptsächlich die Frömmigkeit, zu formen.

Zum Habitus des sich ab dem 17. Jahrhundert entwickelnden »Dritten Standes« aus Kaufleuten und Manufaktur-Kapitalisten gehörten Fleiß, langfristige Planung und Beharrlichkeit bei der Verfolgung der eigenen Bereicherungsinteressen. Zum Geschäfte-Machen gehörte eine ritualisierte Höflichkeit, ein Verzicht auf körperliche und verbale Gewalt zugunsten von vertraglichen Vereinbarungen und Rechtssicherheit. Konkurrenten wurden indirekt, das heißt mit wirtschaftlichen Mitteln bekämpft. Auf den Habitus und die entsprechende charakterliche Haltung war man stolz und grenzte sich mit ihrer Hilfe gegenüber dem Pöbel und dem Adel ab. Die Kinder der Bürger hatten die entsprechenden Fähigkeiten und Haltungen zu lernen. In die Kinderstuben zogen also Forderungen nach Affektbeherrschung, Höflichkeit, Bildung, Arbeitsamkeit und Zielstrebigkeit ein. Die entsprechende Erziehung wurde zu einem Standesmerkmal. Die Familien organisierten sich um die Kinder herum und schoben »die Mauer des Privatlebens zwischen sich und die Gesellschaft«. Dieser abgrenzende Familiensinn war nun ein wesentliches moralisches Kennzeichen der Angehörigen der bürgerlichen Klasse, das sie als Ausdruck ihrer eigenen »sittlichen Vorherrschaft« gegenüber Adel und Volk verstanden (ebd., S. 562f., siehe auch Robertson, 1980, S. 588).

Die bürgerliche Abschottung knüpfte unwillkürlich an das klassische Patriarchat an, das sich dadurch definierte, dass ein Herr die unmittelbare Verfügungsgewalt und Macht über seinen Hausstand besaß. Seine Familie war sein Besitz wie sein Leib und er konnte damit tun, was er wollte, konnte seine Frau(en), seine Kinder, seine Sklaven und sein Vieh auch töten. Der Besitz, dessen er sich bemächtigt hatte, war der Allgemeinheit und den dort herrschenden Gesetzen entzogen, war privat (von lat. *privare*, »rauben«). Der griechische Philosoph Aristoteles drückte es im 4. Jahrhundert vor Christus so aus:

> »Das Recht *des Herrn* über den Sklaven und *des Vaters* über das Kind ist dem politischen Recht [der öffentlichen Rechtsprechung, die in einer demokratischen Polis gilt, R. V.] nicht gleich. […] Gibt es ja doch keine Ungerechtigkeit in bezug auf das, was schlechthin unser eigen ist. Der häusliche Besitz und das Kind, solange es noch in einem bestimmten Alter steht und nicht selbständig geworden ist, sind wie ein Teil der eigenen Person« (Aristoteles, 1985 [1911], S. 116).

Und eben diese patriarchale Privatheit findet sich in der privaten Abschottung des neuzeitlichen Besitzbürgers wieder: »[I]m Schutz der Häuslichkeit wurde die moderne Kernfamilie geboren. Auf diese Weise begann

Gefühl in einer Reihe von familiären Beziehungen eine große Rolle zu spielen« (Shorter, 1977, S. 18). Besonders die Mütter verbrachten nun mehr Zeit mit den Kindern, es gab mehr physische Nähe und emotionales Aufeinander-Einwirken. In Frankreich wurde empfohlen, dass die Beziehungen zwischen Eltern und Kindern weniger auf die Furcht gegründet sein sollten, die im traditionellen Patriarchat herrschte, als vielmehr, wenn sie glücklich sein sollten, »auf jene freundschaftliche Liebe, die wir heute Zärtlichkeit nennen« (Badinter, 1984, S. 138). Dies war ein Ideal. Mehr Nähe beförderte nicht nur die zärtlichen Gefühle füreinander, sondern auch Wut und Machtkämpfe. Erziehung bedeutet Druck auf die Kinder, dem sie nicht immer willig nachgeben, sondern gegen den sie sich auch wehren. Dagegen wurden körperliche und seelische Gewaltmittel wie Prügel, Einsperren, Essensentzug oder Liebesentzug eingesetzt sowie die Drohungen damit.

Für unsere Betrachtung der abhängigen Persönlichkeitsstörung ist wichtig, dass es durch die Nähe und die immer ausschließlichere Zuständigkeit der Mütter (oder konstant anwesender Ammen) für die kleinen Kinder existenziell wird, dass die Mütter (beziehungsweise Ammen) sich emotional zuwenden. Die Zuwendung signalisiert den Kindern, dass sie gewollt sind, dass sie auf der Welt sein dürfen. Wo die Zuwendung fehlt, müssen die Kinder psychische Schutzmittel gegen die bedrohliche Wahrnehmung entwickeln, verlassen werden zu können. Die (aus den Kapiteln 14 bis 16 bekannten) Abwehroperationen der passiven Überlassung, der donalen Verschiebung und des Rückzugs in den sicheren Raum sind drei davon. Weitere sind die (in Kapitel 19 skizzierten) Abwehroperationen der wütenden Manipulation, des panisch-aggressiven Appells und der Identifikation mit Ablehnung.

Die familiären Privaträume gestalteten sich in den europäischen Gesellschaften mit unterschiedlichen Akzentuierungen: In Frankreich zum Beispiel wurde die Teilnahme der Kinder am Familienleben geschätzt und auf Disziplin weniger Wert gelegt, während in England die Eltern eher distanziert blieben, die Kinder häufig an Kindermädchen abgaben und ihnen viel unstrukturierte Zeit zur Entwicklung individueller Interessen ließen. In Deutschland sind die Kinder dagegen stärker und früher mit Gewalt diszipliniert worden (Robertson, 1980, S. 582, 590–592).

Letzteres dürfte mit der zersplitterten und mit geringem politischem Selbstbewusstsein ausgestatteten bürgerlichen Klasse in den deutschen Kleinstaaten zusammenhängen. Zur psychischen Ausstattung der deutschen Bürger gehörte, stärker als in anderen Ländern, Obrigkeitshörigkeit und eine stärkere Angst vor selbstständiger Interessenverfolgung. Die patriarchale Erziehung legte daher besonderen Wert auf die Brechung des Eigenwillens der Kinder. Der Arzt Johann Gottlieb Krüger schrieb in seinem Erziehungsratgeber von 1752:

> »Wenn euer Sohn nichts lernen will, weil ihr es haben wollt, wenn er in der Absicht weint, um euch zu trotzen, wenn er Schaden tut, um euch zu kränken, kurz, wenn er seinen Kopf aufsetzt:
>
> Dann prügelt ihn, dann laßt ihn schrein:
> Nein, nein, Papa, nein, nein!
>
> [...] Euer Sohn will euch die Herrschaft rauben, und ihr seid befugt, Gewalt mit Gewalt zu vertreiben, um euer Ansehen zu befestigen, ohne welches bei ihm keine Erziehung stattfindet. [...] Hat er sich aber das erstemal für überwunden erkannt und sich vor euch demütigen müssen, so wird ihm schon der Mut genommen sein, aufs neue zu rebellieren« (Rutschky, 2001 [1977], S. 170f.).

In Frankreich entstand um die gleiche Zeit ein Erziehungskonzept, das der Aufzwingung eines braven und frommen Verhaltens und der Brechung des Eigenwillens der Kinder widersprach. Jean-Jacques Rousseau, ein Philosoph der Aufklärung und einer der geistigen Wegbereiter der französischen Revolution, ging in seiner Schrift *Emile oder Über die Erziehung* (1978 [1762]) davon aus, dass das (männliche) Kind im natürlichen, von keinem gesellschaftlichen Zwang beeinflussten Urzustand in einer Art friedlichen, naturverbundenen Selbstbezogenheit *(amour de soi)* leben würde und sich von da aus aktiv seine Umgebung aneignen, diese Aktivität genießen und dabei seinen Körper und seinen Geist üben und entwickeln würde. Wenn der Erzieher ihm einfach nur die seinem Alter, seinen Bedürfnissen und Fähigkeiten entsprechende Umgebung und die Betätigungsgelegenheiten liefere, dann sei es vollauf beschäftigt und zufrieden, und der Lehrer müsse keinen Zwang anwenden (und das Kind sich nicht dagegen wehren). Der Erzieher eines Jungen (»Emile«) sollte diesen so leiten, dass er seine Entdeckungen selbst machen, seiner Neugier folgen und ausprobieren konnte. Der Erzieher sollte ihm mit viel Geduld Anregungen geben und hinweisende Fragen stellen. Auf diese Weise folge der Zögling seinem eigenen Willen und werde zugleich im Sinne und gemäß den Werten des Mentors erzogen (ebd., S. 264–266). Hier tauchte zum ersten Mal ein pädagogisches Konzept des »Begleitens und Unterstützens« auf, das auf die Subjektivität des Kindes eingeht.

Das Konzept war aber in mehrfacher Hinsicht beschränkt: Erstens war es nur für Jungen vorgesehen, zweitens hatte Rousseau eine bestimmte Vorstellung davon, wie diese »von Natur aus« seien, nämlich unabhängig, mit einer freien Neugier und einem freien Tätigkeitsdrang sowie einem eigenen Willen und Verstand versehen »aktiv und stark« (ebd., S. 721). Dass Jungen auch eine natürliche Abhängigkeit haben könnten und Wünsche verspüren, sich hinzugeben und nicht nur die unabhängigen Bestimmer zu sein, war nicht vorgesehen. Den Part, von Natur aus »passiv und schwach« (ebd.) zu sein, wies Rousseau dem weiblichen Kind (»Sophie«) zu: »[D]a die Abhängigkeit ein den Frauen natürlicher Zustand ist, fühlen sich die jungen Mädchen zum Gehorsam geschaffen« (ebd., S. 743).

Mit dem Bezug auf die angebliche Natur von Männern und Frauen lieferte Rousseau eine ideologische Begründung für eine strikte Rollenteilung: Die Frau sollte zu Hause bleiben, den Haushalt besorgen, die Kinder erziehen und »sich dem Mann liebenswert zeigen« (ebd., S. 721), während der Mann draußen, im Beruf und in der Öffentlichkeit frei agieren sollte. Das, was der sich ausbreitenden bürgerlich-familiären Rollenteilung folgte, wurde ontologisiert, zu einer natürlichen, also angeborenen Sache erklärt und mit der Zeit für selbstverständlich gehalten. Man kann sich vorstellen, dass, wenn in einem engen Familienverbund die Eltern tief überzeugt sind, dass ihre Kinder »natürliche« Jungen und Mädchen mit den »natürlichen« Eigenschaften sind und sie entsprechend behandeln, diese Kinder in der gleichen Überzeugung aufwachsen und das entsprechende Selbstideal entwickeln. Die Erziehung gewinnt durch diese Ontologisierung der Geschlechtsstereotype beziehungsweise durch das Wirken des historischen Unbewussten eine manipulative Tiefe. Neurotische Konflikte stellen sich ein, wenn die jungen Frauen in sich doch eigenständige Willensimpulse oder eine protestierende Aggressivität bemerken und die jungen Männer in sich eine angstvolle Schwäche oder eine lustvolle Passivität.

Die Zustimmung der Frau zu ihrem Eingesperrt-Werden wollte Rousseau dadurch erkaufen, dass er von dem großen gesellschaftlichen Wert ihrer Erziehungsarbeit sprach und ihr als Gegengabe zum Verzicht auf öffentliche Betätigung die Befehlsgewalt im Haushalt zugestand, den Mann zu Hause quasi entmachtete: »Die Frau soll allein im Hause kommandieren, ja, es geziemt sich nicht einmal für den Mann, sich darüber zu unterrichten, was dort geschieht. *Aber* die Frau soll sich ihrerseits auf die häusliche Regierung *beschränken*, sich nicht um das Draußen kümmern, in häuslicher Zurückgezogenheit bleiben« (zitiert nach Badinter, 1984, S. 195, Hervorhebungen R. V.).

Die Historikerin Priscilla Robertson berichtet, dass zu Beginn des 19. Jahrhunderts in Frankreich, England und Deutschland eine Reihe von Autorinnen mit Erziehungsbüchern Resonanz fanden, die sich an Rousseaus Vorstellungen orientierten (Robertson, 1980, S. 585f.). In England wurde das Buch der Familie Taylor aus Ongar populär, das ein aufeinander bezogenes, gewaltfreies Zusammenleben von Eltern und Kindern propagierte. Gelegentlich gab es in dieser Zeit prominente Erwachsene (zum Beispiel Charles Darwin), die berichteten, selbst eine Erziehung ohne Schlagen, Schimpfen und ohne Befehle erfahren zu haben (ebd., S. 581). Das Mitgefühl für Kinder wurde auch durch die populären Romane von Charles Dickens gefördert. In die Gesetzgebung fanden Gedanken eines schonenden Umgangs mit Kindern Eingang: Es wurden Gesetze gegen Kinderarbeit und Kindesmisshandlungen erlassen (ebd., S. 594). Um 1900 gab es in fast allen westlichen Gesellschaften Kinderschutzgesetze (Pinker, 2011, S. 641–643). Wissenschaftlich gelangte man ab der Mitte des 19. Jahrhunderts langsam zu der Einsicht, dass Kinder überhaupt psychische Bedürfnisse haben (Gerhard Amendt, 1992, S. 112–114, Beschreibung der historischen Perioden bei der Forschung über »psychische Deprivation im Kindesalter«).

Auch in den USA waren die Gedanken einer liebevollen Erziehung und der alleinigen Zuständigkeit der Frau für den häuslichen Bereich sowie der großen gesellschaftlichen Bedeutung der Kindererziehung angekommen. Besonders bei den Mittelschichtfrauen in den Städten entstand ein »Kult der Häuslichkeit«, wie die US-amerikanische Soziologin Sharon Hays in ihrem Buch über die identitätsstiftende Funktion der »Ideologie der intensiven Bemutterung« für die Mütter der Mittelschicht schreibt (1998, S. 52, 14). Anstelle externer Disziplin sollte »liebevolle Zuneigung« mit »arbeitsintensive[n] Methoden permanenter psychologischer Beeinflussung [...] das Gewissen des Kindes prägen« (ebd., S. 52f.); »Ziel war ganz klar, das innere Gute des Kindes im Rousseau'schen Sinn nach außen zu bringen und zu bewahren« (ebd., S. 55). Mit diesem »inneren Guten« war allerdings von vornherein nicht die Spontaneität und Selbstbestimmung des Kindes gemeint, sondern seine Fähigkeit zu puritanischer Frömmigkeit und Selbstverantwortung vor Gott, zu Patriotismus sowie zu einer angepassten Sittlichkeit einschließlich der Einhaltung der geschlechtlich ontologisierten Identitäten. Sehr wahrscheinlich schlossen sich »liebevolle Zuneigung« und Bestrafungen für die meisten Mütter nicht aus. Der Kult der intensiven Bemutterung diente nicht zuletzt dem Ausbau von Prestige und Macht der städtischen Mittelschichtsfrauen in der Familie und in der Gesellschaft. Große Teile der Bevölkerung zogen bei diesem Projekt nicht mit (ebd., S. 59).

Die Tendenzen zu einer liebevollen, wenn nicht gar freiheitlichen Erziehung nahmen in Europa ab den 1830er Jahren wieder ab. Was blieb, war eine Einübung in strikte männliche und weibliche Klischees sowie die Ethik der strengen Disziplin. Kinder sollten lernen, Rollen auszufüllen und sich fremden Zwecken unterzuordnen. Ein wesentlicher Grund für Letzteres war, dass vor dem Hintergrund des industriellen und imperialen Wachstums das Interesse von Industrie und Staat gewachsen war, disziplinierte und gehorsame Arbeiter, Angestellte und Soldaten zur Verfügung zu haben.

Staatsmacht, exekutives Patriarchat und Volkserziehung

Durch die verschiedenen Gesellschaftsschichten hindurch verlor der Vater neben der Entmachtung im Hause durch die Frau auch dadurch an Macht, dass der Staat (im gesellschaftlichen Planungsinteresse) viele seiner Funktionen übernahm. Es war nicht mehr seine Aufgabe, seinen Kindern etwas beizubringen, die sozial wichtigen Normen und Werte wurden durch Lehrer und Erzieher vermittelt. Die allgemeine Schulpflicht breitete sich aus. Das väterliche Recht auf Züchtigung wurde zugunsten des staatlichen Gewaltmonopols gesetzlich eingeschränkt. Staatliche Sozialfürsorger, Kinderschutzvereine und Jugendrichter mischten sich in die Belange der Familie ein. Despotismus und Gewalttätigkeit wurden – zumindest in der »guten Gesellschaft« Frankreichs – zu Eigenschaften armer und ungebildeter Väter erklärt. Der Staat schwächte die patriarchale Macht auch dadurch, dass er das Erbrecht änderte, sodass nun, statt dass der älteste Sohn alles erbte, alle Kinder gleichberechtigte Erben wurden. Außerdem entzog er die Kinder, vor allem die weiblichen, der väterlichen Vormundschaft, indem er die Volljährigkeit vom 25. auf das 21. Lebensjahr herabsetzte. Zugleich wies der Staat dem Mann oder Vater seinen neuen Platz außer Haus zu, indem er ihn als zuständig für alle vertraglichen und finanziellen Angelegenheiten erklärte und den Arbeitsmarkt für ihn freihielt, während er ihn für Frauen durch Ausbildungsordnungen und andere gesetzliche Maßnahmen beschränkte. So schrumpfte das persönliche Patriarchat immer mehr zusammen, und die Regulierungsmacht des Staates dehnte sich immer weiter aus (Badinter, 1984, S. 231).

Zugleich verwandelte sich das persönliche, direkte Patriarchat des unmittelbar Macht Ausübenden in ein indirektes und abstraktes, auf öffentlich-allgemeine Regeln und Gesetze sich beziehendes und diese ausführendes Patriarchat, ein exekutives Patriarchat. Die Autorität eines Familienvaters war nur noch zu einem kleinen Teil direkt (letztlich durch Gewalt erzwungen) und unbedingt (durch Tradition und Religion gegeben). Zu einem immer größeren Teil hing sie davon ab, dass er bestimmte Bedingungen erfüllte, bestimmte Leistungen erbrachte, in erster Linie die Familie zu finanzieren – er musste seine Autorität quasi kaufen. Der österreichische Psychoanalytiker Christian Aigner spricht von einer »Entsouveränisierung« des Vaters (2013): Als derjenige, dessen Betätigungsfeld die soziale Außenwelt beziehungsweise Öffentlichkeit war, bezog der Vater seine Autorität nun daraus, dass er sich »vernünftig« verhielt, den allgemeinen Regeln nicht nur gehorchte, sondern sich mit ihnen identifizierte und sich zu ihrem Kenner und Vertreter machte. Mit dieser geliehenen Autorität konnte er in der Familie als (tendenziell objektive und emotionslose) Verkörperung von Vernunft, Recht und Ordnung regieren. Der US-amerikanische Soziologe und Begründer der Rollentheorie Talcott Parsons formulierte es so, dass der »Vater nicht qua Vater, also in seiner intrafamiliären Rolle, sondern als Mann mit besonderer Beziehung […] zu den kulturellen Werten, die er hinsichtlich extrafamilialer Angelegenheiten vertritt, der entscheidende Mittelpunkt für das Kind« wird (1968, S. 62). Für das Kind wurde am Vater wesentlich, dass er die soziale Außenwelt und ihre Ordnung repräsentiert – und das in Abwesenheit, lediglich durch seinen Namen, auf den die Mutter sich beruft (Lacan, 1973 [1953], S. 119), wenn sie in der Familie regiert. Der Vater kam immer mehr in die Rolle des die Familie durch sein Geld und seine extrafamilialen Kenntnisse »Sichernden«, während die Mutter die »Betreiberin« der Familie war.

An die Stelle von väterlichen Machtworten, Adels- und Kirchenautorität sowie lokalen Bräuchen und Traditionen traten im 19. Jahrhundert immer mehr großräumige, die ganze Gesellschaft erfassende, von kapitalistischen und staatlichen Interessen bestimmte Planungen und Institutionen. Der Kampf oder die Übereinstimmung verschiedener Interessen, der Sinn der Planungen und Institutionen war vom Volk kaum noch im Ganzen zu erfassen oder zu begreifen. Die Gesellschaft beziehungsweise Nation präsentierte sich ihm zunehmend als ein übergeordneter, nach eigenen Gesetzen funktionierender Zusammenhang. Es erlebte sich immer mehr als fremdbestimmt. Massenfabrikation, große Maschinerie, Nationalismus, Bürokratie und Militarismus forderten von der arbeitenden Bevölkerung eine strenge Selbstdisziplin und die Bereitschaft, sich fremdem Kommando beziehungsweise bestimmten »Sachzwängen« unterzuordnen. Über Schulen, Internate, Kindergärten und öffentlich verbreitete Erziehungsdoktrinen entstand eine Volkserziehung, die Selbstdisziplin, Gehorsam gegenüber (fachlichen) Autoritäten und gesellschaftliche Fertigkeiten wie Lesen, Schreiben und Rechnen sowie Körperbeherrschung (Turnen als Vorbereitung zum Militärdienst) zum Inhalt hatte. Die Volkserziehung erstreckte sich auf Kinder beiderlei Geschlechts (mit den entsprechenden Rollenklischees), auf immer jüngere Kinder, und nahm die Mütter verstärkt in die Pflicht, gesunde und lernwillige Kinder zu »produzieren«.

Die Volkserziehung variierte in den westlichen Nationen: Überall gab es den Zwang zur Arbeitsdisziplin und zum Gehorsam gegenüber dem Gesetz, die Ausbreitung staatlich übergreifender Gesetze und Institutionen, und den Nationalismus als ideologisches Dach – was in Gänze Einfluss nahm auf die Erziehung. In England und Frankreich hatte der Nationalismus eine stark imperialistische, militaristische und (in Bezug auf die kolonisierten Völker) rassistische Ausrichtung. Der »brave Franzose« und der »genügsame Brite« zogen viel psychischen Gewinn aus dem Gefühl, Teil einer aggressiven, expansiven, herrischen Nation zu sein. Die USA waren weniger imperialistisch, sondern mehr mit ihrem Bürgerkrieg und dem Rassismus beschäftigt, sowie der Herausbildung eines »weißen« Konformismus, zu dem eine puritanische Arbeitsmoral, strikte Familienorientierung und sexuelle Rollenteilung gehörten.

Deutschland war im Laufe des 19. Jahrhunderts unter die Hegemonie Preußens gekommen: Sein Nationalismus hatte eine korporativistische Ausrichtung, das heißt, es ging darum, die frisch zusammengefügten Teilstaaten zu einem einzigen Körper mit einer einzigen Gesamtausrichtung zu verschmelzen beziehungsweise die preußische Oberhoheit durchzusetzen. Interne Differenzen und Ambivalenzen waren nicht gewünscht. Der Rassismus, der sich ausbreitete, hatte weniger die Betonung der Herrschaft über die Unterworfenen (und daher »Minderwertigen«), wie bei den anderen Nationen, zum Thema, sondern knüpfte an traditionelle Volksvorurteile an und betonte die Bekämpfung der Andersartigen *in* der eigenen Nation, die die projektierte Einheit des Volkskörpers störten – also der Juden, der Sinti und Roma, der Homosexuellen und anderer »Entarteter« (Voigtel, 1985). Die autoritäre Gleichrichtung forderte von der Erziehung, den Kindern individuelle Abweichung auszutreiben, ihnen militärische Disziplin, Gehorsam, Gleichförmigkeit und körperlich-seelische Härte aufzuzwingen. Unter diesen Bedingungen baute die »Schwarze Pädagogik« ihre Vorherrschaft in Deutschland aus (siehe dazu entsprechende Quellenzitate aus dem 19. Jahrhundert bei Rutschky, 2001 [1977]).

Die Erwachsenen, die diese Erziehung durchlaufen hatten, »speicherten« die entsprechenden Werte in ihrem Über-Ich. Es herrschte eine allgemeine Übereinkunft darin, was »man« tun oder lassen durfte und was nicht, auch, wie man Kinder zu erziehen hatte – und man überwachte sich darin gegenseitig. Dies zeigte sich zum Beispiel in der öffentlich gezeigten Geringschätzung Erwachsener gegenüber »schwachen« oder kränklichen Personen, in der Verurteilung von unordentlichem oder abweichendem Verhalten (»Die hält sich wohl für was Besseres!«) und der Hochschätzung von Ordnung und Disziplin, oder darin, dass Kinder und Jugendliche, die sich auf der Straße zu laut oder lebhaft verhielten oder gegen eine Regel verstießen, von fremden Erwachsenen zurechtgewiesen wurden. Zugleich brauchten diese nach oben gehorsamen, dependenten Persönlichkeiten (»autoritäre Charaktere« nach Adorno) zur Stärkung und Sicherung ihres Über-Ichs »psychoexterne Stützen« (Dornes, 2012, S. 138) in Gestalt allgegenwärtiger äußerer Ermahnungen und Anweisungen. Implizit ging man von einer gewissen Haltlosigkeit des Mitmenschen aus und war bereit, diesen autoritär zu stützen, ebenso, wie man damit rechnete, bei eigenen »Ausrutschern« oder Ungehörigkeiten von außen zurechtgewiesen zu werden.

Nazi-Erziehung

Den Höhepunkt der autoritären Gleichrichtung stellte der Versuch der Gleichschaltung der Erziehung unter den Nationalsozialisten dar. In Schulen und durch Organisationen wie die Hitlerjugend wurde Einfluss auf ältere Kinder und Jugendliche genommen. Aber auch die Kleinkinder sollten für den zukünftigen völkischen Staat geformt werden. Adolf Hitler forderte in *Mein Kampf*:

> »Er [der Staat, R. V.] hat seine Erziehungsarbeit so einzuteilen, dass die jungen Körper schon in ihrer frühesten Kindheit zweckentsprechend behandelt werden und die notwendige Stählung für das spätere Leben erhalten. [...] Diese Pflege- und Erziehungsarbeit hat schon einzusetzen bei der jungen Mutter. [... Es] muß und wird [...] möglich sein, durch gründliche Ausbildung der [Kranken-]Schwestern und der Mütter selber schon in den ersten Jahren des Kindes eine Behandlung herbeizuführen, die zur vorzüglichen Grundlage für die spätere Entwicklung dient« (zitiert nach Chamberlain, 1997, S. 7).

In diesem Sinne wurden »Reichsmütterschulungen« ins Leben gerufen, die von drei Millionen jungen Müttern besucht wurden – in diesem Sinne schrieb die Ärztin Johanna Haarer das bekannteste, seit 1934 in vielen Auflagen verbreitete Buch zur Kleinkinderziehung im Dritten Reich, *Die deutsche Mutter und ihr erstes Kind* (ein Buch, das nach dem Krieg in geringfügig überarbeiteter Fassung als *Die Mutter und ihr erstes Kind* weiter erschien und 1987 zuletzt aufgelegt wurde).

Die Frankfurter Sozialpädagogin und Sozialforscherin Sigrid Chamberlain beschreibt die Ratschläge Haarers an Mütter und andere Erziehungspersonen, hungrige Kleinkinder schreien zu lassen und nur zu festen Zeiten zu füttern, sie viel allein zu lassen, Körperkontakt bis auf Fütterungs- und Säuberungsmaßnahmen zu meiden, Blickkontakt abzubrechen, ihre Bedürfnisse gezielt zu ignorieren, ihren Eigenwillen früh zu brechen und sie daran zu gewöhnen, sich fremden Befehlen zu fügen und einer einheitlichen Disziplin zu folgen. Zu den Erziehungsmitteln gehörten auch Spott und Beschämung, wenn ein Kind etwas falsch machte. »Wehleidigkeit« und Ängstlichkeit wurden bekämpft: Die Kinder sollten emotional unempfindlich werden. Unter Bezugnahme auf psychoanalytische Säuglings- und Bindungsforschung analysiert Chamberlain die Auswirkungen dieses Mutterverhaltens: Die Kinder ziehen sich innerlich zurück, fühlen sich bindungslos und resigniert (Chamberlain, 1997, S. 15–122; siehe auch Miller, 1980; Ahlheim, 2018; Kratzer, 2018). Die verweigerte Nähe macht sie haltlos, verhindert Selbstvertrauen und lässt sie sich ängstlich anklammern, was – mit Blick auf Führerfiguren und blind gehorsame Kameradschaften – »unheilvolle Symbiosen« entstehen lässt (Chamberlain, 1997, S. 133, 175).

Auch in anderen Zusammenhängen wurden kleine Kinder nicht als empfindende Subjekte, sondern eher als zuzurichtende Körper, als Gegenstände oder Tiere angesehen. In der Medizin war es üblich, Säuglinge und Neugeborene technisch zu behandeln, sie von der Mutter zu trennen, im »Neugeborenensaal« unterzubringen, bei kleineren Operationen und schmerzhaften Untersuchungen nicht zu betäuben usw.. Ihr Frustrations- und Schmerzerleben wurde als irrelevant angesehen, weil sie es nicht in Worte fassen konnten und sich später nicht mehr daran erinnern würden. Ein sittliches Gebot, kleine Menschen nicht zu quälen, schien nicht zu existieren, ein von Geburt an bestehendes prozedurales Gedächtnis, das Misshandlungen physiologisch-neuronal speichert, war noch nicht bekannt.

Nach dem Krieg

Die sachlich-gefühlskalte Haltung gegenüber kleinen Kindern blieb in Westdeutschland noch bis in die 1970er Jahre hinein erhalten. In der DDR, deren staatliche Ideologie Individualismus und Subjektivität zugunsten von Kollektivität, Unterschiedslosigkeit, Disziplin und Anpassung ablehnte, wurden Kleinkinder in den Krippen und Kindergärten bis zur Wende im Allgemeinen uniform behandelt und erzogen.

In den anderen westlichen Ländern wandte sich das Interesse der Bevölkerungsschichten, die wenig unter materieller Not litten und über ein gewisses Bildungsinteresse verfügten, nach dem Zweiten Weltkrieg stärker einem harmonischen, um das Kind zentrierten Familienleben und einer Erziehung zur individuellen Entfaltung im Rahmen stabiler Konventionen zu. Ablesbar ist dies daran, dass das Schlagen von Kindern in diesen Ländern ab den 1950er Jahren signifikant zurückging (Pinker, 2011, S. 641–643) und Eltern in den Medien nach Hilfen für einen einfühlsamen Umgang mit ihren Kindern suchten. Vorreiter für diese Bewegung waren die USA: Dort hatten Pädagogen schon in den 1930er Jahren eine kindzentrierte (später »permissiv« genannte) Erziehung gefordert, in der Mütter sich per aufmerksamer Wahrnehmung ihrer Signale ganz auf die Bedürfnisse und Wünsche der Babys und Kleinkinder einstellen sollten. Eriksons psychoanalytische Entwicklungspsychologie und Bowlbys Theorie der Mutter-Kind-Bindung wurden breit rezipiert (Hays, 1998, S. 72–74). Das Baby sollte nicht mehr in einen rigiden Still- und Schlafzeitplan gepresst und sein Schreien nicht mehr ignoriert werden. Es sollte mehr Körperkontakt geben und die Reinlichkeitserziehung sollte nicht mehr an erster Stelle stehen. Die intensive Fürsorge forderte von den Müttern mehr Zeit und Mühe, wurde von ihnen aber im Sinne der Festigung ihres sozialen und familiären Status als gute, aufopferungsvolle Mutter aufgegriffen. 1946 kam *The Common Sense Book of Baby and Child Care* des Kinderarztes und Psychoanalytikers Benjamin Spock heraus und wurde in den folgenden Jahren mit etwa 40 Millionen verkauften Exemplaren in den USA das nach der Bibel meistverkaufte Buch überhaupt. Nach einer Studie von 1981 lesen 97 Prozent der US-amerikanischen Mütter mindestens ein Erziehungshandbuch (Hays, 1998, S. 79; Zaretsky, 2006, S. 385). In England hielten John Bowlby und Donald Winnicott in den 1960er Jahren populäre Vortragsserien zur Kleinkinderziehung im Rundfunk. In Frankreich tat dies ab den 1970er Jahren die Kinderanalytikerin Françoise Dolto.

In Westdeutschland war die Ausgangssituation für eine einfühlsamere Kindererziehung der im Gefolge der beiden Weltkriege einsetzende materielle und moralische Bankrott des Patriarchats, das die völkische Ordnung der Gleichschaltung mit ihren Grausamkeiten und harten Selbstdisziplinierungen vertreten hatte. Materiell hatten die Weltkriege und die systematisch betriebenen Menschenausrottungen Millionen von Familien zerstört, nicht zuletzt dadurch, dass sie die Väter getötet sowie körperlich und geistig beschädigt, traumatisiert hatten. Im und nach dem Zweiten Weltkrieg haben in vielen Ländern zum großen Teil die Mütter die Familien zusammengehalten, die Frauen mit ihrer Berufstätigkeit die Wirtschaft in Gang gehalten. Moralisch hatte sich in Westdeutschland das Patriarchat als Ausführungsorgan des Bösen, der Unmenschlichkeit desavouiert. Es herrschte Desorientierung, was die Rollenverteilungen und Machtverhältnisse im Privatleben betraf. Der seinerzeit in der gebildeten Öffentlichkeit bekannte Psychoanalytiker Alexander Mitscherlich sah Deutschland *auf dem Weg zur vaterlosen Gesellschaft* (1970 [1963]).

In den ersten 20 Jahren nach dem Krieg überdeckten die meisten Menschen die erlittenen Verluste, die erlittenen Traumata, die Schuld an ihren eigenen Taten oder Unterlassungen durch angestrengtes, das ganze Denken beherrschendes, auf kurzfristige Ziele gerichtetes Tätig-Werden. Zunächst mussten unter den Bedingungen von Zerstörung und Not die fürs Überleben wichtigsten Lebensmittel besorgt werden, dann musste wiederaufgebaut werden. Dieses rastlose Agieren ermöglichte die Verleugnung, auch das zeitweise Vergessen der katastrophalen Vergangenheit. Der Wiederaufbau, in Westdeutschland das »Wirtschaftswunder«, erlaubte lange Zeit die Illusion einer Wiederherstellung, »als sei nichts geschehen«. Die permanente »Verleugnung in Wort und Handlung« (A. Freud, 1980 [1936],

S. 269–277) stellte die psychischen Verarbeitungsprozesse still, führte zu einer (bereits in der nationalsozialistischen Härteideologie angelegten) »Unfähigkeit, zu trauern« (A. Mitscherlich & M. Mitscherlich, 2004 [1967]). In der DDR mit ihrer Armut und Mangelwirtschaft zog sich die Sorge um das materiell Nächstliegende, um Lebensmittel, um Wohnraum und einen Mindestlebensstandard wesentlich länger hin und damit auch die entsprechende Verleugnungswirkung. Hinzu kam, dass die Mehrheit der Bevölkerung sich einer neuen Ideologie beziehungsweise Fiktion unterwarf, nämlich der, antifaschistisch zu sein, weil einen der Staat beziehungsweise die Partei dazu erklärte, und damit der persönlichen Auseinandersetzung mit Schuld und Unterlassung enthoben zu sein – selbst wenn es stimmt, dass einige Prozent der Bevölkerung den Nazis entgegengearbeitet hatten.

Auch das Patriarchat wurde im Westen verleugnend wiederhergestellt, indem viele Frauen ihre Arbeitsplätze wieder räumten, die übrig gebliebenen beschädigten Männer wieder in die Familien aufnahmen und ihre eigene Leitungsposition in der Familie herunterspielten – selbst und gerade da, wo kein Mann mehr vorhanden war. Selbstverständlich wurde diese Restauration von den an den politischen und medialen Schaltstellen sitzenden Männern als »natürlich« begrüßt und betrieben, aber dem kamen vonseiten der Frauen auch regressive Wünsche nach Abgabe der überlastenden Verantwortung und Rückkehr unter eine imaginierte Obhut und in die gewohnte Rollensicherheit entgegen. Theodor W. Adorno hat es im Hinblick auf die gesamte politische Lage in Deutschland nach dem Krieg einmal so formuliert, »daß die alten, etablierten Autoritäten [...] zerfallen, gestürzt waren, nicht aber die Menschen psychologisch schon bereit, sich selbst zu bestimmen. Sie zeigten der Freiheit, die ihnen in den Schoß fiel, nicht sich gewachsen« (1971, S. 96).

Bewusst und weit verbreitet war die Angst vor Gewalt und ihre Ablehnung. Die Ablehnung der Wiederbewaffnung und die Forderung der Ostermarschierer »Nie wieder Krieg!« wurden von vielen Menschen geteilt. Auch die später folgende Friedensbewegung konnte auf Sympathien in der Bevölkerung zählen. Bei denen, die für sich selbst ein Stück Verantwortung anerkannten, entstand – oft etwas verdeckt und widerwillig – auch eine Schuldanerkennung gegenüber den Opfern des Nationalsozialismus und eine Distanzierung von den völkischen Werten. In der BRD stimmte im Lauf der Zeit eine Mehrheit der Erwachsenen der durch die West-Alliierten implementierten Demokratie und den im Grundgesetz garantierten

Menschenrechten als neuer, von oben eingesetzter Ordnung zu. Der äußere Frieden, die Abnahme der Existenzangst durch Vollbeschäftigung, steigenden Wohlstand, Rechtssicherheit und staatliche Sozialleistungen (Rente und Krankenversicherung) sowie erweiterte Informations- und Bildungsmöglichkeiten (Zeitungen, Radio und Fernsehen, kostenloser Universitätszugang, zweiter Bildungsweg, Volkshochschulen und öffentliche Bibliotheken) verringerten den Verleugnungsdruck und eröffneten der jüngeren Generation ab der Mitte der 1960er Jahre die Möglichkeit, zu fragen und infrage zu stellen.

»The order is rapidly fading« (Bob Dylan)

Die Studentenbewegung stellte überkommene hierarchische Strukturen der Ordinarien-Universität infrage (»Unter den Talaren der Muff von tausend Jahren«), deckte die Verbrechen und Unterlassungen der eigenen Elterngeneration auf, entzog den nationalistischen und rassistischen Weltanschauungen ihre Legitimation, kritisierte die kapitalistischen Interessen, gemäß deren Logik man sich von der nationalsozialistischen Kriegstreiberei und Eroberungspolitik Profit erhofft hatte, und entdeckte Parallelen zum Vietnamkrieg der USA. Damit stellte sie diejenigen politischen Ideologien infrage, die eine Erziehung bedingen, in der sich Kinder gehorsam einem fremden Kommando unterwerfen, ihre eigenen Gefühle und ihr Mitgefühl für andere »selbstlos« zugunsten der »großen gemeinsamen Sache« unterdrücken, sich mit einer Herrschaft identifizieren sollen, die ihre Machtinteressen rücksichtslos durchsetzt, sich für überlegen hält und die Schwächeren verachtet.

Zur gleichen Zeit kam es in vielen Großstädten der USA zu massenhaften Aufständen farbiger Bürger gegen ihre materielle Benachteiligung, gegen Rassentrennung in der Öffentlichkeit und die gewaltsame Unterdrückung durch die Polizei sowie zur Formierung einer antirassistischen Bürgerbewegung. Der Vietnamkrieg eskalierte, die Zahl der Soldaten, die tot oder verkrüppelt in die Heimat zurückkehrten, wuchs, und die neue Live-Berichterstattung des Fernsehens führte den US-Amerikanern erstmals die Grausamkeiten ihrer eigenen Armee vor Augen. Auch hier protestierten Studenten an den Universitäten. Unter den jungen Erwachsenen und Jugendlichen weitete sich der Protest aus und richtete sich nach der Erfahrung der McCarthy-Ära mit ihrer puritanischen und anti-linken Gesinnungsüberwachung auch gegen den zunehmend als Einengung empfundenen weißen Mittelschichts-Konformismus. Der Protest nahm die Form von gelebten Gegenkulturen an: vom Hippietum *(love and peace)* über den Drogengebrauch, die sexuelle Befreiung und die aggressive Rockmusik bis hin zur Aufnahme persönlicher Beziehungen zwischen Menschen verschiedener Hautfarben.

Überall in der westlichen Welt (unter anderem auch noch in Italien und Japan) und ein wenig auch hinter dem Eisernen Vorhang (man denke an den Prager Frühling und die Proteste in Polen) wurden die staatsautoritären, profitaffirmativen, rassistischen und die Persönlichkeitsrechte negierenden Werte durch laute Bewegungen infrage gestellt, ihre Attitüde, »natürlich« oder »selbstverständlich« zu sein, wurde als Verkleidung von Machtausübung bloßgestellt. Solidarität mit Schwächeren – seien es Völker der Dritten Welt, seien es verfolgte Minderheiten, seien es Arme, Ausgebeutete, Behinderte, Unterdrückte oder Benachteiligte – wurde zu einer breit akzeptierten moralischen Forderung. Eine, im Gegensatz zu den alten kommunistischen Parteien, »neue«, hedonistische, spontaneistische Linke, die aus der Popkultur, der Kritik an patriarchalen Geschlechtsrollen und Familienstrukturen und an einer ausbeuterischen, entfremdeten Arbeit entstand, benutzte auch die psychoanalytische Theorie als Reservoir für emanzipatorische und utopische Ideen. Mitglieder der sozialphilosophischen Frankfurter Schule um Adorno und Horkheimer wie Herbert Marcuse oder Erich Fromm formulierten Entwürfe einer von Arbeits-, Konsum- und politischen Zwängen befreiten Gesellschaft und einem zu nicht-ausbeuterischer Liebe und selbstgesteuertem »Sein« fähigen Individuum. Wilhelm Reich erlebte mit seiner Theorie der charakterlich-körperlichen »Panzerung« eines potenziell kreatürlich »freien« Triebmenschen eine Renaissance. Der psychoanalytisch beeinflusste englische Pädagoge Alexander Neill propagierte eine Erziehung, in der die Kinder unter dem Schutz von Erziehern »selbstreguliert« aufwachsen sollten (1960). In England, den USA, Italien, Frankreich und auch Deutschland forderten die Protagonisten der »Antipsychiatrie« eine Auflösung der Stigmatisierung und Hospitalisierung von psychisch Kranken und setzten sich für einen verständnisvollen Umgang mit ihnen ein.

Als die von radikaler, aber abstrakter oder bloß affektiver Kritik des Kapitals, des Staates, seiner Institutionen und der bürgerlichen Lebensweise insgesamt motivierte Bewegung nachließ, traten in den 1970er Jahren begrenztere, aber auch konkretere, an eigenen sinnlichen Erfahrungen und Ängsten ansetzende Zielsetzungen auf die politische Tagesordnung.

Die Umweltschutzbewegung protestierte gegen Atomkraftwerke, gegen Landschaftszerstörung und Artensterben, gegen Umweltverschmutzung und die Gefährdung der Erdatmosphäre. Durch Verschmelzung mit Teilen der politischen Linken und der Friedensbewegung wurde die Ökologiebewegung wirkmächtig und institutionalisierte sich als politische Partei. Städte und Länder handelten gemäß »grünen« Forderungen, ein Umweltministerium und ein Umweltbundesamt entstanden, an den Universitäten wurde Nachhaltigkeitsforschung betrieben. Bürgerinitiativen verfolgten umschriebene, erreichbare Ziele, zum Beispiel ein bestimmtes Biotop, einen bestimmten Kiez zu erhalten, eine Straße umzubauen, einen Kindergarten einzurichten. Schüler, Lehrlinge und Studenten gründeten selbstverwaltete Jugendzentren. Die Frauenbewegung forderte vor dem Hintergrund steigender Erwerbstätigkeit der Frauen sowie der größeren lebensplanerischen Freiheit, die die Antibabypille gebracht hatte, das Recht auf Abtreibung und wehrte sich gegen die Diskriminierung bei der Stellensuche und am Arbeitsplatz sowie gegen die Abwertungen und Abhängigkeiten im Alltag: Noch 1973 musste eine verheiratete Frau, wenn sie ein Sofa kaufen wollte, die schriftliche Erlaubnis ihres Ehemannes vorlegen. Hausfrauenarbeit und die Erziehungsarbeit von Müttern wurden nicht als vollwertige Arbeit anerkannt. Feministische Autorinnen dekonstruierten ontologisierende Theorien des geschlechtlichen Rollenunterschiedes, der weiblichen Identität und der männlichen Höherwertigkeit (wie etwa Kate Millett in *Sexus und Herrschaft* von 1971). Ab dem Ende der 1970er Jahre schob sich in Europa die Homosexuellenbewegung in die öffentliche Wahrnehmung: Schwule und Lesben wehrten sich sowohl gegen die soziale Leugnung und Missachtung ihrer besonderen Existenz als auch gegen Vorurteile, Diskriminierung und gewalttätige Angriffe. In Westdeutschland entstanden politische Initiativen, die sich gegen die Homosexualität als Straftatbestand (§ 175) wandten sowie gegen die diagnostische Festschreibung als psychiatrische Krankheit. Was die *Erziehung* von Kindern betraf, so traten auch hier an die Stelle abstrakter politischer Forderungen konkrete Experimente: »Freie Schulen« wurden gegründet, in denen ein möglichst zwangloses, auf die intrinsische Neugier von Kindern setzendes Lernen stattfinden sollte, in denen Auseinandersetzungen der Kinder untereinander und mit den Lehrkräften offen thematisiert und nicht unterdrückt werden sollten. In diesem Zusammenhang wurden »Kinderläden« gegründet, in denen Erzieher, Erzieherinnen und Eltern zusammen versuchten, eine nicht-autoritäre, auf die Persönlichkeiten der einzelnen Kinder eingehende Erziehung zu entwickeln und zu praktizieren. Hinzu kamen Initiativen, Kinder und Jugendliche mit Behinderungen in der Schul- oder Vorschulerziehung zu integrieren.

Zur gleichen Zeit wuchs auch der sogenannte »Psycho-Boom« an: In Selbsterfahrungsgruppen und Psychotherapien verschiedenster Couleur versuchten junge Menschen aus dem Mittelstand und dem studentischen Milieu, introspektiv den Neurosen, Ängsten und emotionalen Erstarrungen auf die Spur zu kommen, welche die Erziehung in ihnen hinterlassen hatte. Sie spürten und benannten ihre Scham, wenn sich »schwache« Gefühle wie Anlehnungswünsche, Ängste oder Kränkungen in ihnen meldeten, wurden ihrer inneren Anforderungen, »stark« oder aufopferungsbereit zu sein, gewahr – und erhielten die Gelegenheit, ihre verpönten Hassgefühle sowie Geborgenheits- oder Freiheitswünsche wahrzunehmen. Über die Spiegelung der Anderen (Therapeutinnen oder Gruppenmitglieder) lernten sie, ihre eigenen Gefühle und Konflikte ernstzunehmen und sich als Produkte ihrer Kindheitsgeschichte zu begreifen. Zugleich lernten sie nolens volens, auch andere Menschen in ihrem Leiden, ihrer Konflikthaftigkeit und Geschichtlichkeit wahrzunehmen. Die Psychoanalyse spielte bei dieser Bewegung insofern eine Rolle, als sich fast alle Therapie- und Selbsterfahrungskonzepte in irgendeiner Weise auf psychoanalytische Vorstellungen bezogen. Außerdem gehörte die psychoanalytische Therapie im Westen seit 1967 zu den Leistungen der gesetzlichen Krankenkassen, was – weltweit einmalig – vielen jungen Menschen einen kostenlosen Zugang bot.

Durch die konkrete Fassbarkeit und moralische Plausibilität der einzelnen Initiativen und Projekte, gab es, obwohl sich insgesamt nur ein relativ kleiner Teil der Bevölkerung bewegte, viel öffentliche Aufmerksamkeit und Sympathie. Die Bewegungen der Homosexuellen und der Frauen sprachen die Gefühle und Interessen vieler Menschen in der »schweigenden Mehrheit« an, die sich noch nicht geoutet, noch nicht emanzipiert hatten. Sich für die Natur, für Tiere, für Kinder, gegen bedrohliche Technologien zu engagieren, stieß auf ein breites Wohlwollen, das nicht an politische Richtungen gebunden war. Sogar das Besetzen leerstehender Häuser wurde nicht mehr lediglich als Gesetzesverstoß aufgefasst. Entsprechende Vorstellungen und Denkmuster gingen – vermittelt über die Medien, in denen oft junge engagierte Männer und Frauen aus der Mittelschicht arbeiteten – in den öffentlichen Diskurs ein. Auch Institutionen wurden beeinflusst. Staatliche Kindergärten versuchten Anregungen aus den Kinderläden (zum Beispiel die Mitarbeit der Eltern) zu übernehmen, staatliche Schulen probierten offenen oder diversifizierten Unterricht, Projekte zum Kinderschutz, zur Sucht- oder Gewaltprävention wurden ins Leben gerufen, Gefängnisse, Heime und Psychiatrien versuchten, ihre Rigiditäten zu lockern. Einiges wurde erst mit Verzögerung wirksam. Die Homosexualität wurde erst 1990 als Krankheit aus dem psychiatrischen Diagnosemanual gestrichen, die gleichgeschlechtliche Partnerschaft wurde in Deutschland erst 2001 mit der heterosexuellen Ehe gesetzlich gleichgestellt. Die Regierung Schröder erließ erst im Jahr 2000 eine ökologische Stromsteuer und begann mit dem Ausstieg aus der Kernenergie, und auch das Gesetz zur Ächtung von Gewalt in der Erziehung trat erst in diesem Jahr in Kraft (in Schweden war das Verbot von Kindesmisshandlung schon 1979 ergangen).

Autonomieförderung und Postheroik

Viele Kinder konnten dank dieser immer allgemeiner werdenden Einstellungsänderung freier von Geschlechtsklischees, von Strafangst und Disziplindruck aufwachsen. Martin Dornes untermauert anhand einer großen Zahl soziologischer und psychologischer Untersuchungen die Hypothese, dass seit den 1970er Jahren die Mehrzahl der Familien in Deutschland sich »vom Befehls- zum Verhandlungshaushalt« verändert hätten, die Erziehungsvorstellung sich »von der *Er*ziehung zur *Be*ziehung« gewandelt habe und der Fokus der Erziehung »auf kommunikativen Austausch und Wertschätzung kindlicher Lebensäußerungen« gerichtet sei, auf »Selbständigkeit und freie[n] Wille[n]« (2012, S. 293). Durch die Erziehungsliberalisierung und ein gestiegenes Bildungsniveau der Eltern sei deren Sensibilität für kindliche Bedürfnisse gewachsen (ebd., S. 121f.), was zur weitverbreiteten Ausbildung eines gesunden Selbstwertgefühls bei den Kindern geführt habe: »Wer wertgeschätzt wird, schätzt sich selbst« (ebd., S. 293–295; Voigtel, 2018). Die Eltern hätten gegenüber ihren Kindern ein »autonomieförderliches Syndrom« entwickelt, das eine stabile Verbundenheit, elterliche Wärme und ein »autoritatives Erziehungsverhalten« umfasst, womit gemeint ist, dass sie sich zugewandt, aber auch grenzsetzend verhalten (Dornes, 2012, S. 212, 315). Als Ergebnis dieser Autonomieförderung konstatiert Dornes die Entstehung einer »postheroischen Persönlichkeit«, die nicht mehr homogen beziehungsweise starr mit bestimmten gesellschaftlich gesetzten Regeln identifiziert ist (was ich oben einem »exekutorischen« Patriarchat zugeordnet habe) und entsprechend »ich-stark« wirkt, sondern sich heterogen und flexibel verschiedenen Triebimpulsen und Fantasien sowie einer größeren Auswahl an Über-Ich-Regeln und Selbstidealen öffnet, dadurch aber auch unsicherer und verletzlicher sein kann und weniger Halt in einer allgemeinverbindlichen Ordnung findet (ebd., S. 319–323).

Der niederländische Soziologe Cas Wouters, ehemals Mitarbeiter von Norbert Elias, hat schon in den 1970er Jahren in Bezug auf die junge Generation von einer »Informalisierung« starrer Regeln und Werte und eines entsprechend rigiden Über-Ichs gesprochen. Er meinte damit, dass die Regeln und Werte und das Über-Ich zwar beibehalten, aber an die persönlichen Lebensumstände angepasst und mit einer Souveränität gehandhabt werden können, die kleinere Übertretungen und Ausnahmen erlaubt. Zusätzlich kann man sich mit dieser lockeren und distanzierten Handhabung von den Zwanghaften und Traditionalisten abheben. Wouters betonte, dass es sich dabei keineswegs um einen Verlust an Selbststeuerung handele, sondern im Gegenteil um eine Verfeinerung der Selbststeuerung, weil der Betreffende viel genauer wissen muss, wann, unter welchen Bedingungen er lockerer sein kann, wie diese Lockerheit aussehen muss und wo die Spielräume der Informalisierung aufhören. Wouters sah auch – ähnlich wie Dornes – dass es für Eltern, die ihre Kinder zu dieser Informalisierungsfähigkeit erziehen wollen, psychisch anstrengender ist als für autoritär erziehende Eltern, da sie mehr Eigenwillen ihrer Kinder ertragen müssen, mehr eigene Unsicherheit aushalten und sich mehr Gedanken darüber machen müssen, wo sie ihren Kindern Grenzen setzen und wo nicht (Wouters, 1977; Dornes, 2012, S. 227).

Was die Verbreitung der autonomiefördernden Erziehung und ihres Ergebnisses, der »postheroischen Persönlichkeit«, betrifft, so bleiben die Aussagen bei Dornes etwas unklar: Nach Untersuchungen um die Jahrtausendwende seien etwa 18 Prozent der Eltern in ihrer Erziehung »kommunikativ-partnerschaftlich orientiert« (Dornes, 2012, S. 236). Dazu verweist er auf aktuellere Untersuchungen, »denen zufolge heute in 80 % der Haushalte zumindest Elemente von Verhandlung und Entscheidungsmitbeteiligung vorhanden sind. Befehlsstrukturen sind am ehesten noch in Unterschichtsfamilien anzutreffen« (ebd., S. 298).

Die Frage bleibt offen, ob in einer Mehrheit von Familien tatsächlich autonomiefördernd erzogen wird, wenn lediglich »*Elemente* von Verhandlung« vorhanden sind. Diese Elemente können schließlich auch bei

Eltern vorkommen, die eine im Wesentlichen autoritäre, kontrollierende, konflikthafte, chaotische oder gleichgültige Erziehung betreiben. Auch die Aussagen, dass »80–90 % der Kinder und Jugendlichen [...] sich in ihren Familien wohl[fühlen]«, oder »dass etwa 80–85 % der Eltern ihrer Erziehungsaufgabe insgesamt gewachsen sind« (ebd., S. 237), sagen wenig darüber aus, ob die Kinder wirklich selbstwert-fördernd behandelt werden. Auch autoritäre oder Laissez-faire-Eltern können – mit Unterstützung ihrer Kinder – das Bild bieten und der Meinung sein, gut zu erziehen. Die meisten Kinder *wollen* sich grundsätzlich in ihren Familien wohlfühlen beziehungsweise äußern sich zufrieden, weil sie sich nicht vorstellen können, dass es bei ihnen zu Hause auch anders zugehen könnte, beziehungsweise weil sie sich loyal zu ihren Eltern verhalten. Dabei sind ihre Aussagen nur selten bewusst falsch, sondern stimmen in der Regel mit ihren bewussten Überzeugungen überein. Aber wir kennen es sowohl aus Kinder-, als auch aus Erwachsenentherapien, dass die tieferliegenden familiengeschichtlichen Gründe für das Leiden, die Symptomatik von Patienten und Patientinnen erst nach einer Weile wahrnehmbar werden, während vorher alles »in Ordnung« oder »normal« schien. Warum sollte es bei psychologischen oder soziologischen Befragungen, selbst wenn sie in einem entspannten Setting stattfinden, anders sein?

Ich würde etwas vorsichtiger argumentieren, dass es nicht unbedingt eine Mehrheit, aber schon einen erheblichen Bevölkerungsanteil gibt, in dem die Kinder subjektorientiert beziehungsweise »anerkennend« erzogen werden. Bei diesem Anteil handelt es sich weitgehend um Mitglieder einer gebildeten, moralisch sensiblen und veränderungsoffenen sowie am öffentlichen Diskurs teilnehmenden Mittelschicht, deren Ethik ab den 1970er Jahren in der Gesellschaft immer tonangebender wurde und deren Habitus von (hauptsächlich) jungen Mitgliedern angrenzender Schichten übernommen wurde und wird. Dabei ist auch eine Ausstrahlung auf Bevölkerungsgruppen zu beobachten, die sich nach wie vor an gesellschaftlich vorgegebenen Leitbildern orientieren oder sozial aufstiegsorientiert sind.

Einen Einbruch bei der Tendenz zur autonomiefördernden Erziehung gab es wohl um die Mitte der 1990er Jahre: Die neoliberale Politik der Kohl-Ära hatte Konzerne und neue Technologie stark subventioniert und bei den wohlfahrtsstaatlichen Einrichtungen und Absicherungen massiv eingespart, woraufhin sich neben dem Rückgang des Einkommens des Mittelstandes ein höheres Level an prekären Arbeitsverhältnissen, Arbeitslosigkeit und Armut in der unteren Bevölkerungsschicht etablierte.

Arbeitsdruck und Existenzängste engten die Spielräume in der Erziehung ein. Hinzu kam, dass die ehemaligen DDR-Bürger in die bundesdeutschen Statistiken mit aufgenommen wurden.

> »Umfragen zeigen, dass [...] das Erziehungsziel der Selbständigkeit [...] etwas an Boden verloren [hat], während Gehorsam wieder häufiger genannt wird; [...] auch bei den gewünschten Tugenden erfreuen sich die sogenannten Sekundärtugenden wie Gewissenhaftigkeit und Sparsamkeit wieder einer etwas größeren Beliebtheit. Nach wie vor aber bleiben Selbständigkeit und freie Entfaltung der Fähigkeiten das zentrale Erziehungsziel« (ebd., S. 299).

Die Einwohner der neuen Bundesländer passten sich zu großen Teilen den westlichen Erziehungsmaximen an, wie man einer repräsentativen Untersuchung zur körperlichen Gewalt in der Erziehung entnehmen kann: 1990 hatten in Ostdeutschland noch 53 Prozent der jungen Leute zwischen 16 und 19 Jahren angegeben, von ihren Eltern nie geschlagen worden zu sein, 2012 waren es schon 77 Prozent (Fuchs, 2019, S. 118).

Der Habitus der autonomiefördernden Erziehung mit dem Ziel und dem Ergebnis einer »postheroischen« oder »postpatriarchalen« Persönlichkeit ist nun aber nicht nur ein ethisch begrüßenswerter Selbstzweck, sondern dient – ob gewollt oder nicht – auch der Distinktion gegenüber den weniger gebildeten, ärmeren, »primitiveren« Schichten einerseits und der skrupellos sich bereichernden Oberschicht andererseits. Die Vernünftigen brauchen die Unfähigen und die Rücksichtslosen als Ziel ihrer Verachtung und als Bestätigung ihrer eigenen Überlegenheit. Es besteht eine große Ähnlichkeit zu der Art und Weise, wie das sich formierende Bürgertum im 18. und 19. Jahrhundert mittels seines Verhaltens und der Werte, die es seinen Kindern in der Erziehung mitgab, Affektbeherrschung, Höflichkeit, Zielstrebigkeit und Fleiß, sich nach unten und oben abgrenzte und als »etwas Besseres« inszenierte. Die schon erwähnte englische Familie Taylor aus Ongar zum Beispiel behielt ihre Kinder nicht zuletzt deshalb zu Hause und unterrichtete sie gemäß ihren eigenen bürgerlichen Werten, damit diese nicht in der Schule oder beim Spielen mit armen Kindern, die als »unwissend und verdorben« galten, zusammenkamen – und auch nicht mit reichen Kindern, deren Wesensart als »ausschweifend und grausam« angesehen wurde (Robertson, 1980, S. 588). Wir haben es heute mit einer ähnlichen Abgrenzung zu tun, wenn Eltern der Mittelschicht es sich leisten, ihre Kinder in private Kindergärten mit einem erhöhten Betreuungsschlüssel und besonderen Förderangeboten zu geben, wenn sie ihre Kinder in Privatschulen mit speziellen musischen und ethischen Profilen außerhalb von sozial »problematischen« Wohnvierteln schicken und gleichzeitig auf profitgierige und die Umwelt missachtende Unternehmen mit Abscheu reagieren.

In Bezug auf Menschen mit der beschriebenen Abhängigkeitsstörung, besonders auf Jugendliche und Adoleszente, lässt sich sagen, dass das kulturell vorherrschende Ideal der Autonomie beziehungsweise der Selbstverantwortlichkeit und Selbststeuerung sich auf deren Lage heutzutage eher negativ auswirkt. Die moralische Neuausrichtung in der Gesellschaft mit ihrer Orientierung an subjektiven Interessen und Gefühlen und ihrer Betonung von Selbstverantwortung und Selbststeuerung führte zu einer Art Entsolidarisierung der ehemals autoritär und abhängig aufeinander Bezogenen. So berichtete mir ein älterer Patient, der als junger Maurergeselle auf vielen verschiedenen Baustellen in Westdeutschland gearbeitet hatte, dass er noch Anfang der 1970er Jahre, wenn er in betrunkenem Zustand auf der Baustelle »Mist gebaut« hatte oder Stunden verspätet zur Arbeit erschienen war, vom jeweiligen Polier zwar einen »Anschiss« bekommen hatte, aber anschließend angewiesen wurde, sich erstmal irgendwo hinzulegen und seinen Rausch auszuschlafen, während die Kollegen des Bautrupps seine Arbeit mit übernahmen. Das ging so weit, dass Kollegen frühmorgens zu ihm in die Wohnung kamen und den schwer Verkaterten aus dem Bett und zur Arbeit zerrten, damit ihm keine Fehlzeiten angerechnet wurden. Ab Mitte der 1970er Jahre war das vorbei: Man bedeutete ihm, dass er allein für sein pünktliches Erscheinen und das korrekte Durchführen seiner Arbeiten verantwortlich sei. Man erwartete dies von da an nicht nur von ihm, sondern alle Kollegen erwarteten das voneinander. Es wurde immer unüblicher, während der Arbeitszeit kastenweise Bier zu trinken. Betrunken-Sein auf der Arbeit wurde immer weniger als Kavaliersdelikt, als Produkt von Unreife, Disziplinlosigkeit, Dummheit oder Liebeskummer angesehen, sondern immer mehr als Ausdruck einer persönlichen Schwäche oder Krankheit, um die der Betroffene sich selbst zu kümmern habe.

Die soziale Mehrheit mit ihrem Anspruch, sich selbst zu steuern, und die *unhappy few*, die diesem Anspruch nicht folgen konnten, drifteten auseinander. Letztere standen zunehmend isoliert da. Eine Gesellschaft, in der ein rigides, aus einer autoritären Erziehung stammendes Über-Ich die Mehrheit der Psychen bestimmt und »psychoexterne Stützen« in Gestalt allgemein geteilter Erwartungen und Anweisungen das Verhalten in einer festen Form gehalten hatten, hatte es Menschen mit einer abhängigen Persönlichkeitsstruktur erleichtert, verhältnismäßig unauffällig am Rande der Mehrheit zu leben, nicht nur, weil die dependente Struktur weiter verbreitet war, sondern auch, weil mehr (bewusste oder unbewusste) Akzeptanz dafür existierte.

Sein Leben individuell zu gestalten, ist heute, ausgehend von der Erziehungs- und Selbstverwirklichungsmoral einer gut ausgebildeten Mittelschicht, eine weit verbreitete Forderung, fast schon eine Norm. Diese sowie die »zunehmende [...] Privatisierung der Sozialbeziehungen und Lockerung des makrosozialen Bandes« (Dornes, 2012, S. 323) durch Distanzierung von allgemein geteilten Werten verschärfen die Misere von Vernachlässigten und Missachteten, von solchen, die zur Selbstorganisation nicht fähig sind, indem sie diese auf sich selbst zurückwerfen, indem sie keine Stützen mehr anbieten. Die im ersten Kapitel beschriebene Verständnislosigkeit der vernünftigen, dem inneren Imperativ der Selbstfürsorge folgenden Menschen für die unvernünftigen Süchtigen zwingt letztere, ihre psychische Abwehr zu verstärken, das heißt, sich immer ausschließlicher in die Abhängigkeit von direktiven Personen und Strukturen zu begeben oder in die Abhängigkeit von affektregulierenden Suchtmitteln. Der Unterschied zwischen den autonomen »Normalen« und den Abhängigen (einschließlich den Süchtigen) wird krasser.

An dieser Stelle bieten sich Antworten auf die im 4. Kapitel offen gebliebene Frage an, wie es zu dem Etikettenschwindel gekommen ist, dass ein allgemeines Drogenaufklärungsprogramm, eine allgemeine Kampagne für risikoarmen Konsum unter »Suchtprävention« firmiert, wo doch die, die wirklich suchtgefährdet sind, davon kaum erfasst werden. Eine Antwort wäre die, dass unter dem Anliegen, etwas für alle Suchtgefährdeten zu tun, de facto doch nur die qua Sozialisation bereits zur Selbststeuerung fähigen Jugendlichen informiert und trainiert werden, die mittelschichtsspezifische Distinktion sich hinter dem Rücken der Beteiligten durchsetzt. Eine weitere Antwort wäre die, dass die professionellen Präventeure es unbewusst vermeiden, sich mit den wirklichen Ursachen von wirklicher Sucht zu beschäftigen, um nicht entdecken zu müssen, dass häufig auch bei den Söhnen und Töchtern von Eltern der Mittelschicht genügend psychisches Leiden produziert wird, um süchtige Reaktionen entstehen zu lassen.

22 Selbstsorge versus Fürsorge

Das von einer Mehrheit geteilte Über-Ich in unserer Gesellschaft fordert, dass Mütter, Eltern und Pflegepersonen sich Kindern – je jünger sie sind, umso intensiver – fürsorglich zuwenden und sie in der Erziehung als fühlende Wesen und Persönlichkeiten mit eigenem Recht anerkennen und entsprechend fördern. Ein Kind ohne einfühlendes Interesse nur pflichtgemäß zu versorgen und nur gemäßigt Gewalt anzuwenden, wird nicht mehr als ausreichend angesehen. Dieser auf die Mutterrolle bezogene Diskurs blendet die Erziehungspersonen, unter ihnen speziell die Mütter, als vielschichtige Individuen aus. Mütter sind nicht nur Mütter; jede hat eine spezifische Vergangenheit, lebt in mehreren Zusammenhängen und den entsprechenden sozialen Rollen (zum Beispiel als Ehepartnerin, Berufstätige, Tochter gegenüber Eltern, Schwester gegenüber Geschwistern oder mündige Person in der Gesellschaft) und hat ihre eigenen Wünsche, Fähigkeiten, Vorstellungen und Gefühle.

Direkter Zwang

Eine zur Mutter gewordene Frau kann sich in einer Lage befinden, in der ihr die zugewandte Fürsorge und die libidinöse Bindung an ein kleines Kind schwerfällt oder unmöglich ist.

- Sie kann beispielsweise zu jung sein und noch andere Lebensmotive haben, als das, sich einem Kind zu widmen – vielleicht befindet sie sich in einer Ausbildungssituation, in der die zeitaufwendige und anstrengende Fürsorge für ein Baby nicht passt, oder sie will zunächst sich selbst erfahren, sich auf Reisen, in Beziehungen, in Freiheit ausleben. Dann kann es passieren, dass sie aus Unwissenheit, im Rausch sexueller Lust oder unter Zwang (Vergewaltigung) schwanger wird, ohne es zu wollen. Die Schwangerschaft kann auch ein Versuch gewesen sein, einen Mann an sich zu binden, der fehlgeschlagen ist. Wenn dann die Möglichkeit der Abtreibung nicht besteht, vielleicht weil die Frau unter massivem sozialem Druck steht, dem »guten Ruf« der Familie nicht zu schaden, die Bedingungen einer Zwangsheirat zu erfüllen oder ein religiöses Abtreibungsverbot zu befolgen, kann es geschehen, dass sie das Kind nicht als selbst gewollt, nicht als »ihr eigenes« erlebt. Vielleicht findet sie eine Möglichkeit, es wegzugeben (etwa an die eigene Mutter oder zur Adoption) oder es geschieht, dass sie sich innerlich von dem Kind abwendet, es »emotional aussetzt« (siehe dazu Gerhard Amendt, 1992, S. 175, 103–118).

➢ Wenn eine Mutter vom Ehemann oder Lebensgefährten misshandelt und in permanente Angst versetzt wird, kann ihr Bemühen, sich selbst zu schützen, indem sie immer wachsam ist und versucht, alles richtig zu machen, um die Zornesausbrüche und sadistischen Bestrafungen des Mannes zu verhindern, so verstärkt werden, dass kaum noch psychischer Raum für Empathie mit dem Kind bleibt. Die dauernde Bedrohung kann auch dazu führen, dass eine Mutter sich in der Rolle der Leidenden und Dienenden einrichtet, sich depressiv in sich selbst zurückzieht und nach außen, gegenüber ihrem Kind, abstumpft. Eine andere mögliche psychische Reaktion einer Mutter auf die Bedrohung durch ihren Mann (die vielleicht die Fortsetzung einer schon vom Vater erlebten Bedrohung ist) ist die »Identifikation mit dem Aggressor« (A. Freud, 1980 [1936], S. 293–304), bei der die Mutter den terrorisierenden Mann insgeheim hasst, sich aber aus Angst nicht wehrt, sondern ihren Hass auf das Kind umlenkt und dieses misshandelt, entwertet oder mit Vernachlässigung bestraft. Eine psychisch etwas kompliziertere Variante davon ist die, bei der die Gewalttätigkeit des Mannes von der Frau unter Verleugnung ihrer Furcht und ihres Impulses, sich zu wehren, als »stark« und »beschützend« idealisiert wird, während sie ihren Hass in Form von Missachtung am Kind ausagiert. Bei einer anderen Abwehr delegiert die Mutter ihre Freiheits- und Expansionswünsche an das Kind (meistens einen Jungen), indem sie seine Willkür und seine Grenzüberschreitungen toleriert, vielleicht sogar bewundert, und seine Ansprüche erfüllt, seine Selbstherrlichkeit fördert, während sie selbst passiv und gehorsam bleibt. Auch hier wird das Kind in seiner Eigenart übersehen und unbewusst für die Wünsche der Mutter funktionalisiert. Das Fallbeispiel »Der Traum der Mutter« aus dem Abschnitt über fusionäre Sucht in Kapitel 16 handelt von einer solchen Mutter-(Vater)-Kind-Dynamik.

Die geschilderten Reaktionsweisen auf direkte Gewalt oder Gewaltdrohungen würde man zunächst in Familien und großfamiliären Clans vermuten, in denen sich starke Elemente klassisch patriarchaler »Herrschaft durch Furcht« erhalten haben. Tatsächlich findet man sie in bestimmten migrantischen Großfamilien, in kriminellen Clans und überhaupt im kriminellen Milieu, soweit es auf gewalttätiger Ausbeutung beruht (Prostitution, Mädchenhandel) – aber nicht nur dort. Es gibt auch etablierte deutsche Familien mit einer von Generation zu Generation weitergegebenen Gewalttradition (»Gewaltspiralen« von »Schläge[n] – Selbsthass – Hass« nach Petri, 1991); und die direkte Gewaltausübung stellt für viele »normale« Männer (manchmal auch für Frauen) ein allzeit bereitliegendes Mittel dar, um ihre als gefährdet erlebte Autorität durch Erzeugung von Angst bei Schwächeren (zumindest imaginär) wiederherzustellen.

Ich erinnere mich an eine alkoholabhängige junge Frau, deren Therapie ich supervisorisch begleitet habe, die von einem angstvollen Klima in ihrer Herkunftsfamilie berichtete, das durch den Vater erzeugt wurde. Dieser war ein angesehener Internist, der immer dann, wenn er in seiner Praxis irgendein Misserfolgserlebnis hatte, nach Feierabend zu Hause wütend seine Frau verprügelte und auch die beiden Kinder, sobald sie aus dem Kindergartenalter heraus waren. Gleiches passierte, wenn er beim Abendessen oder bei den Unternehmungen am Wochenende den Eindruck hatte, die Kinder oder Frau wären nicht gehorsam oder würden ihm nicht genügend Respekt zollen. Ihre Mutter hatte die Patientin als ein zitterndes Häuflein Angst in Erinnerung, das nicht in der Lage war, die Kinder zu schützen, und auch nicht in der Lage, für die Belange der beiden Schwestern, seien es schulische Angelegenheiten, Freundschaften oder die stürmischen Gefühle der Pubertät, irgendein Interesse aufzubringen – außer der Sorge, dass der Vater ja nicht aufgeregt werden durfte. Es war anzunehmen, dass diese angstvolle Spannung auch schon in der Kleinkindphase der Patientin, an die sie sich nicht erinnern konnte, geherrscht und die Einfühlungsfähigkeit der Mutter beeinträchtigt hatte.

Auch der Ende der 1970er Jahre recht bekannte, später verfilmte autobiografische Bericht einer Berliner Heroinabhängigen, Christiane F., schildert einen solchen Vater, der als Kompensation für seinen beruflichen

Misserfolg die Familie brutal misshandelte, und eine Mutter, die sich selbst und die Kinder kaum schützen konnte (Christiane F., 1978, S. 7–27).

Bedrückende Lebensumstände

Ähnliche Folgen wie die direkte persönliche Unterdrückung kann der anonyme Druck der Lebensumstände haben:

- Eine Mutter erkrankt schwer und langdauernd, und die Schmerzen, die körperlichen Einschränkungen, aber auch die begleitenden Ängste oder eine Depression rücken ihr gefährdetes Selbst so in den Mittelpunkt ihres Lebens, dass ihr kaum noch Energie zur Fürsorge und Aufmerksamkeit für das Kind bleiben.
- Eine Familie lebt unter einem dauernden Arbeitsdruck, der keinem und insbesondere der Mutter nicht die Zeit und die Kraft lässt, sich einem Kind mit seinen Kontakt- und Verständnisbedürfnissen zuzuwenden (siehe Kapitel 16 im Abschnitt über *adaptive Sucht* das Fallbeispiel »Der Bankangestellte«, in dem es um eine Bauernfamilie geht).
- Permanente Geldknappheit (vielleicht durch Arbeitslosigkeit eines oder beider Elternteile erzeugt oder durch die Krankheit eines Familienmitgliedes) setzt eine Familie unter permanenten Stress, eine ängstliche Anspannung und Sorge, was man sich noch leisten kann, ob man beim Essen sparen muss, bei der Kleidung, ob man sich die Wohnung noch leisten kann, ob nicht bald der Gerichtsvollzieher kommt. Diese vorherrschenden Ängste lassen die Eltern die Sorgen und Belange der Kinder aus den Augen verlieren.
- Eine fehlende oder schlechte Ausbildung oder eine ungünstige Arbeitsmarktlage können einen Vater oder eine Mutter oder beide zwingen, eine schlecht bezahlte, unter hohem fremdbestimmtem Leistungsdruck stehende, Überstunden verlangende oder lange Anfahrtszeiten erfordernde Arbeit anzunehmen. Diese laugt nicht nur aus, sondern erzeugt auch ein permanentes Unterdrückungs- und Unzufriedenheitsgefühl. Sowohl die finanzielle Knappheit als auch die notgedrungene Arbeit können Erschöpfung oder ärgerliche Anspannung in einer Familie so auf Dauer stellen, dass ein Kind mit seinen Bedürfnissen nach Fürsorge, ähnlich wie bei den oben beschriebenen Armen im Frankreich des 18. Jahrhunderts, zunehmend als Last empfunden wird.

- Eine junge Mutter, die vom Vater ihres Kindes verlassen wurde, kann von Gefühlen der Hilflosigkeit, der Überforderung, der Angst und der ohnmächtigen, gekränkten Wut dominiert werden, die das Kind zu einer Überforderung oder einem aversiven Objekt werden lässt – insbesondere, wenn die Trennung die finanzielle Versorgung infrage stellt, einen Zwang, arbeiten zu gehen, entstehen lässt und es zu wenig Hilfe aus der Familie, von Freundinnen oder öffentlichen Einrichtungen gibt. Aber nicht nur physisches und formales Verlassen kann solche Emotionen entstehen lassen, sondern auch ein faktisches Im-Stich-Lassen bei Anwesenheit. Wenn der Vater – im strikten Ausfüllen seiner Rolle als sich aus dem Beziehungsraum der Familie heraushaltender Finanzier – weder einen Teil der Betreuungsarbeit übernimmt, noch die Mutter durch Übernahme anderer Arbeiten im Haushalt entlastet, kann diese sich in ihrer engen und anstrengenden Bezogenheit auf das Baby weder unterstützt noch geschützt noch wertgeschätzt fühlen (Winnicott, 1984 [1965], S. 63). Auch fehlt ein Dritter, der ihre Vorstellungen und Fantasien, was das Kind sei, was es von ihr wolle, was sie tun und lassen solle, bestärkt, relativiert oder korrigiert – und sie damit auf den beruhigenden Boden einer gemeinsamen Verantwortung holt. Ein dermaßen außenstehender Vater kann auch kein alternatives Beziehungsobjekt für das Kleinkind sein, kann keine Triangulierung konstellieren und keinen Ausgleich für die eventuell entgleisende Beziehung zwischen Mutter und Kind bieten. Das Sich-Heraushalten des Vaters erklärt, warum in der Mehrzahl der klinischen Anamnesen von schwer Süchtigen die frühkindliche Beziehung zur Mutter als Ursache der Störung beschrieben wird.
- Oft können junge Mütter dieses Sich-Entziehen des Vaters noch bewältigen, weil es den geschlechtsbezogenen Rollen entspricht, die sie von ihren Eltern kennen und die alleinige Verantwortung der Mutter für das Wohlbefinden des Kleinkindes ja auch die narzisstische Gratifikation der Macht über dieses unreife Wesen sowie der sozialen Anerkennung enthält. Es passiert aber nicht selten, dass die Geburt und die alltägliche praktische Verantwortung für das Kind und die Perspektive vieler Jahre der Abhängigkeit gerade für Mütter mit einer gewissen Selbstunsicherheit und einem hohen Selbstideal eine psychische Überforderung darstellen – dies umso mehr, wenn das Kind durch eine Krankheit oder weil es ein Schreibaby ist, besondere Anstrengung und Frustrationstoleranz von der Mutter fordert (eine er-

schwerende Bedingung, die auch für die anderen bisher aufgezählten Möglichkeiten gilt).

- Die Überforderung äußert sich bei der Mutter manchmal als postpartale Depression; manchmal mündet sie in ein automatisches Funktionieren, in dem die Mutter ihre eigenen Bedürfnisse und Wünsche nicht mehr wahrnimmt und auch gegenüber dem Kind emotional ertaubt; manchmal meldet sich ein Wunsch, das belastende Kind loszuwerden. Dieser direkte Ausstoßungswunsch wird meistens verdrängt oder verleugnet (weil er ja dem mütterlichen Fürsorge-Ideal und dem entsprechenden Über-Ich-Gebot widerspricht), und als Kompromisslösung tritt die emotionale Aussetzung an die Stelle, bei der der Libido-Abzug vom Kind ein heimliches Sterben-Lassen darstellt, während die für die Umwelt sichtbare materielle Fürsorge aufrechterhalten bleibt.
- Ein ähnliches Ergebnis kann der Verlust der bemutternden Person für das Kind zur Folge haben. In einem Interview mit einem Journalisten berichtet ein 24-jähriger alkoholabhängiger Postangestellter (»Willi S.«), dass seine Mutter in seiner frühen Kindheit gestorben sei, der Vater ihn danach für eine Weile in ein Heim gegeben und, nachdem er eine neue Frau gefunden, wieder in die Familie geholt habe. Die Stiefmutter habe ihn verpflegt, sonst sei er ihr egal gewesen. Der Vater, ein nüchterner Mann, war kein emotionaler Ansprechpartner gewesen. Er hatte sich um das Organisatorische und die Lebensplanung des Sohnes gekümmert und regelte zum Zeitpunkt des Interviews immer noch die Finanzen des jungen Mannes (Körner, 1989, S. 34–46). Auch hier hatte nach dem Tod der Mutter so etwas wie eine »emotionale Aussetzung« stattgefunden, da sich keine Bezugsperson gefunden hatte, die eine affektive Bindung mit dem Kind eingegangen wäre und es nach dem Verlust der Mutter aufgefangen hätte. Nach meinen Erfahrungen und denen aller mir bekannten Therapeuten und Berater von schwer süchtigen Menschen berichten diese in signifikanter Zahl von traumatischen Trennungserlebnissen in ihrer Kindheit. Es ging dabei immer um den Tod einer primären Bezugsperson oder darum, von ihr verlassen oder weggegeben zu werden – meist mit anschließender emotionaler Vernachlässigung beziehungsweise Ignoranz. Die Bezugspersonen, die sich nach solchen Erlebnissen um die Kinder kümmerten (Großmütter oder andere Verwandte, Tagesmütter, Heimerzieher usw.) waren in der Regel von

den in dieser Situation schwierigen, unzugänglichen Kindern überfordert oder ihrerseits aus verschiedenen Gründen emotional desinteressiert.

Statussicherung

Jenseits der direkten persönlichen Unterdrückung und den sozial und materiell bedrückenden Lebensumständen mit ihren existenziellen Ängsten gibt es Gründe für die emotionale Abwendung vom Kleinkind, die in der Sorge von Bezugspersonen um ihren sozialen Status liegen, der Sorge um ihre Selbstverwirklichung, das Erreichen und Halten persönlicher Ziele. Es handelt sich dabei sowohl um das narzisstische Problem der Anerkennung durch Andere als auch um das narzisstische Problem der Anerkennung des Selbst durch das Selbst-Ideal.

- Eine Mutter rechnet sich zum Bildungsbürgertum und will sich von den gewöhnlichen Leuten unterscheiden, indem sie zu Konzerten und Ausstellungen geht, an Empfängen, Partys und Einladungen zum Tee teilnimmt oder diese selbst veranstaltet und auf viele Weisen in der gebildeten Gesellschaft einer Stadt präsent ist. Zur Kinderbetreuung fühlt sie sich nicht berufen und gibt ihr Kind, zu dem sie – ähnlich wie die oben beschriebenen französischen Adligen und Bürgerfrauen – ein distanziertes Verhältnis hat, an Verwandte und Bedienstete ab. Die Gefahr der psychischen Vereinsamung des Kindes nimmt sie in Kauf (siehe Kapitel 16, im Abschnitt zur *adaptiven Sucht* das Fallbeispiel »Der Regisseur«). Dahinter steckt die Angst vor Verachtung durch die Mitglieder ihrer sozialen Gruppe, vor Verlust des Ansehens, vor einem »Uninteressant-Sein« und »Geschnitten-Werden« – alles Formen sozialer Ausstoßung. Es kann aber auch eine Angst vor Selbstverachtung und Selbstverurteilung enthalten sein beziehungsweise eine Sorge, sich selbst genügend zu verwirklichen, den eigenen (Ideal-)Vorstellungen vom Leben zu genügen, vom eigenen Selbst-Ideal anerkannt zu werden. (Voraussetzung für ein solches Ideal der Selbstverwirklichung ist allerdings auch eine entsprechende Erziehung sowie eine Strömung oder Gruppierung in der Gesellschaft, die dieses Ideal teilt.)
- Mütter oder Eltern können in ihren Berufen und Karrieren so aufgehen, sie so als Lebenszweck empfinden, dass sie die Kraft und Zeit,

welche die Fürsorge für Kinder fordert, als Abzug von ihrer eigentlichen (das heißt als eigen empfundenen) Berufung und Aufgabe erleben, was dazu führen kann, die Kinder mehr oder minder skrupellos abzuschieben. (Das muss allerdings nicht notwendigerweise der Fall sein, denn es ist durchaus möglich, auch für Kinder akzeptable Lösungen zu finden, zum Beispiel in Gestalt alternativer Bezugspersonen.)

- Eine andere Variante der Sorge um die soziale Akzeptanz bezieht sich nicht so sehr auf eine besondere Gruppe, sondern auf das »Man« verallgemeinerter und identifikatorisch übernommener Regeln und Verhaltensweisen. »Benimm dich anständig!« und »Was würden die Nachbarn sagen, wenn du …« sind zwei der Leitsätze dieser Kultur der Konformität. Die Konformität erwartet ein Leben in strikten »Klischees« (Lorenzer, 1976, S. 29). Frauen sollen sich zum Beispiel klaglos für die Familie aufopfern und gegenüber der sozialen Außenwelt uninformiert bleiben, während Männer beispielsweise im Beruf erfolgreich sein müssen und sich aus der Familie heraushalten dürfen. Mütter und Väter, die unter dem dominanten Einfluss solcher impliziten oder expliziten Verhaltensregeln aufgewachsen sind und leben, haben kaum gelernt, ihre eigenen Gefühle, Wünsche und Ansichten richtig wahrzunehmen, oder fürchten irgendeine Form von Bestrafung, Beschämung oder Verachtung, wenn sie das tun. Die emotionale Selbstunterdrückung kann so weit gehen, dass eine gefühllose, die eigenen Emotionen ablehnende Art (siehe Kapitel 22, Abschnitt zur Nazi-Erziehung) für die einzig mögliche und normale gehalten wird.
- Solche Eltern werden von ihren Kindern als gefühllose Gegenüber erlebt, die ihnen nur eine starre Fassade rigider Erwartungen zeigen und an ihnen als fühlenden Wesen kein Interesse haben. Eine Möglichkeit für die Kinder, mit dieser Unerreichbarkeit psychisch fertig zu werden, ist die Identifikation mit ihr als einem Weg, mit den Eltern (wenigstens) etwas gemeinsam zu haben, und als einem Weg, das eigene Ohnmachtsgefühl zu verdrängen. Als solchermaßen Identifizierte geben sie die Affekttaubheit dann an ihre eigenen Kinder weiter. Neben der Identifikation können sie auch eine abhängige Persönlichkeit ausbilden. Wenn keine ändernden Umstände eintreten, entsteht so eine Familientradition von Starrheit und emotionaler Unempfindlichkeit sowie Abhängigkeit und gelegentlicher Suchtentwicklung.

Innere Zwangslagen

Bei der Frage nach den Gründen für die missachtende Behandlung von Kindern gibt es neben den aktuell bestehenden Motiven aus den Bereichen der direkten zwischenmenschlichen Bedrohung, der alltäglichen Zwangslagen und der Statusgefährdung Gründe, die in der Vergangenheit der jeweiligen Betreuungsperson liegen und ihre psychischen Spuren hinterlassen haben:

- Eine mütterliche Bezugsperson muss so viel psychische Energie zur Abwehr eigener Traumata oder Verlusterfahrungen aufwenden, dass die damit verbundene Gefühlsverleugnung oder -verdrängung beziehungsweise die entstehende Depression es unmöglich machen, mit den lebendigen Gefühlen eines Kindes mitzuschwingen. Die Berichte und Psychoanalysen von (erwachsenen) Kindern von Holocaustopfern weisen darauf hin (Grubrich-Simitis, 1998; Kogan, 2009; Kestenberg, 1998). Dies würde zu meiner Beobachtung und anderen Untersuchungen (Wiegand, 1992) passen, dass die Kinder (oder Enkel) von Einwanderern sowie von Eltern, die in ihrer Lebensgeschichte schwere Verluste erlitten haben, verstärkt süchtig werden, wenn die Eltern sich bemühen, zu leben, »als sei nichts geschehen«, und in der Familie ein Klima affektiver Taubheit herrscht.
- Eine Bezugsperson wurde in ihrer Kindheit traumatisch von Verlassen-Werden und/oder Misshandlung bedroht. Sie hat zur Abwehr eine Borderline-Struktur mit panisch-aggressiven Affektüberschwemmungen und starkem Misstrauen entwickelt (siehe Kapitel 19), die es ihr unmöglich macht, eine verlässliche Zuwendung zu bieten. Sie induziert im Kind eine psychische Haltlosigkeit und Verlassenheit, auf die es mit der Bildung von Abhängigkeit reagiert.
- Ähnliches passiert, wenn eine Mutter eine schwere Angstproblematik, meist mit einem schwachen Selbstwert kombiniert, mit sich herumträgt und sich die Fürsorge für ein Kind nicht zutraut, es immer wieder weggibt oder immer wieder panisch zusammenbricht und dann für das Kind nicht ansprechbar ist (siehe Kapitel 16, *adaptive Sucht*, Fallbeispiel »Der Grundstücksmakler«).
- Die Mutter des trockenen Alkoholikers aus dem Fallbeispiel in Kapitel 15 war zu seiner Geburt 18 gewesen und hatte vorher mehrfach versucht, das Kind abzutreiben. Sie war (nach den Berichten des Sohnes) eine ängstlich unruhige, jeden Körperkontakt ablehnende

Frau, die in großer Furcht vor ihrem gewalttätigen Vater aufgewachsen war und an nichts anderem mehr Interesse hatte als an ihrer eigenen Sicherheit und Versorgung. Dem Sohn stand sie hilf- und verständnislos gegenüber. Ihr war nur wichtig, dass er nichts anstellte, was die Nachbarn veranlasst hätte, schlecht über sie zu reden oder sich bei ihr zu beschweren (Voigtel, 2015, S. 72).

- Eng verwandt mit dieser Problematik ist die der depressiven Lähmung und Selbstentwertung, die eine Bezugsperson immer wieder in einem »schwarzen Loch« der Sinnlosigkeit, des Grübelns und der Handlungsunfähigkeit versinken lässt, in dem sie für ein Kind emotional nicht mehr erreichbar ist. Diese »tote Mutter« wurde bisher hauptsächlich zur Erklärung der schweren Depression benutzt (Green, 1993, 2004), kann aber auch eine abhängige und später süchtige Abwehr provozieren.

  Angst, Depression, das chronische Gefühl von Haltlosigkeit und Hilflosigkeit und die Überzeugung eigener Minderwertigkeit können eine Mutter auch dazu bringen, »aufzugeben«, das Kind nur noch notdürftig zu versorgen und es ansonsten verwahrlosen zu lassen.
- Eine starke Verlassenheitsangst und Selbstunsicherheit können auch dazu führen, dass eine Mutter das Kind als Trostobjekt für sich funktionalisiert. Es soll immer bei ihr bleiben, wie ein Spiegel ihrer eigenen Unsicherheit und Abhängigkeit (»Zwillings-Übertragung« nach Kohut, 1976, S. 140–151), von ihr abhängig sein und sich auf keinen Fall verselbstständigen. Jenseits dieser Funktion existiert es für die Mutter nicht. Das spontane oder eigenwillige Selbst des Kindes wird von der Mutter nicht gespiegelt, vielleicht direkt abgelehnt, jedenfalls nicht bestätigt. Es bleibt schwach oder – um mit Kohut zu sprechen – »leer«, und diese Leere und Schwäche müssen, wenn sie ab der Jugendzeit für das Kind spürbar werden, betäubt oder überspielt werden.
- Eine weitere Variante des Themas der schweren Selbstunsicherheit einer Mutter ist die Angst vor Autoritäten, vor Überforderung und Beschämung. Eine berufstätige Mutter fühlt sich permanent unter dem Druck, alles richtig zu machen, und ist oft kurz vor einer Panik. Ihr Kind muss sich in ihren gehetzten Tagesablauf einfügen, soll keine zusätzlichen Sorgen machen und sich nur so verhalten, dass es ihre Angst nicht vergrößert. Eine andere Mutter kann ihre permanente Angst, etwas falsch zu machen, unbewusst durch einen zwanghaften

Perfektionismus bekämpfen, vom Putzen und Ordnen besessen sein, ihre Kinder nur zu Sauberkeit, Pünktlichkeit und Pflichterfüllung erziehen und kein Ohr für etwas Anderes haben.

- Eine Bezugsperson kann auf die Missachtung in der eigenen Kindheit und Jugend statt mit Unsicherheit und Angst auch mit einer chronischen Kränkung und Wut reagiert haben und in ihrem erwachsenen Leben von diesen Gefühlen besessen sein – in Gestalt von Wutausbrüchen, einer permanenten Vorwurfshaltung oder eines beleidigten Rückzugs. Sie kann so mit ihren Gefühlen des Zu-kurz-gekommen-Seins oder der ungerechten Behandlung beschäftigt sein und so um sich selbst kreisen, dass das Kind unwichtig wird beziehungsweise sie zu der Empathie und dem Gefühlsspektrum, das man im Umgang mit kleinen Kindern braucht, keinen Zugang mehr hat.
- Eine sowohl von Ohnmachts- und Minderwertigkeits- als auch von Wutgefühlen getriebene Bezugsperson kann diesen aber auch dadurch begegnen, dass sie ihre physisch-geistige Überlegenheit gegenüber ihrem Kind ausnutzt und es sadistisch demütigt und entwertet, sei es durch Worte und Maßnahmen oder durch körperliche Gewalt (einschließlich sexueller Gewalt). Das Kind wird funktionalisiert, um die eigene Ohnmacht für nicht-existent zu erklären, dem Kind werden eigene Rechte und Bedürfnisse aberkannt. Eine Unterform davon ist die sogenannte »projektive Identifizierung«: Die Bezugsperson unterstellt dem Kind alle Inkompetenz, Schwäche und Bosheit, die sie bei sich selbst insgeheim vermutet und fürchtet, und wird auf diesem projektiven Weg die eigene Schlechtigkeit los. Das Kind, das sich gegen diese Unterstellungen nicht wehren kann, wird mit einem negativen Selbstbild infiziert (siehe das Fallbeispiel der »Handballerin« in Kapitel 16, Abschnitt zur *resignativen Sucht*).

Was ändern?

Die (unvollständige) Aufzählung der Gründe, warum Mütter, Väter oder Pflegepersonen sich mit ihrem Interesse von einem Kleinkind abwenden, zeigt zweierlei:

- Erstens sind die Gründe so verschieden, wurzeln in so verschiedenen Zusammenhängen – von der ökonomischen Not über eine physische Erkrankung, über ein unmittelbares Unterdrückungsverhältnis bis zu sozialen Statusängsten, persönlichen Minderwertigkeitsgefühlen und früher Traumatisierung –, dass von einer einheitlichen Ursache (etwa einer »dependogenen« Mutter, zu deren spezifischen psychischen Eigenschaften die Ablehnung des Kindes gehört) nicht die Rede sein kann und entsprechend auch kein zentraler Hebelansatz besteht, um eine Änderung in Gang zu setzen.

- Wenn man zweitens an den Gründen der Entstehung einer abhängigen Persönlichkeit (mit Suchtoption) vonseiten der Gesellschaft oder des Staates tatsächlich etwas ändern will, wird man angesichts von deren Vielgestaltigkeit bei einem Flickenteppich von familienpolitischen, wirtschaftlichen, gesundheitsprophylaktischen, informationspolitischen, genderpolitischen, therapeutischen und anderen Maßnahmen landen. Das kann man probieren – und es würde der Diversität unserer Gesellschaft mit ihren vielen Handlungsebenen und Möglichkeiten von gegenseitiger Hilfe, bürgerlichem Engagement, politischer Initiative und institutioneller Veränderung entsprechen. Es wäre aber auch eine Verzettelung, bei der man das Ziel leicht aus den Augen verlieren könnte und bei der die Anzahl möglicher Hindernisse proportional zur Zahl der Handlungsebenen steigen würde. Eine andere Möglichkeit bestünde darin, nicht die diversen einzelnen Ursachen auf verschiedene Weisen ändern oder beseitigen zu wollen, sondern an der Form anzusetzen, in der sie sich bewegen. Damit meine ich die private Familie, die immer noch die wesentliche Form ist, in der sich unsere nahen und vor allem frühen Lebensbeziehungen bewegen.

23 Der Einschluss im Privaten

Die vernachlässigenden, traumatisierenden Mütter und Väter handeln unmittelbar aus ihren äußeren und inneren Notlagen heraus. Sie merken meist nicht, was ihre treibenden Motive sind. Sie wissen oft nicht, dass sie ihren Kindern schaden beziehungsweise halten es für unvermeidlich und nicht weiter erklärbar, dass diese ihnen gleichgültig sind oder sie sie sogar hassen. Wenn ein Kind auffällig wird, sehen die Eltern dies als einen »endogenen« Fehler des Kindes, als eine Krankheit seines Gehirns, als Dummheit oder Bosheit, und empfinden es als lästig, gehen mit Strafen dagegen an oder versuchen es zu ignorieren. Oft bewegen sich solche Eltern in einem Familien-, Freundes- und Bekanntenkreis, der ähnlich denkt und handelt wie sie. Wenn eine Freundin oder ein Verwandter doch einmal eine offene Rückmeldung der Art »Deiner Tochter geht es nicht gut« oder »Du kümmerst Dich zu wenig um Deinen Sohn« gibt, dann wird mit einer oberflächlichen Rechtfertigung darauf reagiert, oder es wird als Beschuldigung aufgefasst und aggressiv zurückgewiesen. Gleiches gilt, wenn ein Erzieher oder eine Lehrerin einer Mutter oder einem Vater ein ernsthaftes Feedback zur Erziehung gibt. Dies wird oft als Einmischung aufgefasst oder als moralische Gängelung. Beispiele eines anderen Umgangs von Eltern mit ihren kleinen Kindern, die in den Medien gezeigt werden, Ratschläge von Fachleuten, werden meist als nicht zur eigenen Lebensweise gehörend oder als fiktiv erlebt. Nur unter starkem Druck, bei nicht mehr zu kaschierenden schweren Symptomen des Kindes, suchen die Eltern Hilfe außerhalb der Familie, bei Ärztinnen, Erziehungsberatungsstellen oder Psychotherapeuten.

Durch den Mangel an frühzeitiger Rückmeldung erfahren die vernachlässigenden Familien nicht, dass die Art, wie sie mit ihren Kindern umgehen, diesen schadet. Sie kommen ohne einen Anstoß von außen nicht auf die Idee, dass von ihnen erwartet wird, dass sie sich ihren Kindern emotional zuwenden, und dass ihre unmittelbare, bewusste oder unbewusste Vernachlässigung ein Problem darstellt, das gelöst werden sollte. Ebenso wenig erfahren sie Hilfe bei der Problemlösung. Die allgemein bekannte Existenz einer solchen Hilfe würde die Motivation, das Problem erkennen und angehen zu wollen, erheblich verstärken. Die Mütter, Väter und Erzieher bräuchten kompetente Personen, die sie auf ihre Erziehungshaltung aufmerksam machen, ohne sie moralisch zu verurteilen. Sie bräuchten andere Erwachsene, die sich für ihre aktuelle Lebenslage und Vergangenheit empathisch interessieren und versuchen, die Gleichgültigkeit gegenüber den Kindern als Produkt dieser Lage zu verstehen. Solche Sozialhelfer könnten einerseits helfen, aus Zwangslagen herauszukommen, und andererseits ermöglichen, über Sorgen, Ängste, Ohnmachtsgefühle, Kränkungen und Wut zu sprechen und diese Emotionen als verständlich und der Lage angemessen zu erfahren. Auf diesem Weg könnte auch ein Verständnis für die Emotionen der eigenen Kinder geweckt werden.

Eine solche aktive psychisch-soziale Erziehungshilfe gibt es in unserer Gesellschaft kaum. Jugendämter und ähnliche Institutionen kümmern sich nur bei eklatanten, nach außen auffälligen Missständen um Familien. Aufsuchende Sozialfürsorge ist keine Standardleistung für alle Familien, ganz zu schweigen von initiativen Beratungs- und Therapieangeboten für belastete Mütter und Väter und von obligater Vermittlung psychischer Grundkenntnisse über Kindererziehung (zum Beispiel in den Abschlussklassen der Schulen) – wobei hier nicht auf die Verantwortung des Staates allein abgehoben werden soll, sondern auch auf ein öffentliches Klima, das gegenseitige Hilfe unter erziehenden Erwachsenen fördert.

Stattdessen wird Paaren per juristischer Zuschreibung elterlicher Verfügungsgewalt und per Sorgerecht aufgenötigt, allein für das Aufwachsen und die Erziehung ihrer Kinder verantwortlich zu sein, als wären sie ihr privates Eigentum. Entsprechend fühlen sich auch viele Eltern als Privateigentümer ihrer Kinder und Machthaber über diese. Ihnen wird nahegelegt, dass sie niemandem Rechenschaft schuldig sind, und dass eine Qualifikation zur Erziehung nicht nötig ist. Also behandeln sie ihre Kinder nach persönlichem Gutdünken und gemäß den ihnen durch eigene Erziehung und Bildung zur Verfügung gestellten geistigen und emotionalen Mitteln. Die einen erkennen gar nicht, dass sie ihre Kinder vernachlässigen und misshandeln, die andern halten das für unvermeidbar, die dritten halten es für ihr gutes Recht und werden in diesem Glauben von patriarchal-gewalttätigen Erziehungskonzepten gestützt. Wieder andere Eltern oder Alleinerziehende fühlen sich überfordert und alleingelassen, haben vielleicht ein schlechtes Gewissen, resignieren aber in ihrer Hilflosigkeit und überlassen der Vernachlässigung das Feld.

Die staatliche und gesellschaftliche Institutionalisierung privater Zuständigkeit wirkt auf der Seite der betroffenen Eltern als *normatives Ideal der privaten Selbstverantwortlichkeit*. Das bedeutet, dass sie sich verpflichtet fühlen, allein und ohne äußere Hilfe ihre Familie zu managen. Sie meinen, sich schämen zu müssen, wenn sie sich auf der Suche nach Hilfe und Korrektur an andere Menschen wenden. Sie haben auch kaum eine Vorstellung von einer hilfreichen Außenbeziehung (Hutz, 1996; Rosemeier, 1996 zu sogenannten »Vernachlässigungsfamilien«). Sie stehen unter dem sozialen und psychischen Druck, als funktionierende Familie nach außen erscheinen zu müssen, obwohl sie es innerlich nicht sind.

Der Privatraum wirkt also in diesem Kontext als Gefängnis und Verhinderung von Hilfe. Erwachsene gehen in unserer Gesellschaft Beziehungen miteinander ein, bekommen und erziehen Kinder, und tun das alle »irgendwie«, das heißt aufgrund verschiedenster Splitter von Familientraditionen, von unterschiedlichen Informationen, durch mehr oder minder unbewusste emotionale Motive und Sachzwänge angetrieben, das heißt insgesamt mit wenig Bewusstheit und Orientierung. Ohne Einhalt und Hilfe von außen bleibt Eltern in der Regel nicht viel anderes übrig, als ihre Neurosen und Persönlichkeitsstörungen aneinander und an den Kindern auszuleben. Den Kindern bleibt nichts anderes, als sich in ihrer psychischen Struktur, so gut es geht, an die Vorgaben der Eltern, im negativen Fall an Vernachlässigung und Missachtung (unbewusst) anzupassen und zum Beispiel eine abhängige Persönlichkeitsstruktur auszubilden.

Der historisch entstandene bürgerliche Privatraum ist einerseits gut als Schutzraum für enge emotionale Beziehungen, einschließlich der zwischen Eltern und Kindern, gut zum Entfalten und Ausleben subjektiver Eigenarten seiner Bewohner, andererseits bietet er immer noch (das ist sein patriarchales Erbe) den Mächtigeren in seinem Inneren, seien es Männer, Mütter oder Eltern, die Möglichkeit, weniger Mächtige beziehungsweise Abhängige »bloß als Mittel« für sich selbst zu behandeln, wie Immanuel Kant das im Kontext seines kategorischen Imperativs schon verurteilte (Kant, 1978 [1785], S. 429). Dieser funktionale Missbrauch muss nicht gezielt sein, sondern kann sich einfach daraus ergeben, dass die Mächtigeren ihre Interessen ausleben, ohne nach denen der Abhängigen zu fragen.

Der staatlich legitimierte Privatraum dient bei uns auch als Reservat für

Traditionen und Kulturen, in denen die *Rollenerwartung*, die eine Familie, ein Clan, eine Glaubensgemeinschaft, eine Nachbarschaft, eine »Szene«, ein sozial vermitteltes »Man« an ein Individuum hat, für wichtiger gehalten wird als die selbstbestimmte Entfaltung des Individuums. Gesellschaftlich verbreitete Rollenvorstellungen und Erziehungspraktiken aus der Nachkriegszeit, aus der DDR oder dem Nationalsozialismus können hier weiterleben. Auf das Thema fehlender Selbstachtung und Unfähigkeit zur Selbstfürsorge bezogen sind dabei die Haltungen und Maßnahmen von Relevanz, die sich explizit gegen die Herausbildung emotionaler Autonomie bei Kindern und Jugendlichen (und Erwachsenen) richten. In klassisch patriarchal ausgerichteten Kulturen und Subkulturen ist es erwünschter, die Rolle als dienende Ehefrau oder als Ernährer und Herrscher der Familie, als dankbare Tochter oder als pflichtbewusster Sohn zu erfüllen und den Geboten des Vaters und der religiösen Führer zu folgen, als sich zu fragen, was man selbst will und danach zu handeln. In modernen konformistischen Kulturen verlangen die Individuen von sich, sozial vorgegebene Rollen wie die fürsorgliche Mutter oder den fleißigen, Geld verdienenden Vater, die toughe Karrierefrau oder den souveränen Besserwisser auszufüllen – und empfinden sich als Versager, wenn sie das nicht tun. Auch hier kann der Sinn für die eigene Spontaneität, die unmittelbare Affektivität und den eigenen Willen verlorengehen. Überdies können bestimmte familiäre Ideologien ein Aufgehen in einer egoistischen Sache, sei es Reichtum, Ansehen oder Macht, fordern oder eine selbstlose Hingabe an eine gemeinsame Sache, sei es eine Firma, die Familie oder ein Glaube. Für Menschen, die einseitig auf fremd vorgegebene Zwecke orientiert sind beziehungsweise ihre eigenen von jenen gar nicht unterscheiden können, ist es natürlich schwierig, ihre Kinder gemäß deren besonderer Persönlichkeit wahrzunehmen und zu behandeln.

Die Vernachlässigung der Besonderheit des Kindes stellt so lange »kein Problem« dar, führt so lange nicht zu sozialen Auffälligkeiten wie Schulversagen, Suchterkrankungen, Gewalttätigkeit usw., wie das Kind im einschlägig geprägten Familienverband bleibt und sich als Jugendliche nicht mit den Autonomie-Anforderungen der umgebenden Kultur des »frei« selbstverantwortlichen Individuums auseinandersetzen muss beziehungsweise davor geschützt bleibt. Ich erinnere an die in Kapitel 15 beschriebene, für die Manifestation der Sucht entscheidende Trennungssituation (oft in der Adoleszenz), die es für das Subjekt notwendig werden lässt, seine eigenen Wünsche zu erkennen und ernstzunehmen, sie mit verinnerlichten

Richtlinien des Gewissens abzugleichen und als eigene Interessen gegenüber seinen Bezugspersonen und generell in der Außenwelt zu verfolgen. Sobald der Schutzraum der Rollen-Kultur verlassen wird, beginnen die Probleme mit der Haltlosigkeit, dem negativen Selbstwert und der Unfähigkeit, sich affektiv selbst zu steuern. Dies zeigt sich in dem Umstand, dass eine schwere Sucht erst ausbricht, wenn ein auf psychische Autonomie nicht vorbereiteter Jugendlicher die familiäre Einbettung verliert. Wie im 5. Kapitel schon erwähnt, beobachteten nordamerikanische Soziologen, dass Heroin-Abhängigkeit unter in den USA geborenen Einwanderer-Kindern wesentlich häufiger ist als unter Einwanderer-Kindern, die ihre Pubertät noch in ihrer Heimat beziehungsweise im Zusammenhang mit ihren traditionellen Bindungen verbracht haben (Lukoff, 1983).

Hilfe und Abhilfe

Welche Möglichkeiten bestehen, Müttern, Vätern und anderen Bezugspersonen aus gewalttätigen, materiellen und emotionalen Zwangslagen herauszuhelfen, in denen sie ihre Kinder missachten beziehungsweise emotional vernachlässigen? Wie kann man den betroffenen Kindern und Jugendlichen helfen? Welche Möglichkeiten bestehen, das normative Ideal der privaten Verantwortlichkeit von Eltern aufzuweichen? Welche Möglichkeiten bestehen, Eltern ihr emotional vernachlässigendes Verhalten bewusst zu machen, sie für die psychischen Bedürfnisse ihrer Kinder zu sensibilisieren, eine »advokatorische Position« für die emotionalen Belange des Kindes in der Familie zu installieren, ohne die Mütter und Väter allzu sehr zu beschuldigen oder zu beschämen?

Zunächst wäre wünschenswert, dass Jugendliche und junge Erwachsene als zukünftige Eltern schon in der Schule jenseits biologisch-medizinischer Information etwas über die emotionalen Bedürfnisse und kognitiven Fähigkeiten von Babys und Kindern erfahren. Um zwei Beispiele zu nennen:

- Ein Einjähriger reißt immer wieder Geschirr vom Esstisch. Dies ist keine Tat, um die Eltern zu ärgern. Die Intentionalität des Kindes ist noch nicht so weit ausgebildet, dass es diese Absicht überhaupt haben könnte. Es dafür anzubrüllen, wäre falsch. Das Kind ist mit seiner Selbstwirksamkeit beschäftigt. Es probiert aus und genießt, was es bewirken kann. Wenn man es stoppen will, sollte man ein für das Kind weniger brutales Mittel benutzen.
- Ein dreijähriges Kind soll beim Bäcker aussuchen, welches Brötchen es morgen zum Frühstück haben will. Es ist überfordert, weil es die

zeitliche Perspektive und die Vorstellungskraft dafür, was es morgen vielleicht mögen könnte, noch nicht hat. Das Kind kann aber sehr wohl aussuchen, welche Farbe die Socken haben sollen, die es jetzt anziehen soll.

Es geht darum, dass werdende und junge Eltern erfahrungsnah und pragmatisch lernen, kleine Kinder angemessen aufzuziehen. Für bereits sensibilisierte Eltern gibt es zum Beispiel das *Handbuch Kinder* der Stiftung Warentest (1996) oder die ständig aktualisierten *Elternbriefe* vom Berliner *Arbeitskreis Neue Erziehung*, die jungen Eltern begleitend zu den Reifungsphasen ihres Kindes zugeschickt werden. Wichtig wäre aber, dass auch Bevölkerungskreise, die sich dafür nicht interessieren oder davon nichts wissen, mit solchen Informationen in Kontakt kommen. Es sollte mehr öffentliche Beratungs- und Trainingsmöglichkeiten für junge Mütter und Eltern geben. Erzieher und Erzieherinnen sollten mehr über psychische Zusammenhänge zwischen Eltern und ihren kleinen Kindern wissen. Jugendbehörden sollten mit mehr und bezüglich der Psyche ihrer Klienten besser ausgebildetem Personal ausgestattet sein.

Um der Überlastung von Eltern vorzubeugen, sollten größere Firmen verpflichtet werden, Betriebskindergärten einzurichten und Angestellten mit Kindern durch flexible Arbeitszeiten entgegenzukommen. Erzieher sollten als »Springer« zur Verfügung stehen und ein Kind zu Hause betreuen, wenn es zu krank ist, um in den Kindergarten zu gehen. Grundsätzlich würde eine Umverteilung von Einkommen und Arbeitszeit dabei helfen, materielle und psychische Zwangslagen zu lindern: Wenn elterliche Bezugspersonen bei gleicher Bezahlung weniger arbeiten müssten, hätten sie mehr Zeit für ihre Kinder und ihre eigene Weiterentwicklung.

Um Familien, Alleinerziehende und Jugendliche zu unterstützen und sozial einzubinden, sollte die kommunale Stadtplanung, Familien- und Sozialpolitik dafür sorgen, dass genügend quartiersintegrierte, fußläufig erreichbare Kindergärten und Grundschulen vorhanden sind und dass es Nachbarschaftszentren mit Begegnungsmöglichkeiten, Ansprechpartnern und Lebenshilfen gibt:

- eine Sozialarbeiterin für Hilfen in Krisensituationen, Beratung und Hilfe gegenüber Ämtern, Krankenkassen und Ähnlichem;
- eine psychische Beraterin, die bei Ehe- und Kinderproblemen leicht erreichbar zur Verfügung steht und gegebenenfalls an spezialisierte Kolleginnen weitervermitteln kann;

- ein Krankenpfleger für kleinere Verletzungen, vorübergehende Betreuung, Ratschläge und Weitervermittlung;
- Zimmer (mit Betreuung) für vorübergehende Aufenthalte von Jugendlichen bei Streit mit den Eltern, für Ehepartner bei einem Streit oder bei Misshandlung, für Kinder, wenn die alleinerziehende Mutter plötzlich ins Krankenhaus muss;
- eine betreute Wohngemeinschaft für Jugendliche;
- ein preisgünstiges Café, wo sich Erwachsene treffen können;
- ein Saal für Feiern;
- Kurse (vom Stricken bis zur Computergrafik), bei denen Erwachsene in Kontakt kommen können;
- eine Jugendfreizeitstätte (ab dem 12. Lebensjahr fällt in Deutschland das Recht auf einen Kita-Platz weg), in der Erzieher über Aktivitäten wie Spiele, Sport, Ausflüge, Tierbetreuung mit Jugendlichen in Kontakt kommen können.

Durch diese Möglichkeiten der gegenseitigen Wahrnehmung und Begegnung würden Kinder und Jugendliche, die in ungünstigen Familienkonstellationen leben, schneller auffallen und aufgefangen werden können. Gerade suchtgefährdete Jugendliche hätten mehr Möglichkeiten, ungezwungen auf Menschen zu treffen, die eine alternative Beziehungserfahrung bieten könnten (siehe Kapitel 15, Abschnitt »Eine Chance für Therapie und Prävention«). Überforderte Mütter und Eltern müssten weniger Schwellenangst haben, wenn sie Hilfe brauchen beziehungsweise würden eher auffallen und könnten angesprochen werden.

Das sind alles Maßnahmen, die es vereinzelt schon gibt, aber nicht allgemein. Vielleicht könnten bestimmte skandinavische Länder als Vorbild dienen, die Kinder als Besitz der Gesellschaft betrachten, die den jeweiligen Eltern nur anvertraut sind, wobei Eltern und staatliche Institutionen für das gute Aufwachsen der Kinder verantwortlich sind. Junge Mütter und Eltern werden obligatorisch von Sozialarbeiterinnen besucht, die sie beraten, medizinische Untersuchungen oder psychotherapeutische Hilfe vermitteln. Versagt dort ein Kind in der Schule, werden als Erstes die Lehrer befragt, was sie möglicherweise falsch gemacht haben.

Parallel zu solchen institutionellen Maßnahmen sollte eine gesellschaftliche Atmosphäre der Entängstigung dabei helfen, dass sozialer Kontakt aufgenommen wird und sich Erwachsene gegenseitig ihre Nöte mitteilen. Es sollte selbstverständlich werden, Hilfe von außenstehenden Menschen in Anspruch zu nehmen, die eigenen Schwierigkeiten als etwas Normales anzusehen und mitzuteilen – und nicht als persönliches (»selbstverantwortetes«) Versagen zu begreifen, das schamvoll verborgen werden muss. Unser Alltagsleben ist schwierig geworden. Weder unsere erwachsene Partnerschaftspflege noch die Erziehung der Kinder funktioniert noch nach einfachen Mustern. Wir brauchen Zugang zum gesammelten Wissen auf diesen Gebieten, wir brauchen den Blick von unbefangenen Dritten auf unsere jeweiligen Befangenheiten und Verstrickungen mit Partnern und Kindern und wir brauchen Möglichkeiten, angstfrei über uns selbst und unsere Situation zu sprechen. Eine solche Veränderung des Verhältnisses von Privatsphäre und Öffentlichkeit sollte nicht Züge einer kleinstädtischen Kontrolle bekommen oder von außenstehender Besserwisserei bestimmt, sondern von einem respektvollen Umgang aller Beteiligten miteinander getragen werden. Unter solchen Bedingungen sollte es einfacher sein, Väter in die Kindererziehung miteinzubeziehen oder innerfamiliäre Gewalt anzusprechen, ihr Einhalt zu gebieten und nach Lösungen für die dahinter liegenden Konflikte zu suchen.

Eine bereits global bestehende Möglichkeit zur gegenseitigen Hilfe bei der Erziehung stellen Soziale Medien dar: Bei aller Werbung, allen Fake News, aller Gewalt, Beleidigung, Pornografie, debiler Alberei und Selbstanpreisung im Internet ist doch die Möglichkeit, sich hilfreiche Informationen selbst zu beschaffen, ein großer Fortschritt. Niemand muss mehr im Überzeugungssystem oder im Kenntnismangel einer geschlossenen Gemeinschaft gefangen bleiben. Junge Eltern können sich Auskünfte holen und können sich mit anderen Eltern in ähnlicher Lage in bestimmten Foren austauschen. Das Netz bietet mit seiner indirekten Kommunikation und der Möglichkeit der Anonymität auch einen Schutz vor Beschämung, sodass es leichter wird, »private« Probleme zu äußern. Es bietet die Möglichkeit einer »horizontal operierenden sozialen Kontrolle« (Verhaeghe, 2016, S. 100) ohne den Anpassungsdruck einer Überwachung und Bewertung von oben.

Eine weitergehende Änderung bestünde darin, aus einer real bestehenden sozialen Tendenz eine angemessene Konsequenz zu ziehen: Es gibt immer mehr Alleinerziehende und Geschiedene mit Kindern, Patchwork-Familien und Wohngemeinschaften, in denen Kinder leben. Immer mehr Kinder erleben schwierige Wechsel ihrer Umgebungen durch Trennungen und Umzüge. Die Zahl der traditionellen Kleinfamilien schrumpft, und das Modell der privaten Kleinfamilie wird immer brüchiger. De facto haben viele Kinder mehr Bezugspersonen als nur Mutter und Vater: Stiefmutter, Stiefvater, die Partner und Partnerinnen des geschiedenen Elternteils, Großeltern, große Geschwister, Nachbarn, Erzieherinnen, Lehrer und Lehrerinnen, Sporttrainer, Sozialhelfer, Psychotherapeuten, die sich aber meist nicht als Erziehungsverantwortliche begreifen, sondern als Ersatz und Zuarbeiter der (letztlich verantwortlichen) Eltern und kaum je untereinander koordiniert sind. Dass Kinder zum Aufwachsen einerseits mehr Konstanz in ihrer Umgebung und andererseits mehr als nur zwei Eltern und Eltern ihrerseits mehr Unterstützung durch andere Erwachsene brauchen, fällt immer mehr Wissenschaftlern auf, die sich mit familiärer Erziehung befassen. Wir sollten neue Wege finden, Kinder mit genügend Bindungssicherheit und genügend Spielraum aufwachsen zu lassen und den begleitenden Erwachsenen das Elternsein zu ermöglichen, ohne dass sie auf zu viel andere Arten der Selbstverwirklichung verzichten müssen. Wir sollten andere Formen von Familie entwickeln, die sich eben nicht traditionell, sondern an der Aufgabe der Kindererziehung ausrichten sowie ein Netzwerk gegenseitiger Hilfe der Erziehenden unter Einschluss von pädagogischen, psychotherapeutischen, medizinischen und anderen Fachleuten knüpfen. Es würde darum gehen, die Erziehung nicht mehr als interne Angelegenheit der Einheit Kleinfamilie zu betrachten, sondern ein sich gegenseitig Halt und Autorität gebendes »Kollektiv rund um das Kind« und seine Bedürfnisse während der Zeit des Aufwachsens herum zu organisieren und »eine Erziehung aus der Gruppe heraus« anzugehen, wie der belgische Psychoanalytiker Paul Verhaeghe (ebd., S. 147–150) unter Bezugnahme auf die Psychologen Omer und von Schlippe (2010) schreibt. Die feministische Innsbrucker Politologin Miriam Tazi-Preve sieht die notwendige »Präsenz vieler für Kinder zuständiger Personen« am ehesten in einer matrilinear strukturierten »Wahl-Großfamilie« garantiert (2017, S. 195f.), während der Schweizer Kinderarzt Remo H. Largo (2020) transgenerationale Lebensgemeinschaften auf genossenschaftlicher Grundlage vorschlägt, in denen Kinder mit vielen Menschen vertrauten Umgang haben können, es keine anonyme Gleichgültigkeit gibt. Solche Lebensgemeinschaften oder Erziehungskollektive würden auch vernachlässigten oder von den Müttern respektive Eltern nicht gewollten Kindern die Möglichkeit eines bezogenen und behüteten Aufwachsens bieten. Sie würden Zwangslagen der Mütter, die aus gewalttätiger Bedrohung, Armut, Schicksalsschlägen oder auch neurotischen Verstrickungen resultieren, verhindern oder abmildern können.

Der Öffnung der familiären Privatsphäre und der Ausrichtung der Erziehung auf das Kind und seine Bedürfnisse im Zuge des Aufwachsens sollte auch eine Richtungsänderung im Zusammenhang mit öffentlichen Erziehungsinstitutionen entsprechen:

- In den Kindergärten sollte – was Essen, Schlafen, Spielen, Werken usw. betrifft – in kleinen Gruppen auf die individuellen Fähigkeiten und Wünsche der Kinder eingegangen werden, ohne zu vergessen, dass auch kollektives Tun (zum Beispiel das gemeinsame Singen) den Bedürfnissen und Wünschen der Einzelnen entspricht, und ohne zu vergessen, dass einzelne Kinder in ihrem Tatendrang und ihren Intentionen öfter mal eingehalten und enttäuscht werden müssen. Das Eingehen auf die emotionalen Bedürfnisse des einzelnen Kindes, zum Beispiel sein Bedürfnis, beachtet zu werden, würde gegebenenfalls Möglichkeiten der Kompensation für familiäre Missachtung eröffnen. Darüber hinaus könnte eine enge Zusammenarbeit der Erzieher mit den Eltern helfen, sowohl die Erzieher über die Lage des jeweiligen Kindes besser zu informieren, als auch die Eltern stärker für die Belange des eigenen Kindes zu sensibilisieren.
- In den Grundschulen sollte bei allem Neuen, das an die Kinder herangetragen wird (Schrift, Rechnen, erhöhte Disziplin, verlängerte Aufmerksamkeitsspannen), das Lernen erfahrungsnah sein, nur auf altersgemäßen Fähigkeiten beruhen und die aktuelle Lebenssituation eines Kindes miteinbeziehen. So sollten etwa Rechenvorgänge beim Basteln und Werken oder anderen anschaulichen Tätigkeiten verdeutlicht, das Lesen mit Alltagsvorgängen verknüpft (»Was steht da auf dem Karton?«) und das Schreiben mit Malen, Zeichnen und Geschichten-Erzählen verbunden werden. Der Einbezug der familiären Situation eines Kindes würde die Chance eröffnen, mit ihm darüber zu sprechen und sowohl die schulische Situation als auch den Lernstoff seinen Fähigkeiten (die zum Beispiel durch Stress und Angst behindert werden) anzupassen.
- Auch an den Oberschulen sollte die Wissensvermittlung von der Lebenswelt der Schülerinnen und Schüler ausgehen: Lektüren sollten um bekannte und/oder nachvollziehbare soziale Erfahrungen in der Familie, mit Freunden und Freundinnen, in der Natur, Kultur oder Politik kreisen; Fremdsprachen sollten anhand von Szenen gelernt werden, die für Kinder und Jugendliche der jeweiligen Altersstufe bekannt und interessant sind; Geschichtsunterricht und Sozialkunde

sollten das aktuelle Tagesgeschehen reflektieren; die Fächer Ethik, Psychologie oder Sexualkunde sollten sich mit aktuellen, emotional relevanten Problemen der Schülerinnen und Schüler befassen; der Musikunterricht sollte die gängige Popmusik einbeziehen, der Kunstunterricht die Populärkunst, das Turnen den Tanz usw.; Biologie und Physik sollten Erlebnisnahes erklären; ich habe gehört, dass man selbst Mathematik anschaulich und der jeweiligen Altersstufe angemessen leicht fassbar erklären kann. Erst in den abiturnahen Klassen und im Studium sollte es dann mehr um Spezialgebiete, um abstrakte Systeme und Gesetzmäßigkeiten gehen. Der Bezug auf die Lebensumwelt der Schülerinnen und die Thematisierung von emotional relevanten Problemen (von Fragen der Beziehung mit Freunden, des Umgangs mit sexuellen Vorgängen und Wünschen bis zu Problemen mit den Eltern) könnte das Verständnis der Kinder und Jugendlichen untereinander fördern und der Tendenz des Mobbings und der Konstellation von Außenseitern (eine Gefahr, der suchtgefährdete Jugendliche in besonderem Maße unterliegen) gegensteuern.

➢ Verbunden mit dieser Veränderung der Pädagogik müsste auch die Ausbildung der Erzieher und Lehrerinnen verändert werden hin zu einer genaueren Kenntnis und einem besseren einfühlenden Verständnis der Fähigkeiten, emotionalen Bedürfnisse und Interessen der ihnen anvertrauten Klientel. Bei den Lehrern der Grund- und Oberschulen sollte die adressatenbezogene Vermittlung des jeweiligen Stoffes Vorrang vor der bloßen Kenntnis des Stoffes bekommen.

Zentral bei all den genannten alltagspraktischen und übergreifenden familiären und institutionellen Maßnahmen ist eine innere Haltungsänderung gegenüber Kindern und Jugendlichen. Am Anfang des Buches war von der Fähigkeit zur Selbstfürsorge die Rede, die bei schwer Süchtigen fehlt. Es ging um die Selbstachtung, die gegeben sein muss, wenn ein Erwachsener sich bei der Verfolgung seiner eigenen Zwecke und unter Berücksichtigung der Rechte der Anderen autonom in unserer Gesellschaft bewegen will, und die er im Verlauf seines Aufwachsens erworben haben muss. Diese Selbstachtung kann er oder sie nur erwerben, wenn er oder sie in der Kindheit und Jugend respektvoll als ein Individuum mit eigenem Wert, als »achtbar« und »zu beachten« von den relevanten Erwachsenen behandelt wurde. Entscheidend ist dabei, dass Eltern sich interessiert dem zuwenden, was an (oft unsichtbaren) Gefühlen und Motiven im Verhalten eines Kindes steckt – und ihm dadurch eine eigene Persönlichkeit zusprechen. Eine solche »mentalisierende« Zuwendung ist eine wirkungsvolle Prävention schwerer psychischer Störungen (Buchholz, 2014, S. 358). Erst wenn die entsprechende Erziehungshaltung sich gesellschaftlich verbreitet hat, kann man damit rechnen, dass schwere Sucht, Borderline-Störungen, bestimmte Formen der Depression und Gewalttätigkeit ab der folgenden Generation epidemiologisch signifikant zurückgehen werden.

Theoretische Schlussbemerkung

Zu Beginn der Arbeit am Thema »Sucht« wollte ich nur die innerpsychische Dynamik verstehen, die einen Menschen von einer Substanz abhängig werden lässt. Die Beschäftigung mit dem Thema führte aber nicht nur in die psychische Tiefe des Einzelwesens, sondern zugleich in die Breite, indem sie dazu zwang, die Beziehung zu nahestehenden Personen und schließlich die Einbettung ins psychosoziale Ganze in den Blick zu nehmen. Ich habe dabei immer einen besonderen inneren Widerstand gespürt, wenn es darum ging, die konventionellen Eingrenzungen theoretischer Felder zu überwinden beziehungsweise scheinbar Unvereinbares miteinander zu verbinden – als ob das verboten sei.

Innerhalb der Psychoanalyse kann zum Beispiel die Frage nach der Entstehung einer psychischen Krankheit ganz auf die Innenwelt eines betroffenen Individuums gerichtet werden, sodass dann nur von einer psychischen Disposition, von einer persönlichen Initialverstimmung, einer psychischen Anomie, einer narzisstischen Kränkung und diversen Komplexen, Abwehrmechanismen und Konflikten die Rede ist. Das ist das Feld der klassischen Psychoanalyse, der Ich-Psychologie und der kleinianischen Psychoanalyse, die alle Ein-Personen-Psychologien sind, das heißt, die Psyche eines Menschen als selbstmotiviertes System beziehungsweise Monade betrachten. Die Frage nach der Krankheits-Entstehung kann aber auch auf frühe Interaktionen zwischen mütterlichem Objekt und Kleinkind gerichtet werden, sodass ein mütterliches Fehlverhalten – gemessen an einem für das Kind optimalen Idealverhalten – in den Fokus rückt. Das ist das Feld der Objektbeziehungstheorie im Sinne von Fairbairn oder Winnicott, der Bindungstheorie nach Bowlby sowie der Selbstpsychologie Kohuts, der Intersubjektivitätstheorie, der Säuglingsforschung nach Stern und der Mentalisierungstheorie nach Fonagy. Hinter diesen getrennten Herangehensweisen steht die Frage, ob es sich um eine letztlich psychisch interne oder um eine von außen wirkende Ursache handelt. Mir ging es darum, herauszuarbeiten, dass das Kind mit seinen spontanen Abwehroperationen auf Verhaltensweisen der mütterlichen Bezugsperson reagiert, die es als Verlassen-Werden und tödliche Bedrohung empfindet, die Abwehroperation also sowohl eine Reaktion auf äußeres Einwirken ist, als auch eine psychointerne Kreation darstellt.

In der Modellbildung des zweiten Teils des Buches bin ich keiner einzelnen psychoanalytischen Schule gefolgt, sondern habe die am besten zu den empirischen Tatsachen passenden Modellelemente der verschiedenen Schulen kombiniert; das heißt, ich betrachte die psychoanalytische Theorie übergreifend als einen Werkzeugkasten oder ein Bausteinsortiment, aus dem man sich der eigenen Vernunft und Urteilskraft folgend bedient. Dieses Vorgehen ist auch Produkt meiner praktischen therapeutischen Erfahrung, dass man nicht mit einer einzigen psychoanalytischen Theorie die Symptomatik und Struktur eines jeden Patienten befriedigend erklären kann. Vielmehr passen bestimmte Theorien – kleinianisch, lacanianisch, winnicottianisch, Ich-psychologisch, selbstpsychologisch, relational – besser zu einem bestimmten Patienten, erklären mehr und stimmiger als andere. Ein Teil der therapeutischen Kunst besteht darin, die richtigen Theorien beziehungsweise Theorieelemente zu finden und sie richtig zu kombinieren – ein Problem der Urteilskraft nach Kant.

Neben dem Auseinanderklaffen der psychologischen Ansätze, die innere Wirkursachen für primär halten gegenüber denen, die äußere Ursachen für primär halten, gibt es auch eine Dichotomie zwischen der Auffassung der Psyche als einem Gefäß subjektiver Empfindung und symbolischer Verarbeitung, wie die Psychoanalyse sie sieht, und der Psyche als einem Produkt hirnphysiologischer und neurochemischer Abläufe, wie der wissenschaftliche Verbund von Psychiatrie, Neurobiologie und Genetik sie sieht. Hier fand ich es beeindruckend, wie insbesondere die neuere Hirnforschung herausgearbeitet hat, dass die neuronalen Aktivitäten einfach das physische Äquivalent der subjektiv empfundenen Fähigkeiten, Gefühle und Konflikte sind, die körperliche Seite der Psyche – und gar kein Grund besteht, die beiden Seiten gegeneinander auszuspielen: »Jedes Detail meines Bewusstseinsinhalts findet sich in den neuronalen Aktivitäten wieder. [...] Das eine sind neuronale Aktivitäten, das andere ist Erleben« (Roth, 2006, 4. Vorlesung). Die Wirkung einer Droge wird subjektiv als Entspannung, Betäubung, Fantasieanregung usw. empfunden und kann gleichzeitig per bildgebendem Verfahren als Aktivität bestimmter Nervenbahnen nachgewiesen werden.

Eine weitere theoretische Berührungslosigkeit besteht zwischen gesellschaftlich-historischen Strukturen und persönlichen, subjektiven Emotionen. Die wissenschaftliche Arbeitsteilung hält diese Gebiete in der Regel streng getrennt. Hier ging es mir (im Anschluss an den Soziologen Norbert Elias) um komplizierte, aber erkenn- und darstellbare Ursachenketten, die von der historischen Entstehung einer wirtschaftlichen Klasse von Privatbesitzern über die Formierung eines Privatraumes mit engen emotionalen Bindungen zwischen Müttern und Kindern zur Herausbildung spezieller Gefühlskonstellationen (und Abwehroperationen beim Missglücken dieser emotionalen Bindungen) führen. Ein daran anschließender Widerspruch ist der zwischen dem von einer bürgerlich-protestantischen Wirtschafts- und Lebensweise geforderten mündigen, das heißt selbstbewussten und nüchtern selbstgesteuerten Individuum und einem Individuum, das nach dem Durchlaufen einer missachtenden Erziehung diesen Forderungen nicht nachkommen kann und seine resultierende Selbstverachtung durch Suchtmittelgebrauch bekämpfen muss (was, ökonomisch gesehen, Nachfrage schafft und das Einkommen von einschlägigen Händlern und Produzenten bildet). Sucht zeigt sich so als Beispiel einer psychischen Struktur, die als Bestandteil einer geschichtlichen Selbstformung der Gesellschaft ungewollt und bewusstlos miterzeugt wird.

Literatur

Abraham, K. (1969 [1924]). Versuch einer Entwicklungsgeschichte der Libido auf Grund der Psychoanalyse seelischer Störungen. In ders., *Psychoanalytische Studien. Gesammelte Werke Band I* (S. 113–183). Frankfurt a. M.: Fischer.

Abraham, K. (1972 [1908a]). Die psychologischen Beziehungen zwischen Sexualität und Alkoholismus. In J. Cremerius (Hrsg.), *Karl Abraham. Schriften zur Theorie und Anwendung der Psychoanalyse. Eine Auswahl* (S. 29–36). Frankfurt a. M.: Fischer Athenäum.

Abraham, K. (1972 [1908b]). Die psychosexuellen Differenzen der Hysterie und der Dementia praecox. In J. Cremerius (Hrsg.), *Karl Abraham. Schriften zur Theorie und Anwendung der Psychoanalyse. Eine Auswahl* (S. 80–91). Frankfurt a. M.: Fischer Athenäum.

Adorno, T. W. (1971). Erziehung nach Auschwitz. In ders., *Erziehung zur Mündigkeit, Vorträge und Gespräche mit Hellmut Becker 1959 bis 1969* (S. 92–109). Frankfurt a. M.: Suhrkamp.

Ahlheim, R. (2018). Nazi-Pädagogik und die Folgen. Johanna Haarer's langer Schatten. https://www.youtube.com/watch?v=I-OP3B7Zkbo&ab_channel=ForumKinderanalyse (20.08.2020).

Aigner, J. C. (2013). *Der ferne Vater.* Gießen: Psychosozial-Verlag.

Alexander, B. K., Beyerstein, B. L., Hadaway, P. F. & Coambs, R. B. (1981). Effect of early and later colony housing on oral ingestion of morphine in rats. *Pharmacology, Biochemistry and Behavior, 15*(4), 571–576.

Alexander, B. K. (2001). The Myth of Drug-induced Addiction. https://sencanada.ca/content/sen/committee/371/ille/presentation/alexender-e.htm (02.01.2021).

Altmeyer, M. (2000). Narzißmus, Intersubjektivität und Anerkennung. *Psyche – Z Psychoanal, 54*(2), 143–172.

Amendt, Ge. (1992). *Das Leben unerwünschter Kinder.* Frankfurt a. M.: Fischer.

Amendt, Gü. (1989). Aktuelle Tendenzen in der Drogenpolitik. In *Projekt für Suchtprävention an Schulen. Projektbericht Band 1* (S. 233–241). Berlin: Eigenverlag Bezirksamt Kreuzberg.

Amendt, Gü. (1990). *Sucht – Profit – Sucht.* Hamburg: Rowohlt.

Anders, G. (1992 [1980]). *Die Antiquiertheit des Menschen.* München: C. H. Beck.

Antons-Volmerg, K. (1992). Spezialist oder … Feuerwehrmann? *Suchtreport 5(2),* 46–49.

Anzieu, D. (1996). *Das Haut-Ich.* Frankfurt a. M.: Suhrkamp.

Apter, M. (1994). *Im Rausch der Gefahr.* München: Kösel.

Ariès, P. (1978). *Geschichte der Kindheit.* München: dtv.
Aristoteles (1985 [1911]). *Nikomachische Ethik.* Übersetzt von Eugen Rolfes (4. Aufl.). Hamburg: Felix Meiner.
Austin, G. (1981). Die Revolution im europäischen Drogengebrauch des 16. Jahrhunderts (Tee, Kaffee, Tabak) im Vergleich zur heutigen Situation. In G. Völger (Hrsg.), *Rausch und Realität. Drogen im Kulturvergleich. Band 1* (S. 64–75). Köln: Rautenstrauch-Juist-Museum.
Badinter, E. (1984). *Die Mutterliebe.* München: dtv.
Balint, M. (1960). *Angstlust und Regression.* Stuttgart: Klett-Cotta.
Balint, M. (1987 [1968]). *Regression. Therapeutische Aspekte und die Theorie der Grundstörung.* München: dtv.
Bartsch, N. & Knigge-Illner, H. (Hrsg.). (1987). *Sucht und Erziehung. Band 1: Sucht und Schule.* Weinheim/Basel: Beltz.
Bateman, A.W. & Fonagy, P. (2014). *Psychotherapie der Borderline-Persönlichkeitsstörung. Ein mentalisierungsgestütztes Behandlungskonzept.* Gießen: Psychosozial-Verlag.
Battegay, R. (1992). Sucht. In R. Battegay, J. Glazel, W. Pöldinger & U. Rauchfleisch (Hrsg.), *Handwörterbuch der Psychiatrie* (S. 588–590). Stuttgart: Enke.
Batthyány, D. & Pritz, A. (Hrsg.). (2009). *Rausch ohne Drogen. Substanzungebundene Süchte.* Wien, New York: Springer.
Baumgart, M. (1991). Psychoanalyse und Säuglingsforschung. *Psyche – Z Psychoanal, 45*(9), 780–809.
Bauriedl, T. (1988). *Beziehungsanalyse.* Frankfurt a. M.: Suhrkamp.
Bauriedl, T. (1996). *Leben in Beziehungen – von der Notwendigkeit, Grenzen zu finden.* Freiburg: Herder.
Beiderwieden, J., Windaus, E. & Wolff, R. (1986). *Jenseits der Gewalt. Hilfen für misshandelte Kinder.* Basel, Frankfurt a. M.: Stroemfeld/Roter Stern.
Bejerot, N. (1972). *Addiction. An Artificially Induced Drive.* Springfield: Thomas.
Bejerot, N. (1983). Sucht nach Lust. In D. J. Lettieri & R. Welz (Hrsg.), *Drogenabhängigkeit. Ursachen und Verlaufsformen. Ein Handbuch* (S. 269–279). Weinheim, Basel: Beltz.
Benedetti, G. (1977). Das Borderline-Syndrom. Ein kritischer Überblick zu neueren psychiatrischen und psychoanalytischen Auffassungen. *Der Nervenarzt, 48,* 641–650.
Bennett, L.A. & Wolin, S.J. (1994). Familienkultur und Alkoholismus-Weitergabe. In C. Appel (Hrsg.), *Kinder alkoholabhängiger Eltern. Ergebnisse der Suchtforschung* (S. 15–44). Freiburg: Lambertus.
Benjamin, J. (1990). *Die Fesseln der Liebe. Psychoanalyse, Feminismus und das Problem der Macht.* Basel, Frankfurt a. M.: Fischer.
Berger, H. (1981). Fixersein als Lebensstil. In G. Völger (Hrsg.), *Rausch und Realität. Drogen im Kulturvergleich. Band 2* (S. 688–694). Köln: Rautenstrauch-Juist-Museum.
Bergler, E. (1936). Zur Psychologie des Hasardspielers. *Imago, 22,* 409–441.
Bergler, E. (1958). *The Psychology of Gambling.* London: Hanison.
Bion, W. (1992 [1962b]). *Lernen durch Erfahrung.* Frankfurt a. M.: Suhrkamp.
Blank, G. & Blank, R. (1980). *Ich-Psychologie II.* Stuttgart: Klett-Cotta.
Bollas, C. (1997 [1987]). *Der Schatten des Objekts. Das ungedachte Bekannte. Zur Psychoanalyse der frühen Entwicklung.* Stuttgart: Klett-Cotta.
Braun, K.-H. & Gekeler, G. (1983). *Psychische Verelendung, Heroinabhängigkeit, Subjektentwicklung.* Köln: Pahl-Rugenstein.
Broucek, F. J. (1991). *Shame and the Self.* New York: Guilford.

Buchholz, M.B. (2014). Peter Fonagy und die Mentalisierung. In G. Gödde & J. Zirfas (Hrsg.), *Lebenskunst im 20. Jahrhundert* (S. 353–371). Paderborn: Wilhelm Fink.

Burian, W. (1994). *Die Rituale der Enttäuschung. Die Psychodynamik der Droge und die psychoanalytische Behandlung der Drogenabhängigkeit*. Wien: Picus.

Carnes, P. (1992). *Wenn Sex zur Sucht wird*. München: Kösel.

Chamberlain, S. (1997). *Adolf Hitler, die deutsche Mutter und ihr erstes Kind. Über zwei NS-Erziehungsbücher*. Gießen: Psychosozial-Verlag.

Chein, I. (1983). Heroinkonsum und deprivierte Wohnsituation. In D.J. Lettieri & R. Welz (Hrsg.), *Drogenabhängigkeit. Ursachen und Verlaufsformen. Ein Handbuch* (S. 89–96). Weinheim, Basel: Beltz.

Christiane F. (1978). *Wir Kinder vom Bahnhof Zoo*. Hamburg: Gruner & Jahr.

Cirillo, S., Berrini, R., Cambiaso, G. & Mazza, R. (1998). *Die Familie des Drogensüchtigen*. Stuttgart: Klett-Cotta.

Clement, U. (1997). Sexuelle Sucht als Phantasiestörung. *Zeitschrift für Sexualforschung, 10*(3), 185–196.

Cloninger, C.R., Bohman, M. & Sigvardsson, S. (1981). Inheritance of Alcohol Abuse: Cross Fostering Analysis of Adopted Men. *Arch Gen Psychiatry, 38*, 861–868.

Coffey, T. (1981). »Beer Street – Gin Lane«. Aspekte des Trinkens im 18. Jahrhundert. In G. Völger (Hrsg.), *Rausch und Realität. Drogen im Kulturvergleich. Band 1* (S. 106–111). Köln: Rautenstrauch-Juist-Museum.

Cramer, B. (1990). Studie zur Interaktion. Der Beitrag der Eltern zur Psychopathologie des Säuglings. In J. Stork (Hrsg.), *Neue Wege im Verständnis der allerfrühesten Entwicklung des Kindes. Erkenntnisse der Psychopathologie des Säuglingsalters* (S. 219–233). Stuttgart: frommann-holzboog.

Cube, F.v. (1991). Sucht und Verwöhnung. *Suchtreport, 5*(4), 29–36.

Diekmann, A. & Albertini, V. (2008). Psychoanalytisch-interaktionelle Suchttherapie in der Klinik – Erfahrungen mit einer einheitlichen therapeutischen Haltung. In K.W. Bilitza (Hrsg.), *Psychotherapie der Sucht. Psychoanalytische Beiträge zur Praxis* (S. 160–178). Göttingen: Vandenhoeck & Ruprecht.

Diekmann, M., Dahm, A. & Neher, M. (Hrsg.). (2018). *Faber/Haarstrick: Kommentar Psychotherapie-Richtlinien* (12. Aufl.). München: Elsevier.

Dornes, M. (1993). *Der kompetente Säugling. Die präverbale Entwicklung des Menschen*. Frankfurt a.M.: Fischer.

Dornes, M. (1997). *Die frühe Kindheit*. Frankfurt a.M.: Fischer.

Dornes, M. (2012). *Die Modernisierung der Seele*. Frankfurt a.M.: Fischer.

drugs.com (o.J.). Pharmaceutical Sales 2010. https://www.drugs.com/top200.html (20.11.2021).

DSM-IV (1998 [1994]). *DSM-IV. Diagnostische Kriterien*. Göttingen, Bern, Toronto, Seattle: Hogrefe.

Dulz, B. (2000). Der Formenkreis der Borderline-Störungen: Versuch einer deskriptiven Systematik. In O. Kernberg, B. Dulz & U. Sachsse (Hrsg.), *Handbuch der Borderline-Störungen* (S. 57–74). Stuttgart: Schattauer.

Dulz, B. & Jensen, M. (2000). Aspekte einer Traumaätiologie der Borderline-Persönlichkeitsstörung: psychoanalytisch-psychodynamische Überlegungen und empirische Daten. In O. Kernberg, B. Dulz & U. Sachsse (Hrsg.), *Handbuch der Borderline-Störungen* (S. 167–194). Stuttgart: Schattauer.

Ebi, A. (2000). Der ungeliebte Suchtpatient. Überlegungen zur Gegenübertragung und ihren Auswirkungen in der Behandlung Alkoholsüchtiger. *Psyche – Z Psychoanal, 54*(6), 521–543.

Ehebald, U. (1973). Überlegungen eines Psychoanalytikers zum Drogenproblem. *Wege zum Menschen. Monatsschrift für Arzt und Seelsorger, Erzieher, Psychologen und soziale Berufe, 25*(1) Sonderdruck, 1–15.

Elias, N. (1976a). *Über den Prozess der Zivilisation. Soziogenetische und psychogenetische Untersuchungen. Erster Band: Wandlungen des Verhaltens in den weltlichen Oberschichten des Abendlandes.* Frankfurt a.M.: Suhrkamp.

Elias, N. (1976b). *Über den Prozess der Zivilisation. Soziogenetische und psychogenetische Untersuchungen. Zweiter Band: Wandlungen der Gesellschaft. Entwurf zu einer Theorie der Zivilisation.* Frankfurt a.M.: Suhrkamp.

Emde, R. (1991). Die endliche und die unendliche Entwicklung I. Angeborene und motivationale Faktoren aus der frühen Kindheit. *Psyche – Z Psychoanal, 45*(9), 745–779.

Engels, F. (1974 [1845]). Die Lage der arbeitenden Klasse in England. In ders., *Marx/Engels Werke. Band 2* (S. 225–506). Berlin: Dietz.

Erdheim, M. (1988). *Die Psychoanalyse und das Unbewußte in der Kultur.* Frankfurt a.M.: Suhrkamp.

Erdheim, M. (1993). Psychoanalyse, Adoleszenz und Nachträglichkeit. *Psyche – Z Psychoanal, 47*(10), 934–950.

Erikson, E.H. (1970). *Identität und Lebenszyklus. Drei Aufsätze.* Frankfurt a.M.: Suhrkamp.

Fahrenkrug, W.H. (1987). *Alkohol, Individuum und Gesellschaft. Zur Sozialgeschichte des Alkoholproblems in den USA.* Frankfurt a.M., New York: Campus.

Fairbairn, W.R.D. (2000 [1943]). Die Verdrängung und die Wiederkehr schlechter Objekte. In ders., *Das Selbst und die inneren Objektbeziehungen* (S. 89–113). Gießen: Psychosozial-Verlag.

Fairbairn, W.R.D. (2000 [1963]). Eine Objektbeziehungstheorie der Persönlichkeit. In ders., *Das Selbst und die inneren Objektbeziehungen* (S. 275f.). Gießen: Psychosozial-Verlag.

Felitti, V., Fink, P.J., Fishkin, R.E. & Anda, R.F. (2007). Ergebnisse der Adverse Childhood Experiences (ACE)-Studie zu Kindheitstrauma und Gewalt. Epidemiologische Validierung psychoanalytischer Konzepte. *Trauma & Gewalt, 1*(2), 18–32.

Fenichel, O. (1983 [1945]). *Psychoanalytische Neurosenlehre. Band II.* Frankfurt a.M.: Ullstein.

Feser, H. (Hrsg.). (1981). *Drogenerziehung.* Langenau-Albeck: Vaas.

Feuerlein, W. (1969). Sucht und Süchtigkeit. *Münchner Medizinische Wochenschrift, 50,* 2593–2600.

Fischer, G. (1989). *Dialektik der Veränderung in Psychoanalyse und Psychotherapie.* Heidelberg: Asanger.

Fischer, J. (2018). *Psychoanalytikerin trifft Marina Abramović – Künstlerin trifft Jeannette Fischer.* Zürich: Scheidegger & Spiess.

Fonagy, P., Gergely, G., Jurist, E.L. & Target, M. (2004). *Affektregulierung, Mentalisierung und die Entwicklung des Selbst.* Stuttgart: Klett-Cotta.

Fonagy, P. & Target, M. (2003). *Psychoanalyse und die Psychopathologie der Entwicklung.* Stuttgart: Klett-Cotta.

Freud, A. (1980 [1936]). Das Ich und die Abwehrmechanismen. In dies., *Schriften. Band I* (S. 191–315). München: Kindler.

Freud, S. (1894a). Die Abwehr-Neuropsychosen. Versuch einer psychologischen Theorie der acquirierten Hysterie, vieler Phobien und Zwangsvorstellungen und gewisser hallucinatorischer Psychosen. *GW I*, S. 59–74.

Freud, S. (1898a). Die Sexualität in der Ätiologie der Neurosen. *GW I*, S. 489–516.

Freud, S. (1900a). *Die Traumdeutung. GW II/III.*

Freud, S. (1905c). *Der Witz und seine Beziehung zum Unbewußten. GW VI.*

Freud, S. (1905d). *Drei Abhandlungen zur Sexualtheorie. GW V*, S. 27–146.

Freud, S. (1911b). Formulierungen über die zwei Prinzipien des psychischen Geschehens. *GW VIII*, S. 229–238.

Freud, S. (1915c). Triebe und Triebschicksale. *GW X*, S. 209–232.

Freud, S. (1916–1917g [1915]). Trauer und Melancholie. *GW X*, S. 427–447.

Freud, S. (1920g). *Jenseits des Lustprinzips. GW XIII*, S. 3–69.

Freud, S. (1921c). *Massenpsychologie und Ich-Analyse. GW XIII*, S. 71–162.

Freud, S. (1926d [1925]). *Hemmung, Symptom und Angst. GW XIV*, S. 111–205.

Freud, S. (1927e). *Fetischismus. GW XIV*, S. 309–317.

Freud, S. (1928b [1927]). *Dostojewski und die Vatertötung. GW XIV*, S. 397–418.

Freud, S. (1930a [1929]). *Das Unbehagen in der Kultur. GW XIV*, S. 421–506.

Fröhlich, G. & Rehbein, B. (Hrsg.). (2014). *Bourdieu Handbuch*. Stuttgart, Weimar: Metzler.

Fuchs, S. (2019). *Die Kindheit ist politisch!* Heidelberg: Mattes.

Gebsattel, V.-E.v. (1954). *Prolegomena einer medizinischen Anthropologie*. Berlin, Göttingen, Heidelberg: Springer.

GEO (1990). *GEO Wissen, 3. Sucht und Rausch*. Hamburg: G+J Medien.

Gergely, G. & Watson, J. (1996). Die Theorie des sozialen Biofeedbacks durch mütterliche Affektspiegelung. *Selbstpsychologie, 17/18*, 143–194.

Glover, E. (1932). Zur Ätiologie der Sucht. *Int Z Psychoanal, 13,* 298–328.

Goldstein, A. (1997). Neurobiology of Heroin Addiction and of Methadone Treatment. American Association for the Treatment of Opioid Dependence. http://www.aatod.org/media/archived-aatod-news/neurobiology-of-heroin-addiction-and-of-methadone-treatment/ (02.01.2021).

Goodwin, D.W., Schulsinger, F., Hermansen, L., Guze, S.B. & Winokur, G. (1973). Alcohol Problems in Adoptees Raised Apart from Biological Parents. *Arch Gen Psychiatry, 28,* 238–243.

Goodwin, D.W., Schulsinger, F., Hermansen, L., Guze, S.B., Winokur, G. & Moller, N. (1974). Drinking Problems in Adopted and Non-adopted Sons of Alcoholics. *Arch Gen Psychiatry, 31,* 164–169.

Goodwin, D.W., Schulsinger, F., Hermansen, L., Guze, S.B., Winokur, G. & Mednick, S. (1977). Psychopathology in Adopted and Non-adopted Daughters of Alcoholics. *Arch Gen Psychiatry, 34,* 1005-1009.

Green, A. (1993). Die tote Mutter. *Psyche – Z Psychoanal, 47*(2), 205–240.

Green, A. (2004). *Die tote Mutter*. Gießen: Psychosozial-Verlag.

Gross, W. (2003). *Sucht ohne Drogen*. Frankfurt a.M.: Fischer.

Grubrich-Simitis, I. (1998). Vom Konkretismus zur Metaphorik. In M.S. Bergmann, M.E. Jucovy & J.S. Kestenberg (Hrsg.), *Kinder der Opfer, Kinder der Täter. Psychoanalyse und Holocaust* (S. 357–382). Frankfurt a.M.: Fischer.

Harding, W.M. (1981). Kontrollierter Heroingenuss – Ein Widerspruch aus der Subkultur gegenüber herkömmlichem kulturellem Denken. In G. Völger (Hrsg.), *Rausch und Realität – Drogen im Kulturvergleich. Band 2* (S. 694–701). Köln: Rautenstrauch-Juist-Museum.

Hari, J. (2015). *Drogen. Die Geschichte eines langen Krieges*. Frankfurt a.M.: Fischer.
Harten, R. (1991). *Sucht, Begierde, Leidenschaft*. München: Ehrenwirth.
Hays, S. (1998). *Die Identität der Mütter. Zwischen Selbstlosigkeit und Eigennutz*. Stuttgart: Klett-Cotta.
Heigl-Evers, A. (1977). *Möglichkeiten und Grenzen einer analytisch orientierten Kurztherapie bei Suchtkranken*. Kassel: Nicol.
Heigl-Evers, A., Standke, G. & Wienen, G. (1981). Sozialisationsstörungen und Sucht. Psychoanalytische Aspekte. In W. Feuerlein (Hrsg.), *Sozialisationsstörungen und Sucht. Entstehungsbedingungen, Folgen, therapeutische Konsequenzen* (S. 51–62). Wiesbaden: Akademische Verlagsgesellschaft.
Hell, D. (2012). *Depression als Störung des Gleichgewichts*. Stuttgart: Kohlhammer.
Henkel, D. (1998). »Die Trunksucht ist die Mutter der Armut« – Zum immer wieder fehlgedeuteten Zusammenhang von Alkohol und Armut in Deutschland vom Beginn des 19. Jahrhunderts bis zur Gegenwart. In ders. & I. Vogt (Hrsg.), *Sucht und Armut. Alkohol, Tabak, Medikamente, illegale Drogen* (S. 13–79). Opladen: Leske & Budrich.
Hess, H. (1987). *Rauchen. Geschichte, Geschäfte, Gefahren*. Frankfurt a.M., New York: Campus.
Hirsch, M. (1998). Zur Objektverwendung des eigenen Körpers bei Selbstbeschädigung, Masturbation und Eßstörungen. *Analytische Kinder- und Jugendlichen-Psychotherapie, 19*(3), 387–402.
Hoffmann, S.O. (2000). Angst – ein zentrales Phänomen in der Psychodynamik und Symptomatologie des Borderline-Patienten. In O. Kernberg, B. Dulz & U. Sachsse (Hrsg.), *Handbuch der Borderline-Störungen* (S. 227–236). Stuttgart: Schattauer.
Honneth, A. (2003). *Kampf um Anerkennung. Zur moralischen Grammatik sozialer Konflikte*. Frankfurt a.M.: Suhrkamp.
Huba, G.J., Wingard, J.A. & Bentler, P.M. (1983). Rahmenbedingungen für eine multifaktorielle Theorie des Drogenkonsums. In D.J. Lettieri & R. Welz (Hrsg.), *Drogenabhängigkeit. Ursachen und Verlaufsformen. Ein Handbuch* (S. 104–109). Weinheim, Basel: Beltz.
Hurrelmann, K. & Hesse, I. (1991). Drogenkonsum als problematische Form der Lebensbewältigung im Jugendalter. *Sucht, 37,* 240–252.
Hutz, P. (1996). Hinweise zur Beziehungsarbeit mit Vernachlässigungsfamilien. In Kinderschutz-Zentrum Berlin e.V. (Hrsg.), *Risiken und Ressourcen* (S. 96–101). Gießen: Psychosozial-Verlag.
ICD-10. Internationale Klassifikation psychischer Störungen. Kapitel V (F), Klinisch-diagnostische Leitlinien (2015). 10., vollst. überarb. Aufl. Herausgegeben von H. Dilling, W. Mombour & M.H. Schmidt. Bern: Huber.
Jacobson, E. (1978 [1964]). *Das Selbst und die Welt der Objekte*. Frankfurt a.M.: Suhrkamp.
Jellinek, E.M. (1952). Phases of Alcohol Addiction. *Quarterly Journal of Studies on Alcohol, 13*(4), 673–684.
Jellinek, E.M. (1960). *The Disease Concept of Alcoholism*. New Brunswick: Hillhouse.
Kandel, D.B. (1983). Entwicklungsstadien beim Drogengebrauch Jugendlicher. In D.J. Lettieri & R. Welz (Hrsg.), *Drogenabhängigkeit. Ursachen und Verlaufsformen. Ein Handbuch* (S. 131–138). Weinheim, Basel: Beltz.
Kandel, E.R. (2006). *Psychiatrie, Psychoanalyse und die neue Biologie des Geistes*. Frankfurt a.M.: Suhrkamp.

Kant, I. (1978 [1785]). *Grundlegung zur Metaphysik der Sitten* (Akademie-Ausgabe Band IV). Berlin: de Gruyter.

Kaplan, L. (1983). *Die zweite Geburt.* München: Piper.

Kappeler, M. (1991). Argumente für eine ökologische und soziale Drogenpolitik. Unveröffentlichter Vortrag Drogenkongreß akzept, Berlin 10. März 1991.

Kernberg, O.F. (1998 [1983]). *Borderlinestörungen und pathologischer Narzißmus* (10. Aufl.). Frankfurt a.M.: Suhrkamp.

Kernberg, O.F. (2006). Die narzisstische Persönlichkeit und ihre Beziehung zu antisozialem Verhalten und Perversionen – pathologischer Narzissmus und narzisstische Persönlichkeit. In ders. & H.-P. Hartmann (Hrsg.), *Narzissmus. Grundlagen – Störungsbilder – Therapie* (S. 263–307). Stuttgart: Schattauer.

Kestenberg, J. (1998). Die Analyse eines Kindes eines Überlebenden. In M.S. Bergmann, M.E. Jucovy & J.S. Kestenberg (Hrsg.), *Kinder der Opfer, Kinder der Täter. Psychoanalyse und Holocaust* (S. 173–206). Frankfurt a.M.: Fischer.

Khan, M.M. (1989). *Entfremdung bei Perversionen.* Frankfurt a.M.: Suhrkamp.

Khantzian, E.J. (1973). Opiate Addiction: A Critique of Theory and some Implications for Treatment. *Am Journ Psychother, 28,* 59–70.

Khantzian, E.J. (1975). Self-selection and Progression in Drug Dependence. *Am Journ Psychother, 36,* 19–22.

Khantzian, E.J. (1985). The Self-Medication Hypothesis of Addictive Disorders. *Am Journ Psychiatry, 142,* 1259–1264.

Khantzian, E.J., Mack, E.J. & Schatzberg, A.F. (1974). Heroin Use as an Attempt to Cope: Clinical Observations. *Am Journ Psychiatry, 131,* 160–164.

Kind, J. (1988). Selbstobjekt Automat. Zur Bedeutung der frühen Triangulierung für die Psychogenese der Spielsucht. *Forum Psychoanal, 5,* 116–138.

Kind, J. (1996). *Suizidal. Die Psychoökonomie einer Suche.* Göttingen: Vandenhoeck & Ruprecht.

Klein, M. (1983). *Das Seelenleben des Kleinkinds.* Stuttgart: Klett-Cotta.

Klöpper, M. (2018). Psychodynamische Aspekte der Sucht. Vortrag auf der 13. öffentlichen Tagung der Norddeutschen Arbeitsgemeinschaft Psychodynamische Psychiatrie (NAPP) »›… und wie halten Sie es mit der Sucht?‹ Psychodynamische Zugänge zwischen Abwehr und Akzeptanz«. 03. November 2018, Lüneburg. (Zusammenfassung in: *NAPPO, 27,* Mitgliederrundbrief der NAPP, Winter 2018/2019, S. 7f.)

Köhler, L. (1990). Neuere Ergebnisse der Kleinkindforschung. Ihre Bedeutung für die Psychoanalyse. *Forum Psychoanal, 6*(1), 32–51.

König, K. (1991). *Angst und Persönlichkeit. Das Konzept vom steuernden Objekt und seine Anwendungen.* Göttingen: Vandenhoeck & Ruprecht.

Körner, J. (1989). Arbeit *an* der Übertragung? Arbeit *in* der Übertragung! *Forum Psychoanal, 5*(2), 209–223.

Körner, J. (1998). Einfühlung: Über Empathie. *Forum Psychoanal, 14*(1), 1–17.

Körner, W. (1989). *Der Neue Drogenreader.* Frankfurt a.M.: Fischer.

Kogan, I. (2009). *Der stumme Schrei der Kinder. Die zweite Generation der Holocaust-Opfer.* Gießen: Psychosozial-Verlag.

Kohut, H. (1973). Überlegungen zum Narzissmus und zur narzisstischen Wut. *Psyche – Z Psychoanal, 27*(6), 513–554.

Kohut, H. (1976). *Narzißmus.* Frankfurt a.M.: Suhrkamp.

Kohut, H. (2003 [1984]). Persönliche Mitteilung. In W. Schmidbauer & J. v. Scheidt, *Handbuch der Rauschdrogen* (11. ergänzte und erweiterte Neuaufl., S. 474f.). München: Nymphenburger.

Kratzer, A. (2018). Warum Hitler bis heute die Erziehung von Kindern beeinflusst. https://www.zeit.de/wissen/geschichte/2018-07/ns-geschichte-mutter-kind-beziehung-kindererziehung-nazizeit-adolf-hitler (10.12.2021).

Krause, R. (1983). Zur Genese der Affekte. *Psyche – Z Psychoanal, 37*(11), 1016–1043.

Krause, R. (1990). Psychodynamik der Emotionsstörungen. In K.R. Scherer (Hrsg.), *Psychologie der Emotion* (S. 630–705). Göttingen: Hogrefe.

Krause, R. (1993). Über das Verhältnis von Trieb und Affekt am Beispiel des perversen Aktes. *Forum Psychoanal, 9*(2), 187–197.

Krause, R. (1996). Emotionen als Mittler zwischen Individuum und Umwelt. In R.H. Adler, J.H Herrmann, K. Köhle, O.W. Schonecke, T. v. Uexkuell & W. Wesiak (Hrsg.), *Psychosomatische Medizin* (5. Aufl., S. 252–261). München: Urban & Schwarzenberg.

Krause, R. (1997). *Allgemeine psychoanalytische Krankheitslehre. Band 1: Grundlagen.* Stuttgart: Kohlhammer.

Krüger, A. (1987). *Sucht. Ursachen – Auswege – Wirkungen.* Bad Harzburg: Fackelträger.

Krystal, H. & Raskin, H.A. (1983 [1970]). *Drogensucht. Aspekte der Ichfunktion.* Göttingen: Vandenhoeck & Ruprecht.

Küchenhoff, J. (2017). *Depression* (Analyse der Psyche und Psychotherapie Band 16). Gießen: Psychosozial-Verlag.

Lacan, J. (1973 [1953]). Funktion und Feld des Sprechens und der Sprache in der Psychoanalyse. In ders., *Schriften I* (S. 71–169). Olten: Walter.

Lacan, J. (1975 [1958]). Über eine Frage, die jeder möglichen Behandlung der Psychose vorausgeht. In ders., *Schriften II* (S. 61–118). Olten: Walter.

Laplanche, J. (2004). Die rätselhaften Botschaften des Anderen und ihre Konsequenzen für den Begriff des »Unbewussten« im Rahmen der Allgemeinen Verführungstheorie. *Psyche – Z Psychoanal, 58*(9/10), 898–913.

Largo, R.H. (2020). *Zusammen leben.* Frankfurt a.M.: Fischer.

Lebovici, S. (1986). Klinische Gesichtspunkte der frühen Interaktion. In J. Stork (Hrsg.), *Zur Psychologie und Psychopathologie des Säuglings* (S. 93–108). Stuttgart: frommann-holzboog.

Lee, Y.S., Han, D.H., Yang, K.C., Daniels, M.A., Na, C., Seok Kee, B. & Renshaw, P.F. (2008). Depression like characteristics of 5HTTLPR polymorphism and temperament in excessive internet users. *Journ of Affective Disorders, 109*(1–2), 165–169.

Legnaro, A. (1981a). Ansätze zu einer Soziologie des Rausches – zur Sozialgeschichte von Rausch und Ekstase in Europa. In G. Völger (Hrsg.), *Rausch und Realität. Drogen im Kulturvergleich. Band 1* (S. 52–63). Köln: Rautenstrauch-Juist-Museum.

Legnaro, A. (1981b). Alkoholkonsum und Verhaltenskontrolle – Bedeutungswandel zwischen Mittelalter und Neuzeit. In G. Völger (Hrsg.), *Rausch und Realität. Drogen im Kulturvergleich. Band 1* (S. 86–97). Köln: Rautenstrauch-Juist-Museum.

Leikert, S., Brock, A. & Dörner, J. (2000). Therapieverläufe bei polyvalent abhängigen Patienten in stationärer Psychotherapie. *Forum Psychoanal, 16*(1), S. 45–58.

Leon, D.A., Skolnikov, V.M. & McKee, M. (2009). Für Männer gilt: Viel trinken und früh sterben. Lebenserwartung in Russland ist infolge von Alkoholmissbrauch noch immer sehr niedrig. *Demografische Forschung. Aus erster Hand, 6*(4), 4. https://

www.demogr.mpg.de/publications/files/3783_1268301057_1_DFAEH%206%20 2009%204.pdf (10.12.2021).

Lettieri, D. J. & Welz, R. (Hrsg.). (1983). *Drogenabhängigkeit – Ursachen und Verlaufsformen. Ein Handbuch.* Weinheim, Basel: Beltz.

Levine, H. G. (1981a). Die Entdeckung der Sucht – Wandel der Vorstellungen über Trunkenheit in Nordamerika. In G. Völger (Hrsg.), *Rausch und Realität. Drogen im Kulturvergleich. Band 1* (S. 118–125). Köln: Rautenstrauch-Juist-Museum.

Levine, H. G. (1981b). Mäßigkeitsbewegung und Prohibition in den USA. In G. Völger (Hrsg.), *Rausch und Realität. Drogen im Kulturvergleich. Band 1* (S. 126–131). Köln: Rautenstrauch-Juist-Museum.

Lichtenberg, J. (1991). *Psychoanalyse und Säuglingsforschung.* Berlin, Heidelberg: Springer.

Lieb, K. (2008). Suchterkrankungen. In ders., S. Frauenknecht & S. Brunnhuber (Hrsg.), *Intensivkurs Psychiatrie und Psychotherapie* (6. Aufl., S. 205–232). München: Urban & Fischer.

Lindenmeyer, J. (2010). *Lieber schlau als blau. Entstehung und Behandlung von Alkohol- und Medikamentenabhängigkeit.* Weinheim: Beltz, PVU.

Lindesmith, A. A. (1983). Die Bedeutung des Entzugssyndroms zur Entstehung und Aufrechterhaltung der Opiatsucht. In D. J. Lettieri & R. Welz (Hrsg.), *Drogenabhängigkeit. Ursachen und Verlaufsformen. Ein Handbuch* (S. 44–46). Weinheim, Basel: Beltz.

Linke, H. (1981). *Instinktverlust und Symbolbildung.* Berlin: Severin & Ziegler.

Löser, H., Schmitt, G. M. & Grävinghoff, K. (1990). Sind Kinder mit Alkoholembryopathie trockene Alkoholiker? *Prax Kinderpsychol Kinderpsychiat, 39*(5), 157–162.

Lorenzer, A. (1976). *Sprachzerstörung und Rekonstruktion.* Frankfurt a. M.: Suhrkamp.

Lürßen, E. (1982). Das Suchtproblem aus neuerer psychoanalytischer Sicht. In D. Eicke (Hrsg.), *Tiefenpsychologie. Band 2. Neue Wege der Psychoanalyse* (S. 101–130). Weinheim: Beltz.

Lukoff, I. F. (1983). Sozialstruktur und Drogenkonsum. Eine Soziologie des Drogenkonsums. In D. J. Lettieri & R. Welz (Hrsg.), *Drogenabhängigkeit– Ursachen und Verlaufsformen. Ein Handbuch* (S. 213–224). Weinheim, Basel: Beltz.

Lyons-Ruth, K. (1991). Rapprochement of Approchement: Mahler's Theory Reconsidered from the Vantage Point of Recent Research on Early Attachment Relationships. *Psychoanal Psychology, 8,* 1–23.

Mahler, M. S. (1986 [1968]). *Symbiose und Individuation.* Stuttgart: Klett-Cotta.

Mahler, M. S., Pine, F. & Bergman, A. (1980 [1975]). *Die psychische Geburt des Menschen.* Frankfurt a. M.: Fischer.

Margraf, J. & Müller-Spahn, F. J. (Hrsg.). (2009). *PschyrembelÒ. Psychiatrie – Klinische Psychologie – Psychotherapie.* Berlin: de Gruyter.

Masterson, J. F. (1980). *Psychotherapie bei Borderline-Patienten.* Stuttgart: Klett-Cotta.

Matakas, F. (2008). Zur Behandelbarkeit der Schizophrenie. *Psyche – Z Psychoanal, 62*(8), 735–770.

Maté, G. (2010). *In the Realm of Hungry Ghosts. Close Encounters with Addiction.* Berkeley: North Atlantic Books.

Mattson, C., Tanz, L., Quinn, K., Kariisa, M., Patel, P. & Davis, N. (2021). Trends and Geographic Patterns in Drug and Synthetic Opioid Overdose Deaths – United States, 2013–2019. *MMWR Morb Mortal Wkly Rep 2021, 70,* 202–207. http://dx.doi.org/10.15585/mmwr.mm7006a4external icon (20.11.2021).

Matussek, P. (1959). Süchtige Fehlhaltung. In V. E. Frankl, V.-E.v. Gebsattel & J. H. Schultz, (Hrsg.), *Handbuch der Neurosenlehre und Psychotherapie. Band II* (S. 188–212). München: Urban & Schwarzenberg.

Mause, L. de (1980). Evolution der Kindheit. In ders. (Hrsg.), *Hört ihr die Kinder weinen: Eine psychogenetische Geschichte der Kindheit* (S. 12–111). Frankfurt a. M.: Suhrkamp.

McDougall, J. (1997). *Die Couch ist kein Prokrustesbett. Zur Psychoanalyse der menschlichen Sexualität.* Stuttgart: Verlag Internationale Psychoanalyse.

McGreal, C. (2016). How cracking down on America's painkiller capital led to a heroin crisis. https://www.theguardian.com/science/2016/may/25/opioid-epidemic-prescription-painkillers-heroin-addiction (10.12.2021).

Mentzos, S. (1984). *Neurotische Konfliktverarbeitung.* Frankfurt a. M.: Fischer.

Mentzos, S. (2009). *Lehrbuch der Psychodynamik.* Göttingen: Vandenhoeck & Ruprecht.

Miller, A. (1980). *Am Anfang war Erziehung.* Frankfurt a. M.: Suhrkamp.

Millett, K. (1971). *Sexus und Herrschaft.* München: Desch.

Mitchell, S. A. (2003). *Bindung und Beziehung. Auf dem Weg zu einer relationalen Psychoanalyse.* Gießen: Psychosozial-Verlag.

Mitscherlich, A. (1947). *Vom Ursprung der Sucht. Eine pathogenetische Untersuchung des Vieltrinkens.* Stuttgart: Klett-Cotta.

Mitscherlich, A. (1970 [1963]). *Auf dem Weg zur vaterlosen Gesellschaft.* München: Piper.

Mitscherlich, A. & Mitscherlich, M. (2004 [1967]). *Die Unfähigkeit zu trauern: Die Grundlagen kollektiven Verhaltens* (17. Aufl.). München: Piper.

Montag, C., Kirsch, P., Sauer, C., Markett, S. & Reuter, M. (2012). The Role of the CHRNA4 Gene in Internet Addiction: A Case-Control Study. *The Journal of Addiction Medicine, 6*, 191–195.

Morgenthaler, F. (1984). *Homosexualität, Heterosexualität, Perversion.* Frankfurt a. M.: Qumram.

Mortimer, I. (2014). *Im Mittelalter. Handbuch für Zeitreisende.* München, Berlin: Piper.

Müller, E. (1993). Psychoanalytische Erfahrungen mit alkoholabhängigen erwachsenen Patienten. *Beiträge analytischer Kinder- und Jugendlichentherapie, 24*(78), 22–37.

Neill, A. S. (1960). *Theorie und Praxis der antiautoritären Erziehung. Das Beispiel Summerhill.* Reinbek b. H.: Rowohlt.

Nitzgen, D. (2008). Psychoanalytische und psychiatrische Perspektiven einer Klassifikation der Suchterkrankungen. In K. W. Bilitza (Hrsg.), *Psychotherapie der Sucht. Psychoanalytische Beiträge zur Praxis* (S. 31–50). Göttingen: Vandenhoeck & Ruprecht.

Omer, H. & Schlippe, A. v. (2010). *Stärke statt Macht: Neue Autorität in Familie, Schule und Gemeinde.* Göttingen: Vandenhoeck & Ruprecht.

Parin, P. (1977). Das Ich und die Anpassungsmechanismen. *Psyche – Z Psychoanal, 31*(6), 481–515.

Parsons, T. (1968). *Sozialstruktur und Persönlichkeit.* Frankfurt a. M.: EVA.

Passett, P. (1983). Gedanken zur Narzißmuskritik. In Psychoanalytisches Seminar Zürich (Hrsg.), *Die neuen Narzißmustheorien* (S. 165–193). Frankfurt a. M.: Syndikat.

Petri, H. (1991). Schläge – Selbsthass – Hass. *Psychologie Heute, (3)*, 48–52.

Piaget, J. (1975). *Nachahmung, Spiel und Traum* (Gesammelte Werke 5). Stuttgart: Klett-Cotta.

Pinker, S. (2011). *Gewalt. Eine neue Geschichte der Menschheit.* Frankfurt a. M.: Fischer.

Piontelli, A. (1996). *Vom Fetus zum Kind: Die Ursprünge des psychischen Lebens*. Stuttgart: Klett-Cotta.

Pulvirenti, L. & Koob, G. (1996). Die Neurobiologie der Kokainabhängigkeit. *Spektrum der Wissenschaft, 18*(2), 48–55.

Racker, H. (1993 [1959]). *Übertragung und Gegenübertragung. Studien zur psychoanalytischen Technik*. München: Reinhardt.

Radó, S. (1934). Psychoanalyse der Pharmakothymie. *Int Z Psychoanal, 20*, 16–32.

Radó, S. (1975 [1926]). Die psychischen Wirkungen der Rauschgifte. *Psyche – Z Psychoanal, 29*(4), 360–375.

Rangell, L. (1969). Die Konversion. *Psyche – Z Psychoanal, 23*(2), 121–147.

Raskovsky, A. (1997). On Drug Addiction. A Psychoanalytic Perspective. In ders., *Psychoanalysis in Argentina. Selected Articles 1942–1997* (S. 291–318). Buenos Aires: Asociación Psicoanalitica Argentina.

Reddemann, L. & Sachsse, U. (2000). Traumazentrierte Psychotherapie der chronifizierten, komplexen Posttraumatischen Belastungsstörung vom Phänotyp der Borderline-Persönlichkeitsstörungen, In O. Kernberg, B. Dulz & U. Sachsse (Hrsg.), *Handbuch der Borderline-Störungen* (S. 555–572). Stuttgart: Schattauer.

Reinert, T. (2006). Zwischen Tiefenregression und (selbst-)mörderischer Destruktivität. In A. Springer, A. Gerlach & A.-M. Schlösser (Hrsg.), *Störungen der Persönlichkeit* (S. 263–280). Gießen: Psychosozial-Verlag.

Revenstorf, D. & Metsch, H. (1986). Lerntheoretische Grundlage der Sucht. In W. Feuerlein (Hrsg.), *Theorie der Sucht* (S. 121–150). Berlin: Springer.

Riedesser, P., Fischer, G. & Schulte-Markwort, M. (1998). Zur Entwicklungspsychologie und -pathologie des Traumas. In A. Streeck-Fischer (Hrsg.), *Adoleszenz und Trauma* (S. 79–90). Göttingen: Vandenhoeck & Ruprecht.

Robertson, P. (1980). Das Heim als Nest: Mittelschichten-Kindheit in Europa im 19. Jahrhundert. In L. de Mause (Hrsg.), *Hört ihr die Kinder weinen* (S. 565–600). Frankfurt a.M.: Suhrkamp.

Robins, L.N. (1975). Drug Use among Vietnam Veterans – Three Years Later. *Medical World News*, (10), 44–49.

Robins, L.N. (1983). Theorie der Drogenanfälligkeit bei Jugendlichen. In D.J. Lettieri & R. Welz (Hrsg.), *Drogenabhängigkeit. Ursachen und Verlaufsformen. Ein Handbuch* (S. 225–234). Weinheim, Basel: Beltz.

Rohde-Dachser, C. (1989). *Das Borderline-Syndrom*. Bern: Huber.

Rosemeier, C.-P. (1996). Präventive Hilfen für Säuglinge und Kleinkinder. In Kinderschutz-Zentrum Berlin e.V. (Hrsg.), *Risiken und Ressourcen* (S. 8–26). Gießen: Psychosozial-Verlag.

Rosenfeld, H.A. (1960). Über Rauschgiftsucht. *Psyche – Z Psychoanal, 14*(9), 481–495.

Rost, D. (1987). *Psychoanalyse des Alkoholismus*. Stuttgart: Klett-Cotta.

Roth, G. (2006). *Das verknüpfte Gehirn. Bau und Leistung neurobiologischer Netzwerke. Seminar*. 2 DVDs. Müllheim: Auditorium Netzwerk.

Roth, K. (2009). Sexsucht: Störung im Spannungsfeld von Sex, Sucht und Trauma. In D. Batthyány & A. Pritz (Hrsg.), *Rausch ohne Drogen. Substanzungebundene Süchte* (S. 239–256). Wien, New York: Springer.

Rotmann, M. (1978). Die »Triangulierung« der frühkindlichen Sozialbeziehung. *Psyche – Z Psychoanal, 32*(12), 1105–1147.

Rousseau, J.-J. (1978 [1762]). *Emile oder Über die Erziehung*. Stuttgart: Reclam.

Rupprecht-Schampera, U. (1997). Frühe Triangulierung in der Hysterie. *Psyche – Z Psychoanal, 51*(7), 637–664.

Rutschky, K. (Hrsg.). (2001 [1977]). *Schwarze Pädagogik. Quellen zur Naturgeschichte der bürgerlichen Erziehung.* München: Ullstein.

Ryan, H., Girion, L. & Glover, S. (2016). How OxyContin became America's most widely abused prescription drug. https://medicalxpress.com/news/2016-05-oxycontin-america-widely-abused-prescription.html (10.12.2021).

Sachsse, U. (1998). Ein stationäres Behandlungsprogramm für Patientinnen mit selbstverletzendem Verhalten. In A. Streeck-Fischer (Hrsg.), *Adoleszenz und Trauma* (S. 213–223). Göttingen: Vandenhoeck & Ruprecht.

Sachsse, U., Schilling, L. & Eßlinger, K. (1997). Vom Kindheitstrauma zur schweren Persönlichkeitsstörung. *Fundamenta Psychiatrica: Psychiatrie und Psychotherapie in Theorie und Praxis, 11*(1), 8–20.

Sahihi, A. (1989). *Designer-Drogen. Die neue Gefahr.* Weinheim, Basel: Beltz.

Sahihi, A. (1990). Wie funktioniert die Sucht? *Suchtreport, 3*(3), 29–36.

Sandler, J. (1976). Gegenübertragung und Bereitschaft zur Rollenübernahme. *Psyche – Z Psychoanal, 30*(6), 461–480.

Saussure, F. de (1931). *Grundfragen der Allgemeinen Sprachwissenschaft.* Berlin, Leipzig: de Gruyter.

Scarry, E. (1992). *Der Körper im Schmerz. Die Chiffren der Verletzlichkeit und die Erfindung der Kultur.* Frankfurt a. M.: Fischer.

Schaarschmidt, T. (2018). 5 Fakten zur Opiod-Krise in den USA. https://www.spektrum.de/wissen/5-fakten-zur-opioid-krise-in-den-usa/1544581 (20.11.2021).

Schafer, R. (1968). *Aspects of Internalization.* New York: International Universities Press.

Scheidt, J. v. (1984). *Der falsche Weg zum Selbst. Die Drogenkarriere als gescheiterter Versuch der Selbstheilung.* Frankfurt a. M.: Fischer.

Schivelbusch, W. (1980). *Das Paradies, der Geschmack und die Vernunft. Eine Geschichte der Genussmittel.* München: Hanser.

Schmauch, U. (1987). *Anatomie und Schicksal. Zur Psychoanalyse der frühen Geschlechtersozialisation.* Frankfurt a. M.: Fischer.

Schmerl, C. (1984). *Drogenabhängigkeit. Kritische Analyse psychologischer und soziologischer Erklärungsansätze.* Opladen: Westdeutscher Verlag.

Schmidbauer, W. (1977). *Die hilflosen Helfer.* Reinbek b. H.: Rowohlt.

Schmitt-Sausen, N. (2018). Seltene Einigkeit. Im Kampf gegen die Opioidkrise zieht Washington an einem Strang. *Deutsches Ärzteblatt PP,* (12), 546.

Schneider, M. (1973). *Neurose und Klassenkampf.* Reinbek b. H.: Rowohlt.

Schuckit, M. A. (1986). Genetic and Clinical Implications of Alcoholism and Affective Disorder. *Am Journ Psychiatry, 143*(2), 140–147.

Schürgers, G. & Haustein, J. (1988). Zum Phänomen des exzessiven Spiels an Geldspielautomaten. In Niedersächsische Landesstelle gegen die Suchtgefahren (Hrsg.), *Jugend und Süchte – Fachtagung 1987* (S. 182–195). Hamburg: Neuland.

Schütte, F. (1985). *Glücksspiel und Narzissmus. Der pathologische Spieler aus soziologischer und tiefenpsychologischer Sicht.* Bochum: Brockmeyer.

Schweizer, T. (1981). Alkoholkonsum im interkulturellen Vergleich. In G. Völger (Hrsg.), *Rausch und Realität. Drogen im Kulturvergleich. Band 1* (S. 76–85). Köln: Rautenstrauch-Juist-Museum.

Searles, J. S. (1994). Verhaltensgenetische Forschungen zum Risikofaktor Alkoholismus bei Kindern von Alkoholabhängigen. In C. Appel (Hrsg.), *Kinder alkoholabhängiger Eltern. Ergebnisse der Suchtforschung* (S. 180–221). Freiburg: Lambertus.

Shorter, E. (1977). *Die Geburt der modernen Familie*. Reinbek b.H.: Rowohlt.

Silbereisen, R.K. & Kastner, P. (1985). Jugend und Drogen: Entwicklung von Drogengebrauch – Drogengebrauch als Entwicklung? In R. Oerter (Hrsg.), *Lebensbewältigung im Jugendalter* (S. 192–219). Weinheim: VCH.

Simmel, E. (1993 [1928]). Die psychoanalytische Behandlung in der Klinik. In ders., *Psychoanalyse und ihre Anwendungen* (S. 82–100). Frankfurt a.M.: Fischer.

Simmel, E. (1993 [1948]). Alkoholismus und Sucht. In ders., *Psychoanalyse und ihre Anwendungen* (S. 289–312). Frankfurt a.M.: Fischer.

Simon, F.B. (1980). Glücksspiel als narzisstische Restitution. *Materialien Psychoanal, 6*, 25–46.

Snyder, S.H. (1989). *Chemie der Psyche. Drogenwirkungen im Gehirn*. Heidelberg: Spektrum der Wissenschaft.

Spitz, R.A. (1978 [1957]). *Nein und Ja. Die Ursprünge der menschlichen Kommunikation*. Stuttgart: Klett-Cotta.

Spitz, R.A. (1985 [1965]). *Vom Säugling zum Kleinkind. Naturgeschichte der Mutter-Kind-Beziehungen im ersten Lebensjahr*. Stuttgart: Klett-Cotta.

Spock, B. (1993 [1946]). *Säugling und Kinderpflege* (engl. *The Common Sense Book of Baby and Child Care)*. Frankfurt a.M., Berlin: Ullstein.

Spode, H. (1993). *Die Macht der Trunkenheit, Kultur- und Sozialgeschichte des Alkohols in Deutschland*. Opladen: Leske & Budrich.

Spohr, B. (1996). Die Attraktivität von Techno-Party-Drogen aus psychologischer Sicht. In H. Wegehaupt & N. Wieland (Hrsg.), *Kinder – Drogen – Jugendliche – Pädagogen: In Kontakt Bleiben. Dokumentation des 1. Europäischen Drogenkongresses* (S. 188–192). Münster: Votum.

Steiner, J. (1998). *Orte des seelischen Rückzugs. Pathologische Organisationen bei psychotischen, neurotischen und Borderline-Patienten*. Stuttgart: Klett-Cotta.

Stern, D.N. (1992 [1985]). *Die Lebenserfahrung des Säuglings*. Stuttgart: Klett-Cotta.

Stiftung Warentest (1996). *Handbuch Kinder. ... von winzig klein bis ganz schön groß*. Berlin: Eigenverlag.

Stolleis, M. (1981). »Von dem grewlichen Laster der Trunckenheit« – Trinkverbote im 16. und 17. Jahrhundert. In G. Völger (Hrsg.), *Rausch und Realität. Drogen im Kulturvergleich. Band 1* (S. 98–105). Köln: Rautenstrauch-Juist-Museum.

Stoller, R.J. (1998 [1975]). *Perversion. Die erotische Form von Hass*. Gießen: Psychosozial-Verlag.

Streeck-Fischer, A. (1994). Entwicklungslinien der Adoleszenz. *Psyche – Z Psychoanal, 48*(6), 509–528.

Streeck-Fischer, A. (1998). Über die Seelenblindheit im Umgang mit schweren Traumatisierungen. In dies. (Hrsg.), *Adoleszenz und Trauma* (S. 13–20). Göttingen: Vandenhoeck & Ruprecht.

Szasz, T. (1981). Der Krieg gegen Drogen. In G. Völger (Hrsg.), *Rausch und Realität. Drogen im Kulturvergleich. Band 2* (S. 752–759). Köln: Rautenstrauch-Juist-Museum.

Täschner, K.-L. (1992). »Drogeninduzierte Psychose« oder »Psychose und Drogenabusus«? In D. Schwoon & M. Krausz (Hrsg.), *Psychose und Sucht* (S. 35–40). Freiburg: Lambertus.

Tazi-Preve, M.I. (2017). *Vom Versagen der Kleinfamilie: Kapitalismus, Liebe und der Staat.* Opladen, Berlin, Toronto: Barbara Budrich.

Te Wildt, B. (2016). *Digital Junkies. Internetabhängigkeit und ihre Folgen für uns und unsere Kinder.* München: Droemer.

Tiedemann, J.L. (2010). *Die Scham, das Selbst und der Andere. Psychodynamik und Therapie von Schamkonflikten.* Gießen: Psychosozial-Verlag.

Tiedemann, J.L. (2016). *Scham* (Analyse der Psyche und Psychotherapie, Band 7). Gießen: Psychosozial-Verlag.

Tölle, R. (1982). *Psychiatrie* (6. Aufl.). Berlin, Heidelberg, New York: Springer.

Tölle, R. & Windgassen, K. (2014). *Psychiatrie* (17. Aufl.). Berlin, Heidelberg: Springer.

Treutlein, J., Kissling, C., Frank, J., Wiemann, S., Dong, L., Depner, M., Saam, C., Lascorz, J., Soyka, M., Preuss, U.W., Rujescu, D., Skowronek, M.H., Rietschel, M., Spanagel, R., Heinz, A., Laucht, M., Mann, K. & Schumann, G. (2006). Genetic association of the human corticotropin releasing hormone receptor 1 (CRHR1) with binge drinking and alcohol intake patterns in two independent samples. *Molecular Psychiatry, 11*(6), 594–602.

Tress, W. (1985). Zur Psychoanalyse der Sucht. Eine Studie am objektpsychologischen Modell. *Forum Psychoanal, 1*(1), 81–92.

Tress, W. (1986). *Das Rätsel der seelischen Gesundheit. Traumatische Kindheit und früher Schutz gegen psychogene Störungen.* Göttingen: Vandenhoeck & Ruprecht.

Tretter, F. (1998). *Ökologie der Sucht. Das Beziehungsgefüge Mensch-Umwelt-Droge.* Göttingen: Hogrefe.

Urban & Fischer, Elsevier (Hrsg.). (2003). Abhängigkeit. *Roche Lexikon Medizin* (5. Aufl.). München: Urban & Fischer, Elsevier. https://www.elsevier-data.de/rochelexikon5a/ro00000/r00071.000.html (02.01.2021).

van der Kolk, B.A., Burbridge, J.A. & Suzuki, J. (1998). Die Psychobiologie traumatischer Erinnerungen. In A. Streeck-Fischer (Hrsg.), *Adoleszenz und Trauma* (S. 57–78). Göttingen: Vandenhoeck & Ruprecht.

Vent, P. (1999). *Spielsucht als Affektregulation.* Stuttgart: Klett-Cotta.

Verhaeghe, P. (2016). *Autorität und Verantwortung.* München: Kunstmann.

Völger, G. (Hrsg.). (1981). *Rausch und Realität. Drogen im Kulturvergleich. Band 1.* Köln: Rautenstrauch-Juist Museum;

Vogt, I. (1981). Alkoholkonsum, Industrialisierung und Klassenkonflikte. In G. Völger (Hrsg.), *Rausch und Realität. Drogen im Kulturvergleich. Band 1* (S. 112–117). Köln: Rautenstrauch-Juist Museum.

Voigtel, R. (1985). Zur politischen Psychologie der faschistischen Bewegung in Deutschland. *Psychologie und Gesellschaftskritik, 33/34*, 48–74.

Voigtel, R. (1996). Die Überlassung an das unbelebte Objekt. Zur Diagnostik der Sucht. *Psyche – Z Psychoanal, 50(8)*, 715–741.

Voigtel, R. (2000). Formen der Sucht. *Forum Psychoanal, 16*(1), 16–44.

Voigtel, R. (2001a). *Rausch und Unglück. Die psychischen und gesellschaftlichen Bedingungen der Sucht.* Freiburg: Lambertus.

Voigtel, R. (2001b). Sucht als passiver Selbst-Mord. In B. Gerisch & I. Gans (Hrsg.), *Ich kehre in mich selbst zurück und finde eine Welt. Autodestruktivität und chronische Suizidalität* (S. 101–118). Göttingen: Vandenhoeck & Ruprecht.

Voigtel, R. (2015). *Sucht* (Analyse der Psyche und Psychotherapie, Band 15). Gießen: Psychosozial-Verlag.

Voigtel, R. (2018). Sucht und Selbstachtung. In G. Gödde & J. Zirfas (Hrsg.), *Kritische Lebenskunst* (S. 242–253). Stuttgart: Metzler.

Werner, E. E. (1989). Sozialisation: Die Kinder von Kauai. *Spektrum der Wissenschaft, 11*(6), 118–123.

Werner, E. E. & Smith, R. S. (1982). *Vulnerable but Invincible: A Study of Resilient Children*. New York: McGraw-Hill.

Werner, H. (1953). *Einführung in die Entwicklungspsychologie*. München: Barth.

Werner, K. (2014). Opium fürs Volk. https://www.sueddeutsche.de/panorama/alltags-droge-heroin-opium-fuers-volk-1.1879989 (10.12.2021).

Wiegand, R. (1992). Psychodruck als Droge. *Suchtreport, 6*(4), 22–28.

Wikler, A. (1983). Theorie der klassischen und operanten Konditionierung der Opiatabhängigkeit. In D. J. Lettieri & R. Welz (Hrsg.), *Drogenabhängigkeit. Ursachen und Verlaufsformen. Ein Handbuch* (S. 185–192). Weinheim, Basel: Beltz.

Wilson, A. & Malatesta, C. (1989). Affect and the Compulsion to Repeat: Freud's Repetition Compulsion Revisited. *Psychoanal Contemp Thought, 12*(2), 265–312.

Wilson-Schaef, A. (2000). *Im Zeitalter der Sucht. Wege aus der Abhängigkeit* (7. Aufl.). München: dtv.

Wingenfeld, K. & Heim, C. (2013). Psychobiologische Aspekte bei früher Traumatisierung. In C. Spitzer & H. J. Grabe (Hrsg.), *Kindesmisshandlung. Psychische und körperliche Folgen im Erwachsenenalter* (S. 36–51). Stuttgart: Kohlhammer.

Winnicott, D.W. (1983 [1958]). *Von der Kinderheilkunde zur Psychoanalyse*. Frankfurt a. M.: Fischer.

Winnicott, D.W. (1984 [1965]). *Reifungsprozesse und fördernde Umwelt*. Frankfurt a. M.: Fischer.

Winnicott, D.W. (1974). *Vom Spiel zur Kreativität*. Stuttgart: Klett-Cotta.

Wöbcke, M. (1987). Ursachen der Drogenabhängigkeit. In N. Bartsch & H. Knigge-Illner (Hrsg.), *Sucht und Erziehung. Band 1: Sucht und Schule* (S. 31–49). Weinheim, Basel: Beltz.

Wouters, C. (1977). Informalisierung und der Prozess der Zivilisation. In P. Gleichmann, J. Goudsblom & H. Korte (Hrsg.), *Materialien zu Norbert Elias' Zivilisationstheorie* (S. 279–298). Frankfurt a. M.: Suhrkamp.

Wurmser, L. (1983). Drogengebrauch als Abwehrmechanismus. In D. J. Lettieri & R. Welz (Hrsg.), *Drogenabhängigkeit. Ursachen und Verlaufsformen. Ein Handbuch* (S. 84–88). Weinheim, Basel: Beltz.

Wurmser, L. (1987). *Flucht vor dem Gewissen*. Berlin: Springer.

Wurmser, L. (1997 [1978]). *Die verborgene Dimension. Psychodynamik des Drogenzwangs*. Göttingen: Vandenhoeck & Ruprecht.

Zaretsky, E. (2006). *Freuds Jahrhundert. Die Geschichte der Psychoanalyse*. Wien: Zsolnay.

Zoja, L. (1986). *Sehnsucht nach Wiedergeburt. Ein neues Verständnis der Drogensucht*. Stuttgart: Kreuz.

Reinhard Plassmann

Das gefühlte Selbst

Emotionen und seelisches Wachstum in der Psychotherapie

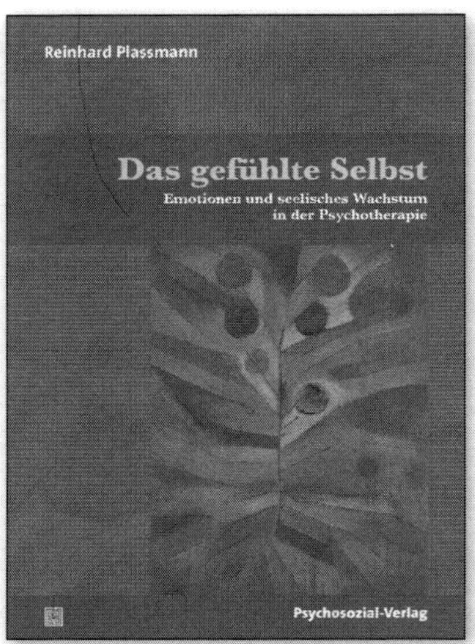

2021 · 286 Seiten · Broschur
ISBN 978-3-8379-3129-7

»Das klinische und theoretische Denken von Plassmann ist durch weitgefächerte theoretische Kenntnis, Offenheit, Vielseitigkeit und hohe Integrationskraft gekennzeichnet.«

Jörg Scharff, www.psychoanalyse-aktuell.de

Ausgehend von den Ergebnissen der Säuglingsforschung und der Neurobiologie zeigt Reinhard Plassmann, dass die Entstehung des Selbst ein primär emotionaler Prozess ist. Das Selbst eines Menschen, der Kern seiner Persönlichkeit, wird lebenslang durch Selbstemotionen integriert, organisiert, dadurch entsteht seelisches Wachstum. Das auf diesen Grundlagen entwickelte Transformationsmodell ermöglicht auf innovative Weise ein neues, sehr plausibles Verständnis, wie Emotionen an Persönlichkeitsentwicklung und Krankheitsentstehung beteiligt sind.

Im Praxisteil verdeutlicht Plassmann anhand zahlreicher ausführlicher Fallbeispiele, dass Brüche im Selbst und Verarmungen des Selbstkontaktes einen wesentlichen Anteil an der Entstehung psychischer und psychosomatischer Krankheiten haben. Er veranschaulicht, wie die emotionalen Vorgänge im Selbst in der Psychotherapie zugänglich werden und wie mit Emotionen systematisch gearbeitet werden kann. Am Beispiel von depressiven Erkrankungen, Borderline-Störungen, Schmerzerkrankungen und Autoimmunerkrankungen wird dies plastisch und detailliert dargestellt.

Walltorstr. 10 · 35390 Gießen · Tel. 0641-969978-18 · Fax 0641-969978-19
bestellung@psychosozial-verlag.de · www.psychosozial-verlag.de